《药物化学》编委会

主　编：王　希　陈优生

副主编：马　娟　贾红圣　刘晓庚

编　者：（按姓氏笔画为序）

丁　丰（广东食品药品职业学院）

马　娟（广东食品药品职业学院）

王　希（广东食品药品职业学院）

刘晓庚（南京财经大学）

陈静君（广东食品药品职业学院）

陈优生（广东食品药品职业学院）

贾红圣（健雄职业技术学院）

黄桂颖（仲恺农业工程学院）

黄燕萍（广东食品药品职业学院）

药物化学

MEDICINAL CHEMISTRY

王　希　陈优生　主编

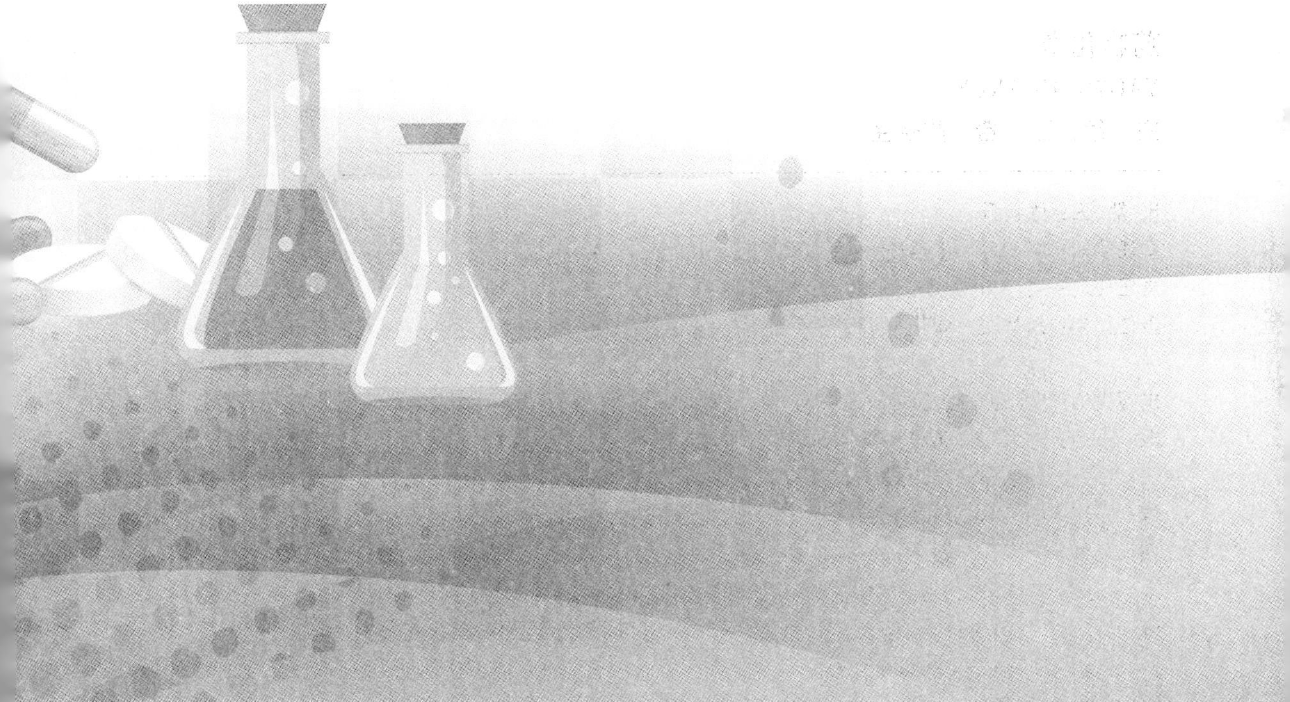

暨南大學出版社
JINAN UNIVERSITY PRESS
中国·广州

图书在版编目（CIP）数据

药物化学/王希，陈优生主编．—广州：暨南大学出版社，2015.7（2020.8重印）
ISBN 978-7-5668-1511-8

Ⅰ.①药…　Ⅱ.①王…②陈…　Ⅲ.①药物化学　Ⅳ.①R914

中国版本图书馆CIP数据核字（2015）第150034号

药物化学
YAOWU HUAXUE
主　编：王　希　陈优生

出 版 人：张晋升
责任编辑：张仲玲　张学颖
责任校对：何　力
责任印制：汤慧君　周一丹

出版发行：暨南大学出版社（510630）
电　　话：总编室（8620）85221601
营销部（8620）85225284　85228291　85228292　85226712
传　　真：（8620）85221583（办公室）　85223774（营销部）
网　　址：http：//www.jnupress.com
排　　版：广州市天河星辰文化发展部照排中心
印　　刷：湛江日报社印刷厂
开　　本：787mm×1092mm　1/16
印　　张：16.75
字　　数：416千
版　　次：2015年7月第1版
印　　次：2020年8月第4次
定　　价：43.00元

前 言

本书可供药学、药物分析技术、化学制药技术专业及相关专业教学使用。

本书是根据教育部有关高等职业教育培养目标的要求，以全面提高学生技能素质为基础，专业能力为核心，适应高职教育改革与发展的要求，力求体现高职教育特色，遵循“必需为准，实用为主，够用为度，技能优先”的原则设计和编写教材内容，使学生学有所长，学则会用。

本书注重以学生为主体，提倡互动学习，为充分调动学生对本课程的学习兴趣及对药物化学共性规律的掌握，在尊重职业教育自身规律和学生认知规律的前提下，采用了循序渐进的编排方式。本书由广东食品药品职业学院王希、陈优生担任主编并统稿，王希编写了绪论、呼吸系统药物、中枢神经系统药物；陈优生编写了维生素、心血管系统药物；马娟编写了消化系统药物、非甾体抗炎药及抗痛风药；刘晓庚编写了抗肿瘤药物、抗生素；贾红圣编写了化学治疗药、甾体激素；丁丰编写了外周神经系统药物；陈静君编写了降血糖药及利尿药、呼吸系统药物；黄桂颖编写了药物的变质反应与代谢反应；黄燕萍编写了药物的化学结构与药效的关系。

本教材的编写和出版得到了暨南大学出版社和广东食品药品职业学院等有关单位的支持和协助，特在此一并感谢。

由于编者水平有限，且时间紧迫，不当和疏漏之处在所难免，恳请广大读者提出宝贵意见。

编 者

2015 年 3 月

目 录

绪　论

药物化学是研究药物的化学性质、构效关系、作用机制的一门综合性学科。高等职业学校的毕业生应掌握必备的药物化学知识和技术，其中以药物的名称、结构、理化性质（与药物制剂技术及药物贮存、药物分析、药物体内外的直接相互作用之间的关系）、作用机制和构效关系为主，强调药物作用的化学本质，注重化学规律在生产、检验、储藏及使用中的应用，了解新药的研究与开发的内容与程序。

一、药物化学的内容和任务

药物是指对疾病具有预防、治疗和诊断作用或用以调节机体生理功能的物质。根据药物的来源和性质不同，可分为中药或天然药物、化学药物和生物药物。其中化学药物是目前临床应用中主要使用的药物，也是药物化学研究的对象。

药品，是指用于预防、治疗、诊断人的疾病，有目的地调节人的生理功能并规定有适应证或者功能主治、用法、用量的物质，包括中药材、中药饮片、中成药、化学原料药及其制剂、抗生素、生化药品、放射性药品、血清、疫苗、血液制品和诊断药品等。

药物化学是关于药物的发现、确证和发展，并在分子水平上研究药物作用方式的一门综合性学科。它以化学学科为基础，与生物化学、药理学、药代动力学和计算机科学等多学科相互渗透，并为药物分析、药剂学、制药工艺学等药学、制药相关专业课程奠定相应的化学基础，是药学、制药领域的重要学科之一。其主要研究内容为化学药物的化学结构、理化性质、制备方法、构效关系、体内代谢、作用机制以及寻找新药途径与方法。

药物化学的主要任务为：为有效、合理地应用现有化学药物提供化学理论基础，研究已知药理作用并临床应用的化学药物的结构与理化性质的关系，药物中杂质的来源。为药物流通过程中的贮存和保管，药物分析过程中检测方法的建立，药物制剂过程中剂型的选择提供必要的化学理论和技能。研究药物的体内转化及构效关系，为临床药学研究药物的配伍禁忌和合理用药，新药研发过程中药物的结构修饰奠定相应的化学基础。

二、药物的质量

药物的质量直接关系到人们的身体健康和生命安全。因此，必须高度重视，严把质量关。

（一）药物的质量评定

药物的质量评定主要从两方面考虑：

1. *药物本身的疗效和毒副作用*

质量好的药物应该在治疗剂量范围内疗效确切，效力高，毒性和副作用都小。如吗啡镇痛作用虽好，但连续使用能成瘾，只能限制使用，因而不是一种理想的药物。

2. *药物的纯度*

药物的纯度，又称药用纯度或药用规格，是药物中杂质限度的一种体现，具体表现在药物的性状、物理常数、杂质限量、有效成分的含量、生物活性等多个方面。

药物的纯度要求与一般化学品或化学试剂不同，首先要考虑杂质对人体健康和疗效的影响；而化学品或化学试剂的纯度，只考虑杂质引起的化学变化，是否会影响其使用目的和范围，并不考虑它们的生理作用。因此任何质量级别的化学品或试剂都不能供作药用，生产药品所用的原料、辅料必须符合药用要求。

杂质是药物在生产和贮存过程中可能引入的药物以外的其他化学物质。杂质的存在，可能产生毒副作用和毒性而影响疗效，如麻醉剂乙醚遇光或贮存时间较长时，可能产生过氧化物，制备过程中可能会有醛类副产物生成。在不影响药物疗效和人体健康的前提下，对杂质允许有一定的限量。

化学药物的杂质主要来源于两个方面。一方面是在药物生产过程中引入或产生的。如原料不纯以及反应所用容器不当引入其他物质，反应不完全残留原料及试剂，反应过程中产生的中间体、副产物等均是杂质。另一方面是药物在贮存过程中，由于受外界因素（空气、日光、温度、湿度、微生物、金属离子等）的影响，发生水解、分解、氧化、还原、聚合等化学反应产生的杂质。例如阿司匹林合成中合成原料水杨酸不纯或反应不完全，催化剂硫酸、乙酰化试剂醋酐以及副产物醋酸在反应完成后未能及时按要求除去，均有可能导致产品中杂质含量超标。由此可见，只有掌握了化学药物的合成反应过程及原材料和产品的性质，才能了解或消除药物中可能引入的主要杂质。

（二）药物的质量标准

药品的质量标准即药品标准，我国《药品管理法》第三十二条规定，国务院药品监督管理部门颁布的《中华人民共和国药典》和药品标准为国家药品标准。《中华人民共和国药典》（简称《中国药典》）是国家为保证药品质量、保护人民用药安全有效而制定的法典，是我国药品生产、经营、使用、监督管理所必须遵循的法定依据，具有法律约束力。因此，《中国药典》在保证和提高药品质量，促进药品发展等方面，都起着重要的作用。

《中国药典》（2005 年版）分为一部、二部和三部，其中一部收载中药材及饮片、植物提取物、成方制剂和单味制剂等，共收载 1 146 个品种。二部收载化学药品、抗生素、生化药品、放射性药品以及药用辅料等，共收载 1 967 个品种。三部收载生物制品，共收载 101 个品种。《中国药典》主要内容有凡例、正文、附录、索引等，其中正文是《中国药典》的主要部分，记载了药品及其制剂的质量标准，其内容主要包括药品名称、结构式、分子式与相对分子质量、性状、鉴别、检查、含量测定、类别、贮藏方法、制剂及规格等项目。

三、药物的名称

《药品注册管理办法》规定，化学药品的名称包括通用名、化学名、英文名、汉语拼音。中药材的名称包括中文名、汉语拼音、拉丁名。中药制剂的名称包括中文名、汉语拼音、英文名。生物制品的名称包括通用名、汉语拼音、英文名。

1. 通用名

列入国家药品标准的药品名称为药品通用名称，又称为药品法定名称，《中国药典》收载的中文药品名称均为通用名称。若该药物在世界范围内使用，则采用世界卫生组织推荐使用的国际非专利药名（International Nonproprietary Names for Pharmaceutical Substances，INN）。

主要命名原则为：中文名尽量与英文对应，以音译为主，长音节可缩减，不得超过 6

个汉字；简单有机化合物可用化学名，如对乙酰氨基酚。INN 采用相同词干（词头或词尾）来表明同一类药物。

《药品管理法》规定已经作为药品通用名称的，该名称不得作为药品商标使用。

2. 化学名

英文化学名是国际通用的名称，药物的化学名是依据药物的化学结构命名的，药物的化学名称命名原则可参考国际纯粹与应用化学会（International Union Pure and Applied Chemistry，IUPAC）公布的有机化学命名原则及中国有机化合物命名原则（化学化工词典）。

用化学命名法命名药物是一种准确的药物命名方法。但一般药物的化学名非常长，不易掌握。

3. 商品名

药物的商品名称是药品生产与销售企业为保护自己开发产品的生产或市场利益，在通用名称不能得到保护的情况下，以商品名称来保护自己，并可提高商品的声誉，药物商品名称经过注册批准后成为该药品的专用商品名称，受到保护，故又称专利名称。

药物商品名称命名的基本要求：规范，不能暗示药品的作用、用途。

四、学习药物化学的基本要求

药物化学的研究对象和任务是多方面的，对高等职业技术教育中药学、制剂技术等相关专业学生的学习，着重于完成药物化学三个任务中的第一个任务。本书着重此方面内容的讨论，即为有效、合理地应用现有化学药物提供化学理论基础。本教材对化学制药技术、药物分析技术、药学、药物制剂技术等相关专业的学生，提出学习药物化学的基本要求如下：

1. 掌握药物制剂的基本化学原理

掌握各类药物中典型药物的结构或结构特点、理化性质，为药物制剂过程中的处方设计、剂型选择和制备工艺等提供可靠的化学理论根据。比如为避免维生素 C 的分解变质，在制备片剂的过程中，通常采用干法制粒。

2. 为药物分析奠定扎实的化学理论基础

药品作为一种特殊商品，必须要有严格统一的质量控制标准。质量控制通过采用适宜的科学方法对药品进行鉴别、杂质检查和含量测定。掌握药物的化学结构与稳定性变化之间的关系，熟悉典型药物的分子结构和功能基类型，可以为药物的含量测定、鉴别等提供可靠的理论指导。比如三氯化铁的显色反应可用以鉴别含有酚羟基的药物。

3. 熟悉药物贮存保管、使用的基本化学原理

许多药物在贮存过程中易受外界条件的影响而发生各种变化，致使疗效降低、失效或毒性增加。掌握药物的化学结构与稳定性变化之间的关系，熟悉药物的理化性质，才能恰当地选择药物的贮存保管方法，指导临床合理用药。比如阿司匹林应保存在干燥处，以免在潮湿空气作用下，发生水解而产生水杨酸和醋酸。

练习题

一、单项选择题

1．下列不是药物化学的任务的是（　　）。

A．为合理利用已知的化学药物提供理论基础、知识技术

B．研究药物的理化性质

C．确定药物的剂量和使用方法

D．为生产化学药物提供先进的工艺和方法

E．探索新药的途径和方法

2．下列不是药物功能的是（　　）。

A．预防脑血栓　　B．避孕　　C．缓解胃痛

D．去除脸上皱纹　　E．碱化尿液，避免乙酰磺胺在尿中结晶

3．下列不是药物的作用靶点的是（　　）。

A．酶　　B．离子通道　　C．核酸

D．受体　　E．细胞核

二、配伍选择题

A．药品通用名　　B．化学名　　C．商品名

1．对乙酰氨基酚（　　）。

2．泰诺（　　）。

3．N－（4－羟基苯基）乙酰胺（　　）。

三、比较选择题

A．商品名　　B．通用名　　C．两者都是　　D．两者都不是

1．药品说明书上采用的名称（　　）。

2．可以申请知识产权保护的名称（　　）。

3．根据名称，药师可知其作用类型（　　）。

4．医生处方采用的名称（　　）。

5．根据名称，就可以写出化学结构式（　　）。

第一章　药物的化学结构与药效的关系

药物被机体吸收后是如何发挥作用的？药物为什么会产生药效？为什么有些药物改变部分结构后药效发生改变，另一些药物则不变？药物分子中哪部分结构对其活性起主要作用？研究这些从实践中提出的问题，对阐明药物作用机理，研制疗效高、毒副作用低的新药是很有意义的。

第一节　药物的基本结构与药效的关系

药物的化学结构与生物活性（包括药理与毒理作用）之间的关系，简称构效关系（Structure-Activity Relationships，SAR），是药物化学的中心内容之一，也是药物化学和分子药理学长期以来所共同探讨的问题。

随着有机化学、生物化学和药理学等学科的发展、相互融合，特别是近年来分子生物学、分子药理学、量子生物化学等学科的进展，人们对机体的认识从宏观深入到微观的分子水平，促进了药物构效关系的研究。对药物和受体相互作用的探讨，以及各类药物构效关系定性和定量研究的总结，逐步阐明药物在机体内产生作用的内在联系，显示了药物的化学结构与药物作用的构效关系。这种构效关系的研究已成为现代新药研究和设计的基础。

一、药物作用的生物学基础

根据药物在体内分子水平上的作用方式，是否基本上依靠特异性化学结构的存在和排列，可把药物分成两种类型，即结构特异性药物和结构非特异性药物。

结构非特异性药物的生物活性（药理作用）主要受药物理化性质的影响，与化学结构类型有关系的较少，当结构有所改变时，对生物活性无明显影响。如全身麻醉药，从化学结构上看，有气体，相对分子质量低的烃、卤烃、醇和醚等，其作用主要受药物的脂水（气）分配系数的影响。

大多数药物属于结构特异性药物，其生物活性与化学结构密切相关，其作用与体内特定的受体的相互作用有关，药物的化学结构稍加改变，药物分子与受体的相互作用和相互匹配就会发生变化，导致药效学性质发生变化。

（一）药物作用的生物靶点

与药物在体内发生相互作用的生物大分子被称为药物的作用靶点，即致病基因编码的蛋白质和其他生物大分子，如酶、受体、离子通道、核酸等。常见药物作用的生物靶点见表1－1。

表 1－1　常见药物作用的生物靶点

作用靶点	作用方式	药物名称
受体	血管紧张素Ⅱ受体拮抗剂	氯沙坦、依普沙坦
	H_2受体拮抗剂	美托洛尔、比索洛尔
	阿片受体拮抗剂	吗啡、可待因
酶	血管紧张素转化酶抑制剂	卡托普利、赖诺普利
	HMG－CoA 还原酶抑制剂	洛伐他汀、氟伐他汀
	环氧化酶抑制剂	吲哚美辛、双氯芬酸钠
	磷酸二酯酶抑制剂	氨力农、米力农
离子通道	钠通道阻滞剂	利多卡因、妥卡尼
	钙通道阻滞剂	尼莫地平、硝苯地平
	钾通道阻滞剂	胺碘酮、索他洛尔
	钾通道开放剂	米诺地尔、砒那地尔
核酸	以嵌入的方式与 DNA 分子相互作用	柔红霉素、多柔比星

分子生物学和分子药理学等新兴学科的出现，为阐明许多生物大分子与疾病发生的关系作出了重要的贡献。合理化药物分子设计就是基于生命科学研究揭示的药物体内作用靶点的结构特征，设计药物新分子，以期发现选择性地作用于靶点的新药。

（二）药物作用的体内过程

药物从吸收进入机体后，到产生作用要经历一系列的过程，如图 1－1 所示。

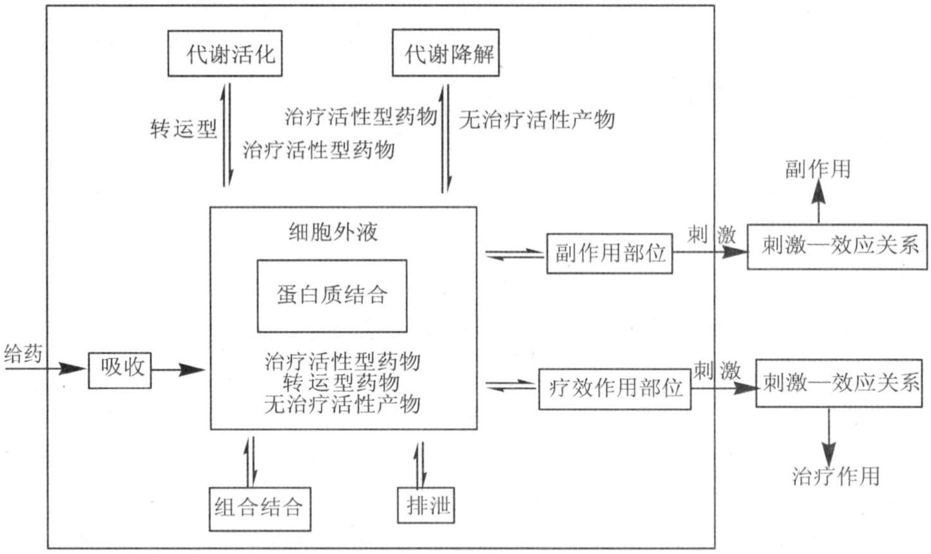

图 1－1　体内药物作用的一些主要过程

从图 1－1 可见药物在体内的过程包括吸收、分布、代谢、组织结合、在作用部位产生作用和排泄，其中每一过程都会影响药物的药效。在这些因素中，影响药物产生药效的决定因素有两个：①药物必须以一定的浓度到达作用部位，才能产生应有的药效：一个药物在分离的组织中发挥它已知的药理作用，但当体内给药时就可能无效，说明其没有达到与生物靶点相互作用的足够药物浓度。相反，一个药物在体外无效，但体内给药时就可能有效，说明它在体内经历了生物代谢活化过程。对于一个药物来说，除了要考虑它与生物靶点相互作用的许多方面之外，还要考虑药物的转运过程（吸收、分布、代谢和排泄），而转运过程又受药物理化性质的影响，因此这一因素由药物的理化性质决定，也是结构非特异性药物生物活性的决定因素；②药物和受体的相互作用：结构特异性药物发挥药效的本质是药物有机小分子经吸收、分布到达其作用的生物靶点后，与受体生物大分子相互作用的结果。这其中包括二者在立体空间上的互补，犹如钥匙和锁的关系。电荷分布上的相互匹配，通过各种化学键力的作用使二者有效地相互结合，进而引起受体构象的改变，触发机体微环境产生与药效有关的一系列药理效应。其过程如图 1－2 所示。

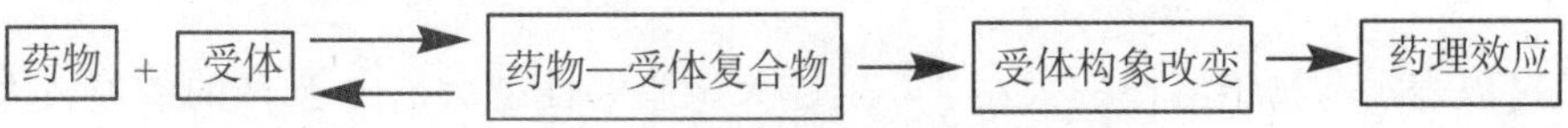
药物
+
受体
药物—受体复合物
受体构象改变
药理效应

图 1－2　药物和受体相互作用示意图

第一个决定因素概括了药物的药剂相和药代动力相的影响，第二个决定因素也称为药效相的影响。这两个因素都与药物的化学结构有密切的关系，是构效关系研究的重要内容。

二、药物的基本结构对药效的影响

在药物构效关系研究中，将具有相同药理作用药物的化学结构中相同或相似的部分，称为相应类型药物的基本结构或药效结构。药物的基本结构决定结构特异性药物的生物活性，是结构特异性药物发生药效的必需结构部分。许多类药物都可以找出其基本结构，如磺胺类药物的基本结构为对氨基苯磺酰胺。

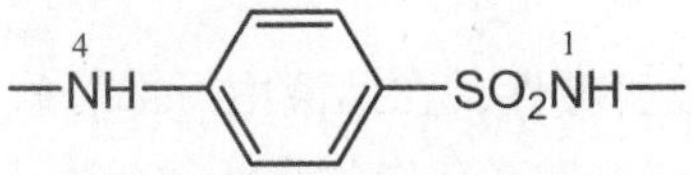

磺胺类药物的基本结构

在药物的结构改造和新药设计中，基本结构不能改变，只能在非基本结构部分加以变化，以保证其衍生物既保持原有药物的作用，又具有各自特点。

如在确定磺胺类药物的基本结构后，用杂环取代 N_1 上的氢，可使药物活性增强，制成了一系列各有特点的磺胺类药物。

第二节　药物的理化性质与药效的关系

药物的理化性质包括溶解度、分配系数、解离度、表面活性等，对药效影响较大的理化性质主要是溶解度、脂水分配系数和解离度。

结构非特异性药物的生物活性主要受理化性质影响。药物呈现生物活性的基本条件是要到达其作用的生物靶点并且在作用部位达到有效浓度，而药物到达生物靶点部位必须通过生物膜转运，其通过能力由药物的理化性质及其分子结构决定。一定剂量的药物经吸收进入血液中的量和速率，在各个器官体液中分布的浓度，代谢转化量和速率以及排泄的方式、途径和速率，构成了机体在时空上对药物的作用和处置。通常以生物利用度和药代动力学参数来进行描述。一个药物结构的改变而引起疗效的差异，很可能与影响这一体内药物动力学过程有关。

一、溶解度和脂水分配系数对药效的影响

水是生物系统的基本溶剂，药物要转运扩散至血液或体液，需要有一定的水溶性（又称亲水性）。而药物要通过脂质的生物膜，又需要有一定的脂溶性（又称亲脂性）。过大或过小的水溶性和脂溶性都可构成吸收过程的限速步骤，不利于药物的吸收。

药物的脂溶性和水溶性的相对大小可以用脂水分配系数 P 表示，P 是药物分配达到平衡时在有机相中的浓度（c_0）和水相中的浓度（c_w）之比，即

$$P = \frac{c_0}{c_w}$$

P 值可以表示药物脂溶性的大小，P 值越大，脂溶性越大，由于 P 的数值较大，常用其对数 $\lg P$ 表示。

药物在转运扩散至血液时，需要有一定的亲水性，而通过脂质的生物膜时，需要有一定的脂溶性，各类药物因其作用不同，对脂溶性有不同的要求，如作用于中枢神经系统的药物，需通过血—脑脊液屏障，因此需要有较高的脂溶性。因此，脂水分配系数应在一定的范围内才能显示最好的药效。

药物化学结构的改变对药物脂水分配系数影响显著。当药物分子中引入烷基、卤素原子、芳环、酯基等时，可以增加药物的脂溶性。反之，如引入亲水性的—COOH、—OH、—NH_2等极性基团时，则会增加水溶性。

二、解离度对生物活性的影响

有机药物多数具有弱酸性或弱碱性，在体液中可部分解离。药物的解离度取决于解离常数 pK_a 和介质的 pH。以羧酸和含胺类化合物为酸碱药物代表，pK_a 的计算方法如下：

酸性药物：

$$RCOOH + H_2O \rightleftharpoons RCOO^- + H_3O^+ \qquad pK_a = pH - \log\frac{[RCOO^-]}{[RCOOH]}$$

碱性药物：

$$RNH_2 + H_2O \rightleftharpoons RNH_3^+ + OH^- \qquad pK_a = pH - \log\frac{[RNH_2]}{[RNH_3^+]}$$

解离度对药物活性的影响主要表现在对药物吸收、转运和对药物—受体相互作用的影响。由于多数药物呈弱酸或弱碱性，在体液中可部分解离，其离子型和分子型按一定比例达到平衡。通常药物以未解离的分子型通过生物膜，进入细胞后，在膜内的水相介质中解离成离子型再起作用。如果药物的生物活性主要是由离子型产生的，则活性随着药物解离度的增加而增加。如果药物的生物活性主要是由非离子型产生的，则随着药物解离度的增加，生物活性降低。因此，药物应有适宜的解离度才能显示最好的药效。

胃肠道的 pH 值从胃部的 pH 大约为 1 到十二指肠部位的 pH 大约为 5，然后持续增加，根据解离常数可计算出药物在胃肠道各部位的离子型和分子型的比率，这就决定了药物在各部位的吸收情况和给药形式。

药物化学结构的部分改变，有时会对药物解离常数产生较大的影响，从而影响其生物活性。临床上一方面可以利用改变药物的解离度降低药物的毒副作用。如在药物结构中引入季铵基团，增大解离度，使其难以通过血脑屏障，可以达到减少药物对中枢神经系统不

良反应的目的。另一方面可以利用改变药物的解离度决定其吸收和作用部位。

第三节　药物的结构因素与药效的关系

结构特异性药物一般与受体结合，形成复合物才能产生特定的药理作用，其活性主要取决于药物与受体的结合力，即化学结构本身。影响药物与受体结合的因素有电子云密度、官能团、键合特性、分子大小及立体因素等。

一、药物的电子云密度对药效的影响

受体大多数是蛋白质，蛋白质由氨基酸经肽键结合而成，除肽键外，氨基酸上有各种极性基团，其电子云密度分布是不均匀的。药物的电子云密度分布也是不均匀的。若药物分子的电子云密度分布能与受体的电子云密度分布呈互补状态，则有利于产生静电引力，有利于相互作用而结合，形成受体复合物。

机体蛋白质的等电点多在 7 以下，在生理 pH 条件下多以负离子形式存在，而多数药物分子常带有吸电子基团，形成正电中心，可以和受体的负电区域形成复合物而产生药理效应。图 1－3 表示局部麻醉药分子与受体的结合模型。图中 *E* 为静电引力，*D* 为偶极间作用力，*V* 为分子间力。

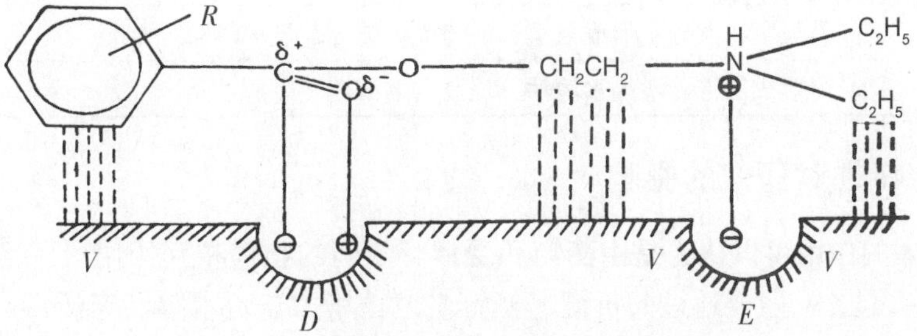

图 1－3　局部麻醉药分子与受体的结合模型

在药物结构中，引入各种极性官能团，可以改变药物的电子云密度分布，从而影响药物与受体的结合，产生药效的变化。在对氨基苯甲酸酯类局麻药分子中，苯环与酯基中的羰基共轭，从而使羰基进一步极化。正、负电荷区域分别通过偶极与偶极相互作用与受体结合。若在苯环对位引入供电子基团氨基、羟基、烷基等，能增加羰基的极性，使药物与受体结合更牢固，作用时间延长，如普鲁卡因。若引入硝基、羰基等吸电子基团，则羰基的极性减小，导致与受体的结合减小，因此麻醉作用降低。如硝基苯甲酸酯。

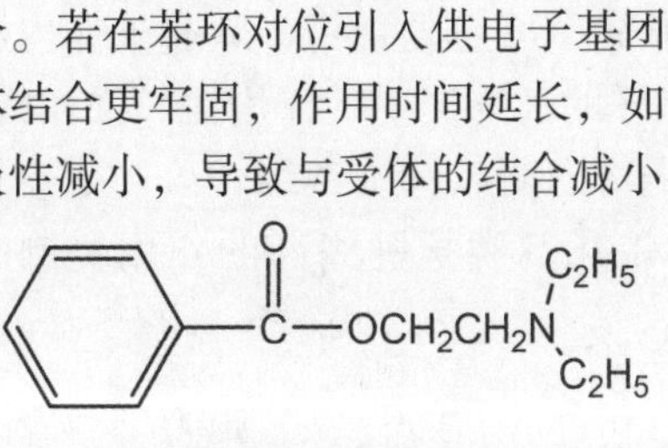

局部麻醉药基本结构

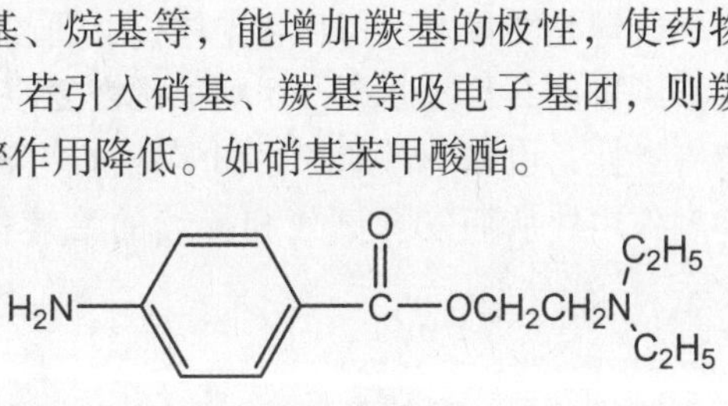

普鲁卡因

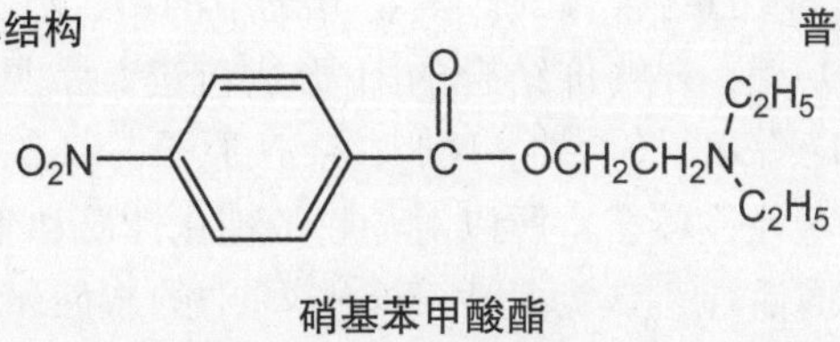

硝基苯甲酸酯

二、官能团对药效的影响

药物的药理作用主要依赖于分子整体，但某些特定官能团的变化可使分子结构和性质发生变化，影响药物与受体的结合而影响药效。一般药物分子结构中有多种活性功能基团，每种官能团对药物性质的影响不同，对药效亦产生不同的影响，通过分析特定官能团的作用，将局部结构的改变与整体理化性质相联系，可对构效关系有更全面的认识。药物结构中常见的官能团对药效的影响见表1－2。

表1－2 常见官能团对药效的影响

功能基	对药效的影响
烷基	增加脂溶性，降低解离度，增加空间位阻，增加稳定性，延长作用时间
卤素	强吸电子基，影响电荷分布、脂溶性及药物作用时间，提高生物活性
羟基	可形成氢键，增加水溶性，减弱生物活性，降低毒性
巯基	增加脂溶性，易于吸收，影响代谢
醚和硫醚	氧原子有亲水性，碳原子有亲脂性，有利于药物运转与定向分布，增加生物活性
磺酸基	增加水溶性，减弱生物活性，降低毒性
羧基	增加水溶性，增强生物活性
酯基	增加脂溶性，增强生物活性，易吸收和转运
酰胺基	易与生物大分子形成氢键，易与受体结合，显示结构特异性
胺基	可形成氢键，增加水溶性，提高生物活性

三、键合特性对药效的影响

药物对机体的作用可以认为是由药物和受体分子间的物理相互作用（缔合）和化学反应（成键）所引起，一般要通过共价键、氢键、范德华力、疏水键、离子键、电荷转移复合物、金属螯合作用、偶极作用等形式相互结合。因此键合特性对药效有一定的影响。药物和受体的结合有可逆和不可逆两种，除了共价键是不可逆的外，其他键合都是可逆的，且多种键合形式共存。本节主要介绍共价键、氢键和金属螯合作用对药效的影响。

1. 共价键

共价键键能最大，药物和受体以共价键结合时，形成不可逆复合物，除非被体内特异性的酶解可使共价键断裂，否则很难恢复原形。因而这样的药物产生的作用比较强而持久，但如有毒性，也是不可逆的。如多数抗感染药物与微生物的酶以共价键结合，产生不可逆的抑制作用，从而发挥高效和持续的治疗作用。再如烷化剂类抗肿瘤药的作用机制亦是如此。

2. 氢键

氢键是药物与受体最普遍的结合方式。药物分子中的O、S、N、F等原子中的孤对电子，可以和受体上与N、O、S、F共价结合的H形成氢键。常见的氢给予体为OH、NH、SH，质子接受体主要有OH、OR、C═O、NH_2、杂N原子、Cl等。氢键的键能约为共价键的1/10，但氢键的存在数量往往较多，所以对药物的理化性质和生物活性产生的影响较大。

美沙醇具有吗啡样镇痛活性，认为是由于其分子中的叔胺基与醇羟基形成氢键缔合，从而使其构象近似于吗啡样镇痛剂，如哌替啶的结构特征。

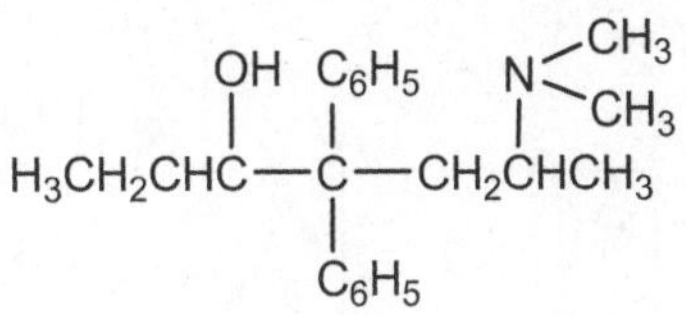

美沙醇

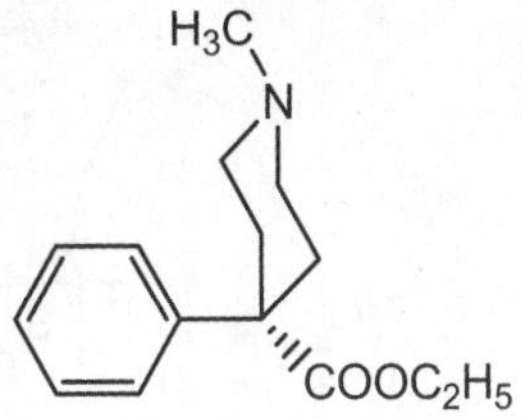

哌替啶

3. 金属螯合作用

金属离子和提供电子的配位体可形成金属络合物，含有两个以上配基（供电基）的配位体称螯合剂。螯合物是由两个或两个以上的配位体和一个金属离子通过离子键、共价键或配位键等形成的环状结构化合物。一般五元环以上较稳定。

金属螯合作用主要用于重金属中毒的解毒、某些疾病的治疗、制剂的稳定，目前在抗肿瘤药物研究中较为活跃，常见的为铂螯合物。

四、药物的立体异构对药效的影响

药物和受体结合时，不但电性要相互适应，而且需要空间结构上的互补，药物与受体的互补程度愈大，则其特异性愈高，作用亦愈强。药物分子的构型、构象和特定基团的改变，都将影响药物和受体的互补性，从而影响药物的活性。

1. 旋光异构

具有手性中心的药物称为手性药物，存在光学异构体。光学异构体分子除了旋光性不同之外，有着相同的物理性质和化学性质，但其生物活性则有几种不同的情况：作用相同但作用强度（有无或大小）不同，作用完全不同，作用方式不同等几种类型。光学异构对药理活性的影响见表 1－3。

表 1－3　光学异构对药理活性的影响

药理活性的差异类型	具光学异构体的药物举例
具有等同的药理活性和活性强度	抗疟药氯喹
具有相同的药理活性，但强弱不同	维生素 C，活性为右旋体 > 左旋体
一个有活性，另一个没有活性	抗生素氯霉素，仅 1R，2R－（－）－苏阿糖型有活性
具有相反的活性（较少见）	依托唑啉：左旋体利尿，右旋体抗利尿
具有不同类型的药理活性	S－（+）－索他洛尔有抗心律失常作用， R－（－）－索他洛尔为 β－受体阻滞剂

2. 几何异构

药物分子中的几何异构是由于双键或脂环等刚性或半刚性结构的存在，导致分子内旋转受到限制而产生的。一般来说，几何异构体的各基团间的距离不同，如果其中一个异构体能适应受体的立体结构，则其他异构体便不能与受体相适应。因而药物活性有很大差异。如图 1－4 所示。

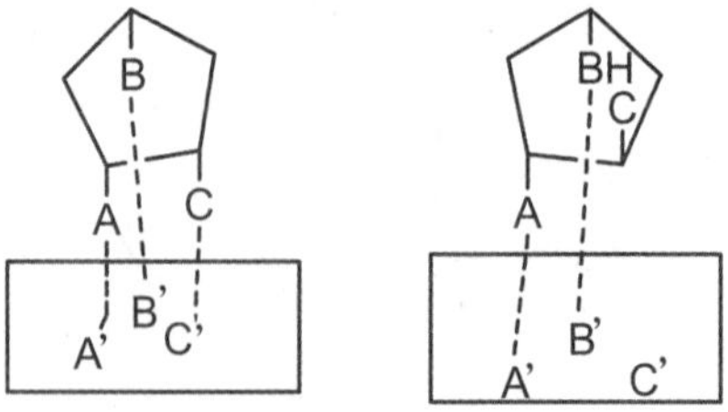

图 1-4 几何异构体与受体结合示意图

反式己烯雌酚的雌激素活性比顺式异构体强。

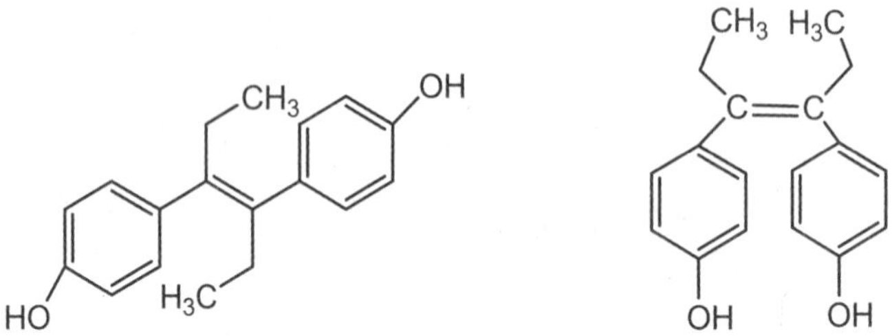

反式己烯雌酚（活性强） 顺式己烯雌酚（活性很弱）

3. 构象异构

分子内各原子或基团的空间排列因单键旋转而产生动态立体异构现象，为构象异构。自由能低的构象由于稳定，出现概率高，为优势构象。药物与受体相互作用时，能为受体识别并与受体结构互补结合的药物构象称为药效构象。药效构象并不一定是药物的优势构象。通过寻找药效构象可以确定与受体结合的情况，为新药设计提供信息。

第四节 结构改造与药效的关系

为了提高药物的治疗效果，降低毒副作用，改善药物的药代动力学性质，可将现有药物进行结构优化，主要包括化学结构改造和化学结构修饰。化学结构改造是利用各种化学原理改造药物的基本结构基团，提高化合物的活性，增强疗效。化学结构修饰是保持药物的基本结构，仅在某些官能团上作一定的化学结构改变，以改进药物的某些缺点。

一、结构优化

（一）生物电子等排原理

在对药物进行结构优化研究中，生物电子等排原理（Bioisosterism）是应用较多的一种方法，即在基本结构的可变部分，以电子等排体（Isostere）相互置换，对药物进行结构改造与修饰。

生物电子等排体是指具有相似的物理和化学性质，又能产生相似生物活性的基团或分子。

1. 经典的生物电子等排体

以氢化物置换原则为基础，从元素周期表中的第四列起的任何一个元素的原子与一个或几个氢原子结合成分子或原子团后，其化学性质与其邻近的较高族元素相似，互为电子等排体。

一价生物电子等排体：$—NH_2$、—OH、—F、—Cl 等。

二价生物电子等排体：$—CH_2—$、—NH—、—O—、—S—等。

三价生物电子等排体：—CH ═、—N ═、—P ═等。

这些电子等排体常以等价交换形式相互置换。

在对磺酰脲类降糖药进行结构修饰中，以$—CH_3$置换氨磺丁脲分子中的$—NH_2$得到了甲苯磺丁脲，降血糖活性明显提高。其后再用—Cl 置换甲苯磺丁脲分子中苯环上的$—CH_3$，并把$—C_4H_9$改为$—C_3H_7$，得到了氯磺丁脲，不仅提高了降血糖活性，而且延长了生物半衰期，减小了毒性。

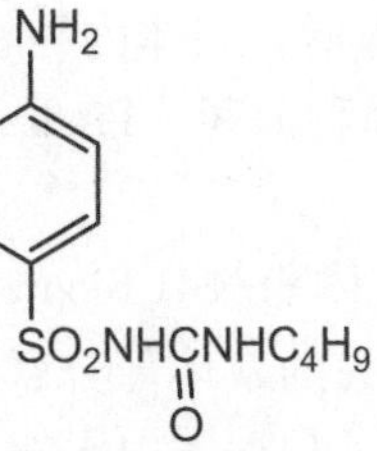

氨磺丁脲

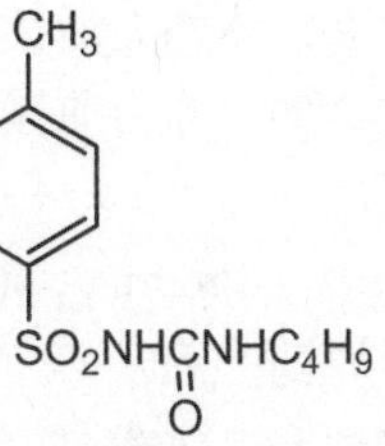

甲苯磺丁脲

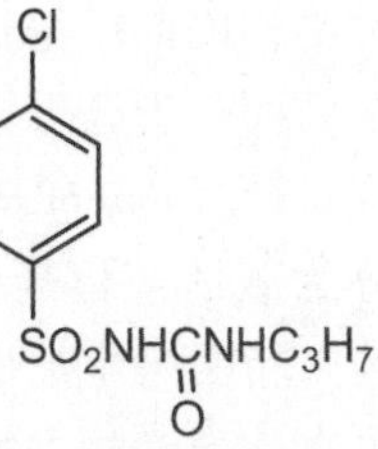

氯磺丁脲

在对局部麻醉药普鲁卡因的结构改造中，以—NH—置换普鲁卡因分子中的—O—得到普鲁卡因胺，其局部麻醉作用比普鲁卡因弱，但抗心律失常作用较强，临床用做抗心律失常药。

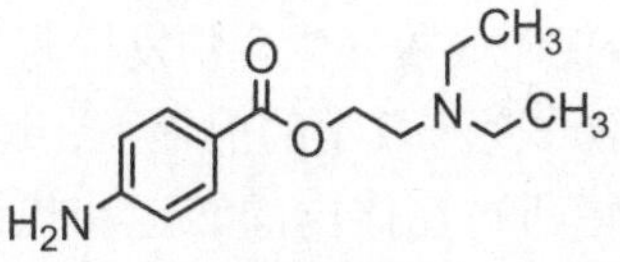

普鲁卡因

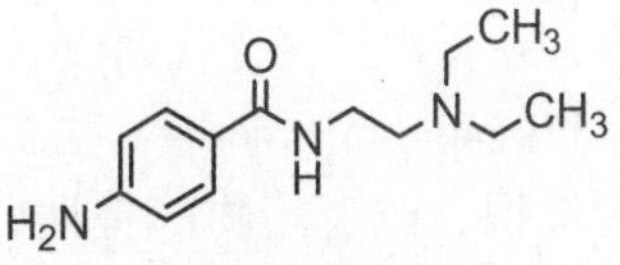

普鲁卡因胺

2. 非经典生物电子等排体

一些尽管不符合生物电子等排体的定义，但在相互替代时可以产生相似或拮抗活性的体积、电负性和立体化学等相似的原子或原子团称为非经典生物电子等排体。

环内等排体：—CH ═CH—、—O—、—S—、—NH—、—CH ═、—N ═等。

等价环体：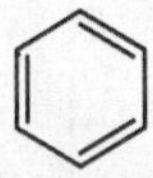、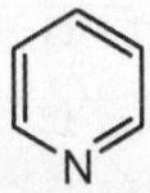、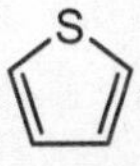、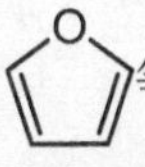等。

在局部麻醉药的结构修饰中，以吡咯环置换利多卡因分子中的二乙氨基得到局部麻醉作用与利多卡因相似，可以应用于口腔科的吡咯卡因。

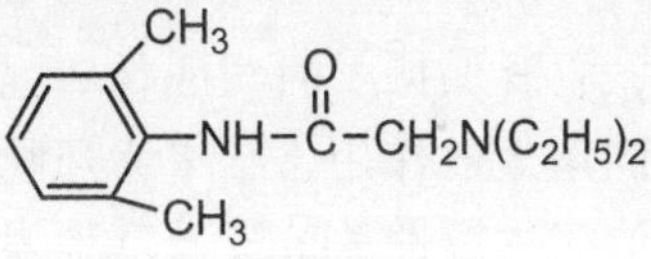

利多卡因

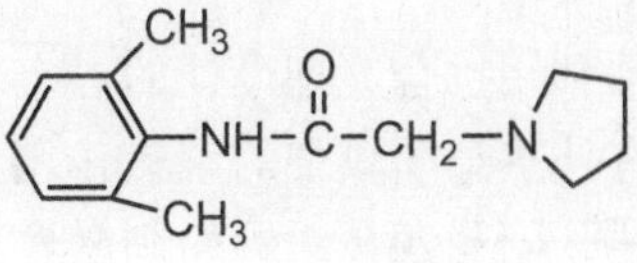

吡咯卡因

在组胺H_2受体拮抗剂的结构改造中，应用等价环体，以二甲氨基甲基呋喃环置换西咪替丁分子中的咪唑环得到第二代雷尼替丁，其H_2受体拮抗作用比第一代H_2受体拮抗剂强，而且没有酶抑制作用。等价环体在半合成抗生素设计中也有较多的应用。

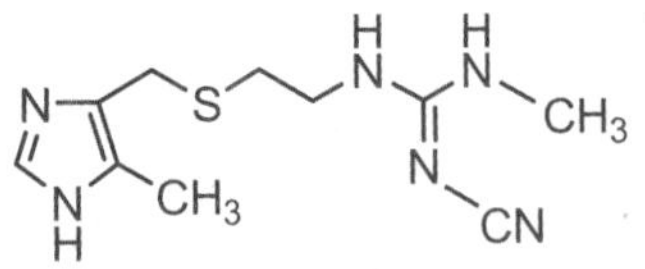

西咪替丁

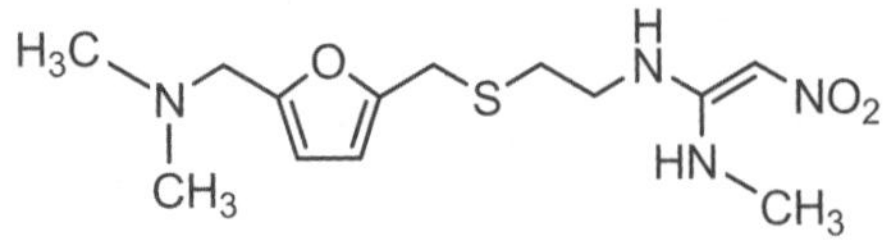

雷尼替丁

此外，生物电子等排原理在药物改造和设计中较成功的例子还有镇静催眠药物、抗精神失常药物、抗肿瘤药物等。

（二）前药原理

药物经过结构修饰后得到的化合物，体外无活性或活性很低，在体内经酶或非酶作用，释放出活性物质而产生药理作用的化合物，称为前体药物，简称前药（Prodrug），原来的药物称为原药或母药（Parent Drug）。

前药可分为载体前体药物（Carrier - Prodrug）和生物前体药物（Bioprecursor）两类。载体联结前药是指由一个活性药物（原药）和一个可被酶除去的载体部分联结的前药。载体联结前药可在体内经酶水解释放出原药。如解热镇痛药贝诺酯在体内水解后，成为有活性的阿司匹林和对乙酰氨基酚。

在体内经酶催化的，以除水解反应之外的氧化、还原、磷酸化和脱羧反应等方式活化的前药则称为生物前体药物，简称生物前体。生物前体可有不同的结构类型，结构变化较大，不能通过水解反应除去载体得到其前药，其原药和前药的关系不容易识别。如生物前体为伯胺化合物，在体内经氧化代谢成醛，进一步代谢成羧酸化合物发挥药理作用。

前药原理（Principle of Prodrug）主要是指在不改变药效学的前提下，运用体内药物代谢动力学方面的知识，改变药物的特性，从而改善药物在体内的转运和代谢过程。目前，前药原理已广泛应用于现有药物的改进和新药研究，且获得了较大成就。

制备前药的基本技术要求：①消除药物的毒副作用，如改变不良口味，改善对胃的刺激性等；②干扰转运特点，使药物定向靶细胞，提高作用选择性；③增强或减弱药物的代谢稳定性；④符合国家对药物制剂的要求，适应剂型的需要。

（三）剖裂—拼合原理

所谓剖裂是将先导化合物剖析成两个或数个亚结构，然后通过合成和构效关系研究，优选出简化的基本结构或药物。而拼合是把一个或几个基本结构拼合在同一分子中，以求得几个基本结构的联合效应，满足于治疗上的多方面要求。利用这种方法以增强药物疗效的理论，叫作药物化学中的剖裂—拼合原理（Hybridization Principles）。实际上这也是前药原理的一种特殊形式。

贝诺酯是利用拼合原理设计的一个较好的药物，它既保持了阿司匹林较强的镇痛抗风湿作用，又有扑热息痛较强的解热作用，起到了协同增效的作用，结果为药物作用时间延长，疗效增强，阿司匹林对胃的刺激性减小，成为治疗风湿性关节炎及其他发热而引起的中等程度的疼痛的良药。

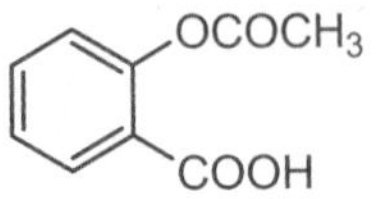

阿司匹林

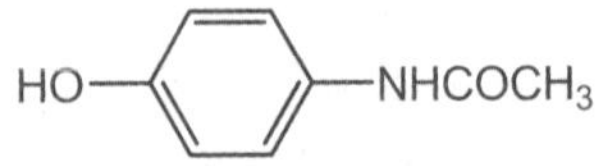

对乙酰氨基酚

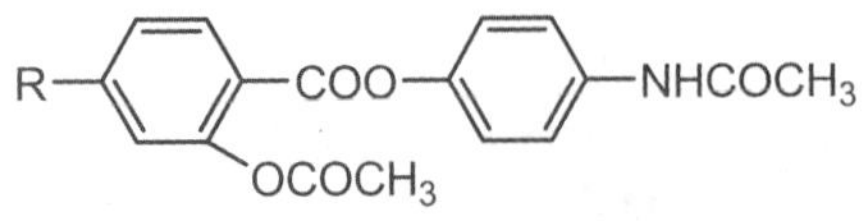

贝诺酯

氨苄西林为广谱抗生素，但对 β - 内酰胺酶的稳定性差。舒巴坦是 β - 内酰胺酶抑制剂，本身抗菌作用微弱或无抗菌作用。将氨苄西林与舒巴坦利用拼合原理设计的协同前药舒他西林，保持了较高的抗菌活性，既耐酶又耐受胃酸，经口服进入机体后分解为氨苄西林和舒巴坦，发挥作用。

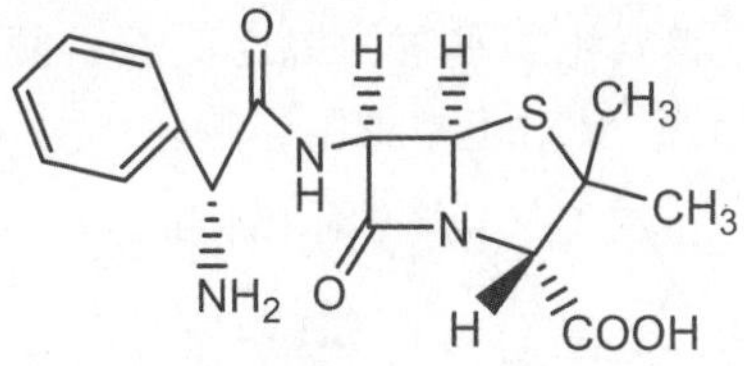

氨苄西林

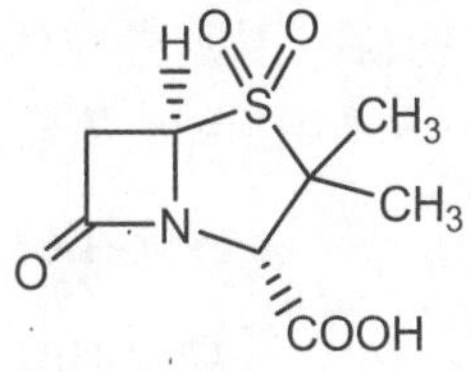

舒巴坦

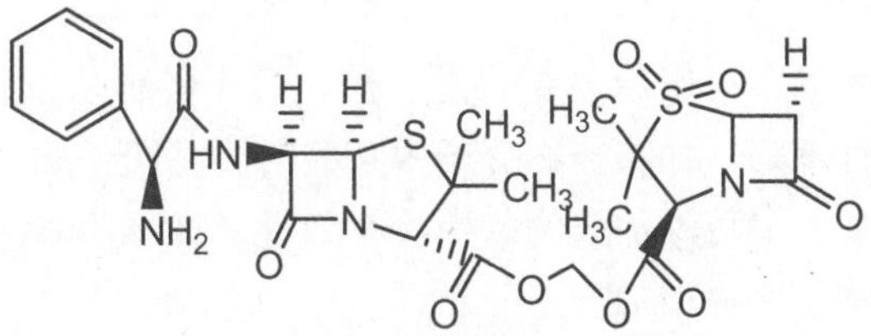

舒他西林

二、药物的结构修饰

（一）药物化学结构修饰的目的

1．*使药物在特定部位发挥作用*

药物进入机体后，除分布于靶组织外，亦可进入其他组织中。为了提高药物的作用强度，必须提高其在作用部位的血药浓度。但在药物的分布没有选择性的情况下，提高作用部位的血药浓度会使其他组织中的药物浓度也同时提高，毒副作用也可能增加。

前体药物可以通过改变原药的脂水分配系数、溶解度等理化性质，从而改变原药的吸收和转运，使其主要分布于靶组织中，再发挥作用。这样可以在增强药效的同时达到降低副作用的目的。

将磺胺噻唑分子中的氨基酰化为带游离羧基的酰胺时，由于存在羧基，离子化程度提高，肠道吸收减慢，在肠道中能保持较高浓度，故用于肠道感染，如酞磺胺噻唑。

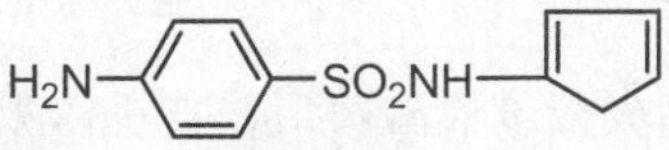

磺胺噻唑

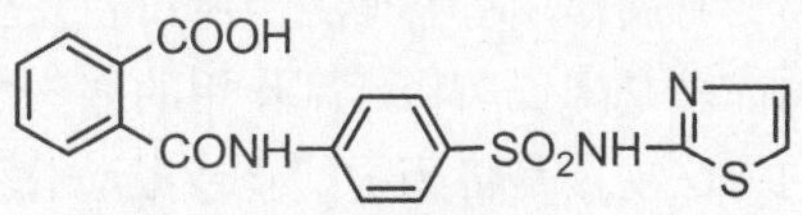

酞磺胺噻唑

药物定向发挥作用的另一条途径是基于靶组织和其他组织间的生化差异。在靶组织处经特定的酶促作用或化学作用，使前体药物转变为原药，作用于靶组织。由于生化差异，在其他组织处，此种化学转化则较少，故药物对其他组织的作用亦小。这样，就能选择性地提高作用部位的血药浓度，达到增强药效，降低毒副作用的目的。

抗肿瘤药物一般毒性较大，对肿瘤组织和正常组织均有作用，缺乏选择性。利用肿瘤组织与正常组织的生化差异，设计前体药物，可达到选择性地作用于肿瘤组织的目的。

氮芥是一种有效的抗肿瘤药，但其选择性差，毒性大。研究发现肿瘤组织细胞中酰胺酶含量和活性高于正常组织，pH 值较低。利用这些特点，可以将抗肿瘤药物设计成酰胺类前药，在肿瘤组织中经特异性酰胺酶的水解释放出原药，而在其他组织中不被水解或水解较少。于是合成了一系列酰胺类氮芥化合物，其中环磷酰胺已被证明是临床上常用的毒性较低的细胞毒类抗肿瘤药。它本身不具备细胞毒活性，而是通过在体内的代谢转化，药物吸收到达癌细胞组织后，被肝微粒体混合功能氧化酶水解为原药氮芥，使肿瘤细胞组织中的药物浓度高于正常细胞组织，既有利于治疗，又对正常细胞影响较小。

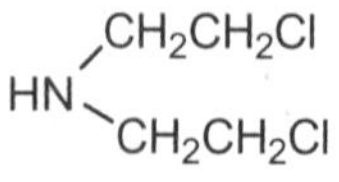
氮芥

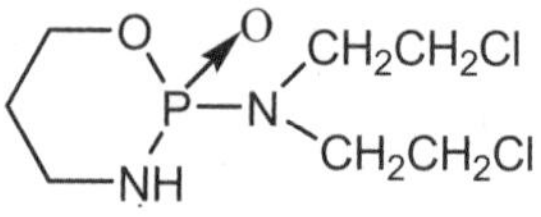
环磷酰胺

2. 提高药物的稳定性

化学稳定性较小的药物，口服后易受胃酸、消化道中各种酶以及肠内微生物的作用而被破坏，使药物生物活性下降。如将药物分子中某些活泼基团，如羟基，经酯化保护起来，既可使其免遭胃肠道破坏，又可增加药物的生物有效性。如维生素 A 和维生素 E 醋酸酯的化学稳定性较未成酯者均有明显增加。

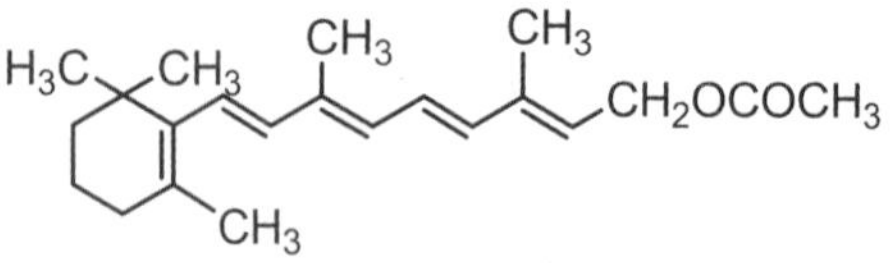
维生素 A 醋酸酯

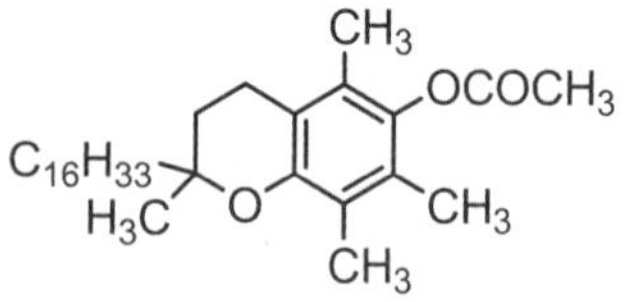
维生素 E 醋酸酯

有的药物易氧化，贮存过程中易失效。如维生素 C 具有连二烯醇结构，还原性强，在存放过程中极易受空气氧化而失效。经修饰成为苯甲酸维生素 C 酯，活性与维生素 C 相等，稳定性提高，其水溶液也相当稳定。

3. 延长药物作用时间

药物服用后，需要经过吸收、分布、代谢和排泄等过程，这一过程的长短，因药物的种类不同。有些药物在体内停留时间很短，为了维持有效血药浓度，必须增加给药次数，这样首先给患者服药带来不便；其次由于药物释放速度过快，可引起峰谷效应，即峰值时血药浓度可超过中毒浓度，谷值时又低于有效血浓度；第三由于给药次数增多，用药总剂量增加，药物的毒副作用势必增大。所以延长药物半衰期，增加药物在组织内的停留时间，制备长效化的前药是降低药物毒副作用的方法之一。

长效化的方法主要是将药物酯化或酰胺化。药物成酯或成酰胺后，被机体吸收，在血液中的酯酶或酰胺酶的作用下，缓缓水解释放出原药，延长了原药在体内存留的时间，从而使药物作用时间延长。

阿扑吗啡为多巴胺受体激动剂，可用于帕金森病治疗，但作用时间短，生物有效度差；但其双特戊酸酯在体内缓缓分解为阿扑吗啡而发挥作用，作用时间延长。

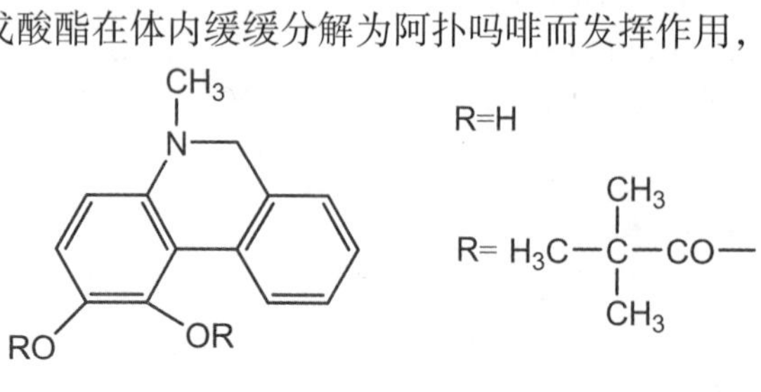

阿扑吗啡

阿扑吗啡双特戊酸酯

4. 改善药物的吸收，提高生物利用度

药物在作用部位的浓度与药物的吸收、分布、代谢等因素有关。药物的吸收性能与其脂溶性和水溶性有密切关系，药物必须具有合适的脂水分配系数才能被机体吸收。如果水溶性很大，脂溶性过小，就会影响吸收；但水溶性亦不能过小，否则药物难以在体液中转运。

通过酯化使药物成酯，是提高药物脂溶度，改善其吸收的主要手段之一。

烟酸和肌醇为预防及治疗肝炎药物，但体内吸收效果差。二者相互作用，制成前药烟酸肌醇酯后吸收性能得到改善。该酯在体内可转化为原来的烟酸和肌醇，各自发挥作用。

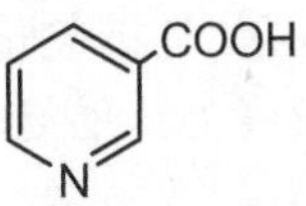

烟酸

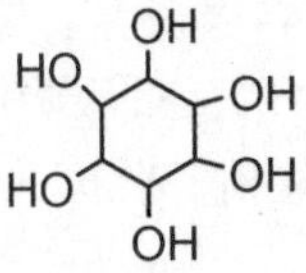

肌醇

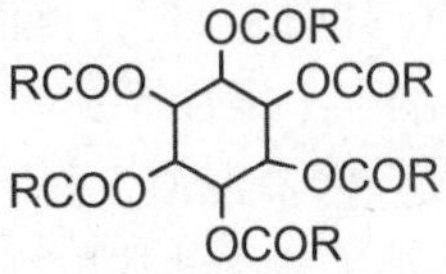

烟酸肌醇酯

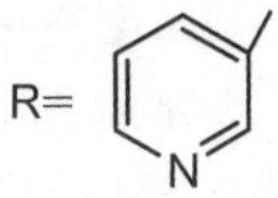

值得注意的是，在将药物制成酯类前体药物，改善吸收性能的同时，还要考虑其生物可逆性，即水解活化成原药的可逆性，才能达到预期的目的。如林可霉素的脂溶性差，将其 2－或 7－羟基酯化，酰基碳链增长，脂溶性随之增大，吸收性也更好。试验结果显示 7－羟基酯的吸收比 2－羟基酯好，但酯酶对其水解速率慢，活性反较 2－羟基酯低。

药物通过酰化修饰，亦可改善吸收。

镇痛药哌替啶在体内代谢为去甲哌替啶，再与中枢神经作用而产生镇痛作用。但去甲哌替啶呈碱性，透过血脑屏障较慢，将其乙氧甲酰化，得到乙氧甲酰去甲哌替啶，后者分子中氮原子不呈碱性，在体液中不能解离为离子，易于透过血脑屏障，吸收性能得到改善。

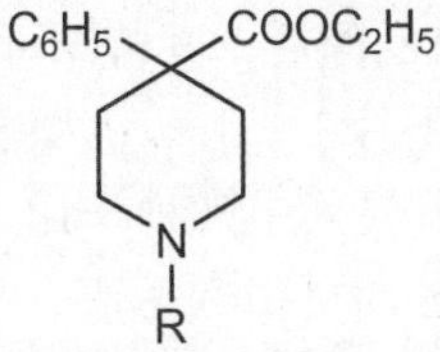

$R=CH_3-$　哌替啶

$R=H$　去甲哌替啶

$R=C_2H_5OCO-$　乙氧甲酰去甲哌替啶

5. 改善药物的溶解性

药物发挥药效首先必须溶解，而许多有机酸或碱类药物在水中溶解度较低，难以制成注射剂、滴剂等水溶性的制剂。一般可以通过结构修饰，在原药分子中引入酸性基团，制成水溶性的盐类，使溶解度增大，达到制剂要求。对于不能成盐的药物还可以用更复杂的方法设计前药改善溶解性。

甲砜霉素是化学合成的广谱抗生素，体内抗菌作用比氯霉素强，且毒性又较后者小，但水溶性差，使剂型受到限制。若将其先与甘氨酸成酯，然后与盐酸成盐制得前药甲砜霉素甘氨酸酯盐酸盐，则水溶性大为提高，可制成注射剂供临床使用。

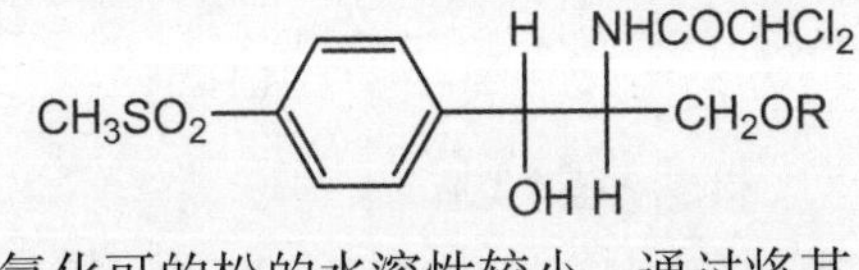

$R=H$　甲砜霉素

$R=COCH_2NH_2\cdot HCl$　甲砜霉素甘氨酸酯盐酸盐

氢化可的松的水溶性较小，通过将其 21－位羟基酰化制成丁二酸单酯，则水溶性增大。

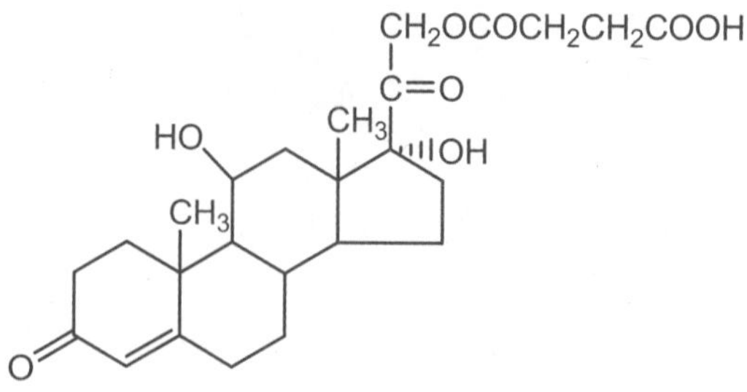

氢化可的松丁二酸单酯

抗惊厥药苯妥英是一种弱酸性药物，可治疗癫痫大发作，一般是口服给药，但发作时需现配制成苯妥英钠注射给药（因为苯妥英水溶性低，口服吸收较慢）。其钠盐虽易溶于水，但因易水解析出苯妥英使溶液混浊，而不适于注射。临床采用溶解度为苯妥英 4 500 倍的前药磷酸 3－羟基甲苯妥英酯二钠盐注射剂。

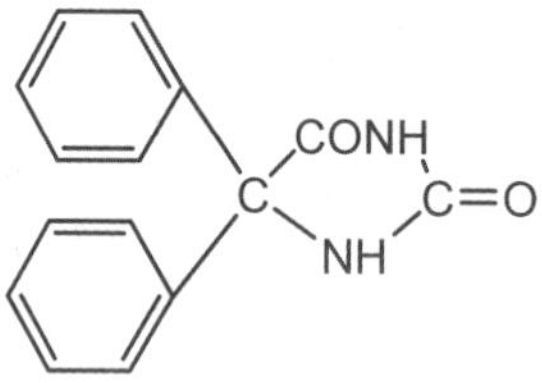

苯妥英

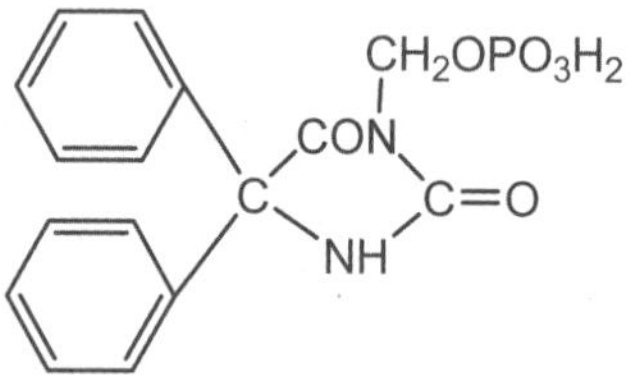

磷酸 3－羟基甲苯妥英酯

6. 消除药物的不良味觉

有些含羟基的药物具有苦味，不便口服，可采用制备成前药的方法予以解决，酯化和成盐往往可消除某些药物的苦味。如含羟基的氯霉素经成酯修饰为氯霉素棕榈酸酯，苦味消失，便成为无味氯霉素；红霉素修饰为红霉素琥珀酸乙酯后，其苦味可被消除。

7. 降低毒副作用

每种药物都有多方面理化作用，应用时，往往只需要其中几种作用，其余的生理效应则为副作用。常见的局部性副作用是对胃肠道刺激，进而可引起恶心、呕吐、溃疡等。药物通过酯化、酰胺化或成盐制备成前药是降低副作用的主要方法。

甾体抗炎药保泰松对胃肠道有刺激性，其烯醇式酯可使刺激性降低，在体内转化成原药而起作用。

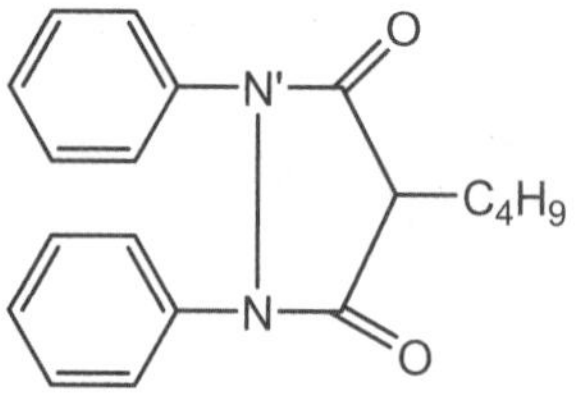

保泰松

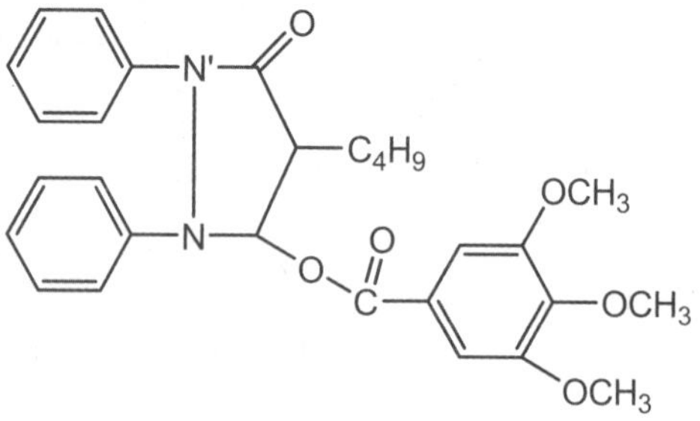

保泰松烯醇式酯

将药物制成酰胺亦是降低毒副作用的常用手段。烟酸为抗糙皮病的维生素，易引起皮肤发痒，面部潮红等，将其通过酰胺化修饰制备成烟酰胺，则副作用较小。

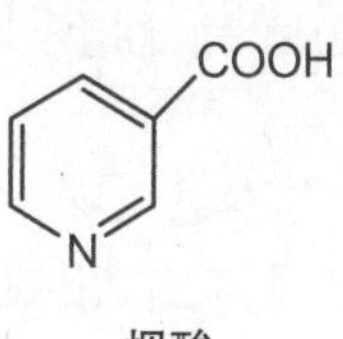

烟酸

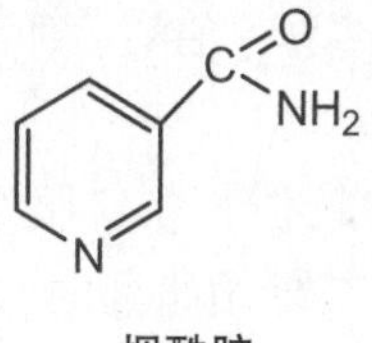

烟酰胺

（二）药物化学结构的修饰方法

1．成盐修饰

适用于具有酸性或碱性基团的药物，目的是增加溶解度，便于制成注射剂。

（1）成盐试剂的选择原则。

盐类前体药物应有良好的生物活性，且毒副作用较小；成盐试剂本身应不干扰机体的正常代谢、生理过程且无毒性，盐的阴或阳离子应为机体成分或经过代谢可转化为机体成分；维生素 C、氨基酸常作为与碱性药物的成盐试剂，赖氨酸常作为与酸性药物的成盐试剂。应有适当的 pH；静脉给药时，盐溶液的 pH 与血液 pH 相差不能过大，否则对机体可产生刺激作用；应有适当的溶解度；因药物的溶解度与其吸收、排泄和调剂均有关，有些药物为了长效可制成溶解度较低的盐类，注射剂应选择易溶解的盐类。化学稳定性要较高，吸湿性要小；药物吸湿后，易发生水解、氧化、分解、聚合等化学变化，导致药物变质。成盐试剂应原料易得，产品易纯化，且产品收率较高，工艺操作简单。

（2）盐类药物的类型及成盐方法。

具有羧基、磺酸基、磺酰胺基、酰亚胺基、烯醇基等基团的酸性药物成盐时常用的有无机阳离子和有机阳离子，如苯妥英钠、磺溴酞钠、磺胺嘧啶钠、维生素 C 钠。无机阳离子主要包括钠、钾、锂、钙、锌、镁、铋和铝等，其中以钾、钠和钙盐为主；某些药物在碱性中不稳定，成盐时可采用有机酸钠盐或钾盐进行，有机阳离子主要包括甲氨基葡萄糖、二乙醇胺、乙二胺、胆碱、普鲁卡因、二苄乙二胺等与质子形成的阳离子。具酚羟基药物的酸性较弱，其碱金属盐类水溶液碱性过强，一般不宜制成盐类供药用，只有个别具羟基而结构又较为特殊的药物，也可制成酚钠盐供用，如造影剂碘酞钠。

含脂肪氨基的药物碱性较强，常需制成各种无机酸盐；含芳香氨基的药物碱性较弱，常制成有机酸盐；含氮杂环药物多与强无机酸成盐；具肼基或胍基的药物常制成无机酸盐；季铵碱药物碱性很强，常与强酸成盐。

与碱性药物成盐常用的无机酸为盐酸、氢溴酸、硫酸或磷酸；有机酸有乙酸、枸橼酸、酒石酸、乳酸、苯磺酸、维生素 C 等。一般在水或有机溶剂中与酸直接成盐。水溶性大的盐，多在有机溶剂中进行反应，如乙醇、丙酮、乙酸乙酯、石油醚等。制备盐酸盐时，如水分影响结晶，可用氯化氢气体代替盐酸。

2．成酯修饰

分子中含羟基或羧基的药物，可选择成酯修饰的方法。

羟基常是药效基团，也是易被代谢的基团，因此，羟基成酯后常可延长药物的半衰期，增加脂溶性，提高生物利用度，如甲硝唑外用渗透性差，制成其丁酸酯后，透皮吸收能力大为改善。

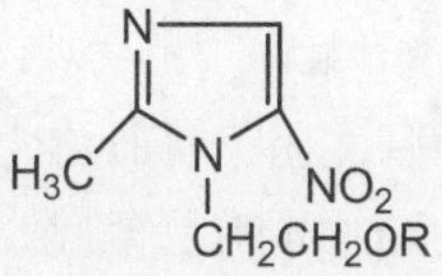

R= H　甲硝唑

$R=CO(CH_2)_3CH_3$　甲硝唑丁酸酯

由于空间位阻作用的差异，伯醇、仲醇、叔醇的成酯活性不同，顺序为：伯醇 > 仲醇 > 叔醇。

具有羧基的药物酸性较强，在口服给药时，会有不适口味，并对胃肠道产生刺激性，引起呕吐、恶心等症状，在外用给药时会对皮肤产生刺激作用或因酸性较大，导致药物不易透皮吸收，羧基成酯后可降低药物的极性，减少对胃肠道及皮肤的刺激性，改善生物利用度。

非甾体消炎药布洛芬口服给药时对胃肠道的刺激性较大，导致使用受到一定的限制，通过酯化修饰成其吡啶甲酯后，刺激性减小。

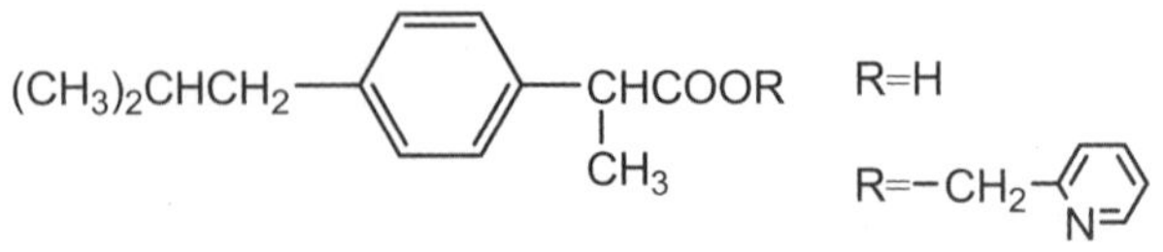

布洛芬
布洛芬吡啶甲酯

常用的成酯方法有羧酸法、酰氯法、酯交换法、酸酐法。

3. 成酰胺修饰

含氨基药物常常被修饰成酰胺。成酰胺修饰后，可增加药物的化学稳定性、增加药物的组织选择性，降低毒副作用，延长药物作用时间。常用的酰胺化试剂有：氨基酸、脂肪酸包括甲酸、乙酸等，芳酸包括苯甲酸、邻苯二甲酸等。

抗肿瘤抗生素丝裂霉素是生物还原烷化剂，分子中的氮丙啶基不稳定，制成乙酰丝裂霉素后亲酯性增加，稳定性和选择性大大增加。

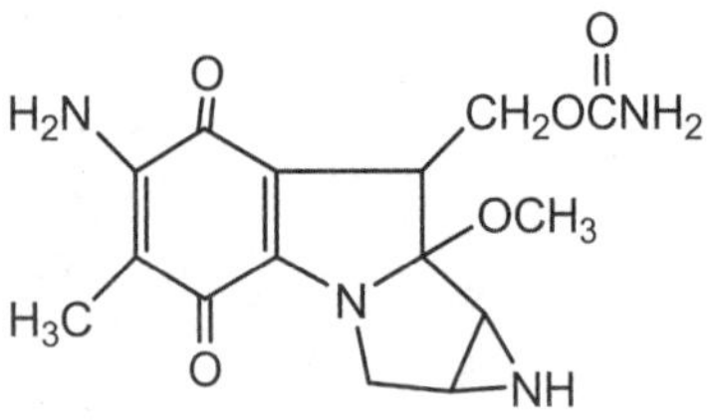

丝裂霉素

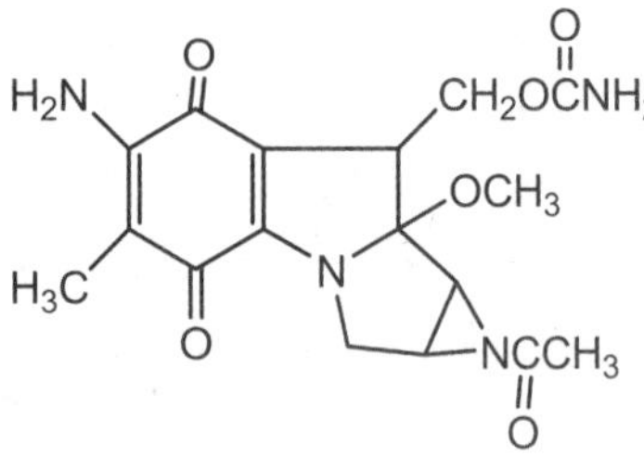

乙酰丝裂霉素

常用的成酰胺修饰方法有羧酸法、酰氯法、羧酸酯法。

4. 其他修饰

有些药物分子中含有羰基，常用的修饰方法有希夫碱、缩酮、肟化物、四氢噻唑、烯醇酯等。如5－氨基水杨酸是治疗溃疡性结肠炎的有效药物，但对胃肠道刺激性大，不能口服，将其制成前药奥沙拉嗪（Olsalazine）后对胃无刺激性，口服吸收好，在肠内经酶分解为两分子的主药5－氨基水杨酸，发挥治疗作用。

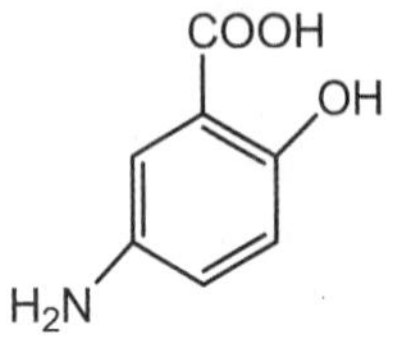

5－氨基水杨酸

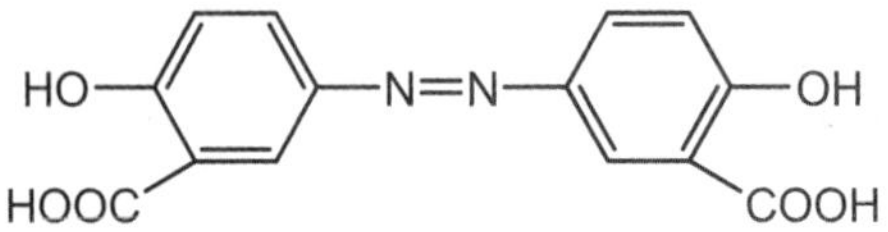

奥沙拉嗪

有些药物分子中含有两个或两个以上可供修饰的官能团，有时将它们连接成环状化合物是比较好的修饰方法。如含有邻苯二酚结构特征的药物常有易氧化、易代谢、口服生物利用度差、半衰期短的缺点，可通过亚甲基将两个酚羟基连接成五元环，既可口服，又能延长作用时间。

练习题

一、单项选择题

1. 不属于药物代谢反应的是（　　）。

A. 氧化反应　　B. 碳化反应　　C. 水解反应

D. 还原反应　　E. 结合反应

2. 药物中的官能团不易产生氧化反应的是（　　）。

A. 芳环　　B. 氨基　　C. 烯烃

D. 酰脲　　E. 炔烃

3. 下列结构中不发生水解反应的是（　　）。

A. 酯　　B. 酰胺　　C. 酰肼

D. 酰脲　　E. 醚

4. 下列描述中与胰岛素的结构特点不符的是（　　）。

A. 其结构由 A、B 两个肽链组成

B. 由于结构不稳定，需要冷冻保存

C. 临床使用的是偏酸性水溶液

D. 结晶由六个胰岛素分子组成三个二聚体，与两个锌原子结合形成复合物

E. 其性质是两性，具等电点

5. 体内不易被还原的药物结构是（　　）。

A. 羰基　　B. 硝基　　C. 偶氮基

D. 卤素　　E. 羟基

6. 对维生素 C 的描述错误的是（　　）。

A. 水溶液主要以酮式存在

B. 其酸性来自于 C_3 的羟基

C. 可与碳酸氢钠形成盐

D. 可被三氯化铁等弱氧化剂氧化

E. 在热、光、空气的作用下变色

7. 根据芳环药物代谢的规律，下列描述中属于丙磺舒不能进行氧化代谢原因的是（　　）。

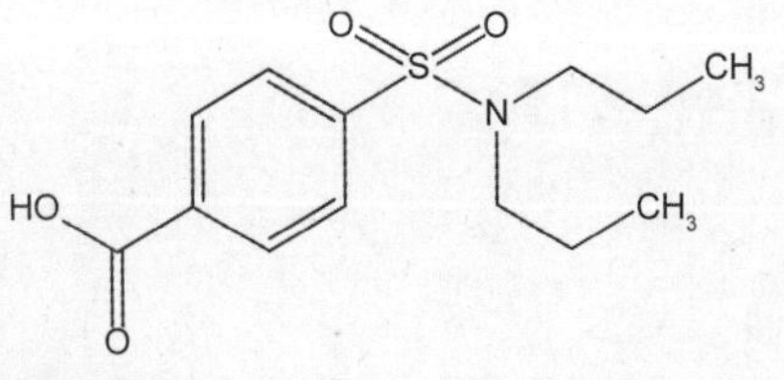

A. 因结构中含有供电子取代基

B. 因结构中含有吸电子取代基

C. 因结构中含有羧基具有酸性

D. 因 N，N－二正丙胺磺酰基的碱性

E. 受空间立体位阻的影响

二、多项选择题

1. 下列药物结构类型中可以在体内发生烷基代谢的是（　　）。

A. 醚类　　B. 硫醚类　　C. 胺类

D. 卤烃类　　E. 亚砜类

2. 药物代谢后生物活性改变的情况有（　　）。

A. 降低　　B. 增强　　C. 代谢物仍有活性

D. 毒性大　　E. 无效

3. 能够增加药物分子极性而促进药物排泄的基团有（　　）。

A. 羟基　　B. 酯基　　C. 巯基

D. 氨基　　E. 醚基

4. 下面的说法中正确的是（　　）。

A. 美沙酮被还原为美沙醇，引入手性碳

B. 脱卤代谢反应降低药物的毒性

C. 硝基还原过程经过亚硝基及羟胺中间体，是产生毒性的原因之一

D. 与谷胱甘肽的结合代谢反应可降低药物毒性

E. 酰胺类比酯类药物更容易进行水解代谢反应

三、配伍选择题

[1～3] A. 甲基化结合反应　B. 形成乙酰化物　C. 形成硫酸酯　D. 与葡萄糖醛酸结合　E. 与谷胱甘肽结合

1. 生成酰卤或羰酰氯中间体（　　）。

2. 脱氨生成醛的反应（　　）。

3. 生成环氧化物继而水解为二羟基化物的反应（　　）。

[4～7] A. 维生素 B_1　B. 维生素 D_2　C. 维生素 K_3　D. 维生素 C　E. 维生素 E

4. 结构的 2 位有一个 16 碳侧链的苯并二氢吡喃醇衍生物（　　）。

5. 与空气长期接触，可被氧化成为具有荧光的硫色素（　　）。

6. 在体内转变为有活性的硫胺焦磷酸酯（　　）。

7. 含甲萘醌结构，具有凝血作用（　　）。

[8～11] A. O－脱甲基化　B. N－脱异丙基反应　C. 生成酰氯然后与蛋白质发生酰化　D. 苯环的羟基化反应　E. ω－1 的氧化反应

8. 苯妥英钠的代谢（　　）。

9. 可待因的代谢（　　）。

10. 普萘洛尔的代谢（　　）。

11. 氯霉素的代谢（　　）。

第二章　中枢神经系统药物

中枢神经系统药物的靶点或作用部位集中在中枢神经系统。本章主要介绍镇静催眠药、抗癫痫药、抗精神失常药、镇痛药和中枢兴奋药，这些药物也是通过控制中枢神经活动而起作用，临床用于治疗抑郁症、剧烈疼痛和中枢过度抑制所引起的疾病。

第一节　镇静催眠药

镇静催眠药是一类对中枢神经系统产生抑制作用的药物。镇静和催眠作用并无严格区别。小剂量时产生镇静作用，可以使紧张、焦虑和兴奋不安的患者安静下来，中等剂量时对中枢神经系统进一步抑制，产生催眠作用，可使患者进入睡眠状态。大剂量时可引起呼吸、循环等功能衰竭，严重者可导致死亡。

一、苯二氮䓬类

苯二氮䓬类成为镇静催眠的首选药物。苯二氮䓬类药物具有以下基本结构：

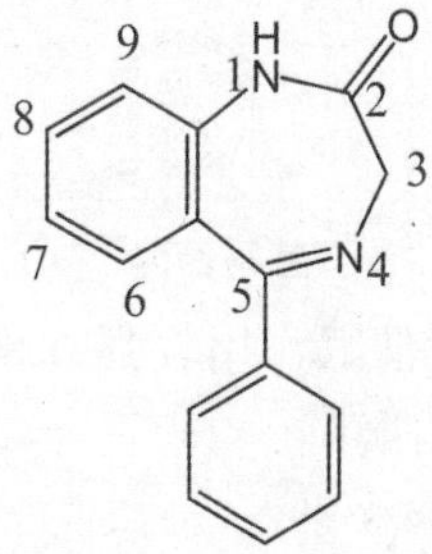

化学名为1，3－二氢－5－苯基－2H－1，4－苯并二氮䓬－2－酮。

1. 苯并二氮杂䓬类药物的发展概况

苯并二氮杂䓬类是20世纪50年代后期发展起来的一类镇静催眠药，其中1，4－苯并二氮杂䓬类化合物生理活性最强，由于这类药物毒副作用较巴比妥类小，在临床上已成为镇静、催眠的首选药物。

首先用于临床的是氯氮䓬［Chlordiazepoxide，利眠宁（Librium）］。在对氯氮䓬结构改造中发现，氯氮䓬分子中的脒结构及氮上的氧，并不是产生生理活性所必需的部分，于是制得同类型的、活性较强的地西泮（Diazepam），对其构效关系研究，合成了许多好的安定药，见表2－1。

表 2－1　常用的氯氮䓬及同型药物

药物名称和结构	药物名称和结构
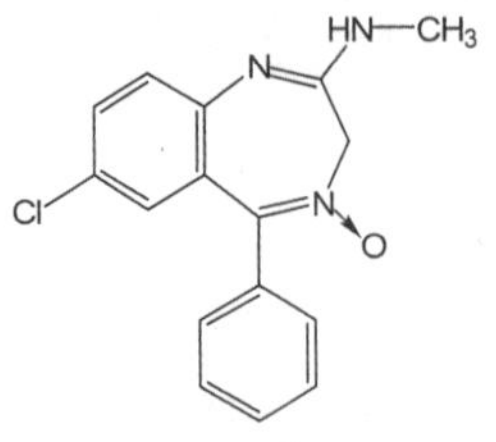 氯氮䓬	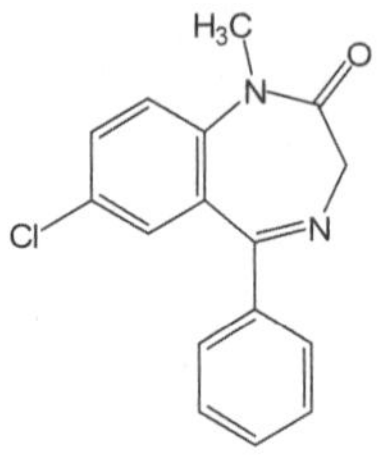 地西泮
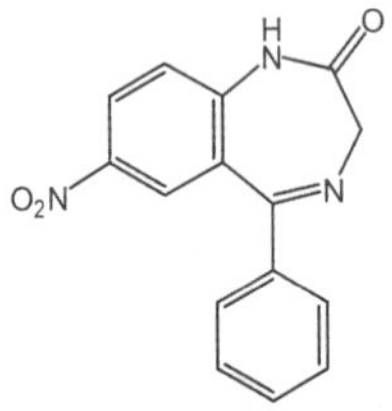 硝西泮	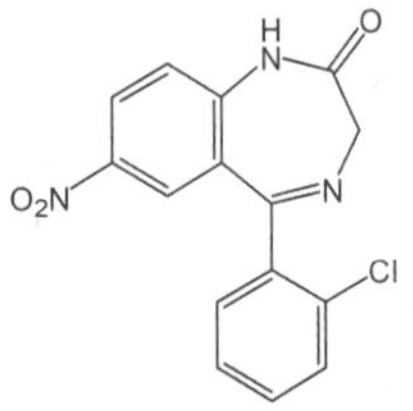 氯硝西泮

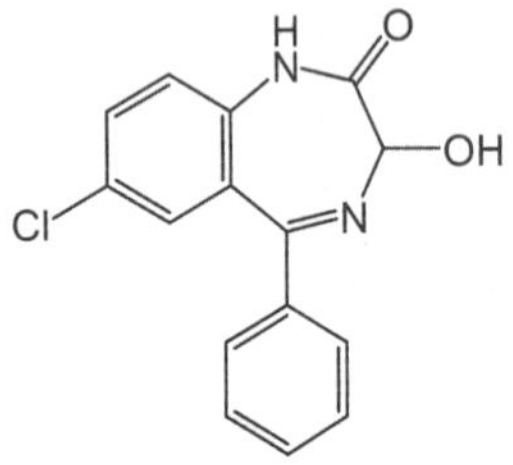

奥沙西泮

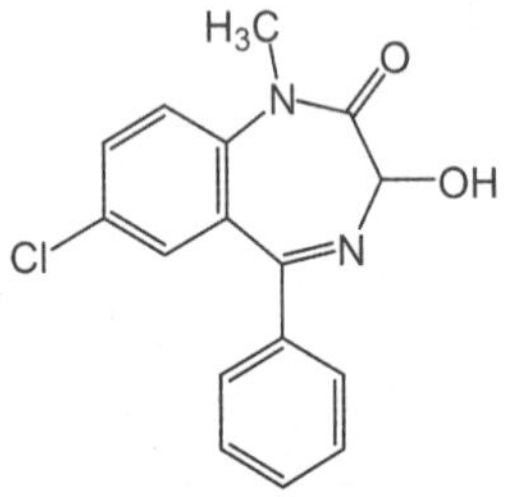

替马西泮

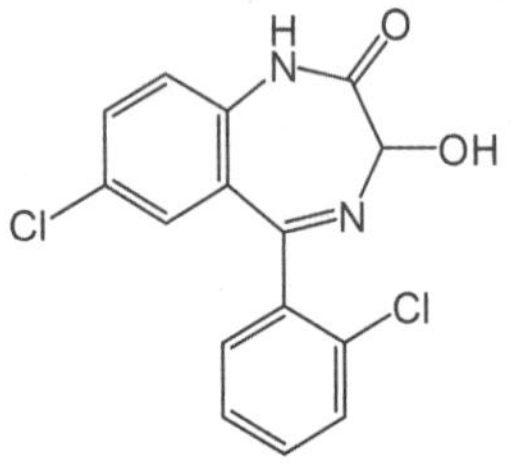

劳拉西泮

地西泮在体内的活性代谢物不仅催眠作用较强，且毒副作用较小，已开发成药物用于临床的有奥沙西泮、替马西泮、劳拉西泮。

2．苯二氮䓬类药物的构效关系和代谢

（1）1 位 N 上引入甲基可增强活性，3 位引入羟基降低其毒性，因为易于与葡萄糖醛酸结合排出体外，在奥沙西泮 3 位羟基为平伏键的稳定构象，故对受体的亲和力强，故奥沙西泮右旋体的作用比左旋体强。

（2）7 位引入吸电子基团能增强生理活性，吸电子能力越强，作用越强，其顺序为$—NO_2 > —Br > —CF_3 > —Cl$。

（3）苯环的 2’位引入体积较小的吸电子基团（如 F、Cl）可使活性增强。

（4）1，2 位上拼入三唑环，增加了这类药物代谢的稳定性和对受体的亲和力，生物活性明显提高。如艾司唑仑（Estazolam）、阿普唑仑（Alprazolam）、三唑仑（Triazolam）等，三者是临床广泛应用的镇静催眠及抗焦虑药，而阿普唑仑的镇静作用为地西泮的 25 ~ 30 倍，催眠作用为地西泮的 3 倍以上。

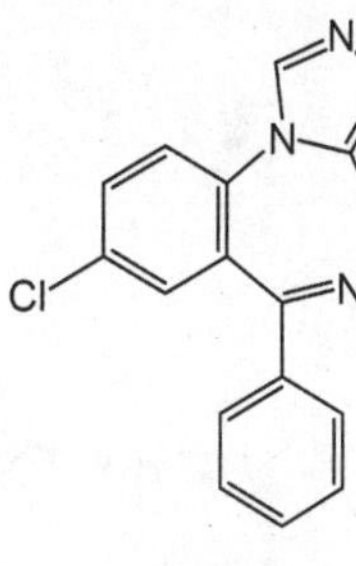

艾司唑仑

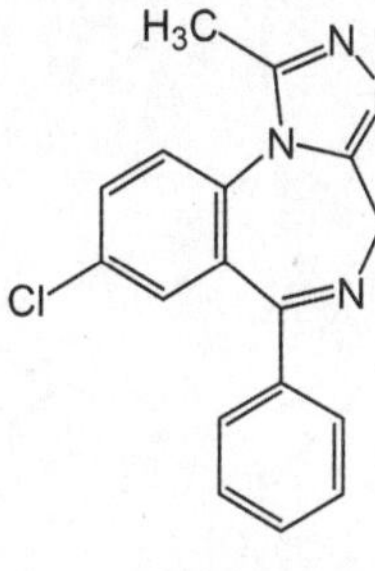

阿普唑仑

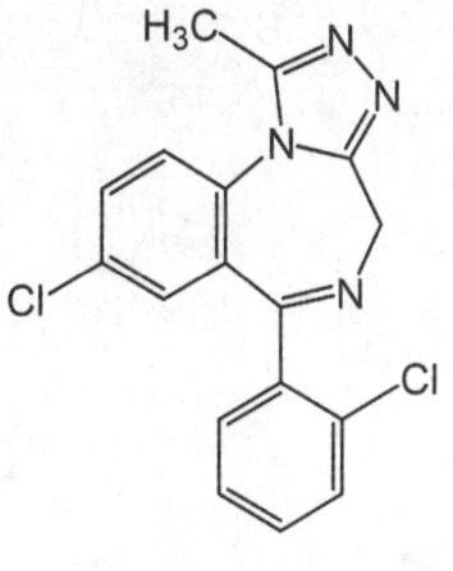

三唑仑

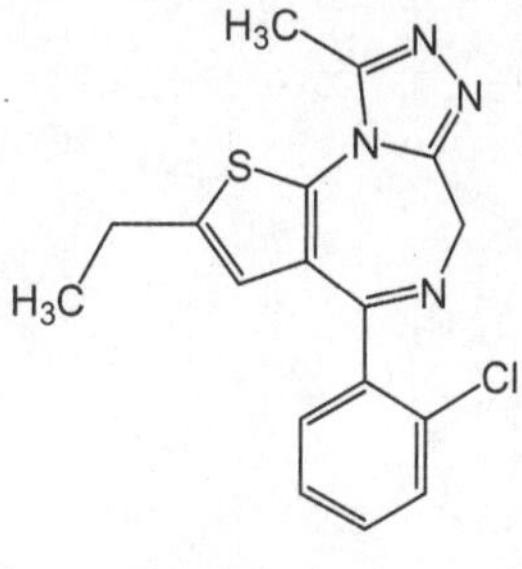

依替唑仑

(5) 4，5 位拼入含氧的噁唑环可增加药物稳定性，4，5 位双键是重要的药效团，双键饱和时可导致活性降低。为了减少 4，5 位开环代谢，可在 4，5 拼入四氢噁唑环如奥沙唑仑等，这些药物在体外无效，在体内其含氧环可在代谢过程中除去，重新得到 4，5 位双键而产生药效，所以被认为是前体药物。

(6) 苯环用生物电子等排体噻吩杂环置换，保留活性，如依替唑仑。

本类药物代谢主要是 N 上去烃基、氮氧化合物还原、芳烃和烷烃的羟基化等官能团反应，其中，N－去烃基和 C_3 位上羟基化可得到活性代谢物。羟基化合物与葡萄糖醛酸结合排出体外。因为作用于中枢神经系统，对中枢神经的兴奋性具有抑制作用，被列为国家二类精神药品，其销售和使用受到一定的限制。

典型药物：

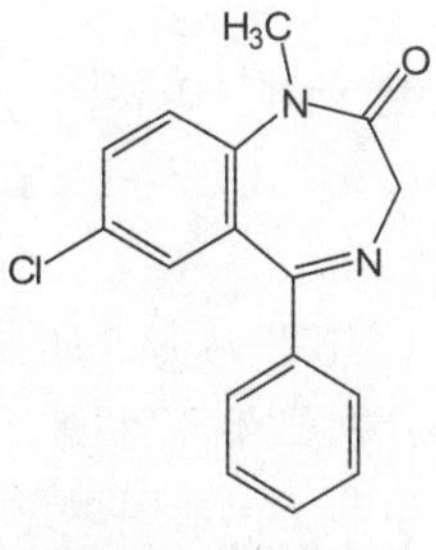

地西泮（Diazepam）

化学名为 1－甲基－5－苯基－7－氯－1，3－二氢－2H－1，4－苯并二氮䓬－2－酮，又名安定。

本品为白色或类白色结晶性粉末，无臭，味微苦；易溶于丙酮、三氯甲烷中，在乙醇中溶解，在水中几乎不溶。

本品遇酸（或碱液）受热易被水解生成 2－甲氨基－5－氯二苯甲酮和甘氨酸。

水解时在 1，2 位及 4，5 位间开环，两过程平行进行。4，5 位开环为可逆性水解，当 pH 提高到中性时又重新环合。当 7 位和 1，2 位有强吸电子基团（氯原子、硝基、三唑环等）存在时，例如地西泮、硝西泮、艾司唑仑等，口服后药物在胃酸作用下，水解反应几乎都在 4，5 位上进行，当开环化合物进入肠道，因 pH 升高，又闭环成原药，因此对生物利用度无影响。

本品体内代谢主要在肝脏进行，代谢途径为 N_1 去甲基、C_3 羟基化，形成的羟基代谢产物与葡萄糖醛酸结合排出体外。C_3 羟基化代谢物仍有抑制中枢的生物活性。

本品主要产生镇静、催眠、肌肉松弛作用，临床上主要用于失眠、抗焦虑、抗癫痫及其他神经官能症。

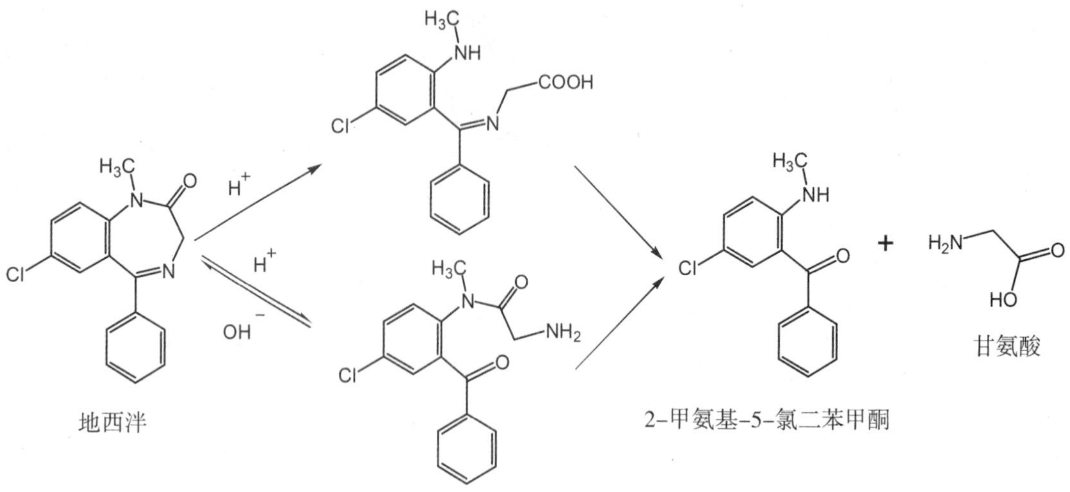

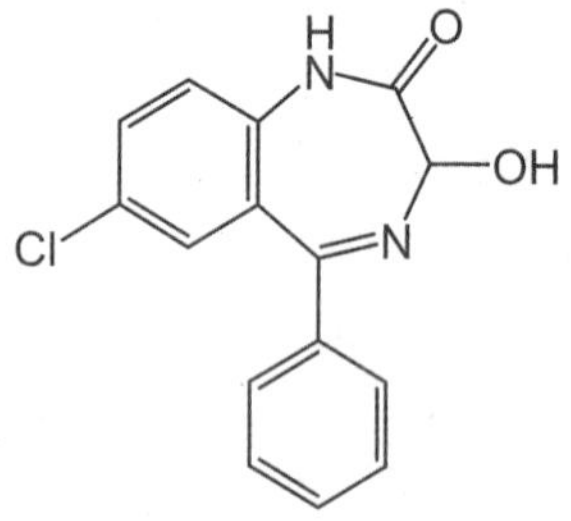

奥沙西泮（Oxazepam）

化学名为5－苯基－3－羟基－7－氯－1，3－二氢－2H－1，4－苯并二氮䓬－2－酮，又名去甲羟安定。

本品为白色或类白色结晶性粉末，几乎无臭，加热熔融同时分解，几乎不溶于水，微溶于乙醇，易溶于丙酮、三氯甲烷中，极微溶于乙醚。

本品在酸中或碱中加热被水解，生成2－苯甲酰基－4－氯苯胺，能发生重氮化—偶合反应，生成橙红色偶氮化合物沉淀（可与地西泮相区别）。

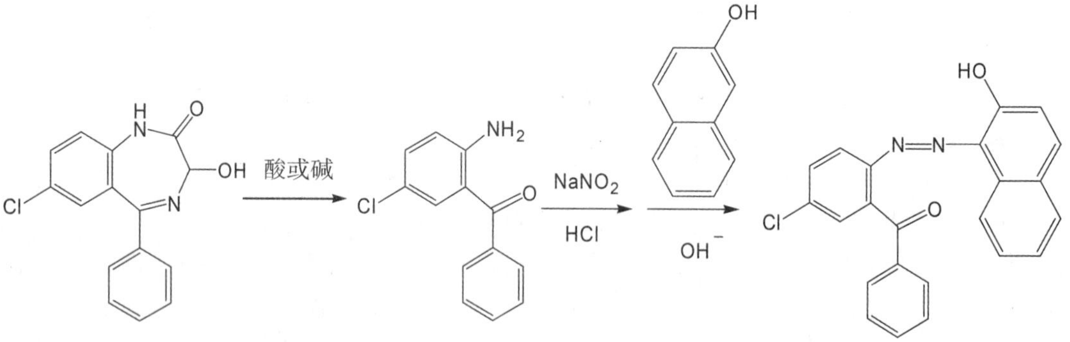

奥沙西泮的作用与地西泮相似，但较弱。用于神经官能症、失眠及癫痫的辅助治疗，本品半衰期短，清除快，适用于老年人或肾功能不良者。

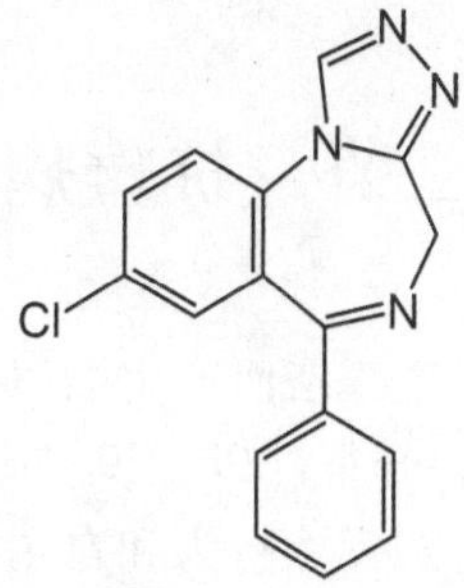

艾司唑仑（Estazolam）

化学名为6－苯基－8－氯－4H－［1，2，4］－三氮唑并［4，3－a］［1，4］苯并二氮杂䓬，又名舒乐安定。

本品为白色或类白色结晶性粉末，无臭，味微苦，几乎不溶于水，略溶于乙醇或乙酸乙酯，溶于甲醇，易溶于乙酸酐或氯仿。

本品加盐酸煮沸，放冷后显重氮化—偶合反应（芳香第一胺鉴别反应）。

本品用作抗焦虑药，也用于抗癫痫。

二、咪唑并吡啶类

唑吡坦（Zolpidem）为咪唑并吡啶类镇静催眠药，是20世纪80年代上市的药物，具有较强的镇静催眠作用，在发挥催眠作用时，不影响人的正常睡眠结构，其抗惊厥、抗焦虑和肌肉松弛作用较弱，可改善睡眠质量，无明显镇静作用和精神运动障碍。其是目前欧美国家最常用的镇静催眠药之一。

典型药物：

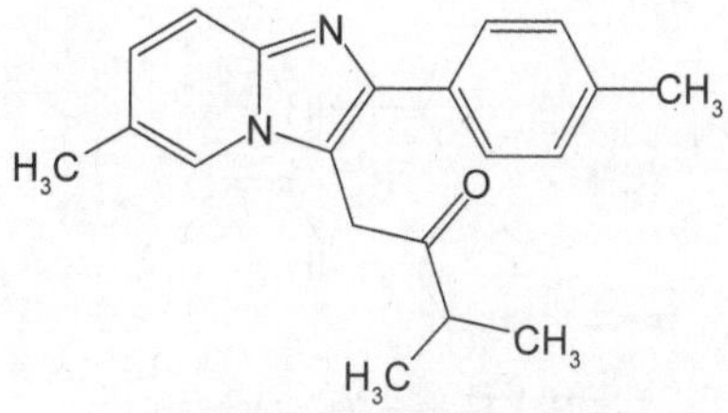

唑吡坦（Zolpidem）

化学名为N，N，6－三甲基－2－（4－甲基苯基）咪唑［1，2－a］吡啶－3－乙酰胺。

临床常用其酒石酸盐，酒石酸盐为白色无臭结晶性粉末，熔点为196℃。

药物代谢动力学研究表明，该药口服从胃肠道迅速吸收，在体内因被氧化为带有羧基的无活性代谢物，因此作用时间短。研究表明，食物可以影响药物到达峰值时间，但不影响半衰期，饭后不宜服用该药物。因为老年人服该药的消除半衰期可以增加，建设剂量为5mg。

本品可选择性地激动苯二氮䓬类 ω_1 受体，而与 ω_2、ω_3 受体亚型亲和力很差，故镇静催眠作用很强，类似苯二氮䓬类药物，但抗焦虑作用、肌肉松弛作用和抗惊厥作用较小。使用剂量很小，作用时间短，且很少产生耐受性和成瘾性。临床用于治疗各种失眠症。

第二节 抗癫痫药

癫痫病是由于大脑局部神经元过度兴奋而产生的以反复发生的神经元异常高频放电引起的短暂功能异常的大脑功能失调综合征。以意识丧失、肢体抽搐、精神障碍等为特征。临床表现为不同程度的运动、感觉、意识、行为和自主神经障碍等症状。按照国际癫痫发作分类法，主要把癫痫发作分为全身性和部分性发作两大类；在全身性发作中，有全身强直—阵挛性发作（大发作），失神发作（小发作）肌阵挛发作，还可包括婴儿痉挛等。部分性（局限性）发作有单纯部分性发作，包括单纯体感性发作、运动性发作、扩延型发作以及特殊感觉性发作（如视觉性、听觉性、嗅觉性发作）等，自主神经性发作和复杂部分性发作（颞叶癫痫或精神运动性发作）。抗癫痫药物可抑制大脑神经的兴奋性，从而防止异常放电和控制癫痫发作。

目前临床上常用的抗癫痫药物按结构类型，可分为巴比妥类、苯并二氮䓬类、乙内酰脲类、二苯并氮杂䓬类、GABA 类似物、脂肪羧酸类和磺酰胺类等。

一、巴比妥类

巴比妥类药物为丙二酰脲（巴比妥酸，Barbituric Acid）的衍生物。巴比妥酸无活性，当5 位亚甲基上的两个氢原子被烃基取代时才呈现活性。最初该类药物作为镇静催眠药物使用，由于该类药物长期使用，易产生依赖性、耐受性和中枢抑制等毒副作用，目前主要用作抗癫痫药物。

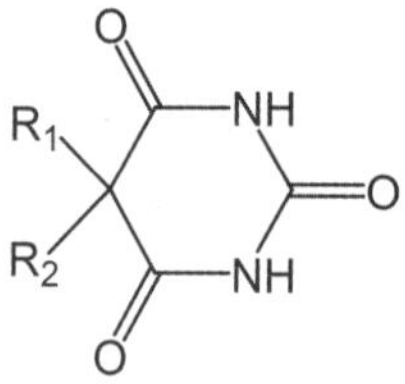

巴比妥类药物基本结构

巴比妥类药物通常按作用时间将它们分为四种类型：长时间（4 ~ 12h），如苯巴比妥；中时间（2 ~ 8h），如异戊巴比妥、环己烯巴比妥；短时间（1 ~ 4h），如司可巴比妥、戊巴比妥；超短时间（1h 左右），如海索比妥、硫喷妥钠。结构见表 2 – 2。

表 2 – 2 常用的巴比妥类镇静催眠药

药物名称和结构	药物名称和结构	药物名称和结构
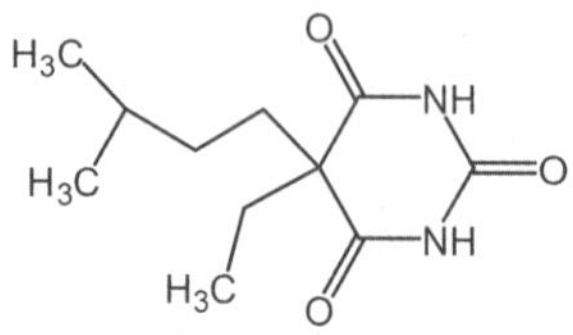 异戊巴比妥	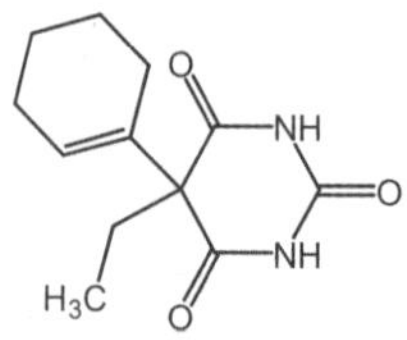 环己烯巴比妥	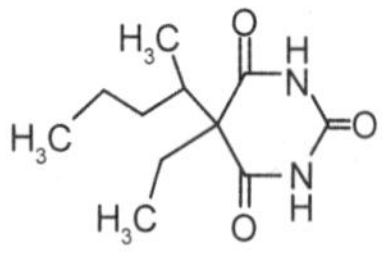 戊巴比妥

（续上表）

药物名称和结构	药物名称和结构	药物名称和结构
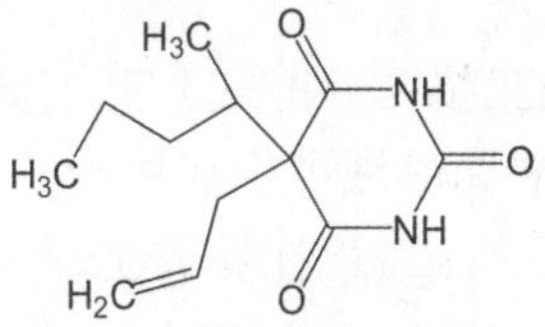 司可巴比妥	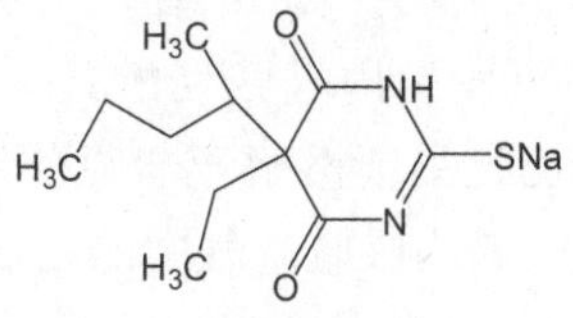 硫喷妥钠	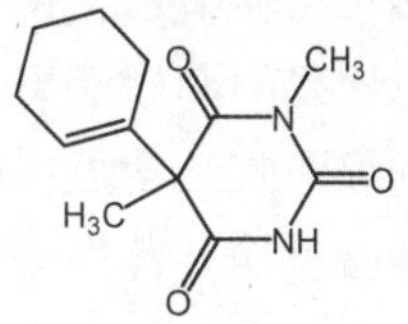 海索比妥

1. 巴比妥类药物的构效关系

巴比妥类药物属于结构非特异性药物，无专一的作用靶点或受体，其作用强弱、快慢，作用时间长短，与药物的酸性解离常数（pK_a）、油水分配系数（$\lg P$）及代谢失活过程有关。

$R_1=H$，$R_2=H$ 时即巴比妥酸无生物活性，为强酸（$pK_a=4.12$），在生理 pH 条件下，几乎全部解离，不易透过血脑屏障到达中枢，因此无活性。具有催眠活性的巴比妥类药物为 $pK_a=7\sim8$ 的弱酸，在生理 pH 条件下，未解离的分子占 50% 或更多，易透过血脑屏障到达中枢，因此有活性。

脂溶性增加，作用增强，但脂溶性又不能太强，否则无效或产生惊厥作用。

R_1 和 R_2 应为烃基、芳烃基或烯烃基等取代，碳原子总数为 4～8 时镇静催眠作用最好，碳原子数超过 8 时会产生惊厥，不良反应增大。R_3 以甲基取代时起效快，因为此时降低了药物酸性并增加了药物的脂溶性。2 位的氧原子以硫原子替代后，则脂溶性增加，起效快，作用时间短，为超短时类。

巴比妥酸类的氮原子上引入甲基，降低了解离度，增加了脂溶性，因而起效快，作用时间短，且更易代谢，在两个氮原子上都引入甲基，则易惊厥。

2 位碳上的氧原子以其他电子等排体硫原子取代时，解离度大，且脂溶性大，因而起效快，作用时间短，且更易代谢。

2. 巴比妥类药物的体内代谢

5 位取代基的氧化是巴比妥类药物代谢的主要途径，决定药物在体内作用的时间长短，如为直链烷烃或芳烃时，体内不易被氧化代谢，作用时间长；如为支链烷烃或不饱和烃时，体内易被氧化代谢，作用时间短。

巴比妥类药物还可在体内发生水解开环反应，形成酰胺及酰脲类衍生物。含硫巴比妥类很容易发生脱硫反应。

氮上的脱烷基反应进行得比较缓慢，而有些脱烷基产物排泄比较缓慢，从而在治疗过程中产生积蓄作用。

典型药物：

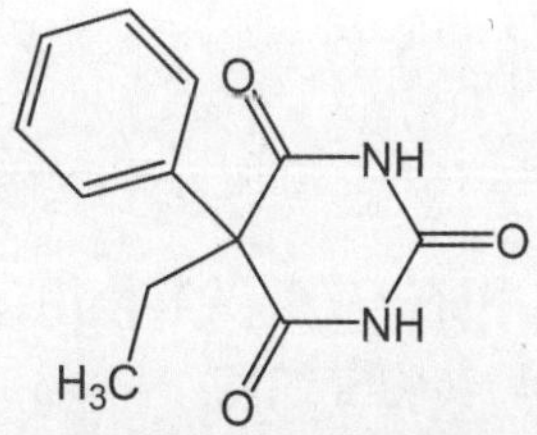

苯巴比妥（Phenobarbital）

化学名为5-乙基-5-苯基-2，4，6-（1H，3H，5H）嘧啶三酮。

本品为白色结晶性粉末，无臭，味微苦；溶解于乙醇或乙醚中，略溶于三氯甲烷，极微溶于水，在氢氧化钠或碳酸钠中溶解。

巴比妥类药物为环酰脲类，可发生内酰胺（酮式）—内酰亚胺（烯醇式）互变异构，形成的烯醇式结构显弱酸性。苯巴比妥能溶解于氢氧化钠和碳酸钠溶液中生成钠盐，但不溶于碳酸氢钠。此类钠盐不稳定，易因吸收空气中的二氧化碳而析出苯巴比妥沉淀。

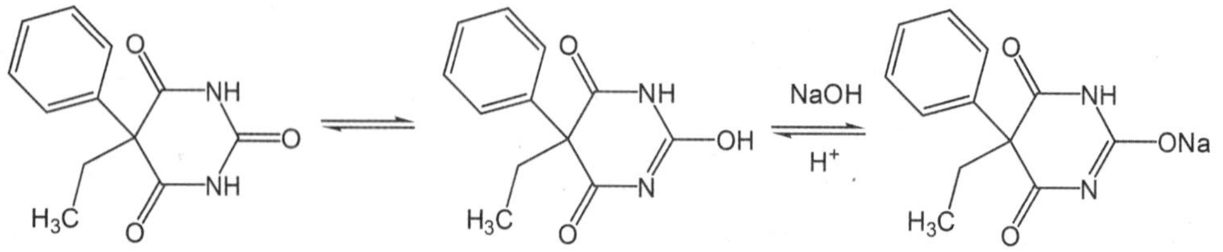

巴比妥类药物分子中都具有酰胺结构，其钠盐水溶液在室温放置时不稳定，易被水解而失去活性，受热可进一步水解。水解反应速度及产物与pH及温度有关，因此注射用巴比妥类药物钠盐须制成粉针剂，临用时配制。

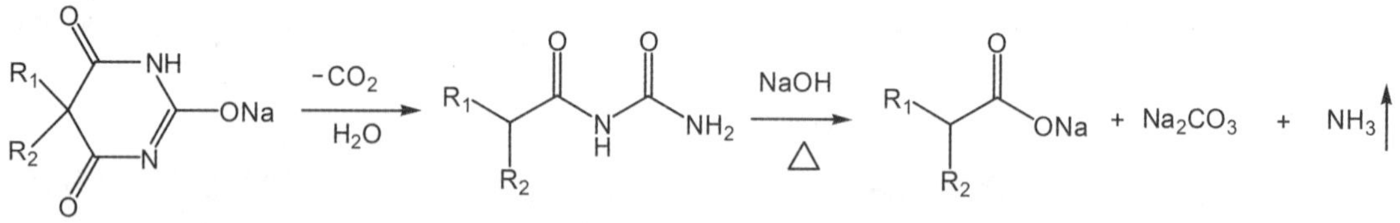

本品具有丙二酰脲结构，能与金属离子成盐，是丙二酰脲类的鉴别反应。

（1）巴比妥类药物溶于碳酸钠试液，与硝酸银试液反应，先生成瞬间即溶解的一银盐，继续与硝酸银试液反应，生成不溶于水的二银盐白色沉淀。此反应也可用于含量测定。

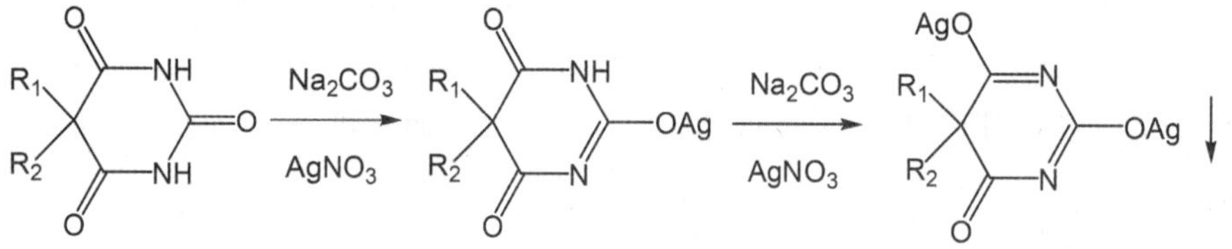

（2）巴比妥类药物与吡啶—硫酸铜试液反应，显紫色。含硫巴比妥反应后显绿色。因分子结构中含有—CONHCONHCO—结构，与铜盐反应产生类似双缩脲的反应。

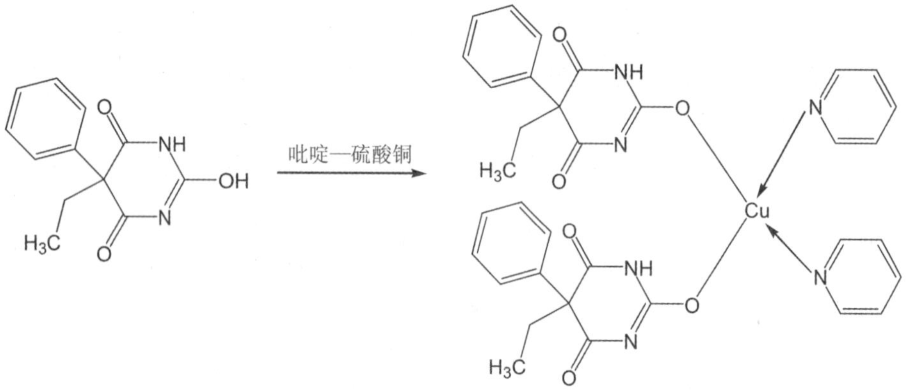

苯巴比妥分子中含有苯环，与甲醛—硫酸试液作用，界面显玫瑰红色。与亚硝酸钠—硫酸试液作用，立即显橙黄色，随后转为橙红色。

苯巴比妥用于癫痫大发作。

二、乙内酰脲类

将苯巴比妥分子中的羰基去掉一个，得乙内酰脲类化合物，如苯妥英，用于抗癫痫大发作获得成功，目前仍是抗癫痫的常用药物，临床常用其钠盐。

乙内酰脲类药物的作用机制主要是阻断电压依赖性钠通道，减少钠内流，并可抑制突触前膜和后膜的磷酸化作用，减少兴奋性神经递质的释放，而使神经细胞膜稳定，抑制神经元反复放电活动而达到抑制癫痫发作的疗效。近年来的研究还发现，乙内酰脲类药物具有增加脑内抑制性递质 GABA 含量的作用。

典型药物：

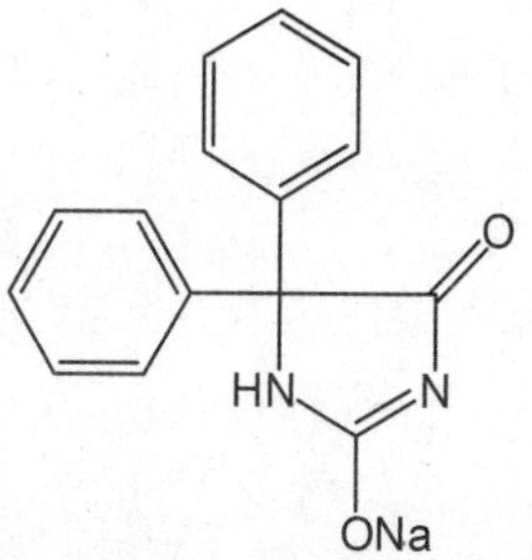

苯妥英钠（Phenytoin Sodium）

化学名为5，5－二苯基－2，4－咪唑烷二酮钠盐，又名大伦丁钠。

本品为白色结晶性粉末，无臭，味苦，微有引湿性。易溶于水，溶于乙醇，几乎不溶于三氯甲烷、乙醚。

因苯妥英酸性弱于碳酸，苯妥英钠水溶液呈碱性，露置时遇空气中的二氧化碳而析出游离的苯妥英，呈现混浊。

本品分子中具有内酰脲结构，在碱性溶液中受热易水解，可生成二苯基脲基乙酸，最后生成二苯基氨基乙酸，并释放出氨。

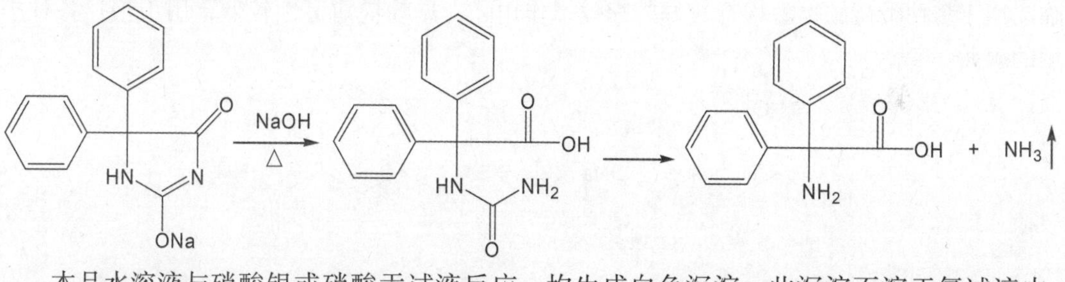

本品水溶液与硝酸银或硝酸汞试液反应，均生成白色沉淀，此沉淀不溶于氨试液中。与吡啶—硫酸铜试液反应显蓝色（巴比妥类显紫色），这些反应可用来鉴别苯妥英钠与巴比妥类药物。

苯妥英钠能诱活肝酶，从而影响与肝酶有关的药物的代谢。

本品临床用于抗癫痫。由于它具有疗效高、无催眠作用等优点，常为癫痫大发作首选药物；对精神运动性发作的疗效次之；对小发作无效，甚至增加发作频率，故应禁用。

三、二苯并氮杂䓬类

其结构与三环类相似，最初用于治疗三叉神经痛，后来发现还具有很强的抗癫痫作用。主要用于苯妥英钠等其他药物难以控制的大发作、复杂的部分性发作或其他全身性发作。

卡马西平（Carbamazepine，又名酰胺咪嗪）在干燥状态和室温下较稳定，长时间光照变色，是由于形成二聚体和10，11－环氧化物所致，故应避光保存。临床上主要用于治疗癫痫大发作、复杂的部分性发作。在体内的代谢活性产物是卡马西平－10，11－环氧化合物，经转化为无活性的反式10，11－二羟基代谢物，经肾和胆汁排泄。

奥卡西平（Oxcarbazepine）是卡马西平的10－酮基衍生物，在体内代谢迅速还原成具有治疗活性的10－羟基奥卡西平，后者的血浆浓度比奥卡西平高9倍。临床用途同卡马西平，优点是不良反应较少。

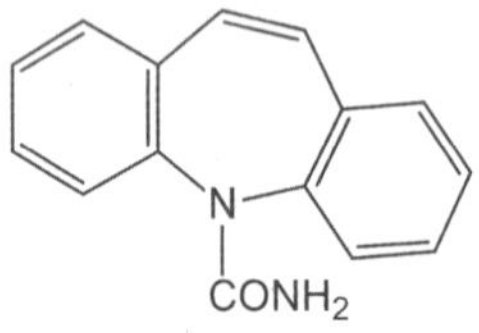

卡马西平

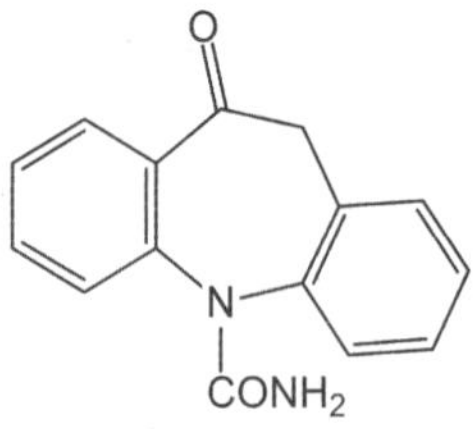

奥卡西平

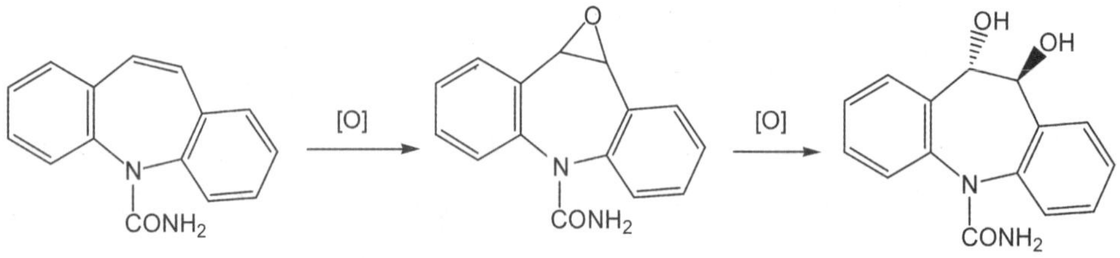

四、脂肪羧酸类

丙戊酸钠（Sodium Valproate）和丙戊酰胺（Valpromide）为广谱抗癫痫药。易溶于水，溶于乙醇，临床主要用于治疗各种类型的癫痫病。丙戊酰胺是白色针状结晶，溶于乙醇。临床用于多种类型的癫痫均有较好的疗效，作用强，见效快而毒性较低，用于治疗各种类型的癫痫。

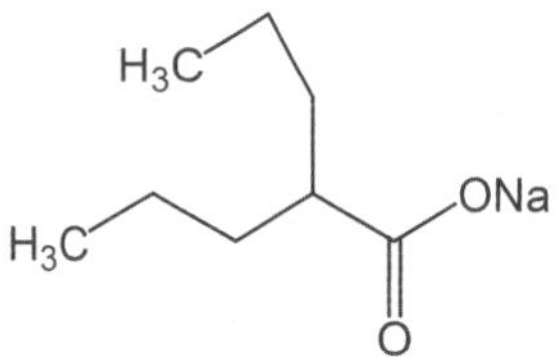

丙戊酸钠

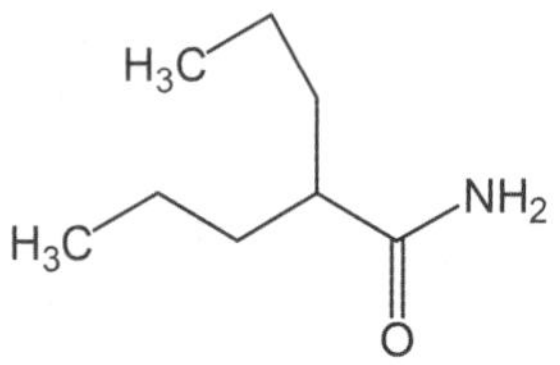

丙戊酰胺

根据癫痫的种类选用不同的药物，临床常用的抗癫痫药见表2－3。

表2－3　临床常用抗癫痫药

癫痫类型	一线药物
部分发作	卡马西平、苯妥英钠、丙戊酸钠、奥卡西平
失神	丙戊酸钠、乙琥胺
肌肉痉挛	丙戊酸钠、氯硝西泮
强直痉挛	苯妥英钠、卡马西平、丙戊酸钠
全身发作	丙戊酸钠、苯妥英钠

第三节　抗精神失常药

本章主要涉及抗精神病药、抗抑郁药。抗精神病药主要用于精神分裂症，使患者恢复正常理智。抗抑郁药可用于治疗抑郁症，改善患者的情绪。

一、抗精神病药

抗精神病药对神经活动具有较强的选择性抑制，可在不影响意识清醒的条件下，消除病人的兴奋、躁动、妄想和幻觉等症状，使病人恢复正常理智。抗精神病药主要治疗精神分裂症，精神分裂症可能与脑内多巴胺功能增强有关。抗精神病药按化学结构可分为吩噻嗪类、噻吨类（硫杂蒽类）、丁酰苯类和其他类。

（一）吩噻嗪类

1．吩噻嗪类构效关系

吩噻嗪类抗精神病药是在研究吩噻嗪类抗组织胺药异丙嗪（Promethazine）的构效关系时，发现将侧链异丙基用直链的丙基替代，抗组胺作用减弱，而产生抗精神病的作用。如果2－位以氯取代，则抗过敏作用消失，抗精神病作用增强，成为第一个吩噻嗪类的药物氯丙嗪（Chlorpromazine）。作用机制为阻断多巴胺受体。

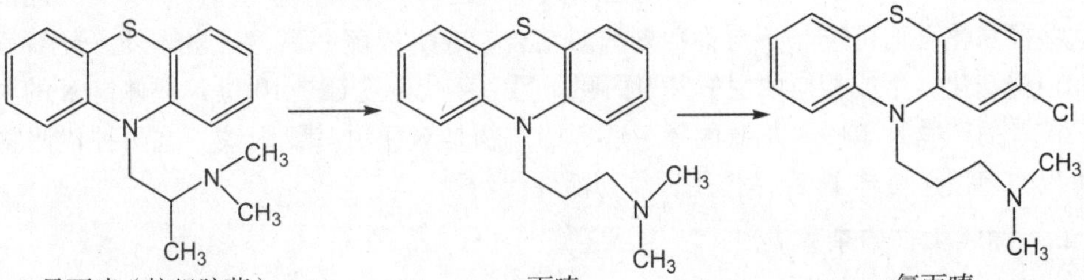

异丙嗪（抗组胺药）　　丙嗪　　氯丙嗪

氯丙嗪虽然具有较好的疗效，但其副作用也大，主要是锥体外系副作用，为了寻找毒副作用小、疗效好的新药，对氯丙嗪进行了构效关系研究和结构改造，得到了一系列吩噻嗪类抗精神病药，见表2－4。

表2－4　临床常用的吩噻嗪类抗精神病药

药物名称和结构		
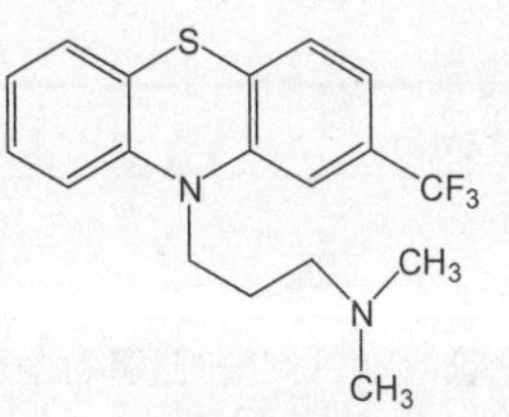 三氟丙嗪	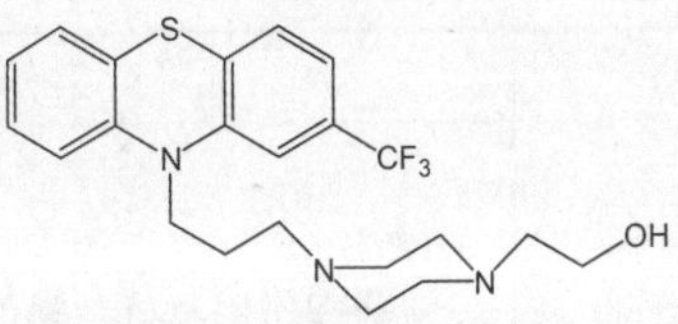 氟奋乃静	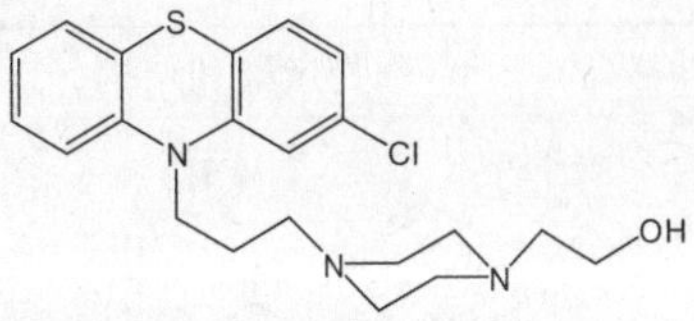 奋乃静

（续上表）

药物名称和结构	
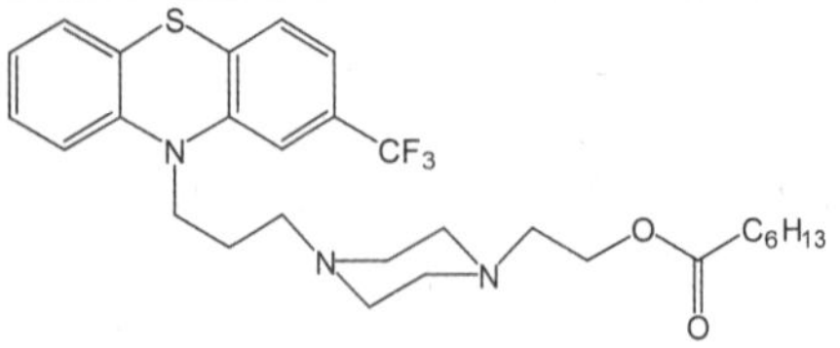 三氟拉嗪	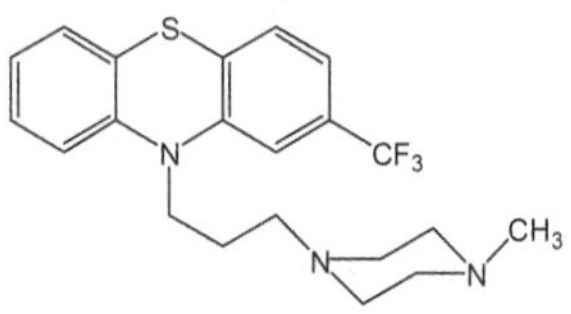 氟奋乃静庚酸酯

（1）吩噻嗪环 2 位引入吸电子基团，使作用增强。活性顺序为：$—CF_3$ >$—COCH_3$ >—Cl >—H >—OH。2 位乙酰基取代可降低药物的毒性和副作用。

（2）吩噻嗪母核上的氮原子的取代基对活性影响较大，10 位氮原子与侧链上的碱性氮原子相距三个碳时活性最好，如果延长、缩短或出现分支都使活性减弱或消失。

（3）吩噻嗪环 10 位侧链末端的碱性基团常为脂肪叔胺基，也可为哌啶基或哌嗪基。以哌嗪侧链作用最强，如为哌啶基时，锥体外系的副作用比较小。

（4）氟奋乃静等醇类成酯后，作用时间延长。

2. 吩噻嗪类的代谢

吩噻嗪类主要代谢途径为 5 位 S 经氧化后生成亚砜并进一步氧化成砜，两者均为无活性的代谢物。其中苯环的氧化以 7 位酚羟基为主，还有一些 3 - 羟基氯丙嗪、8 - 羟基氯丙嗪。这些羟基化合物可进一步与葡萄糖醛酸结合，或生成硫酸酯，排出体外。羟基氧化物可在体内烷基化，生成相应的甲氧基氯丙嗪。另一条代谢途径是 10 位 N 或侧链 N 的脱烷基反应，前者的产物是单脱甲基氯丙嗪，后者的产物是双脱甲基氯丙嗪。这两种代谢物在体内均可以与多巴胺受体 D_2 受体作用，故为活性代谢物。

（二）噻吨类（硫杂蒽类）

将吩噻嗪环上的 10 位氮原子换成碳原子，并通过双键与侧链相连，形成噻吨类，亦称硫杂蒽类，如表 2 -5 所示。由于硫杂蒽衍生物的母核与侧链以双键相连，故有几何异构体存在。若 2 位取代基与侧链在同侧，称为顺式异构体，2 位取代基与侧链在异侧，称为反式异构体，此类药物一般是顺式异构体的抗精神病的活性大于反式异构体。如顺式氯普噻吨的抗精神病活性是反式异构体的 5 ~7 倍。推测原因，可能是顺式异构体与多巴胺受体的构象能部分重叠而有利于与受体的相互作用。

表 2 -5　临床常用的噻吨类抗精神病药

药物名称和结构	作用特点
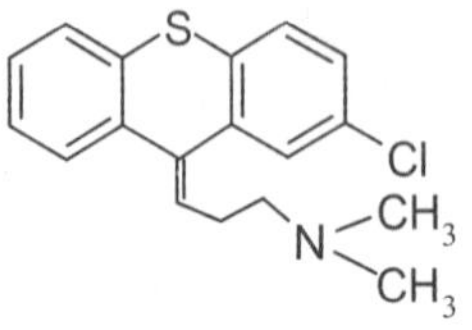 氯普噻吨	药理作用及机制类似于氯丙嗪，抗精神病作用比氯丙嗪弱，镇静作用较强，具有一定的抗焦虑和抗抑郁作用

（续上表）

药物名称和结构	作用特点
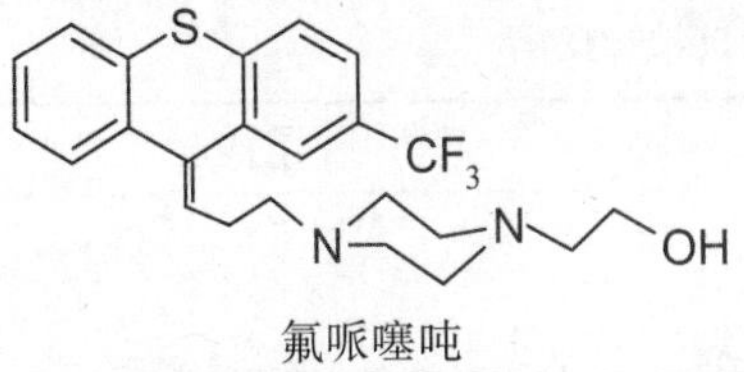 氟哌噻吨	用于治疗精神分裂症，小剂量对各种原因引起的抑郁和焦虑症状有效
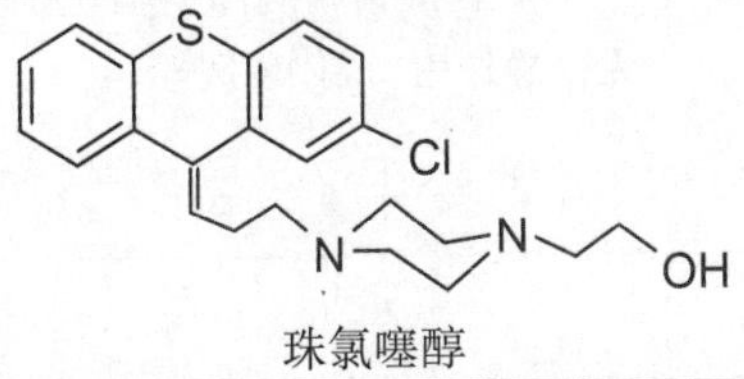 珠氯噻醇	抗精神病作用与氯丙嗪相似，镇静作用较强

（三）丁酰苯类

在研究镇痛药哌替啶的衍生物的过程中，发现将哌啶 N 上的甲基用丙酰基取代时，镇痛作用下降。丙酰基类似物除具有吗啡样活性外，还有类似于氯丙嗪的作用。经构效关系研究发现，将丙基的碳链延长为丁基，可使吗啡样的成瘾性消失，因此发展了具有较强的抗精神失常作用的丁酰苯类。该类药物的抗精神病作用一般比吩噻嗪类强，已广泛用于治疗急、慢性精神分裂症，同时还可用于抗焦虑症。

构效关系表明：①丁酰基为必要基团。②R_1为氟取代基时中枢抑制作用最强。③R_2应为叔胺基，如为哌啶环，哌啶六元碱基对位应有取代基。

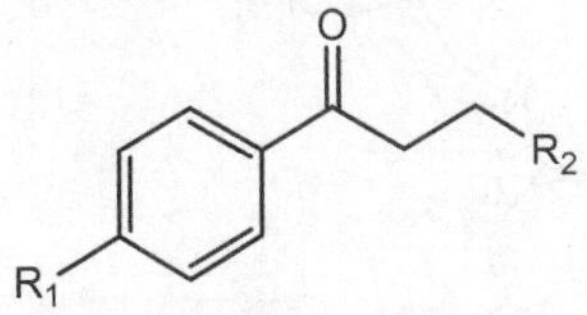

丁酰苯类抗精神病药，见表 2-6。

表 2-6　临床常用的丁酰苯类抗精神病药

药物名称和结构	作用特点
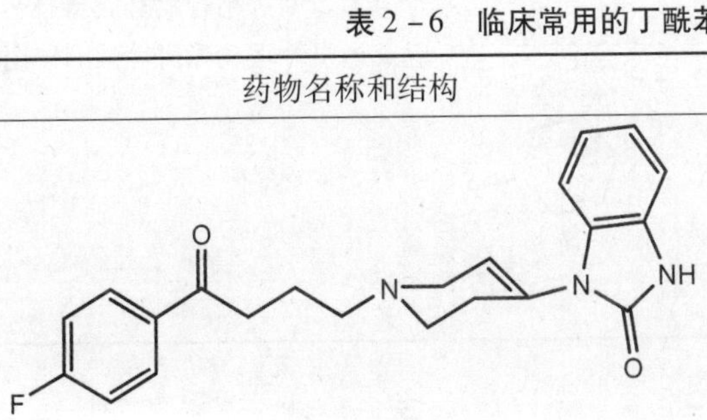 氟哌利多	药理作用同氟哌啶醇，但体内代谢快，作用维持时间短
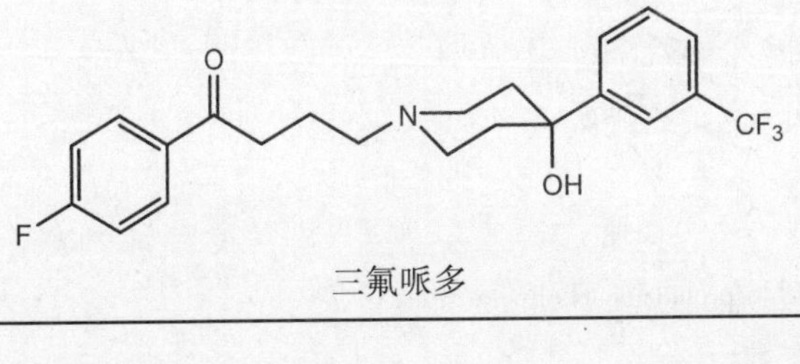 三氟哌多	药理作用同氟哌啶醇，但作用快而强

（四）其他类

除了吩噻嗪类、丁酰苯类和噻吨类抗精神病药，临床常用的其他类型抗精神病药见表2－7。

表2－7　临床常用的其他类型抗精神病药

结构类型	药物名称和结构	作用特点
苯甲酰胺类	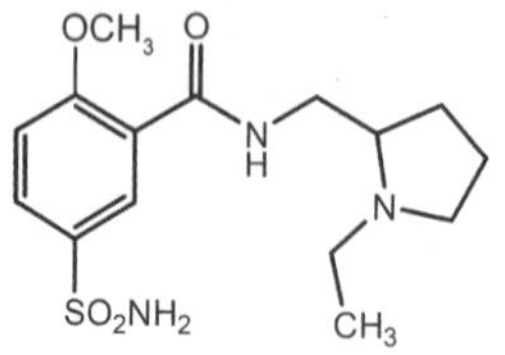 舒必利	具有抗精神病和中枢止吐作用，无镇静作用，副作用小
	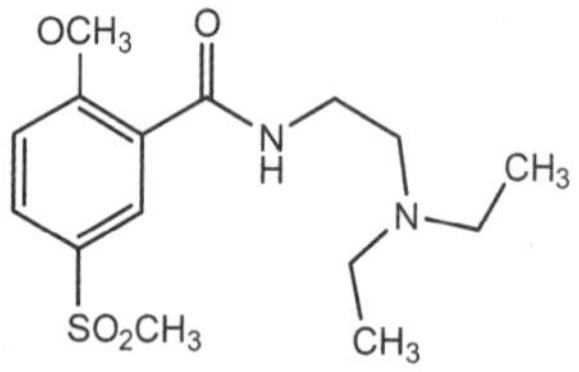 硫必利	对感觉运动方面神经系统疾病及精神运动行为障碍具有良效，此外还有镇痛、镇吐作用
其他类	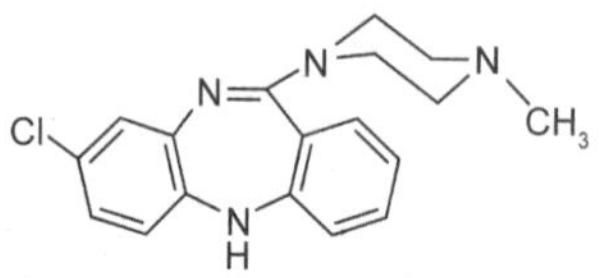 氯氮平	作用机制与经典的抗精神病药不同，锥体外系反应及迟发性运动障碍等毒副作用较轻
	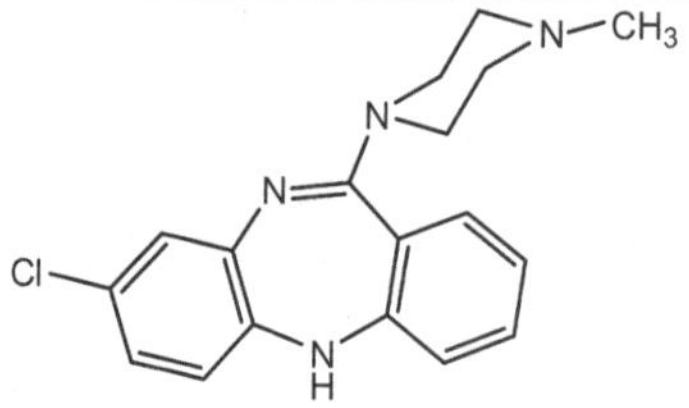 奥氮平	为新型抗精神病药，锥体外系反应及迟发性运动障碍等毒副作用较少
	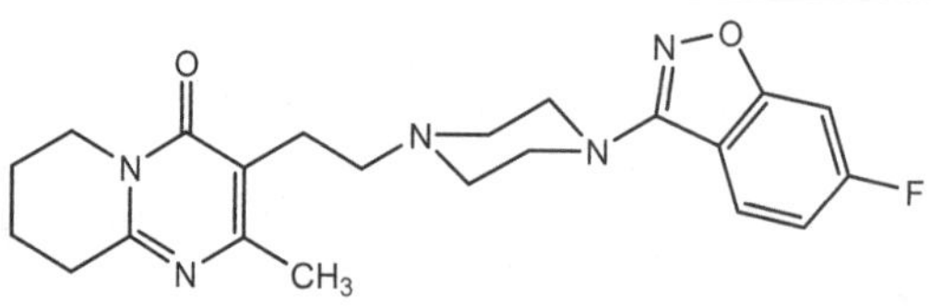 利培酮	

典型药物：

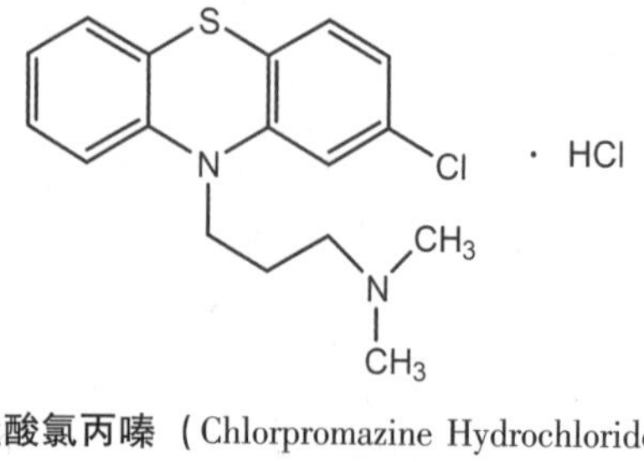

盐酸氯丙嗪（Chlorpromazine Hydrochloride）

化学名为N，N－二甲基－2－氯－10H－吩噻嗪－10－丙胺盐酸盐，又名冬眠灵。

本品为白色或乳白色结晶性粉末，有微臭，味极苦，有引湿性。易溶于水、乙醇或氯仿，不溶于苯或乙醚，熔点为194℃～198℃。

本品结构中含二甲氨基，具碱性，可与酸成盐。其盐酸盐水溶液显酸性。

本品结构中具有吩噻嗪环，易被氧化，氧化产物非常复杂，有12种以上。在空气中放置，吩噻嗪环易氧化成醌式结构渐变为红色，日光及重金属离子有催化作用。为防止变色，其注射液在生产中加入连二亚硫酸钠、亚硫酸氢钠或维生素C等抗氧剂。

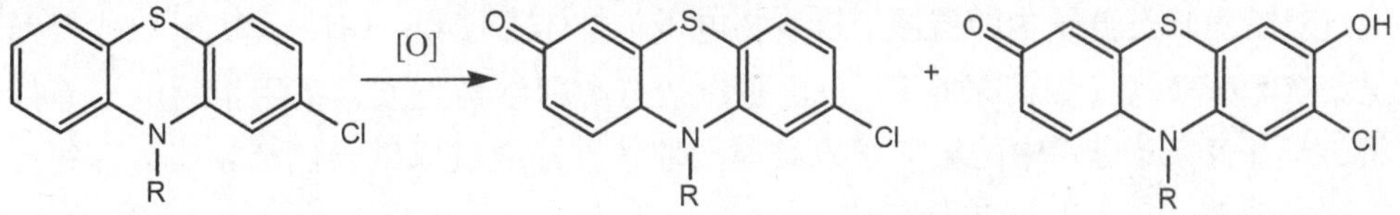

本品水溶液遇氧化剂时会变色，与硝酸显红色，渐变为淡黄色。与三氯化铁试液反应，显稳定的红色。

本品为抗精神病药。用于治疗精神分裂症、躁狂症等，大剂量时可用于镇吐、低温麻醉、人工冬眠等。

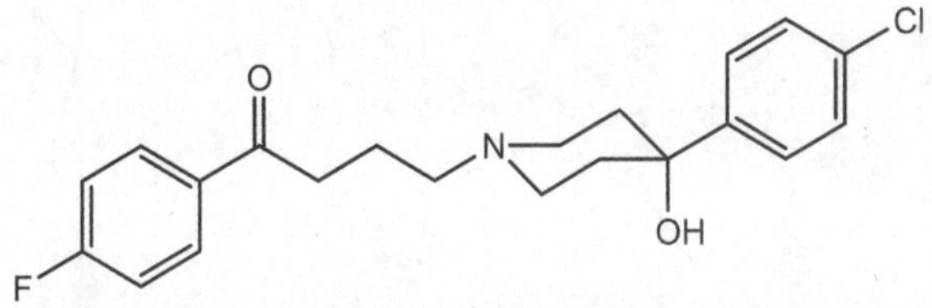

氟哌啶醇（Haloperidol）

化学名为1－（4－氟苯基）－4－［4－（4－氯苯基）－4－羟基－1－哌啶基］－1－丁酮。

本品为白色或类白色结晶性粉末；无臭，无味；溶于三氯甲烷，略溶于乙醇，微溶于乙醚，几乎不溶于水；熔点为149℃～153℃。

本品在室温避光条件下稳定，可贮存五年，受光照射，颜色加深。因此本品制剂应在避光条件下贮存，含量测定应避光操作。

本品在105℃干燥时，发生部分降解，降解产物可能是脱水产物。

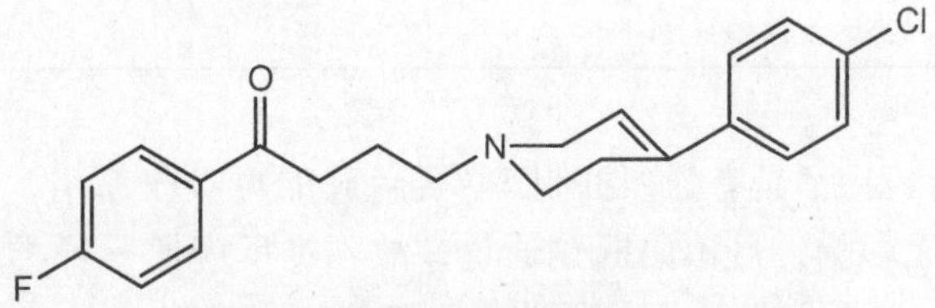

氟哌啶醇脱水产物

本品的稳定性与片剂处方有关，处方中如有乳糖，氟哌啶醇可与乳糖中的杂质5－羟甲基－2－糠醛加成。

本品临床用于治疗精神分裂症、躁狂症。

二、抗抑郁药

抑郁症是以情绪异常低落为临床主要表现的精神疾病，患者常有强烈的自杀倾向。按作用机理可分为去甲肾上腺素重摄取抑制剂、5－羟色胺再摄取抑制剂和单胺氧化酶抑制剂。抗抑郁药使用注意事项：①为减小不良反应，应该单一用药，且从小剂量开始，因为起效时间通常在2~4周，切忌频繁换药；②对多种抗抑郁药治疗失败者可选用5-羟色胺及去甲肾上腺素再摄取抑制剂文拉法辛药；③氟伏沙明既无兴奋、镇静作用，又无抗胆碱、抗组胺作用；④对更年期的抑郁症疗效较好的三环类抗抑郁药是阿米替林；⑤适合治疗伴有焦虑症的抑郁者，作用比三环类抗抑郁药快，远期疗效好的是氟西汀。具有以下三种结构。

1. 去甲肾上腺素重摄取抑制剂（三环类抗抑郁药）

通过对吩噻嗪类分子中的硫原子以生物电子等排体乙撑基—CH_2—CH_2—取代得到的二苯并氮杂䓬类抗抑药（如丙米嗪等），仿照硫杂蒽类的结构类型，采用生物电子等排体原理，将二苯并氮杂䓬母核中的氮原子以碳原子取代，并通过双键与侧链相连，得到抗抑郁药，如阿米替林、多塞平，见表2-8。

表2-8　常用的三环类抗抑郁药

药物名称和结构		
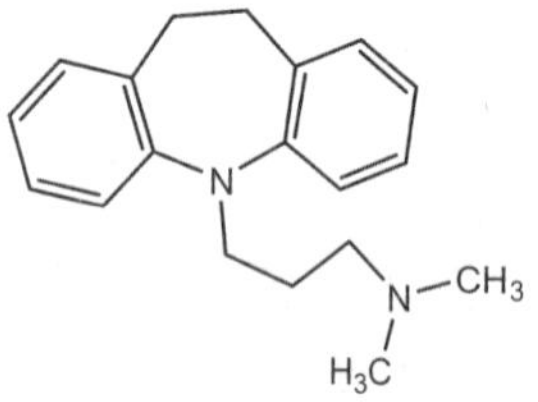 丙米嗪	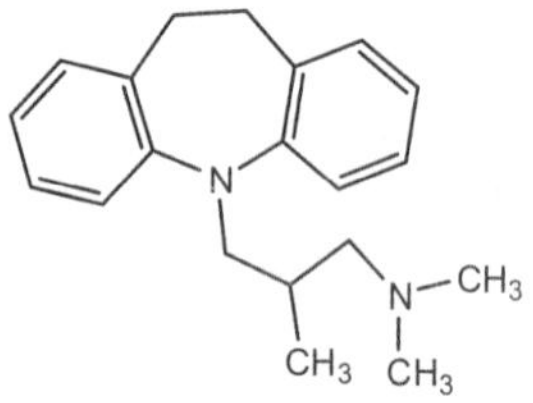 曲米帕明	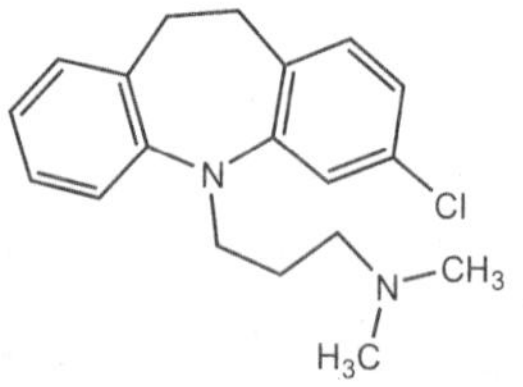 氯米帕明
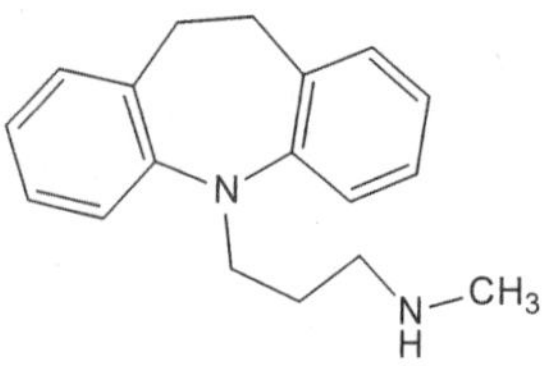 地昔帕明	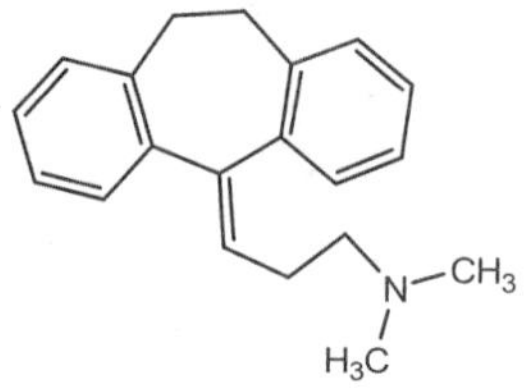 阿米替林	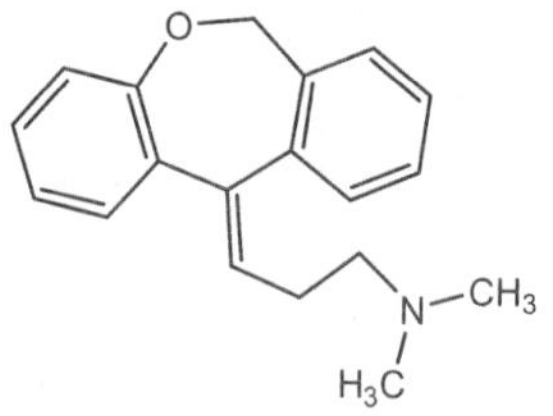 多塞平

2. 5-羟色胺再摄取抑制剂

表2-9中所列的药物都具有强烈抑制5-羟色胺的再吸收作用，而对中枢的去甲肾上腺素和多巴胺的摄取无影响，且不阻断钠通道，故不良反应比三环类要显著减少。此类药物为较强的抗抑郁药，选择性强，副作用明显小于三环类药物。

表 2－9　5－羟色胺再摄取抑制剂抗抑郁药

药物名称和结构	
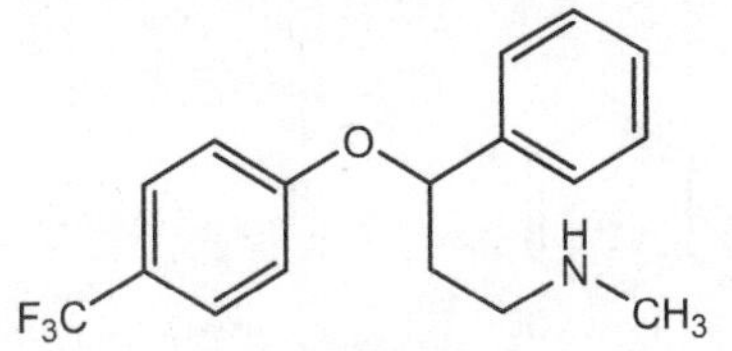 氟西汀	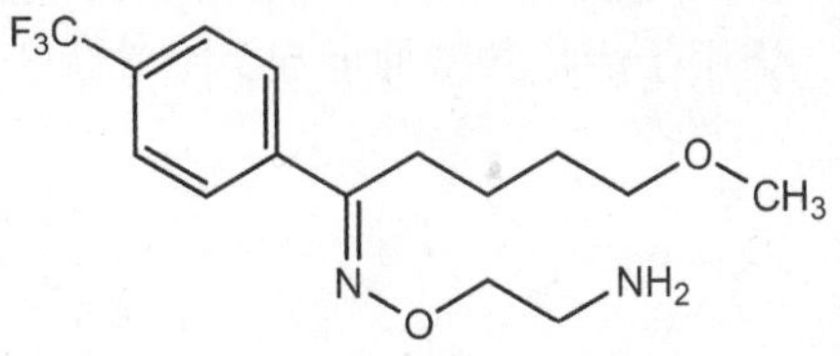 氟伏沙明
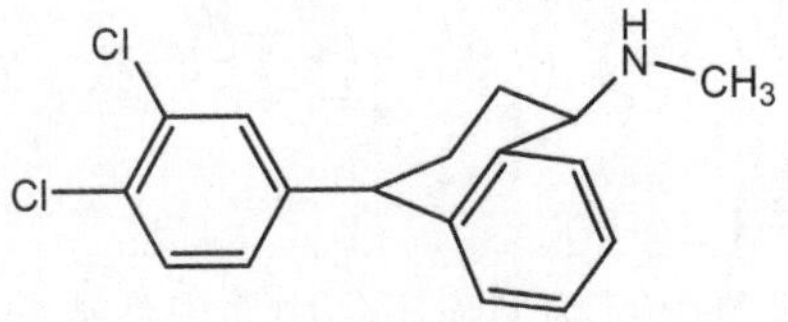 舍曲林	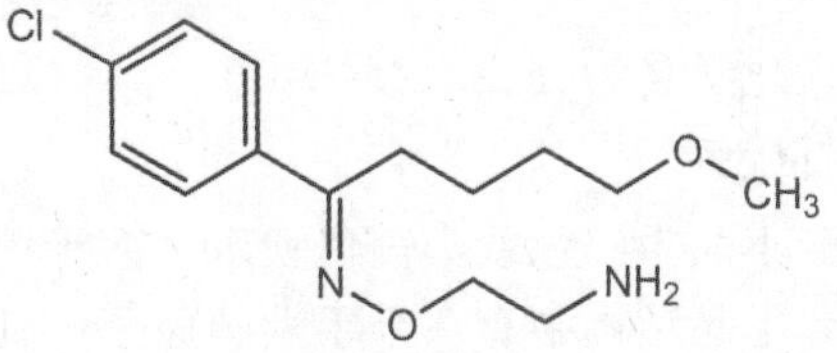 氯伏沙明

3．单胺氧化酶抑制剂

在治疗肺结核的过程中，发现异烟肼（Isoniazid）有提高情绪的作用，这是由于其强烈抑制单胺氧化酶所致，在此基础上发展了单胺氧化酶抑制剂抗抑郁药，见表 2－10。

表 2－10　单胺氧化酶抑制剂抗抑郁药

药物名称和结构		
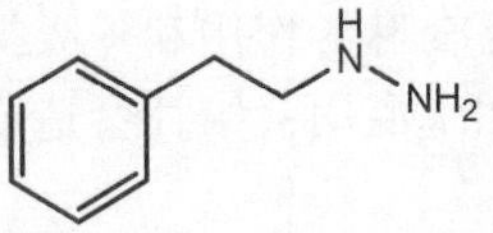 苯乙肼	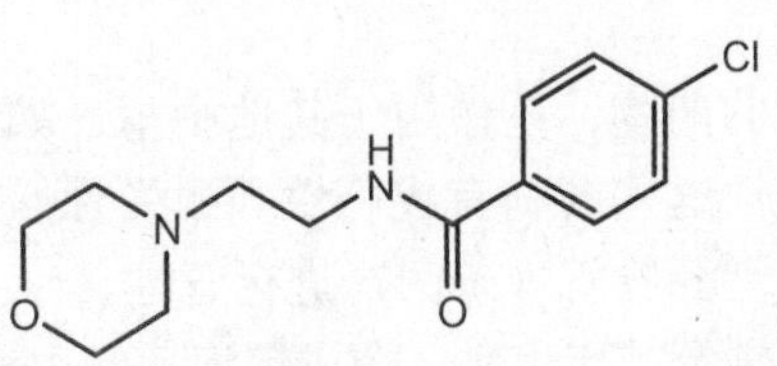 吗氯贝胺	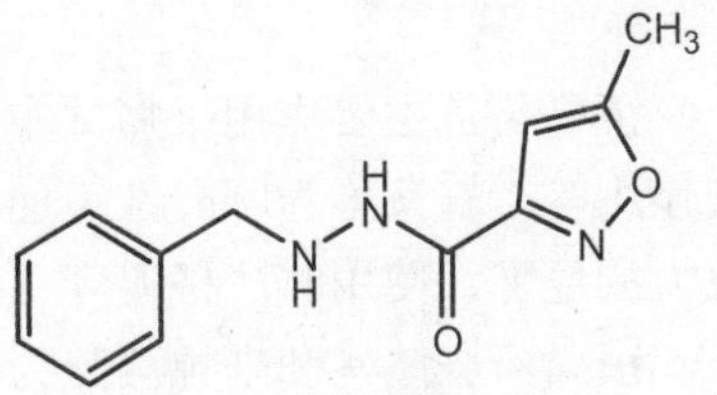 异卡波肼

典型药物：

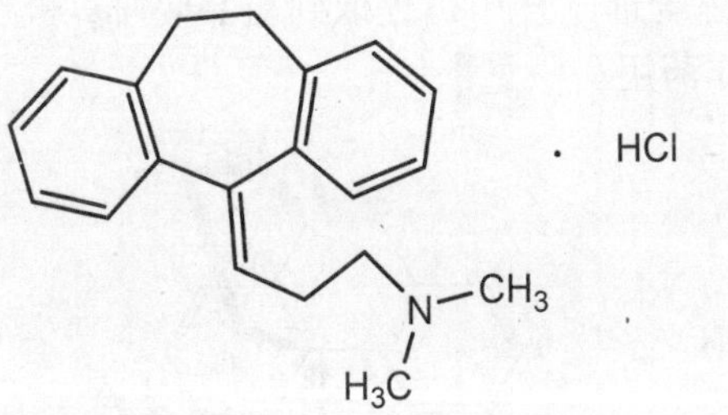

盐酸阿米替林（Amitriptyline Hydrochloride）

化学名为 N，N－二甲基－3－（10，11－二氢－5H－二苯并［a，d］－环庚三烯－5－亚基）－1－丙胺盐酸盐。

本品为无色结晶或类白色粉末；无臭或几乎无臭，味苦，有灼热感，随后有麻木感。极易溶于水、乙醇或三氯甲烷中，几乎不溶于乙醚中。熔点为 195℃～199℃。

本品具有双苯并稠环共轭体系并且侧链含有脂肪第三胺结构。对日光较敏感，易被氧化，故需避光保存。加硫酸可显红色。

阿米替林经肝脏代谢，主要代谢产物为去甲替林，仍有抗抑郁活性。

本品为临床最常用的抗抑郁药，能选择性地抑制中枢突触部位对去甲肾上腺素的再摄取，适用于治疗各型抑郁症，疗效优于丙米嗪。

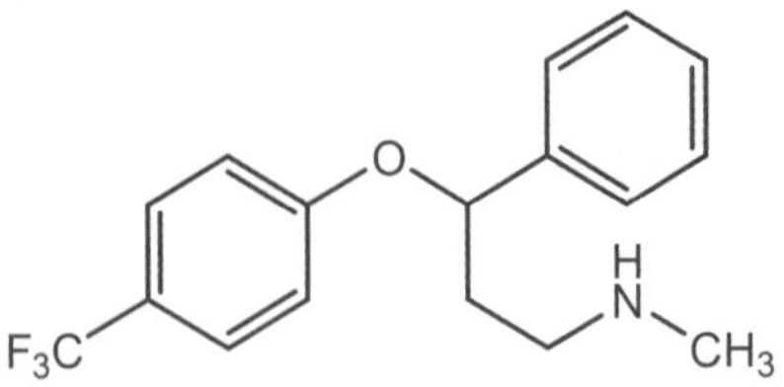

盐酸氟西汀（Fluoxetine Hydrochloride）

化学名为（±）N－甲基－3－苯基－［3－（4－三氟甲基苯氧基）］丙胺盐酸盐，又名百忧解。

本品为白色或类白色粉末；溶于甲醇，微溶于水。

本品结构中有一个手性碳原子，其S构型的活性比R构型强，临床使用外消旋体。

本品半衰期长，为2～3天。经肝脏代谢后，可生成去甲氟西汀，此代谢产物也有抗抑郁作用，半衰期为7～9天。

本品通过选择性抑制中枢神经对5－羟色胺的再摄取发挥抗抑郁药作用。临床用于治疗各类抑郁症、强迫症等。

第四节 镇痛药

镇痛药是主要作用于痛觉中枢的药物，还作用于其他中枢，如存在麻醉作用和呼吸抑制作用等，故又称为麻醉性镇痛药。这些药物有成瘾性和耐受性，如果滥用会给社会造成较大的危害，使用时严格遵守《麻醉药物管理条例》进行管理。

镇痛药按结构和来源可分为吗啡及其衍生物、合成镇痛药和内源性多肽类物质。

一、吗啡及其衍生物

从植物罂粟的浆果浓缩物即阿片中可提取到粗品吗啡，经精制后制成盐酸吗啡（Morphine Hydrochloride），供作药用。

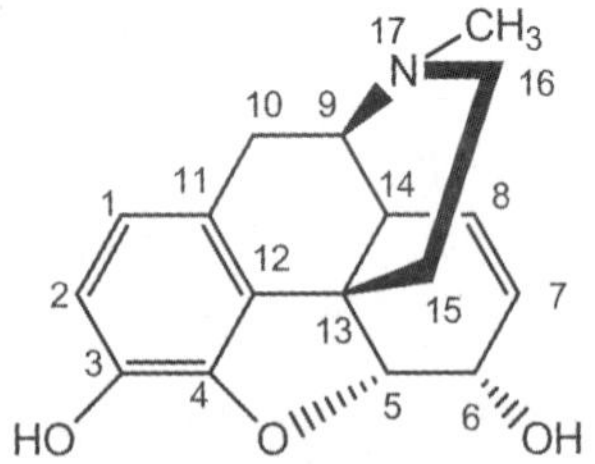

吗啡为一含有部分氢化菲环的五环组成的刚性分子。其中C_5、C_6、C_9、C_{13}、C_{14}为五个手性碳原子，理论上应有32个光学异构体，而实际上只有16个光学异构体，天然存在的吗啡为左旋体；立体构象呈T形。吗啡的镇痛作用与分子立体结构有密切关系，当构型改变时不仅导致镇痛作用的降低或消失，甚至产生不同的作用。

吗啡的结构修饰比较复杂，产生的半合成衍生物也较多，除上述典型药物外，其他常用的吗啡类半合成衍生物见表2－11。

表2－11　常用吗啡类半合成衍生物

基本结构	药物名称	R_1	R_2	R_3
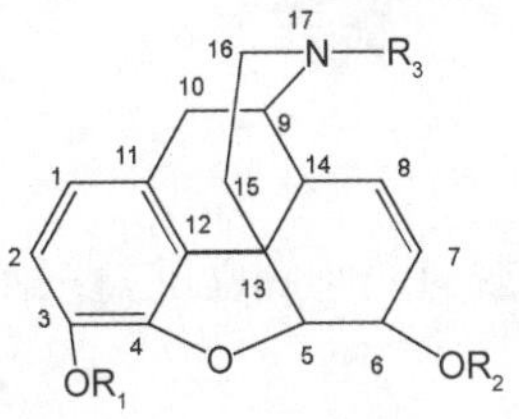	可待因	$—CH_3$	—H	$—CH_3$
	海洛因	$—COCH_3$	$—COCH_3$	$—CH_3$
3、6和17位结构改造	烯丙吗啡	—H	—H	$—CH_2CH=CH_2$
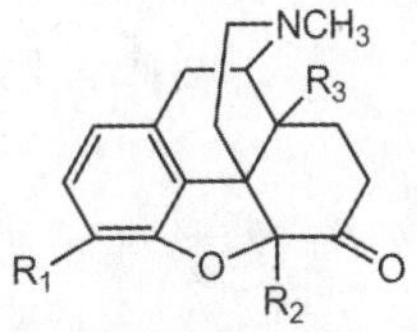	双氢可待酮	$—CH_3$	—H	—H
	双氢吗啡酮	—OH	—H	—H
6位氧化成酮，7、8位双键还原，5、14位取代	羟考酮	$—CH_3$	—H	—OH
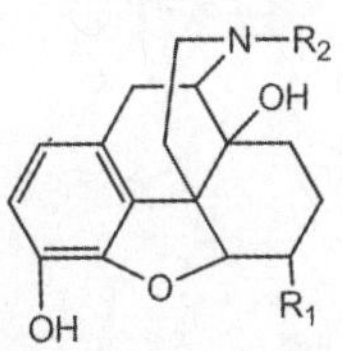	纳洛酮	=O	$—CH_2CH=CH_2$	
	纳曲酮	=O	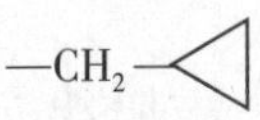	

吗啡具有优良的镇痛、镇咳作用，但同时也具有成瘾性、呼吸抑制、呕吐、便秘、排尿以及产生欣快幻觉等副作用，因此通过结构修饰，得到了许多吗啡的半合成衍生物。

（1）将吗啡3位酚羟基烷基化，镇痛活性和成瘾性均下降。酚羟基用甲氧基取代，可以得到可待因，它的麻醉和镇痛作用都小于吗啡，镇咳作用较好，有轻度成瘾性，临床主要用作镇咳药。

（2）将吗啡3、6位两个羟基双乙酰化，可以得到海洛因，镇痛活性和成瘾性均增加，已被列入临床禁用的毒品范围。

（3）将吗啡6位羟基氧化成酮，7、8位双键还原，14位引入羟基得到羟吗啡酮。镇痛活性和成瘾性均增加；将羟吗啡酮的3位酚羟基甲基化后得羟考酮，则镇痛活性下降，它们都曾用作镇痛药。

（4）在酸性介质中使7、8双键移位，生成双氢吗啡酮，镇痛效用为吗啡的10倍，副作用和成瘾性较小，可用作吗啡的代用品。

（5）7、8双键移位，14位引入羟基，17位改为N－烯丙基的纳洛酮，对阿片受体的亲和力比吗啡强，能阻止吗啡样物质与阿片受体结合，临床用于阿片类的解毒剂。

（6）将吗啡17位N－甲基变为N－烯丙基、环丙甲基或者环丁甲基，镇痛活性和成瘾性均大大降低，并产生拮抗作用。甲基用烯丙基取代，可以得到烯丙吗啡，是阿片受体的部分激动剂，镇痛活性较弱，但具有较强的拮抗吗啡的中枢抑制作用，几乎无成瘾性，临床用作吗啡类镇痛药中毒的解救药。

典型药物：

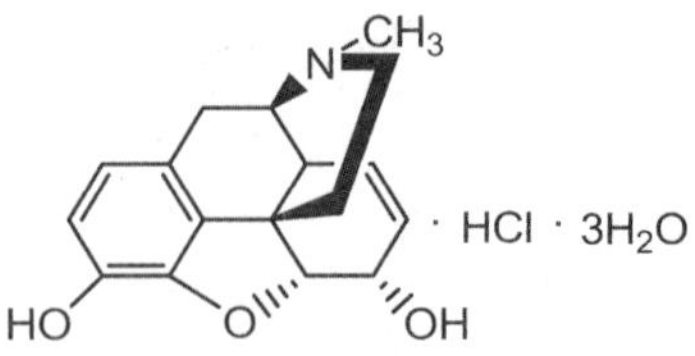

盐酸吗啡（Morphine Hydrochloride）

化学名为17－甲基－3，6α－二羟基－4，5α－环氧－7，8－二脱氢吗啡喃盐酸盐三水合物。

本品为白色、有丝光的针状结晶或结晶性粉末，见光色变深；无臭，味苦；易溶于沸水，能溶于水，略溶于乙醇，不溶于氯仿或乙醚。

吗啡具有酸碱两性，其17位的叔氮基团能与无机酸生成稳定的盐，临床常用其盐酸盐。

吗啡及其盐类含有酚羟基，在光照下能被空气氧化，生成毒性较大的双吗啡（又称伪吗啡）、N－氧化吗啡胺等。故本品应避光、密闭保存。

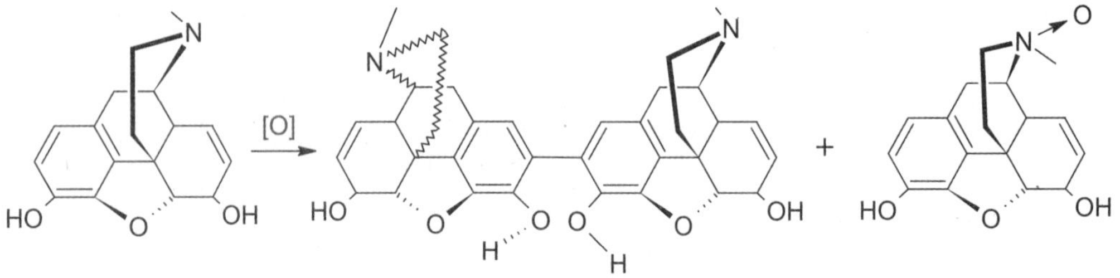

本品在酸性溶液中加热可脱水并发生分子重排反应，生成阿扑吗啡。阿扑吗啡为多巴胺受体激动剂，对呕吐中枢有显著兴奋作用，临床用作催吐剂。

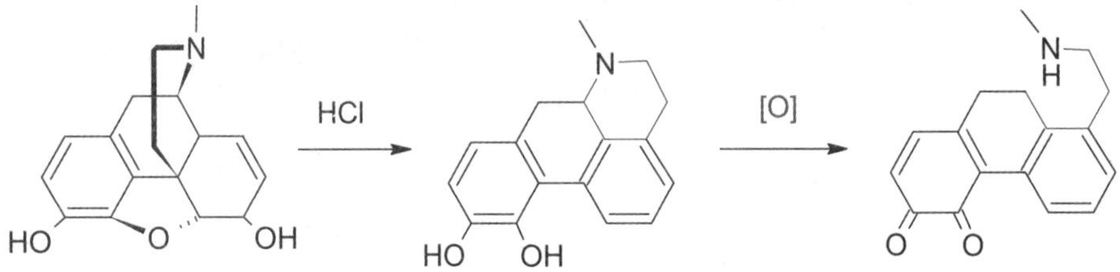

本品的水溶液在酸性条件下稳定，在中性或碱性下易被氧化，pH为4时最稳定。因此配制吗啡注射液时，用酸调整pH为3～4，使用中性玻璃，充惰性气体，并加入亚硫酸氢钠等抗氧剂做稳定剂。

本品水溶液与中性$FeCl_3$试液反应呈蓝色，与甲醛硫酸试液反应呈蓝紫色（Marquis反应），与钼硫酸试液反应呈紫色，继而变为蓝色，最后变为绿色。

本品为阿片μ受体激动剂。具有镇痛、镇咳、镇静作用，但有便秘等不良反应。临床主要用于抑制剧烈疼痛或麻醉前给药。连续使用有成瘾性，并造成抑制呼吸的后果，应严格按照国家有关法令进行管理。

二、合成镇痛药

吗啡半合成衍生物保留了吗啡的基本母环，由于结构复杂，全合成困难，天然原料的来源受限制，同时很难解决毒性大、易成瘾等问题，因此对吗啡分子进行了结构简化，从中发现了几大类合成镇痛药。

合成镇痛药按化学结构类型可分为吗啡烃类、苯吗喃类、苯基哌啶类、氨基酮类及其他合成镇痛药。

1. 吗啡烃（吗啡喃）类

去除吗啡分子结构中的呋喃环即得吗啡烃母核，其立体构型与吗啡相似，保留了吗啡类药物的镇痛作用和副作用，常见的吗啡类药物有布托啡诺、左啡诺等。

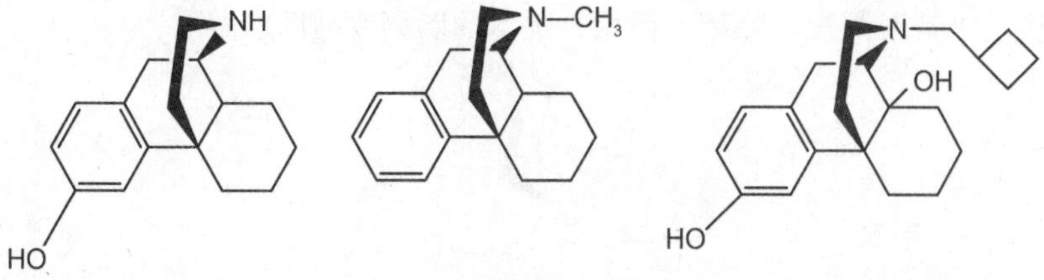

左啡诺　　N－甲基吗啡喃　　布托啡诺

2. 苯吗喃类

烯丙吗啡是第一个被发现的具有镇痛作用而没有成瘾性的药物，受此发现启示，在具有拮抗吗啡作用的镇痛药基础上，将吗啡烃母核再去除环己烯环，并在碳环断裂处保留小的烃基，得到立体构型与吗啡相似的苯吗喃类衍生物。研究发现氮原子上的甲基衍生物具有比吗啡更强镇痛作用的同时，大都具有拮抗性，属双重作用药。其典型药物喷他佐辛（Pentazocine）是第一个非麻醉性镇痛药，成瘾性很小。类似物有氟镇痛新等，其镇痛作用比喷他佐辛强，兼有安定和肌松作用。

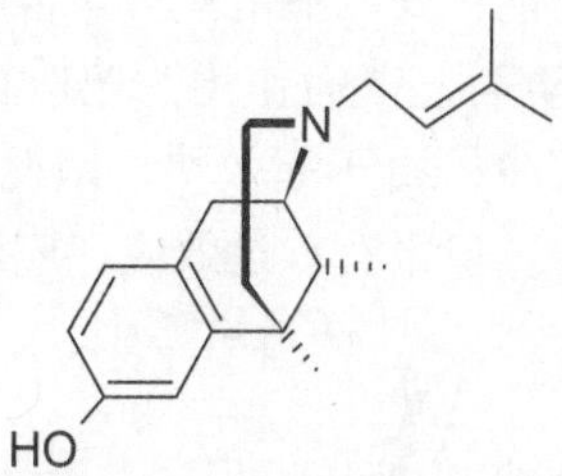

喷他佐辛（Pentazocine）

化学名为（2α，6α，11R）－1，2，3，4，5，6－六氢－6，11－二甲基－3－（3－甲基－2－丁烯基）－2，6－亚甲基－3－氮杂苯并辛因－8－醇，又名镇痛新。

本品为白色或类白色结晶性粉末，无臭，味微苦；易溶于氯仿，可溶于乙醇和乙醚，微溶于苯和乙酸乙酯，不溶于水。分子中存在叔氮原子可与酸成盐，临床常用其盐酸盐。

本品含有三个手性碳原子，具有旋光性，左旋体的镇痛活性比右旋体强 20 倍，临床常用外消旋体。

本品含酚羟基，其稀硫酸液加 $FeCl_3$ 试液显黄色；含双键，能使高锰酸钾和溴水溶液褪色。

本品为阿片 κ 受体强激动剂，但对 μ 受体有微弱拮抗作用，也称部分激动剂。镇痛作用为吗啡的 1/3；不良反应少，成瘾性小。本品口服制剂一般用其盐酸盐，皮下肌注或静脉滴注给药制剂常用其乳酸盐。

3. 苯基哌啶类

1939 年在研究解痉药阿托品化学合成代用品过程中意外发现了第一个合成镇痛药哌替啶，这一类药物都具有苯基哌啶的结构，被称为 4－苯基哌啶类。这一发现对合成镇痛药的研究起了很大的促进作用。改变其氮原子上的甲基得到匹米诺定（去痛定）等镇痛药。

1947 年以生物电子等排体—OCO—代替哌替啶结构中的—COO—，再在哌啶环 3 位引入甲基，得到了 α－安那度尔（阿法罗定）及其立体异构体 β－安那度尔（倍他罗定），作用均强于吗啡，但由于两者在人体内均能发生消去反应，生成类似神经毒剂的有害物质，现已在临床停止使用。

对哌替啶的结构进一步改造得到 4－苯氨基哌啶类。如芬太尼、舒芬他尼等，为强效镇痛药，起效快、维持时间短，临床一般用于手术的麻醉或辅助麻醉。

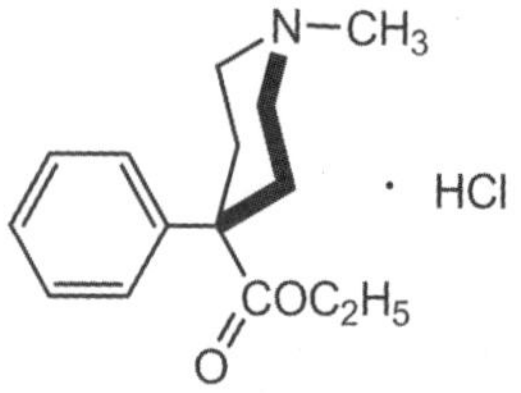

盐酸哌替啶（Pethidine Hydrochloride）

化学名为 1－甲基－4－苯基－4－哌啶甲酸乙酯盐酸盐，又名杜冷丁。

本品为白色结晶性粉末，无臭或几乎无臭；易溶于水和乙醇，溶于氯仿，几乎不溶于乙醚。易吸潮，见光易变质，应密闭、避光保存。

本品虽含酯键，但因邻位苯基和哌啶基的空间位阻影响，使其不易水解。其水溶液在 pH＝4 时最稳定，短时间煮沸消毒不致分解，在酸催化下易水解。

本品水溶液加碳酸钠试剂，即析出油滴状的哌替啶，干燥后凝成黄色或淡黄色固体。

本品遇甲醛、硫酸试液显橙红色；其乙醇溶液可与苦味酸试液产生黄色沉淀。

本品为典型的阿片 μ 受体激动剂，镇痛作用为吗啡的 1/10，具有阿托品样的解痉作用，成瘾性较吗啡弱，不良反应较少，由于起效快，因此作用时间短。常用于各种创伤性疼痛及平滑肌痉挛引起的内脏剧痛。口服有首过效应，应注射给药。

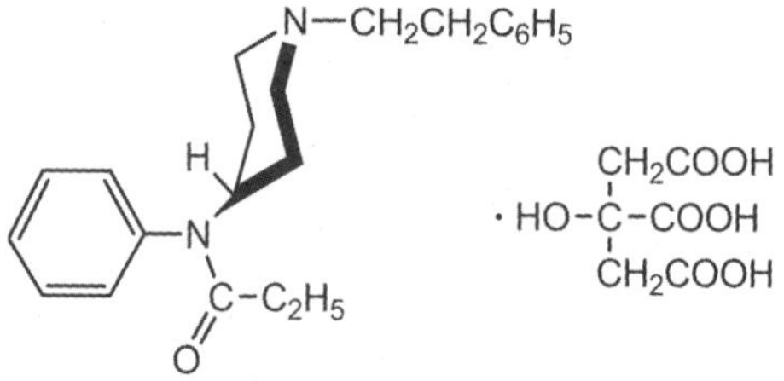

枸橼酸芬太尼（Fentanyl Citrate）

化学名为 N－［1－（2－苯乙基）－4－哌啶基］－N－苯基－丙酰胺枸橼酸盐。

本品为白色结晶性粉末，易溶于热异丙醇中，可溶于水和甲醇，微溶于氯仿和乙醚。

本品为阿片 μ 受体激动剂，为强效麻醉性镇痛药，镇痛作用为吗啡的 80 倍。具有速效、高亲脂性和持效时间短的特点，常用于外科手术前后镇痛或辅助麻醉；也可做成经皮给药制剂用于癌症剧痛的止痛。但成瘾性较强。

4. 氨基酮类

本类药物可看成是在苯基哌啶类的基础上，将哌啶环（D 环）打开的类似物，也称双苯基丙胺类。临床使用的药物有盐酸美沙酮、盐酸右丙氧芬和酒石酸右吗拉胺等。

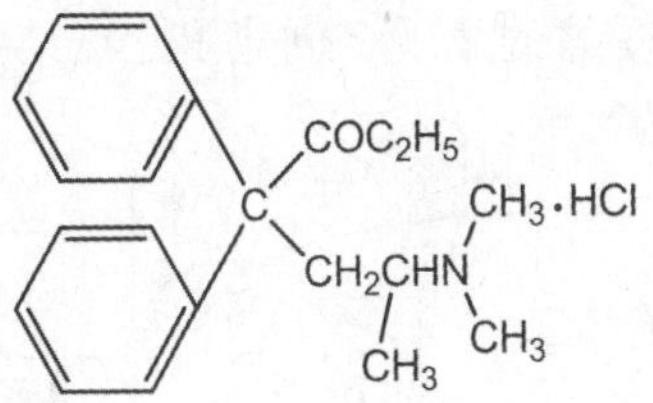

盐酸美沙酮（Methadone Hydrochloride）

化学名为（±）4，4－二苯基－6－二甲氨基－3－庚酮盐酸盐，又名盐酸美散痛、盐酸阿米酮。

本品为无色结晶或白色结晶性粉末，无臭，味苦；易溶于乙醇和氯仿，可溶于水，不溶于乙醚。

本品有一个手性碳原子，具旋光性，左旋体的镇痛作用比右旋体强20倍。药用品为外消旋体。

本品为阿片μ受体激动剂。镇痛作用较强，并有显著镇咳作用；临床常用于创伤、癌症剧痛和手术后止痛。还可用于戒毒治疗（脱瘾疗法），但长期使用也有成瘾性，本品的毒性较大，有效剂量与中毒剂量接近，安全性小。

5. 其他合成镇痛药

合成镇痛药除上面讨论的四种结构类型的典型药物以外，临床上还有许多常用的其他结构的药物，如曲马多（Tramadol）、地佐辛等。

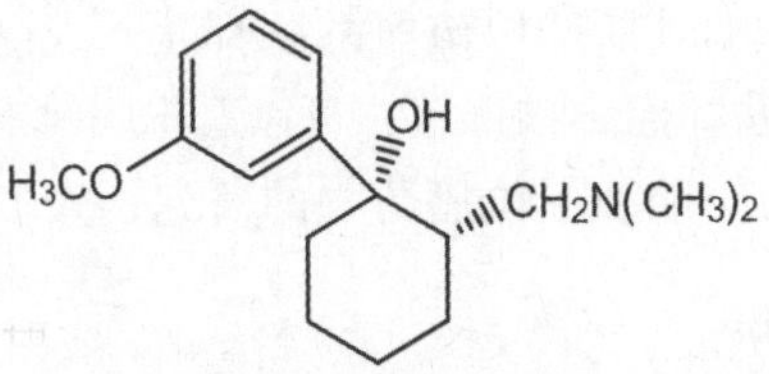

曲马多

三、镇痛药的构效关系

吗啡、大量半合成和全合成镇痛药具有如下共同的结构特征：①分子中必须有一成平面的芳环结构；②有一个碱性基团，能在生理条件下形成阳离子；③含有哌啶环或形成类似哌啶的空间结构，而烃基部分在立体构型中，应突出于平面的前方。

吗啡类进入人体内，与阿片受体结合发挥作用。从镇痛药的“活性构象”（见图2－1）描绘出与之互补的阿片受体图像，可知道受体具有如下特征：①一个平坦的结构，可以和药物的成平面的芳环结构通过范德华力连接；②一个能和药物（所具有的碱性基团形成）的阳离子以静电结合的阴离子部位；③一个与药物哌啶环的空间结构相适应的空穴。这一受体模型应用了若干年。

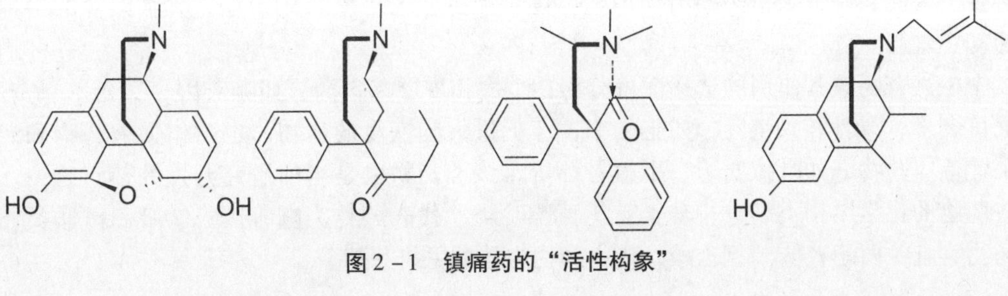

图2－1　镇痛药的“活性构象”

20 世纪 70 年代，随着阿片受体的发现，创建了三点结合学说，以阐明吗啡类药物镇痛的作用机制。受体的示意图见图 2－2。

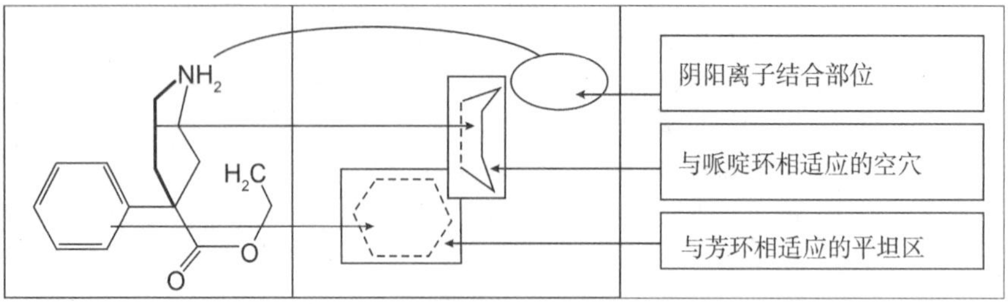

图 2－2　镇痛药三点结合示意图

现发现很多事实不能用三点结合学说解释。如埃托啡比吗啡的镇痛作用强万倍。由于结构上的较小变化，阿片受体的激动剂可变为拮抗剂，为解释这些事实又总结出镇痛药受体的四点结合模型，就是在受体三点结合以外，还有两辅助连接区域，其中一个区域为激动剂结合位置，另一个则是拮抗剂结合位置，同时也影响药物发挥作用的强弱。

现已证明脑中存在阿片受体，各种镇痛药与受体的亲和力和镇痛强弱有关。阿片受体已被分离并被克隆出来。阿片受体现分为 μ（镇痛活性与成瘾性都强），δ（成瘾性小，但镇痛作用不明显），κ（镇痛活性介于二者之间）三种，每种受体都有不同的亚型。不同受体兴奋可产生各自的生物效应。

阿片受体的发现提示脑内可能存在着内源性镇痛物质。20 世纪 70 年代已从哺乳动物脑内发现了两个脑啡肽；亮氨酸脑啡肽和甲硫氨酸脑啡肽。现已发现与吗啡作用相似的肽类物质有 20 多种，统称为内啡肽。经结构比较，可以看出吗啡有类似脑啡肽的结构。

研究吗啡及受体脑啡等物质推动了镇痛药物的研究，人们期待着高效非成瘾性镇痛药物的问世。

第五节　中枢兴奋药

中枢兴奋药是指能提高中枢神经系统机能活动的药物。各种中枢兴奋药对整个中枢神经系统均能兴奋，而且对中枢不同部位有一定程度的选择性，但随着药物剂量的提高，不仅作用强度增加，而且对中枢的作用范围也将扩大，中毒剂量下，这些药物均能引起中枢神经系统广泛和强烈兴奋，甚至发生惊厥，严重时遂转入抑制，这种抑制状态不能再用中枢兴奋药来对抗，病人可因中枢抑制而死亡。因此，使用本类药物时，必须注意掌握适应证及剂量。

随着医疗技术与手段的进步，对呼吸衰竭、循环衰竭病人的救治，使用中枢兴奋药并非必要。因此，中枢兴奋药的治疗用途已逐步减少，老年痴呆症治疗、大脑康复的中枢兴奋药却在崛起。

中枢兴奋药按其作用的选择性可分为：①大脑皮层兴奋药，如咖啡因；②延脑兴奋药，如尼可刹米；③骨髓兴奋药，如士的宁；④促进大脑恢复的药物，也叫作促智药物和老年痴呆症治疗药物，如吡拉西坦、甲氯芬酯等，该类药物也是当前研究开发的热点之一。也可按药物的化学结构类型进行分类：①黄嘌呤类，代表药物为咖啡因；②吡乙酰胺类，代表药物为吡拉西坦；③苯氧乙酸，代表药物为盐酸甲氯芬酯。

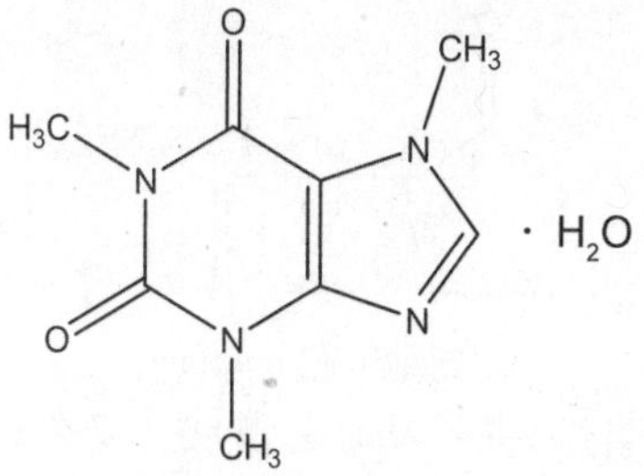

咖啡因（Caffeine）

化学名为1，3，7－三甲基－3，7－二氢－1H－嘌呤－2，6－二酮一水合物，又名三甲基黄嘌呤。

本品为白色或带微黄绿色，有绿光的针状结晶，无臭，味苦。有风化性。受热时易升华。熔点为235℃～238℃。易溶于热水或氯仿，略溶于水、乙醇或丙酮，极微溶于乙醚。

本品为有机弱碱，pK_a 值仅为0.6，与强酸难于形成稳定的盐。制成注射剂使用时，可采取与有机酸的碱金属盐制成复盐的方法来增加其溶解度。如临床使用的安纳咖注射液，是苯甲酸钠与咖啡因的复盐水溶液。

本品分子中的酰脲结构，对碱不稳定，与碱共热可使酰脲结构分解，生成咖啡因，但碱性较弱的石灰水，不能导致其分解。

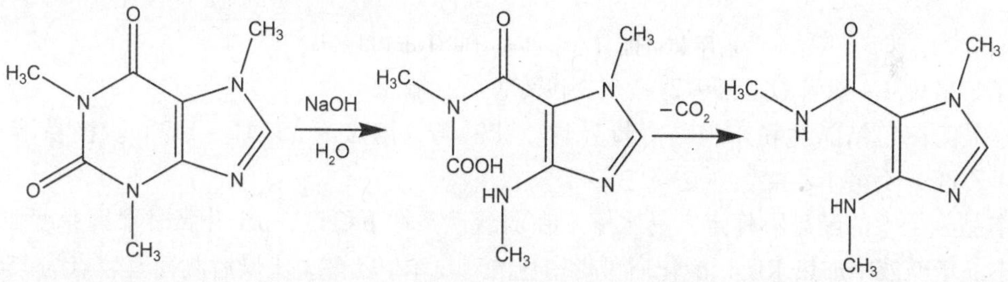

本品的饱和水溶液先加碘试液再加稀盐酸时，即生成红棕色沉淀；加入过量的氢氧化钠试液沉淀又复溶解，此反应可供鉴别。

本品具有紫脲酸铵反应。此反应是黄嘌呤类生物碱的特征鉴别反应，方法是将本品与盐酸—氯酸钾在水浴上加热蒸干，将所得残渣通氨后即生成紫色化合物（四甲基紫脲酸铵），再加入氢氧化钠溶液，紫色消失。

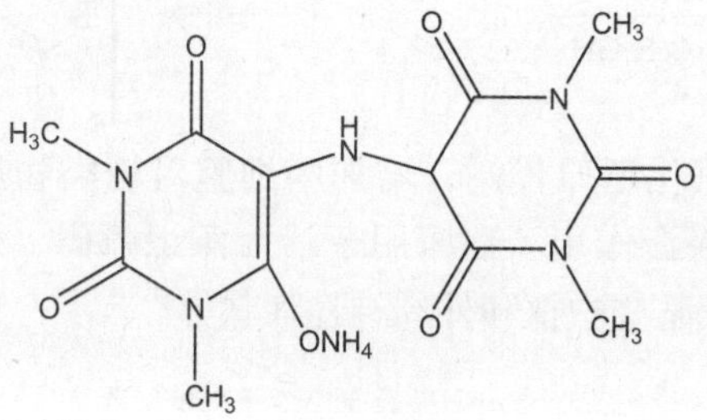

四甲基紫脲酸铵

本品抑制体内磷酸二酯酶的活性，进而减少 cAMP 的分解，以提高脑细胞内 cAMP 的含量，加强大脑皮层的兴奋过程，对抗中枢抑制状态。临床用于治疗药物引起的中枢抑制与疾病造成的呼吸性衰竭，与其他药物配合使用增加镇痛作用等。

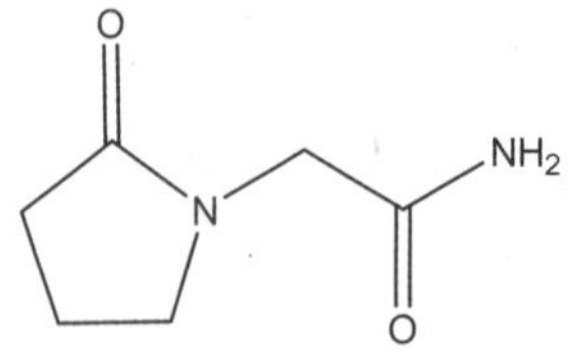

吡拉西坦（Piracetam）

化学名为2－（2－氧代吡咯烷－1－基）乙酰胺，又名脑复康。

本品具有五元杂环内酰胺结构，为γ－氨基丁酸的衍生物。其作用机制是直接作用于大脑皮层，提高大脑中ATP/ADP比值，促进氨基酸和磷脂的吸收、蛋白质合成以及葡萄糖的利用，具有激活、保护和修复脑细胞的作用。用于老年精神衰退综合征，老年性痴呆，脑动脉硬化症、脑血管意外所致记忆及思维功能减退，一氧化碳中毒所致思维障碍，儿童智力下降等。

本品无镇静、抗胆碱、抗组胺作用，精神兴奋作用较弱，无精神药物的不良反应，无成瘾性。

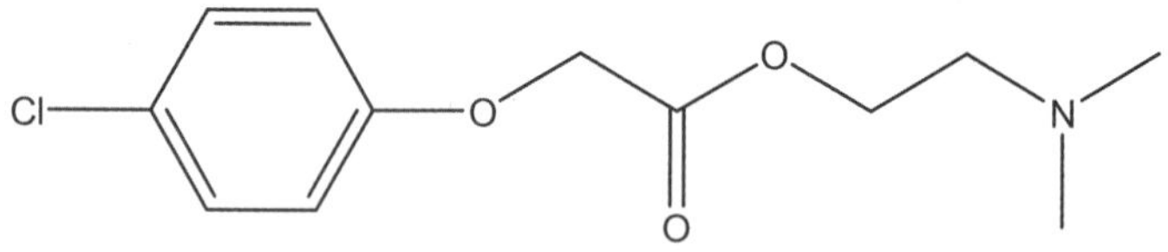

甲氯芬酯（Meclofenoxate Hydrochloride）

化学名为4－氯苯氧乙酸－2－（二甲氨基）乙酯。

本品为白色结晶性粉末，略有特异臭，味酸苦，熔点为137℃～142℃。极易溶于水，微溶于乙醇，不溶于乙醚、氯仿。

本品分子中的酯键不稳定，易水解，在弱酸性条件下稳定，pH升高时水解速度加快。

本品于碱液中加热水解，酸化后可得白色的对氯苯氧乙酸，干燥后测得其熔点为158℃～160℃，可供鉴别。

本品与盐酸羟胺—氢氧化钾醇溶液作用后，再加入盐酸—三氯化铁试剂显紫堇色。

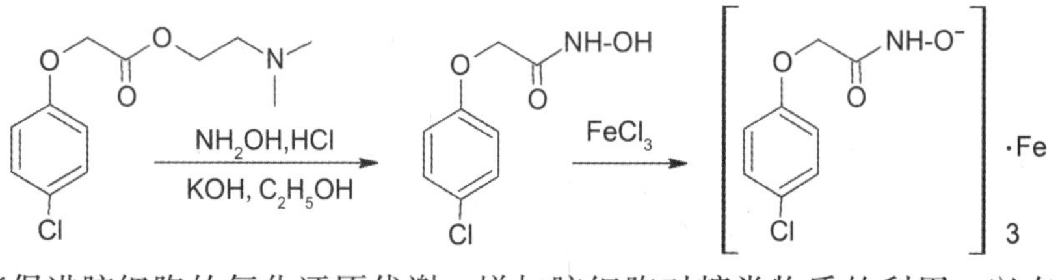

本品能促进脑细胞的氧化还原代谢，增加脑细胞对糖类物质的利用，兴奋大脑细胞。对中枢抑制状态的患者有兴奋作用。临床用于治疗意识障碍、外伤性昏迷、新生儿缺氧、小儿遗尿症、老年痴呆症及某些中枢和外周神经症状等。

练习题

一、单项选择题

1. 巴比妥类药物具有弱酸性的主要原因是（　　）。

A. 分子中含有羰基

B. 分子中含有氨基

C. 分子中含有双键

D. 分子中含有酚羟基

E. 分子中含有内酰胺结构，可发生内酰胺—内酰亚胺互变异构形成烯醇式而显弱酸性

2. 地西泮经肝代谢，1 位脱甲基，3 位羟基化，生成的活性代谢产物已开发成的药物称为（　　）。

A. 去甲西泮　　B. 替马西泮　　C. 劳拉西泮

D. 奥沙西泮　　E. 氯硝西泮

3. 将奋乃静制成长链脂肪酸酯的前药的目的是（　　）。

A. 增强选择性　　B. 延长作用时间　　C. 提高稳定性

D. 降低毒副作用　　E. 改善溶解度

4. 硫喷妥钠与吡啶和硫酸铜溶液作用，生成（　　）。

A. 绿色络合物　　B. 蓝色络合物　　C. 紫堇色络合物

D. 氨气　　E. 白色胶状沉淀

5. 下面与苯巴比妥的性质不相符的是（　　）。

A. 具有互变异构形成烯醇式而显弱酸性

B. 难溶于水但可溶于氢氧化钠或碳酸钠溶液中

C. 与甲醛—硫酸试液作用，界面显玫瑰红色

D. 与吡啶和硫酸铜溶液作用生成绿色配合物

E. 在碱性条件下与硝酸银试液反应生成白色沉淀，振荡沉淀溶解，继续与硝酸银试液反应，生成不溶于水的白色沉淀

6. 不属于苯并二氮䓬的药物是（　　）。

A. 氯氮䓬　　B. 地西泮　　C. 艾司唑仑

D. 奥沙西泮　　E. 唑吡坦

7. 下面化学结构对应的药物名称是（　　）。

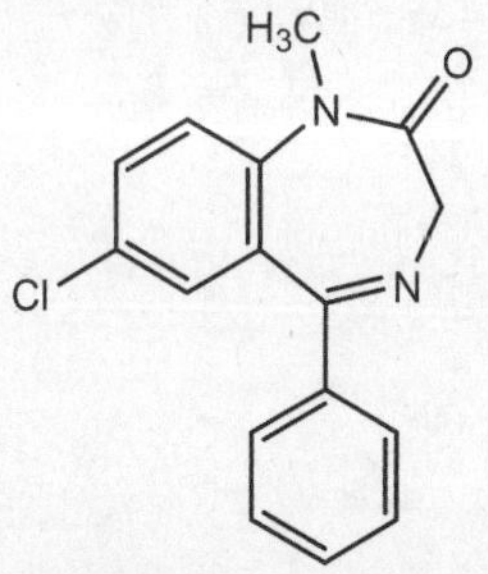

A. 地西泮　　B. 奥沙西泮　　C. 艾司唑仑

D. 阿普唑仑　　E. 三唑仑

8. 下面化学结构对应的药物名称是（　　）。

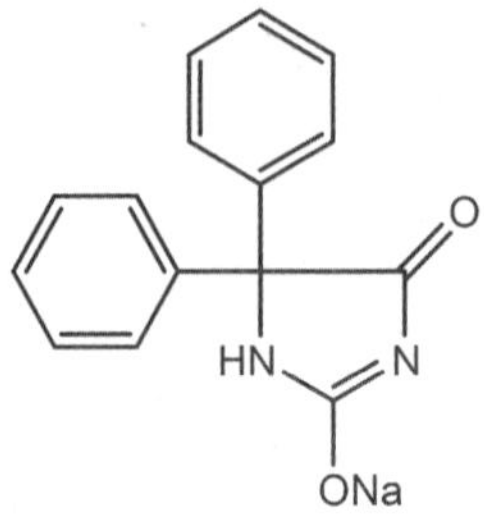

A. 硫喷妥钠　　B. 苯妥英钠　　C. 丙戊酸钠

D. 卡马西平　　E. 奥卡西平

9. 吩噻嗪第2位上为（　　）取代基时，其安定作用最强。

A. —H　　B. —Cl　　C. $—COCH_3$

D. $—CF_3$　　E. $—CH_3$

10. 奋乃静在空气中或日光下放置渐变红色，分子中不稳定的结构部分为（　　）。

A. 羟基　　B. 哌嗪环　　C. 侧链部分

D. 苯环　　E. 吩噻嗪环

11. 盐酸吗啡注射液放置过久，颜色变深的原因是（　　）。

A. 水解反应　　B. 还原反应　　C. 加成反应

D. 氧化反应　　E. 聚合反应

12. 吗啡易被氧化变色是由于分子结构中含有（　　）。

A. 醇羟基　　B. 双键　　C. 醚键

D. 哌啶环　　E. 酚羟基

13. 纳洛酮结构中17位由以下哪种基团取代（　　）。

A. 甲基　　B. 1－甲基－2－丁烯基　　C. 环丙烷甲基

D. 环丁烷甲基　　E. 烯丙基

14. 在代谢过程中具有饱和代谢动力学特点的药物是（　　）。

A. 艾司唑仑　　B. 苯巴比妥　　C. 苯妥英钠

D. 盐酸阿米替林　　E. 氟西汀

15. 吗啡及合成镇痛药均具有镇痛活性，是因为（　　）。

A. 具有相似的疏水性　　B. 具有相似的化学结构　　C. 具有相似的构型

D. 具有相同的药效构象　　E. 具有相似的电性性质

16. 以下描述与可待因不符的是（　　）。

A. 吗啡的3－甲醚衍生物

B. 吗啡的6－甲醚衍生物

C. 在肝脏中被代谢，约8%转化为吗啡

D. 用作中枢性镇咳药

E. 具成瘾性，作为麻醉药品管理

二、多项选择题

1. 苯巴比妥具有的性质是（　　）。

A. 具有互变异构现象，呈弱酸性

B. 溶于乙醚、乙醇

C. 与吡啶—硫酸铜试液反应生成绿色配合物

D. 钠盐溶液易水解

E. 加入过量的硝酸银试液，可生成不溶性的白色沉淀

2. 盐酸氯丙嗪具备的性质有（ ）。

A. 溶于水、乙醇或氯仿

B. 含有易氧化的吩噻嗪母环

C. 遇硝酸后显红色，渐变为淡黄色

D. 与三氯化铁试液作用，显蓝紫色

E. 在强烈日光照射下，发生严重的光化毒反应

3. 具三环结构的抗精神失常药有（ ）。

A. 氯丙嗪 B. 奋乃静 C. 氯普噻吨

D. 舒必利 E. 丙咪嗪

4. 镇静催眠药的结构类型有（ ）。

A. 巴比妥类 B. 吩噻嗪类 C. 苯并二氮䓬类

D. 咪唑并吡啶类 E. 酰胺类

5. 对吗啡的描述正确的是（ ）。

A. 其脱水重排产物是阿扑吗啡

B. 由于6位有羟基，性质不稳定，故需要加抗氧剂

C. 由于3位有羟基，性质不稳定，故需要加抗氧剂

D. 17位N上的甲基如果被3~5个碳的烃基取代，可能成为p受体的拮抗剂

E. 是阿片κ受体激动剂

6. 下列与地西泮相符的是（ ）。

A. 化学名为5-苯基-3-羟基-7-氯-1，3-二氢-2H-1，4-苯并二氮杂䓬-2-酮

B. 化学结构中7位有吸电子基团氯原子取代

C. 遇酸或碱受热时易水解，水解在1，2位和4，5位开环

D. 体内代谢时，在胃酸中为4，5位开环，进入碱性肠道又闭环，不影响生物利用度

E. 与稀盐酸煮沸，放冷，加亚硝酸钠和碱性β-萘酚试液，生成橙红色沉淀

7. 以下条件中对吗啡氧化有促进作用的是（ ）。

A. 日光 B. 重金属离子 C. 碱性条件

D. 中性条件 E. 空气中的氧

8. 以下描述与唑吡坦不符的是（ ）。

A. 含有—NHCONH—结构

B. 含有苯基

C. 含有咪唑环

D. 是镇静催眠药

E. 可以选择性与苯二氮 ω_1 受体亚型结合

9. 下列描述中与吗啡性质相符的是（ ）。

A. 在盐酸或磷酸存在下加热后，再加稀硝酸呈红色
B. 遇光易发生变质
C. 有芳伯胺的特征反应
D. 与钼硫酸试液反应呈紫色，继而变为蓝色
E. 与甲醛—硫酸试液反应呈紫堇色
10. 下列描述中符合盐酸哌替啶性质的是（　　）。
A. 易吸潮，常温下较稳定　B. 镇痛作用比吗啡强　C. 连续应用可成瘾
D. 含有酯键但不易水解　E. 体内代谢主要为水解及 N－去甲基化

三、配伍选择题

［1～5］A. 异戊巴比妥　B. 地西泮　C. 两者都是　D. 两者都不是
1. 镇静催眠药（　　）。
2. 具有苯并氮杂䓬结构（　　）。
3. 可做成钠盐（　　）。
4. 易水解（　　）。
5. 与甲醛—硫酸试液作用，界面显玫瑰红色（　　）。
［6～10］A. 苯巴比妥　B. 地西泮　C. 两者都是　D. 两者都不是
6. 显酸性（　　）。
7. 可发生互变异构形成烯醇式结构（　　）。
8. 与吡啶和硫酸铜作用生成紫色络合物（　　）。
9. 加碘化铋钾生成橙红色沉淀，放置颜色加深（　　）。
10. 催眠镇静药（　　）。
［11～15］A. 吗啡　B. 哌替啶　C. 两者都是　D. 两者都不是
11. 结构中含有酚羟基（　　）。
12. 有成瘾性（　　）。
13. 为天然生物碱（　　）。
14. 为阿片受体拮抗剂（　　）。
15. 与甲醛—硫酸试液显色（　　）。

第三章　外周神经系统药物

乙酰胆碱（Acetylcholine，ACh）是胆碱能神经递质，机体中胆碱能神经兴奋时，其末梢释放出乙酰胆碱，它能选择性地与乙酰胆碱受体结合，产生一系列生理效应。之后，乙酰胆碱分子被乙酰胆碱酯酶催化水解为胆碱和乙酸而失活。按其对天然生物碱毒蕈碱（Muscarine）或烟碱（Nicotine）的敏感性不同，胆碱受体分为毒蕈碱型胆碱受体（简称M胆碱受体）和烟碱型胆碱受体（简称N胆碱受体）两类。

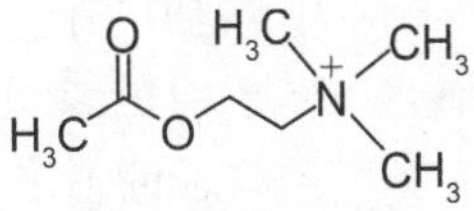

乙酰胆碱

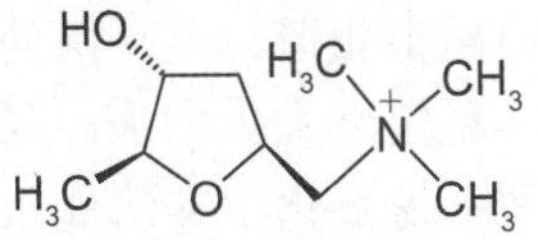

毒蕈碱

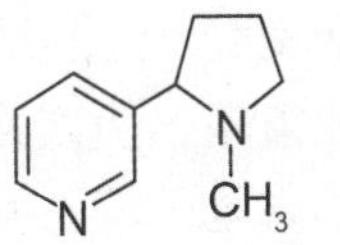

烟碱

M胆碱受体对毒蕈碱较为敏感，M胆碱受体兴奋时，出现心脏收缩力减弱、心率减慢、血管扩张、血压下降，平滑肌（胃、肠、支气管）收缩、瞳孔缩小和汗腺分泌等。N胆碱受体对烟碱较为敏感，N_1胆碱受体兴奋时，自主神经节兴奋，肾上腺释放肾上腺素；N_2胆碱受体兴奋时，骨骼肌收缩。

拟胆碱药（Cholinergic Drugs）是一类具有与乙酰胆碱相似作用的药物。抗胆碱药（Anticholinergic Drugs）是一类可与胆碱受体结合而不使受体兴奋，却能阻断乙酰胆碱或拟胆碱药与受体的结合，而产生抗胆碱作用的药物。

肾上腺素能药物（Adrenergic Drugs）作用于人体的肾上腺素受体而产生生理效应，主要包括肾上腺素能受体激动剂和肾上腺素能受体拮抗剂。根据生理效应的不同，肾上腺素能受体可分为α受体和β受体两大类，α受体又可分为α_1和α_2亚型，β受体又可分为β_1和β_2亚型，不同亚型受体在体内分布部位不同，从而产生不同的生理效应。

兴奋α_1受体：平滑肌收缩，皮肤、黏膜、内脏血管收缩，血压升高等。

兴奋α_2受体：心率减慢，血管平滑肌松弛，血压下降等。

兴奋β_1受体：心率加快，心肌收缩力加强，并可使胃肠道平滑肌松弛等。

兴奋β_2受体：血管舒张，支气管和子宫平滑肌松弛等。

组胺是人体活性物质之一，在体内由组氨酸脱羧基而成，组织中的组胺是以无活性的结合型存在于肥大细胞和嗜碱性粒细胞的颗粒中，以皮肤、支气管黏膜、肠黏膜和神经系统中含量较多。当机体受到理化刺激或发生过敏反应时，可引起这些细胞脱颗粒，导致组胺释放，与组胺受体结合而产生生物效应。组胺存在两种受体：H_1受体和H_2受体。

局部麻醉药是一类能在用药局部可逆性地阻断感觉神经冲动的发生和传导的药物。应用局部麻醉药后，可使病人在意识完全清醒而局部无痛觉的情况下进行手术。

第一节　拟胆碱药

根据作用机制不同，临床使用的拟胆碱药可分为作用于胆碱受体的拟胆碱药（又称为胆碱受体激动剂）和乙酰胆碱酯酶抑制剂（又称为抗胆碱酯酶药）。

一、胆碱受体激动剂

乙酰胆碱因分子内有酯键，性质不稳定，在体内极易水解，且其作用对胆碱受体无选择性，无临床应用价值。通过对乙酰胆碱分子中乙酰基部分、季铵基部分进行结构修饰得到了卡巴胆碱（Carbachol）、氯贝胆碱（Bethanechol Chloride）等药物。

胆碱酯类化学结构与乙酰胆碱很相似，仅有两处不同：一是用氨甲酰基代替了乙酰胆碱的乙酰基，使该类药物的化学稳定性大大增加，因为氨甲酰氮上孤电子对的参与，其羰基碳的亲电子较乙酰基低，因而不易被化学和酶促水解；二是在季铵氮原子的 β 位上，可以带有一个甲基。此甲基的存在，使 M 胆碱受体激动作用与乙酰胆碱相同，但 N 胆碱受体激动作用大大减弱，从而成为选择性 M 胆碱受体激动剂。同时因为甲基的立体障碍，使酯键对胆碱酯酶的稳定性也有所增强。

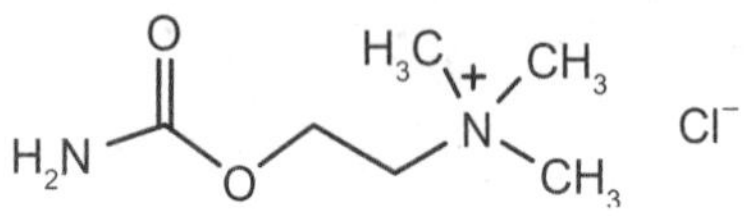

卡巴胆碱

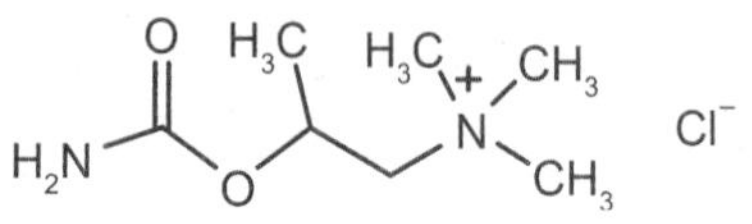

氯贝胆碱

氯贝胆碱为季铵类化合物，极易溶于水，口服有效，但在胃肠道吸收慢。由于不易被酯酶水解，作用时间长于乙酰胆碱，其 S 异构体的活性大大高于 R 异构体。

从植物中提取分离得到的一些生物碱，如毛果芸香碱、毒蕈碱，它们的结构虽与乙酰胆碱有较大的差别，但都有拟胆碱作用，均为 M 受体激动剂。

典型药物：

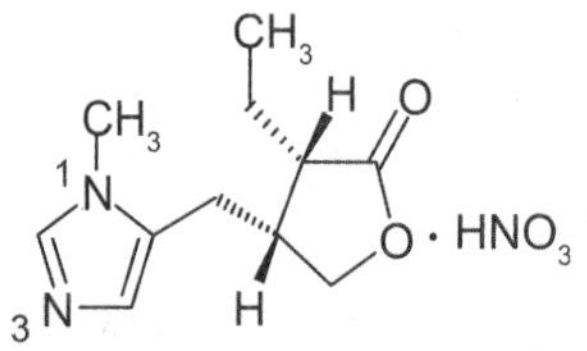

硝酸毛果芸香碱（Pilocarpine Nitrate）

化学名为（3S，4R）-4-［（1-甲基-1H-5-咪唑基）甲基］-3-乙基二氢-2-（3H）呋喃酮，又名匹鲁卡品。

本品为白色或类白色结晶性粉末；无臭，遇光易变质。本品易溶于水，微溶于乙醇，不溶于乙醚、三氯甲烷。熔点为 174℃～178℃，熔融时同时分解。

毛果芸香碱含有咪唑环，具有碱性，N_3和 N_1的 pK_a值分别为 7.15 和 12.57。

本品分子结构中含有两个手性碳原子，具有右旋光性。

本品五元内酯环上的两个取代基处于顺式构型，当加热或在碱性条件下，C_3位发生差向异构化，生成无活性的异毛果芸香碱。后者的生理活性仅为毛果芸香碱的 1/20～1/6。

本品分子结构中的内酯环在碱性条件下，可被水解开环生成毛果芸香酸钠盐失去活性。

pH 为 4.0 ~5.5 时较稳定。

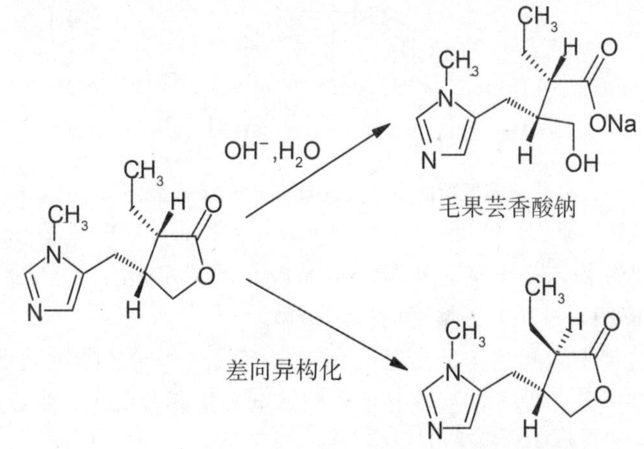

异毛果芸香碱

本品对热稳定，可进行热压灭菌；但对光敏感，0.2% 水溶液避光保存放置 21 个月稳定，见光放置 21 个月则有 5% 分解，因此，该制剂应避光保存。

毛果芸香碱为 M 胆碱受体激动剂。具缩瞳、降低眼内压作用，临床主要用于治疗原发性青光眼。本品过量易中毒，出现胆碱能神经过度兴奋症状，可用足量阿托品解毒。

二、抗胆碱酯酶药

抗胆碱酯酶药，即乙酰胆碱酯酶抑制剂，能抑制乙酰胆碱酯酶（Acetylcholinesterase，AChE）的活性，使胆碱能神经末梢释放的乙酰胆碱不至于被 AChE 水解，导致乙酰胆碱浓度增高，使乙酰胆碱的作用延长并增强，因此是间接的拟胆碱药。根据抗胆碱酯酶药与 AChE 结合程度不同，可分为可逆性抗胆碱酯酶药和不可逆性抗胆碱酯酶药两类。

1. *可逆性抗胆碱酯酶药*

此类药物能与乙酰胆碱竞争胆碱酯酶的活性中心，使胆碱酯酶暂时失活，但因其结合不牢固，过一段时间后，胆碱酯酶可恢复活性。毒扁豆碱（Physostigmine）是应用于临床的第一个抗胆碱酯酶药，因其毒性大，性质不稳定，来源有限，现已少用。对其结构改造发展了合成抗胆碱酯酶药，用于临床的有溴新斯的明（Neostigmine Bromide）、溴吡斯的明（Pyridostigmine Bromide）、加兰他敏（Galantamine）。溴吡斯的明比溴新斯的明作用时间更长，毒性只有溴新斯的明的 1/5，已成为治疗重症肌无力使用最多的药物。加兰他敏作用与溴新斯的明类似，目前正研究用于治疗老年性痴呆。

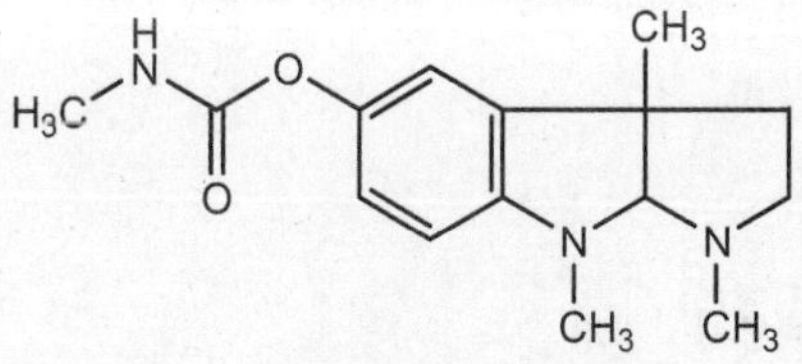

毒扁豆碱

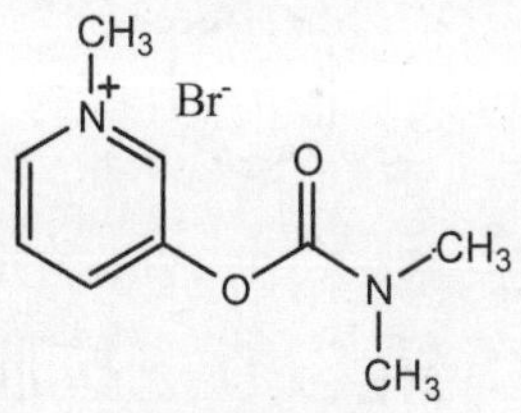

溴吡斯的明

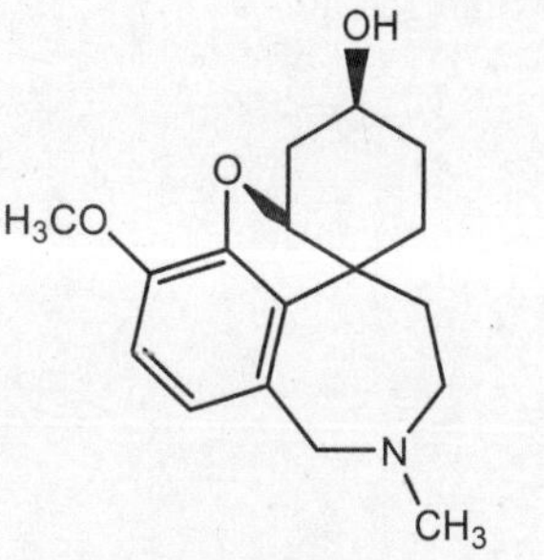

加兰他敏

典型药物：

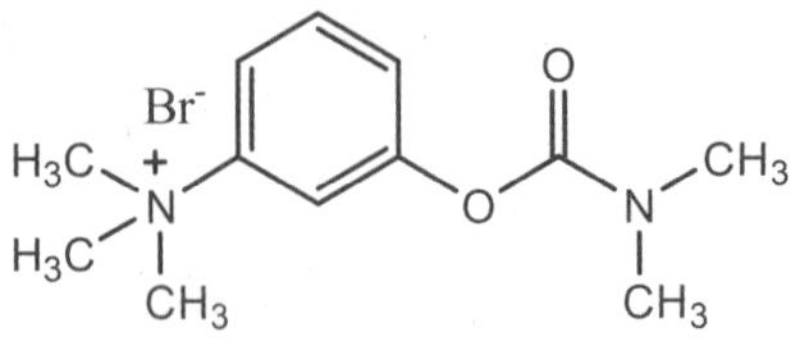

溴新斯的明（Neostigmine Bromide）

化学名为溴化-N，N，N-三甲基-3-［（二甲氨基）甲酰氧基］苯胺。

本品为白色结晶性粉末；无臭，味苦。本品极易溶于水，易溶于乙醇、氯仿，几乎不溶于乙醚。熔点为171℃~176℃，熔融时同时分解。

本品分子中有氨基甲酸酯结构，与氢氧化钠水溶液共热时，酯键被水解生成间二甲氨基苯酚钠及二甲氨基甲酸，前者再与重氮苯磺酸试剂发生偶合反应，生成红色偶氮化合物。

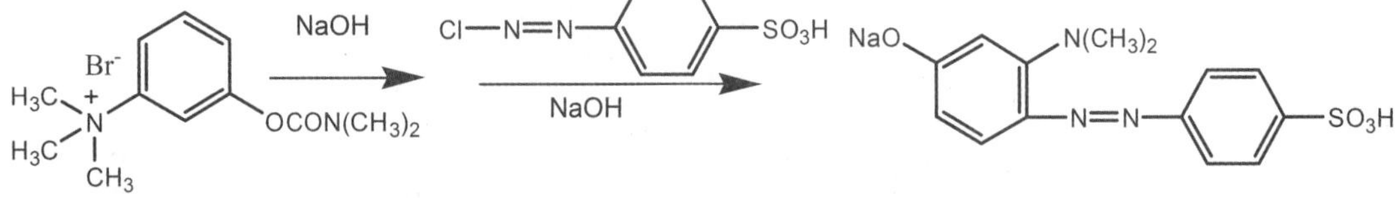

本品在体内与胆碱酯酶结合后，形成二甲氨基甲酰化酶。由于氮上孤对电子的参与，其水解释出原酶和二甲氨基甲酸的速度很慢，需要几分钟，而乙酰化酶的水解只需要几十毫秒。因此导致了乙酰胆碱的积聚，延长并增强了乙酰胆碱的作用，属于胆碱酯酶可逆抑制剂。

本品可用于重症肌无力，手术后腹胀及尿潴留等，并可作为肌肉松弛药中毒时的解毒剂。

2. 不可逆性抗胆碱酯酶药

有机磷酯类衍生物为不可逆性乙酰胆碱酯酶抑制剂，与AChE结合后，生成磷酰化乙酰胆碱酯酶，难被水解，使酶活性难以恢复，致使体内ACh浓度长时间异常增高，产生一系列中毒症状，此类药物无临床应用价值，多用作农药杀虫剂（如敌敌畏等），其中一些毒性更大被用作化学毒剂，对人畜有强烈毒性，需严加管理和防护，一旦中毒应尽早解救。

3. 胆碱酯酶复活剂

胆碱酯酶复活剂能水解磷酸酯键，使中毒的胆碱酯酶恢复活性，可用于解救有机磷农药中毒。理想的解毒剂应该对胆碱酯酶有高的选择性和结合能力，并在结构中带有强亲核性基团如羟胺，此基团的位置应与酶中磷酰化丝氨酸残基位置接近。如碘解磷定（Pralidoxime Iodide）。

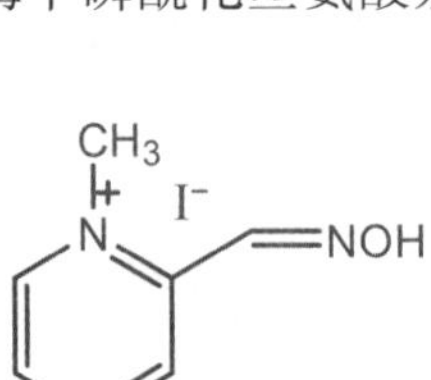

第二节 抗胆碱药

抗胆碱药（Anticholinergic Drugs）也称为胆碱受体拮抗剂，能选择性阻断乙酰胆碱或拟胆碱药与受体结合，产生抗胆碱作用，按照对 M 和 N 胆碱受体的选择性不同，可分为 M 受体阻断剂（M 受体拮抗剂）和 N 受体阻断剂（N 受体拮抗剂）。

一、M 受体阻断剂

M 受体阻断剂临床主要用于各种内脏绞痛、散瞳和溃疡病的辅助治疗。用于临床的药物有茄科生物碱类和合成的解痉药。

(一) 颠茄生物碱类

阿托品（Atropine）、(－)－东莨菪碱（(－)－Scopolamine）、山莨菪碱（Anisodamine）和樟柳碱（Anisodine）四种生物碱均为 M 胆碱受体拮抗剂，它们的化学结构相似，均为氨基醇酯类化合物，构效关系表明当分子结构中 6，7 位间有氧桥存在时，可使分子的亲脂性增强，易透过血脑屏障，使中枢作用增强。而当 6 位或莨菪酸 α 位有羟基存在时，可使分子的亲水性增强，中枢作用减弱。因此几种药物的中枢作用顺序为：东莨菪碱 > 阿托品 > 樟柳碱 > 山莨菪碱。

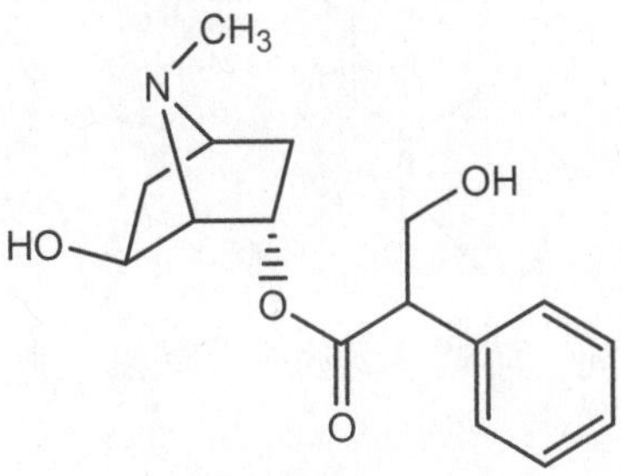
山莨菪碱

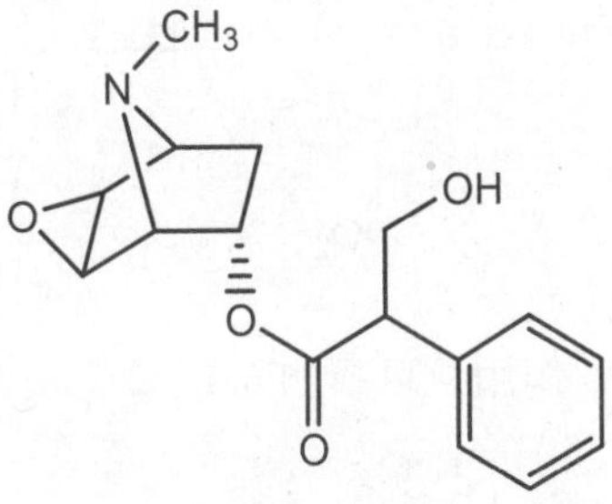
东莨菪碱

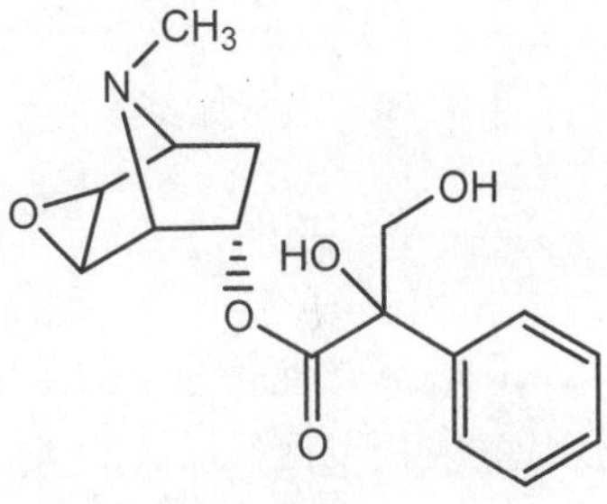
樟柳碱

典型药物：

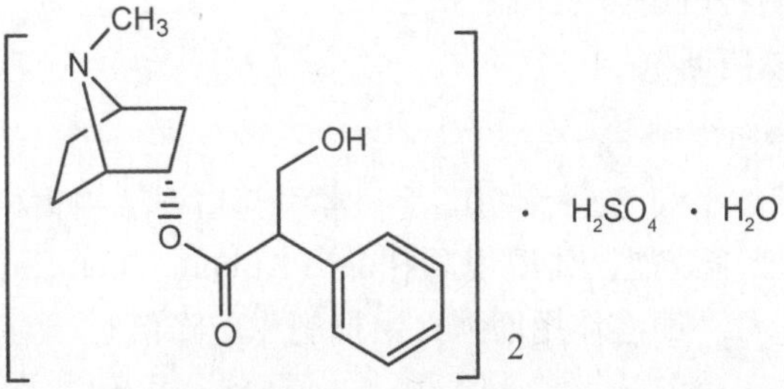
硫酸阿托品（Atropine Sulfate）

化学名为内型（±）－α－（羟甲基）苯乙酸－8－甲基－8－氮杂二环［3.2.1］－3－辛醇酯硫酸盐一水合物。

本品为白色结晶或白色结晶性粉末，含一分子结晶水，无臭，味苦。本品极易溶于水，易溶于乙醇，难溶于乙醚、三氯甲烷和丙酮。熔点为 190℃～194℃，熔融时同时分解。

本品是左旋莨菪碱的外消旋体。

阿托品碱性较强，pK_b 为 4.35，在水溶液中能使酚酞呈红色，可与酸成盐。硫酸阿托品水溶液呈中性。

本品分子结构中有酯键，在碱性条件下易被水解生成莨菪醇（托品）和消旋莨菪酸（亦称托品酸），其水溶液有弱酸性，近中性，较稳定，pH 为 3.5～4.0 最稳定。制备注射液时加 1% 氯化钠作稳定剂，采用硬质中性玻璃安瓿，注意灭菌温度。

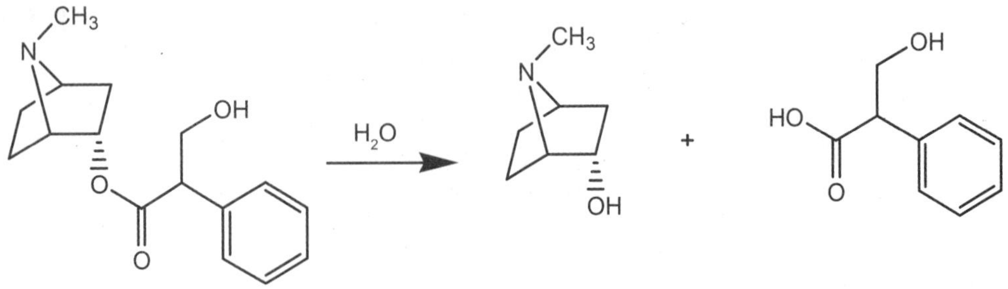

阿托品　　莨菪醇　　莨菪酸

阿托品用发烟硝酸加热处理后加入乙醇液和一小粒固体氢氧化钾，即显深紫色，称为Vitali反应，是莨菪酸的专属反应。含有莨菪酸结构的阿托品、东莨菪碱、山莨菪碱均可发生Vitali反应，《中国药典》中称此反应为托烷生物碱类鉴别反应。

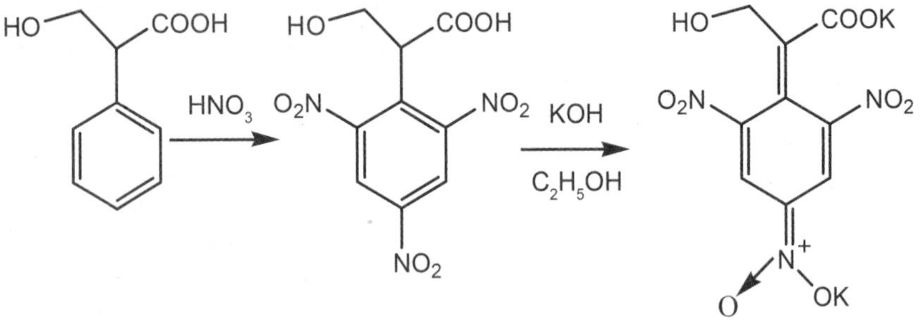

阿托品碱性较强，与氯化汞作用，可析出黄色氧化汞沉淀，而碱性弱的东莨菪碱无此反应，可用以区别。

$$C_{17}H_{23}NO_3 + HgCl_2 + H_2O \longrightarrow HgO\downarrow + C_{17}H_{23}NO_3 \cdot HCl$$

本品临床常用于胃肠痉挛引起的绞痛、眼科诊疗、抗心律失常、抗休克，也可用于有机磷中毒的解救和手术前麻醉给药等。

（二）合成的M受体阻断剂

1. 半合成的M受体阻断剂

阿托品等作为解痉药，由于生理作用广泛，常引起口干、视力模糊、心悸等不良反应。将阿托品、东莨菪碱制成季铵盐，如溴甲阿托品（Atropine Methobromide）、丁溴东莨菪碱（Scopolamine Butylbromide），解痉作用增强，中枢副作用降低。

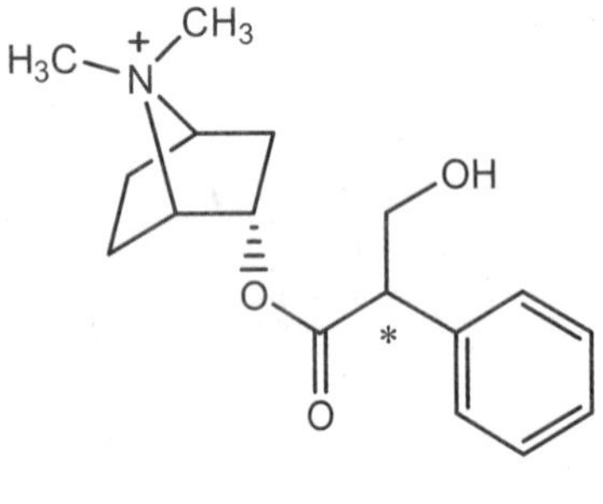

溴甲阿托品

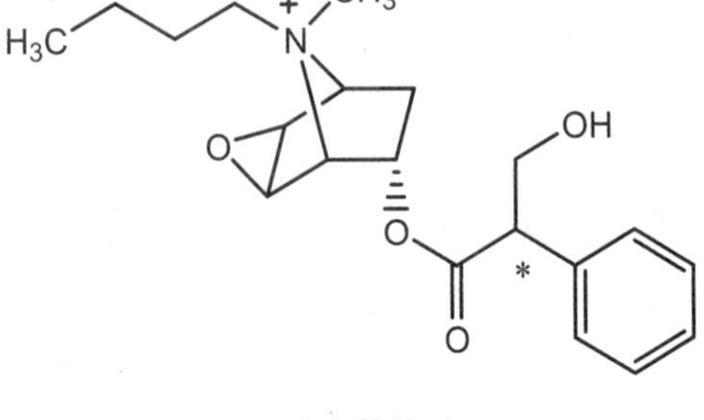

丁溴东莨菪碱

2. 全合成的M受体阻断剂

对阿托品进行结构改造发展了多种叔胺类和季铵类全合成的M受体阻断剂，叔胺类M受体阻断剂的解痉作用较明显，同时也具有抑制胃酸分泌作用。常见的药物有贝那替嗪

(Benactyzine)、苯海索 (Benzhexol)、哌仑西平 (Pirenzepine) 等。苯海索属于双环苯丙醇胺类，没有酯的结构。因其疏水性大，更易透过血脑屏障进入中枢，抑制中枢内乙酰胆碱的作用，临床用于治疗帕金森病。哌仑西平为含内酰胺的三环化合物，对胃及十二指肠溃疡疗效显著。季铵类药物，不易透过血脑屏障，中枢副作用小，临床用于治疗胃肠平滑肌痉挛，例如溴丙胺太林 (Propantheline Bromide)。

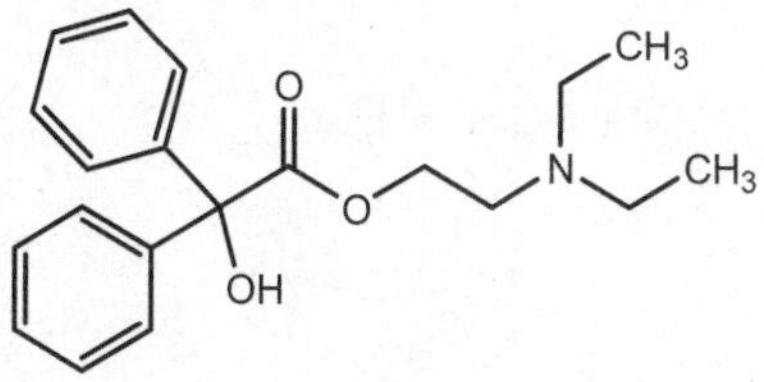

贝那替嗪

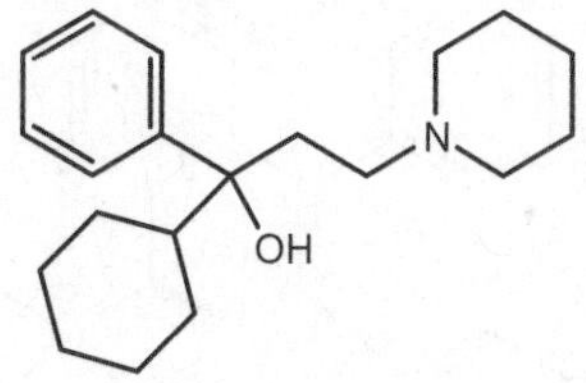

苯海索

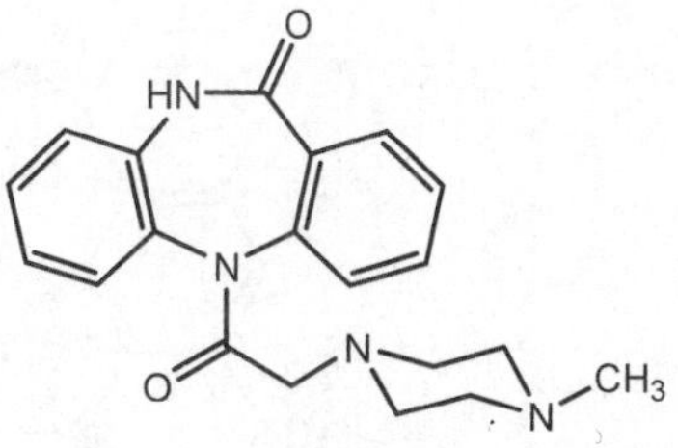

哌仑西平

典型药物：

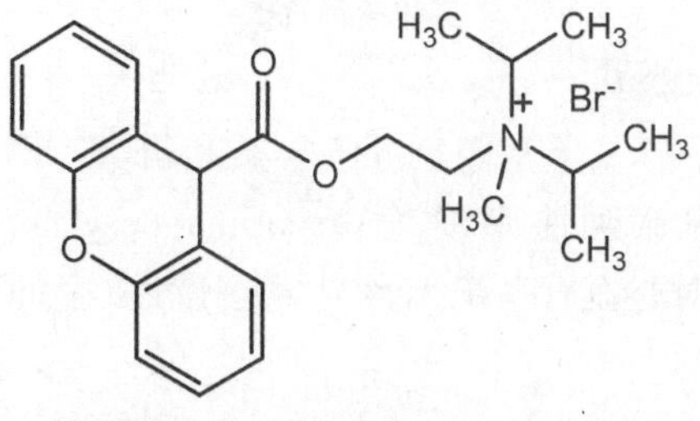

溴丙胺太林 (Propantheline Bromide)

化学名为溴化 N－甲基－N－（1－甲基乙基）－N－［2－（9H－呫吨－9－甲酰氧基）乙基］－2－丙铵，又名普鲁苯辛。

本品为白色或类白色结晶性粉末；无臭，味极苦；微有引湿性。本品易溶于水、乙醇或氯仿，不溶于乙醚。熔点为 157℃～164℃，熔融时同时分解。

本品有较强的外周抗 M 胆碱作用，特点是对胃肠道平滑肌有选择性。

本品分子中含有酯键，与氢氧化钠溶液煮沸则水解生成呫吨酸钠，用酸中和生成呫吨酸白色沉淀。呫吨酸遇硫酸即显亮黄色或橙黄色，并显微绿色荧光。

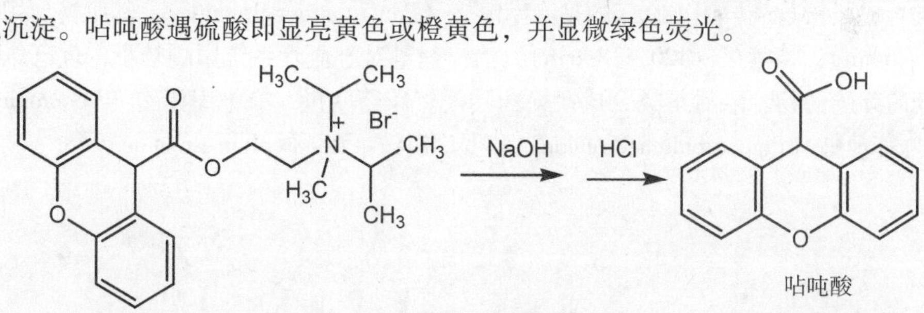

呫吨酸

本品为 M 胆碱受体拮抗剂，临床用于治疗胃肠平滑肌痉挛、胃炎、胰腺炎等。

二、N 受体阻断剂

N 受体阻断剂包括用作降压药的 N_1 受体阻断剂（见心血管药物章节），N_2 受体阻断剂作用于神经肌肉接头处的胆碱受体，常被称为神经肌肉阻断剂（Neuromuscular Blocking Agent），又称骨骼肌松弛药（Skeletal Muscular Relaxants），简称肌松药，临床上与全麻药合用，用作辅助麻醉。该类药物按作用机理分为非去极化型和去极化型神经肌肉阻断剂两类。

临床上应用的肌松药多数属非去极化型，包括生物碱类及合成的神经肌肉阻断剂。

1. 生物碱类

较早用作肌松药的右旋氯化筒箭毒碱（d－Tubocurarine Chloride）有使心律减慢、血压下降及麻痹呼吸肌等副作用，现已少用。

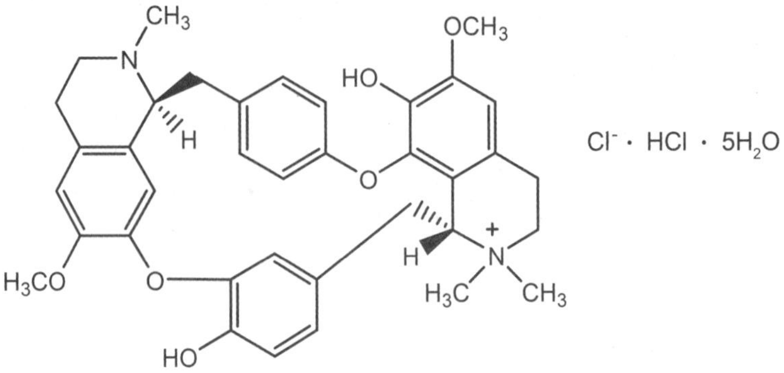

氯化筒箭毒碱

2. 非去极化型的合成肌松药

按化学结构可分为对称－1－苄基四氢异喹啉类和甾类。对称－1－苄基四氢异喹啉类合成肌松药用于临床的有苯磺阿曲库铵（Atracurium Besylate），其肌松作用强，起效快（1～2min），维持时间短，对心血管系统无影响，是比较安全的肌松药。

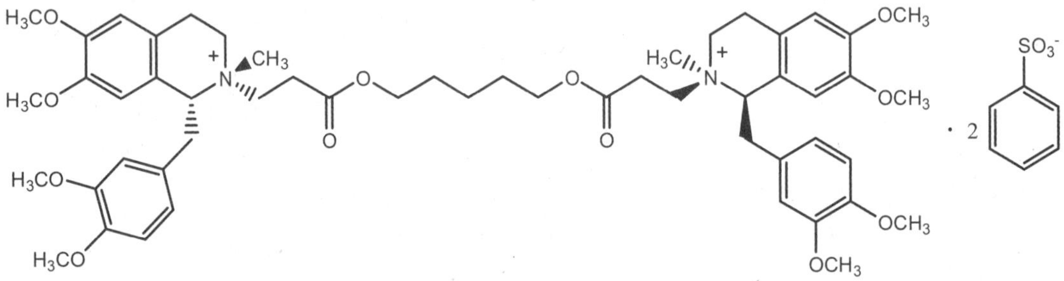

苯磺阿曲库铵

甾类合成肌松药最早用于临床的是泮库溴铵（Pancuronium Bromide），其肌松作用强，起效快（4～6min），持续久（120～180min），治疗剂量对心血管系统影响较小，现已作为大手术辅助药的首选药物。随后甾类合成肌松药陆续有新药问世，如维库溴铵（Vecuronium Bromide）、哌库溴铵（Pipecuronium Bromide）和罗库溴铵（Rocuronium Bromide）等。

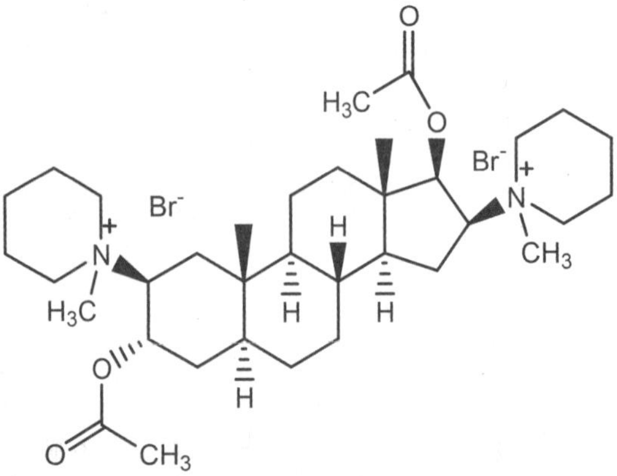

泮库溴铵

3. 去极化型神经肌肉阻断剂

由于此类药物过量时不能用溴新斯的明解救，妨碍了其临床应用。但氯化琥珀胆碱例外，由于其起效快，且易被胆碱酯酶水解失活，故作用时间短，易于控制，尚在临床应用。

典型药物：

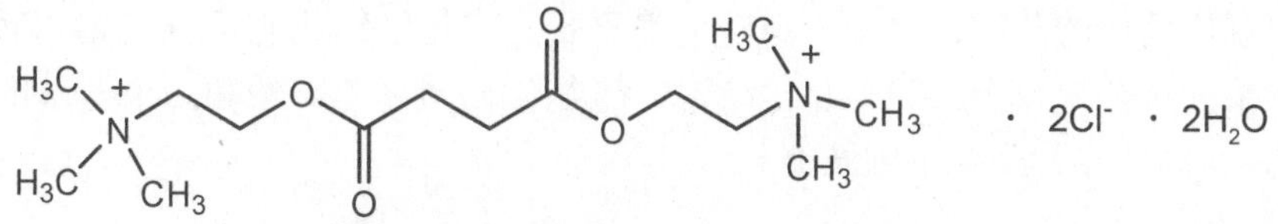

氯化琥珀胆碱（Suxamethonium Chloride）

化学名为二氯化 2，2'－［（1，4－二氧－1，4－亚丁基）双（氧）］双［N，N，N－三甲基乙铵］二水合物。

本品为白色或几乎白色的结晶性粉末；无臭，味咸，有引湿性。本品极易溶于水，微溶于乙醇和三氯甲烷，不溶于乙醚。熔点为 157℃～163℃。

本品水溶液呈酸性，pH 约为 4。

本品为去极化型骨骼肌松弛药，起效快，持续时间短，易于控制。但大剂量时可引起呼吸肌麻痹，而且不能用抗胆碱酯酶药对抗。

本品化学结构为两分子氯化胆碱与一分子丁二酸（琥珀酸）缩合而成。具有酯及季铵类化合物的性质。

本品结构中的酯键在碱性条件下极易被水解，水解产物为一分子的琥珀酸和两分子的氯化胆碱，注射剂应注意冷藏或制成粉针剂。

本品在酸性溶液中与硫氰酸铬铵反应，生成淡红色复盐沉淀。与氯化钴及亚铁氰化钾试液反应，显持久的翠绿色。与氢氧化钠溶液共热时，发生 Hofmann 消除反应，有三甲胺特异臭生成。

本品与硫酸及间苯二酚加热水解时，生成的丁二酸与间苯二酚缩合，溶液经碱化后显橙色并带有绿色荧光。

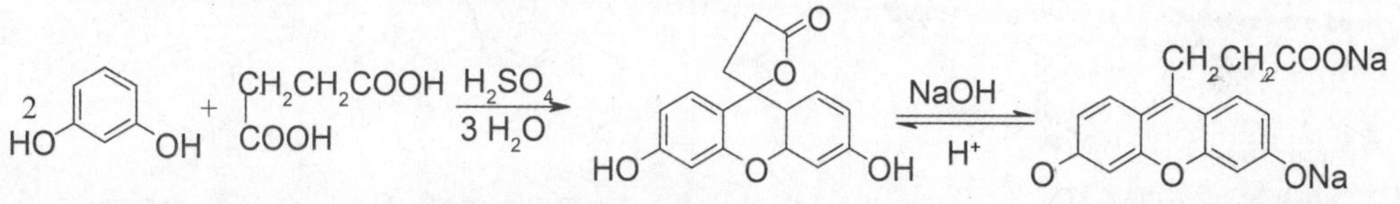

本品为骨骼肌松弛药。在血浆中迅速被胆碱酯酶水解，起效快，持续时间短，易于控制，为全身麻醉的辅助药，但不良反应较多。

第三节　肾上腺素能受体激动剂

拟肾上腺素药（Adrenergic Drugs）是一类通过兴奋交感神经，产生肾上腺样作用的药物，亦称为拟交感神经药（Sympathomimetic），由于化学结构均为胺类，且部分药物又具有儿茶酚（1，2 苯二酚）结构部分，故又称为拟交感胺（Sympathomimetics Amines）类或儿茶酚胺（Catacholamines）类药物。大部分药物是通过兴奋肾上腺素能受体而产生作用，有些药物不与肾上腺素能受体结合，但能促进肾上腺素神经末梢释放递质，增加受体周围去甲肾上腺素浓度而发挥作用。

一、肾上腺素能受体激动剂的类型

肾上腺素能受体激动剂（Adrenergic Receptor Agonists）是一类使肾上腺素能受体兴奋，产生肾上腺素样作用的药物，也称为拟肾上腺素药。按化学结构它可分为苯乙胺类、苯异丙胺类和儿茶酚胺类［部分药物在化学结构中都含有3，4－苯二酚和一个氨基的结构（儿茶酚胺结构），因此亦称为儿茶酚胺类］。

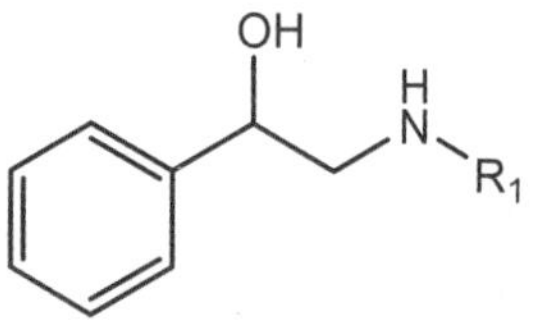

苯乙胺类

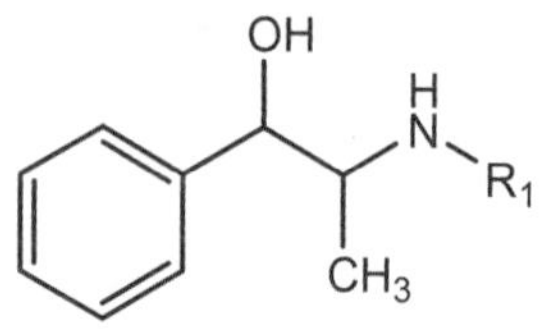

苯异丙胺类

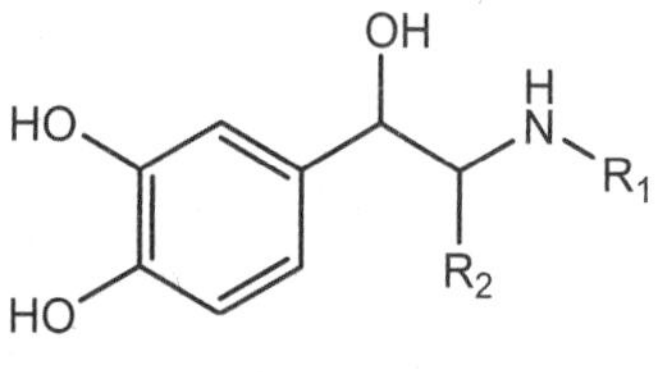

儿茶酚胺类

根据对肾上腺素能受体的选择性不同，肾上腺素能受体激动剂可分为：①α 受体激动剂，如去甲肾上腺素（Norepinephrine）；②α 和 β 受体激动剂，如肾上腺素（Adrenaline）、麻黄碱（Ephedrine）、多巴胺（Dopamine）；③β 受体激动剂，如异丙肾上腺素（Isoprenaline）、多巴酚丁胺（Dobutamine）、沙丁胺醇（Sulbutamol）、克仑特罗（Clenbuterol）、沙美特罗（Salmeterol）。

二、苯乙胺类肾上腺素能激动剂

肾上腺素是肾上腺髓质分泌的主要神经递质，为最早发现的肾上腺素能激动剂。进一步研究发现，交感神经兴奋时，神经末梢和髓质释放的主要递质是去甲肾上腺素。去甲肾上腺素在酶的作用下，转变为肾上腺素。以后又发现了多巴胺，多巴胺是体内生物合成去甲肾上腺素和肾上腺素的前体。三者都是内源性物质，对传出神经系统的功能起着重要的作用。

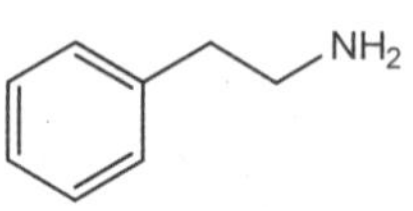

苯乙胺

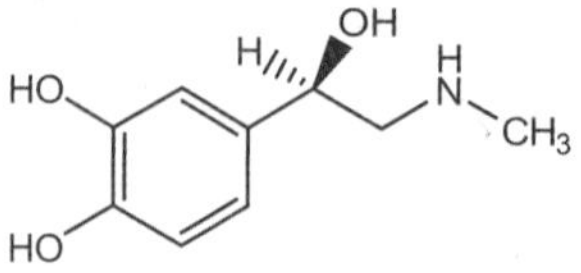

肾上腺素

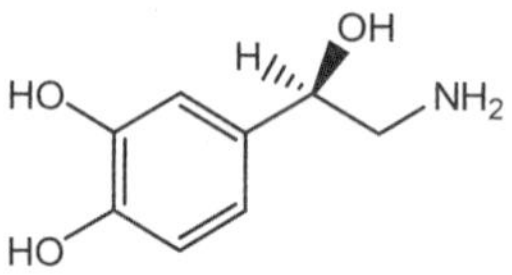

去甲肾上腺素

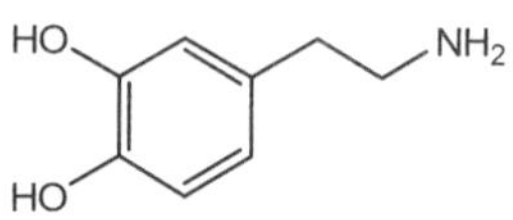

多巴胺

对其构效关系的研究，认识到苯乙胺结构是本类药物的基本结构。通过对苯环上取代基、侧链氨基上取代基的改变，发展了多种用于临床的肾上腺素能受体激动剂，见表3－1。

表3－1 临床常用其他肾上腺素能受体激动剂

药物名称和结构	作用特点及用途	药物名称和结构	作用特点及用途
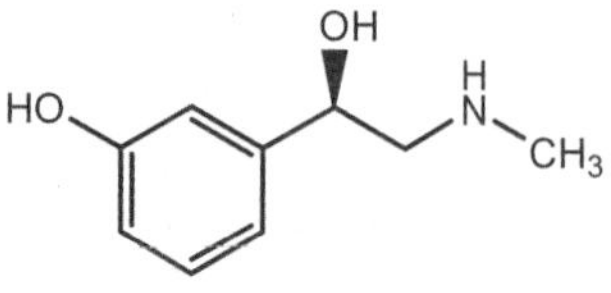 去氧肾上腺素	为 α 受体激动剂，作用弱于肾上腺素，主要用于升高血压，治疗休克	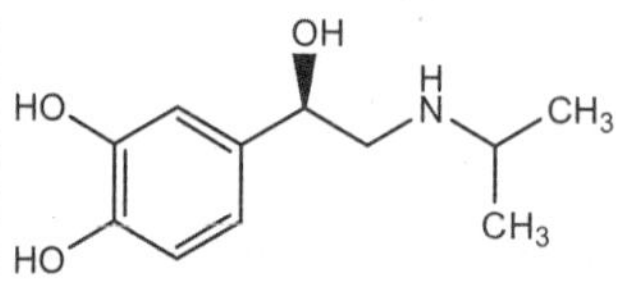 异丙肾上腺素	为 β 受体激动剂。有舒张支气管作用和增强心肌收缩力，临床用于支气管哮喘和抗休克等

（续上表）

药物名称和结构	作用特点及用途	药物名称和结构	作用特点及用途
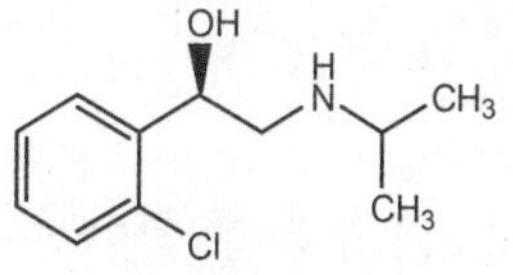 氯丙那林	为 β_2 受体激动剂，主要用于支气管哮喘	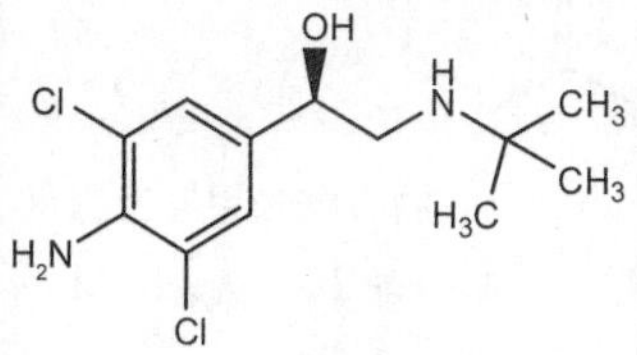 克仑特罗	为 β_2 受体激动剂，主要用于支气管哮喘
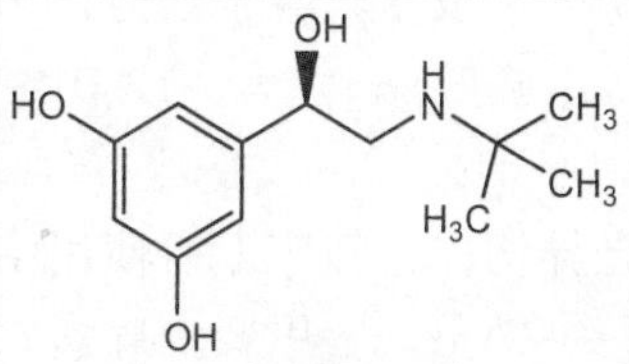 特布他林	为 β_2 受体激动剂，主要用于支气管哮喘		

典型药物：

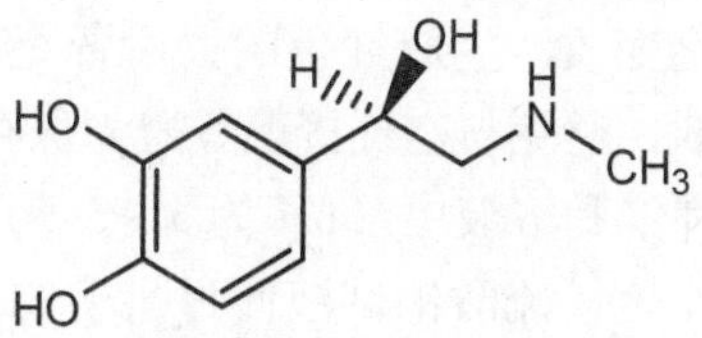

肾上腺素（Adrenaline）

化学名为（R）-4-［2-（甲氨基）-1-羟基乙基］-1，2-苯二酚。

本品为白色或类白色结晶性粉末；无臭，味苦。本品极微溶于水，不溶于乙醇、乙醚、三氯甲烷、脂肪油或挥发油，易溶于无机酸或氢氧化钠溶液，不溶于氨溶液或碳酸氢钠溶液。熔点为206℃~212℃，熔融时同时分解。比旋度$[\alpha]_D^{20}$为-53.5°~-50°。

本品结构中有一个手性碳原子，为R构型，具左旋光性。R（-）-异构体的作用强于S（+）-异构体。肾上腺素水溶液在室温放置或加热后，易发生消旋化反应，使活性降低。pH<4消旋化反应速度较快。

本品分子结构中具有儿茶酚（邻苯二酚）结构，有较强的还原性，接触空气或受日光照射，极易被氧化变质，生成红色的肾上腺素红，进一步聚合成棕色多聚物。碱性条件下加速氧化，中性及酸性条件下，也易发生氧化，但相对碱性条件下较稳定。在相同条件下，温度越高，氧化速度越快。日光和微量的金属离子也可加快上述反应。去甲肾上腺素、异丙肾上腺素、多巴胺等分子结构中也具有儿茶酚结构，易被氧化变质。

本品溶于稀盐酸后，加过氧化氢试液，煮沸，即显血红色；与三氯化铁试液反应，即显翠绿色（酚羟基与铁离子络合呈色）；再加氨试液后变为紫色，最后变为紫红色。

本品在pH为3~3.5时与碘试液反应，再加硫代硫酸钠试液使过量碘的颜色消退，溶液呈红色。

肾上腺素对α和β受体均有较强的激动作用，主要用于治疗过敏性休克、心脏骤停的急救、支气管哮喘等。肾上腺素口服无效，常用剂型为盐酸肾上腺素注射液。

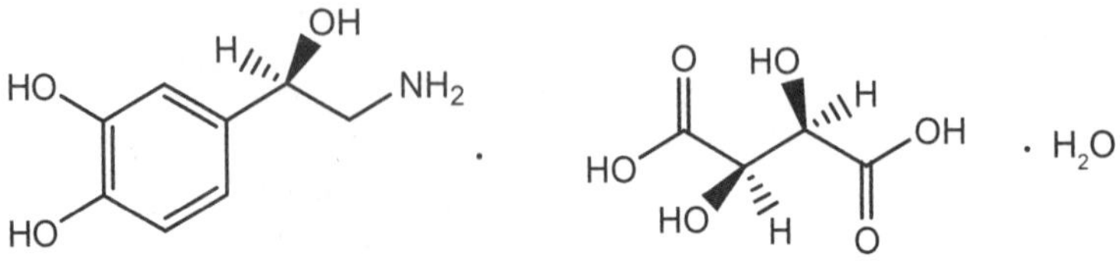

酒石酸去甲肾上腺素（Noradrenaline Bitartrate）

化学名为（R）-4-（2-氨基-1-羟基乙基）-1，2-苯二酚重酒石酸盐一水合物。

本品为白色或几乎白色的结晶性粉末；无臭，味苦。本品易溶于水，微溶于乙醇，不溶于三氯甲烷或乙醚。熔点为100℃～106℃，熔融时同时分解。比旋度$[\alpha]_D^{20}$为-12.0°～-10°。

本品分子中氨基的β位碳原子为不对称碳原子，有一对旋光异构体，临床上所使用的去甲肾上腺素是其R-构型左旋异构体，左旋体活性比右旋体强约27倍。去甲肾上腺素水溶液在室温放置或加热后，易发生消旋化反应，使活性降低。

本品分子结构中具有儿茶酚（邻苯二酚）结构，与肾上腺素类似，性质不稳定，接触空气或受日光照射，极易被氧化变质，生成红色的去甲肾上腺素红，进一步聚合成棕色多聚物。制备注射剂时应加抗氧剂，避免与空气接触并避光保存。

去甲肾上腺素在酒石酸氢钾饱和溶液中（pH为3～3.5），比肾上腺素稳定，几乎不被碘氧化，与碘试液反应后，再加硫代硫酸钠试液使过量碘的颜色消退，溶液为无色或仅显微红色或淡紫色（与肾上腺素、异丙肾上腺素相区别）。

本品分子结构中具有酚羟基，与三氯化铁试液反应，即显翠绿色；再加入碳酸钠试液即显蓝色，最后变成红色。

本品含有酒石酸，加10%氯化钾溶液析出酒石酸氢钾结晶性沉淀。

本品对α受体有激动作用，有很强的收缩血管作用，临床主要用于治疗各种休克。

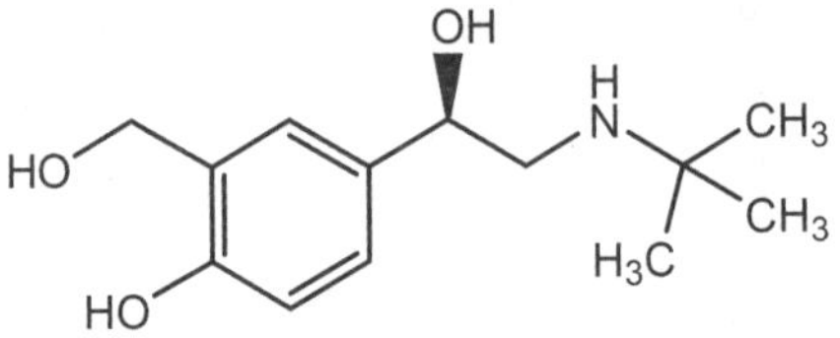

沙丁胺醇（Salbutamol）

化学名为1-（4-羟基-3-羟甲基苯基）-2-（叔丁氨基）乙醇，又名舒喘灵。

本品为白色结晶性粉末；无臭，几乎无味。溶于乙醇，略溶于水，不溶于乙醚。熔点为154℃～158℃，熔融时同时分解。

本品分子结构中具有酚羟基，与三氯化铁试液反应显紫色；再加碳酸钠试液，溶液转为橙红色。

本品溶在弱碱性的硼砂溶液中，可被铁氰化钾氧化，氧化产物与4-氨基安替比林生成橙红色缩合物，加三氯甲烷振荡，放置使分层，三氯甲烷层显橙红色。

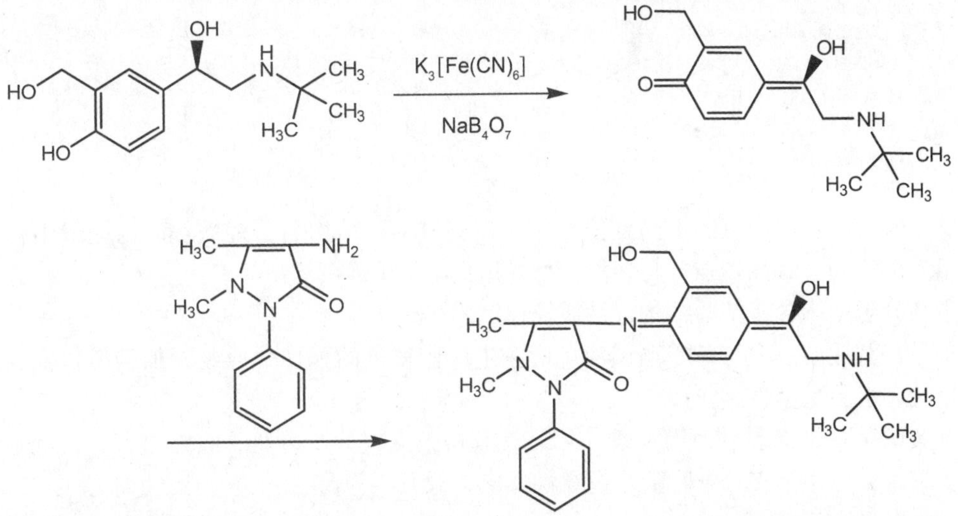

本品为 β_2 受体激动剂，有较强的支气管扩张作用，不易被代谢失活，因而口服有效，作用时间长。主要用于支气管哮喘。

三、苯异丙胺类肾上腺素能受体激动剂

临床常用的药物有麻黄碱（Ephedrine）、伪麻黄碱（Pseudoephedrine）、间羟胺（Metaraminol）、甲氧明（Methoxamine）等。间羟胺为 α 受体激动剂，临床用于低血压和休克等。甲氧明为 α 受体激动剂，有收缩血管、升高血压作用，临床用于低血压的急救等。

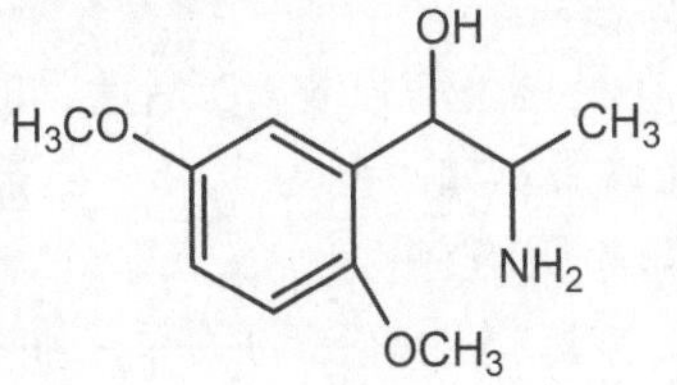

甲氧明

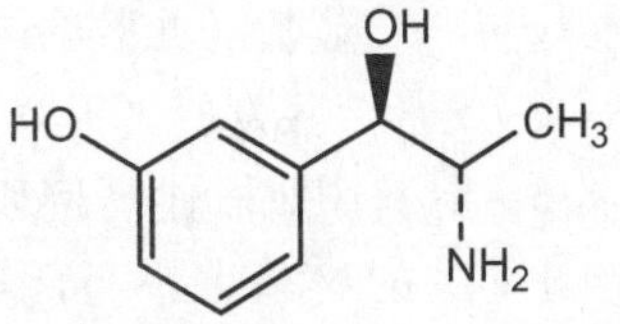

间羟胺

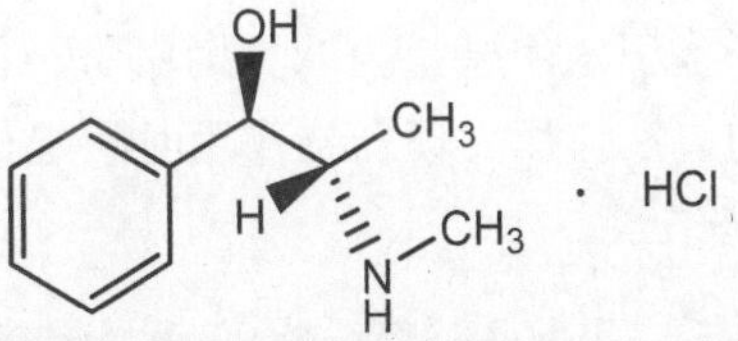

盐酸麻黄碱（Ephedrine Hydrochloride）

化学名为（1R，2S）－2－甲氨基－苯丙烷－1－醇盐酸盐。

本品为白色针状结晶或结晶性粉末；无臭，味苦。本品易溶于水，溶于乙醇，不溶于三氯甲烷、乙醚。熔点为217℃～220℃。比旋度$[\alpha]_D^{20}$为－33.5°～－33°（5%的水溶液）。

麻黄碱分子结构中有两个手性碳原子，有四个光学异构体，手性碳原子的构型分别为（1R，2S）、（1R，2R）、（1S，2R）、（1S，2S）。四个光学异构体中只有（－）－麻黄碱（1R，2S）有显著活性。（＋）－伪麻黄碱（1S，2S）的作用比麻黄碱弱，常用于复方感冒药中减轻鼻黏膜充血等。

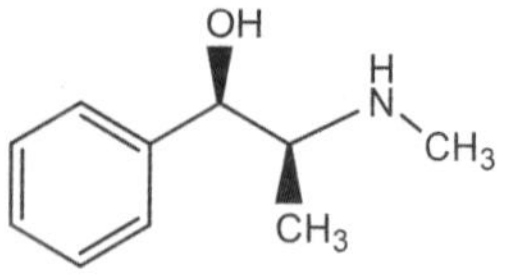

(1R,2S)

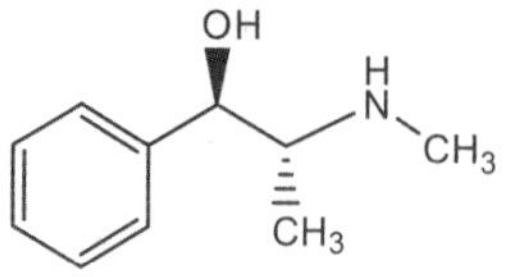

(1R,2R)

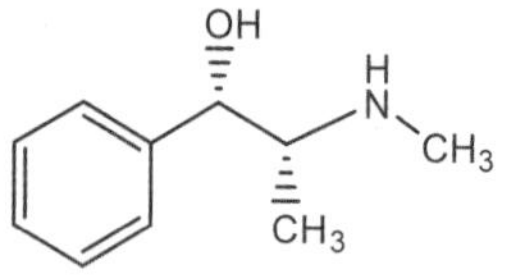

(1S,2R)

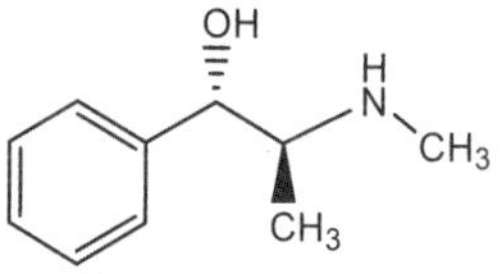

(1S,2S)

麻黄碱与一般生物碱的不同处为氮原子在侧链上，结构属芳烃胺类。与一般生物碱的性质不完全相同。碱性较强；与多种生物碱试剂不能生成沉淀。

本品分子中不含儿茶酚结构，性质较稳定。

本品在碱性溶液中与硫酸铜试液反应，生成蓝紫色的配位化合物，加乙醚振摇，醚层显紫红色，水层呈蓝色。

麻黄碱对 α 和 β 受体都有激动作用，具有松弛支气管平滑肌、收缩血管、兴奋心脏等作用。临床主要用于支气管哮喘、过敏性反应、低血压等。

四、肾上腺素能激动剂的构效关系

肾上腺素能激动剂通过与肾上腺素能受体结合形成药物—受体复合物发挥药效，药物的化学结构必须与受体的活性部位相适应。此类药物的构效关系简述如下：

（1）对苯乙胺基本结构，任何碳链的延长和缩短都会使活性降低。

（2）苯乙胺类侧链氨基的 β 位有羟基取代，有一个手性碳原子（多巴胺除外），存在旋光异构体，以 R－构型异构体具有较大的活性。例如去甲肾上腺素 R－构型左旋异构体活性比 S－构型右旋体强约 27 倍。

（3）苯环 3，4－二羟基（儿茶酚结构）的存在可显著增强 α、β 活性，但是此类药物口服后易失活，因此肾上腺素、去甲肾上腺素不能口服。如改变为 3，5－二羟基（例如特布他林），或将 3－羟基用氯取代（例如克仑特罗）口服均有效。

（4）侧链氨基上的烷基大小与此类药物的受体选择性有密切关系。在一定范围内，N－取代基越大，例如为异丙基或叔丁基时，对 β 受体的亲和力越强。例如异丙肾上腺素、克仑特罗等，临床主要用于支气管哮喘。

（5）侧链氨基 α 位碳原子上引入甲基，为苯异丙胺类，由于甲基的位阻效应可阻碍单胺氧化酶（MAO）脱氨氧化的失活作用，使药物作用时间延长。

第四节 肾上腺素能受体拮抗剂

肾上腺素能受体拮抗剂（Adrenoceptor Antagonists）能通过阻断肾上腺素能神经递质或外源性肾上腺素能受体激动剂与肾上腺素能受体的相互作用，产生与肾上腺素能神经递质作用相反的生物活性。根据肾上腺素能拮抗剂对 α 和 β 受体选择性的不同，可分为 α 肾上腺素能拮抗剂（α 受体拮抗剂）和 β 肾上腺素能拮抗剂（β 受体拮抗剂）。

一、α 受体拮抗剂

α 受体拮抗剂可分为两类：短效的竞争性 α 受体拮抗剂和长效的非竞争性 α 受体拮抗剂。短效类主要有酚妥拉明（Phentolamine）和妥拉唑啉（Tolazoline），而长效类主要有酚苄明（Phenoxybenzamine）。在临床上这类药物主要用于改善微循环，治疗外周血管痉挛性疾病及血栓闭塞性脉管炎等。

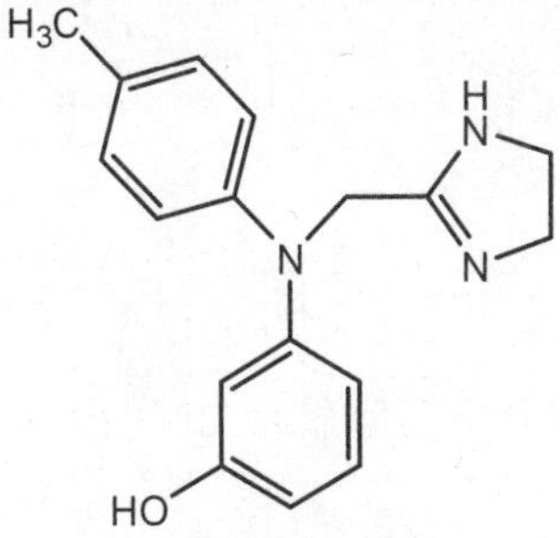

酚妥拉明

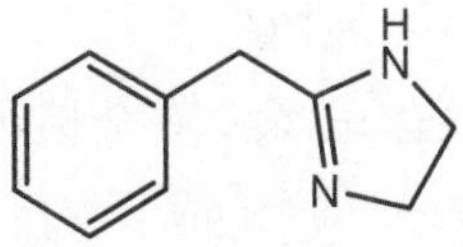

妥拉唑啉

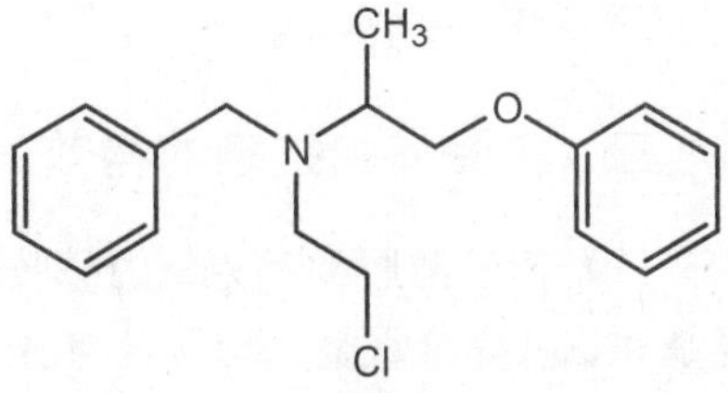

酚苄明

二、β 受体拮抗剂

β 受体拮抗剂临床上广泛用于治疗心绞痛、心肌梗死、高血压、心律失常等。根据 β 受体拮抗剂对不同亚型受体的亲和力不同，可分为非选择性 β 受体拮抗剂、$β_1$受体拮抗剂和具有 $α_1$受体拮抗活性的 β 受体拮抗剂。β 受体拮抗剂按化学结构可分为苯乙醇胺类和芳氧丙醇胺类两种类型。

1．苯乙醇胺类

苯乙醇胺类主要有索他洛尔（Sotalol）、拉贝洛尔（Labetalol）。其中拉贝洛尔临床上多用于治疗重症高血压，是具有 $α_1$ 受体拮抗活性的 β 受体拮抗剂。比单纯的 β 受体拮抗剂更优越，因为它的 α 受体阻断作用可有效地产生血管舒张作用，β 受体阻断作用可有效地阻止血管舒张伴随的心搏过速。索他洛尔是异丙肾上腺素苯环 4 位被甲基磺酰氨基取代的类似物，可作为 K^+ 通道阻滞剂，具抗心律失常作用。

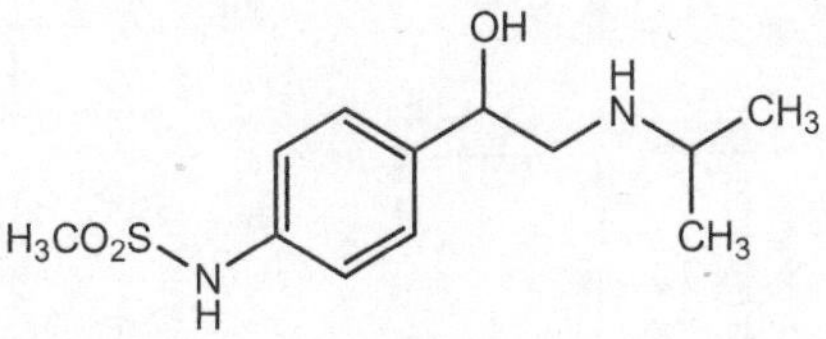

索他洛尔

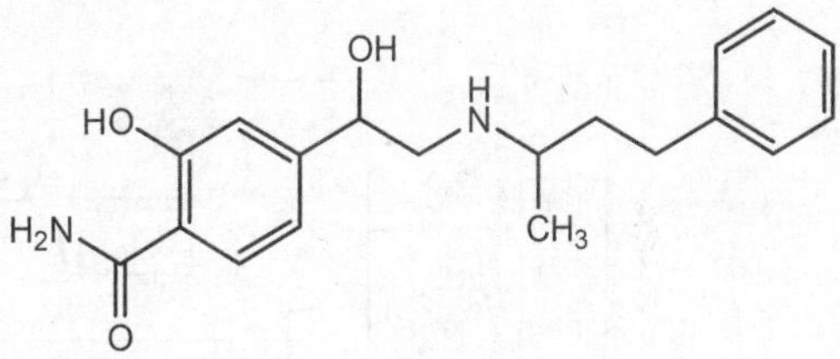

拉贝洛尔

2．芳氧丙醇胺类

临床常用的属于芳氧丙醇胺类的 β 受体拮抗剂有：普萘洛尔（Propranolol）、美托洛尔（Metoprolol）、阿替洛尔（Atenolol）、比索洛尔（Bisoprolol）等。β 受体拮抗剂是在对异丙肾上腺素进行结构改造时发现的，芳氧丙醇胺类 β 受体拮抗剂结构上的特点为在芳环与侧链碳原子之间插入—OCH_2—，β 受体阻断作用强于苯乙醇胺类。

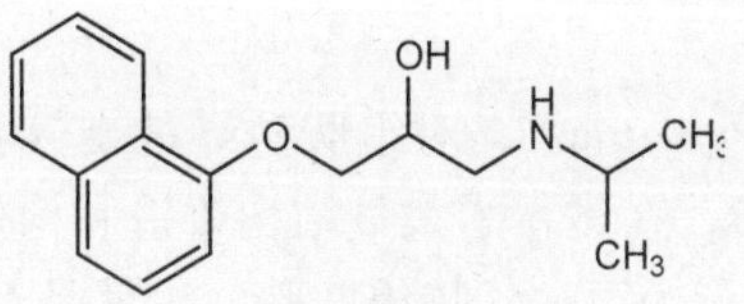

普萘洛尔

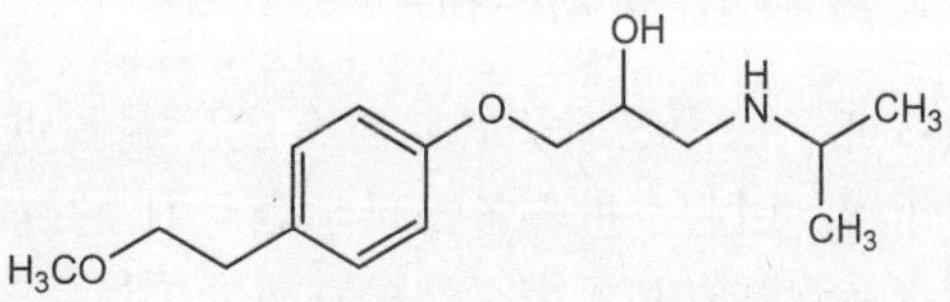

美托洛尔

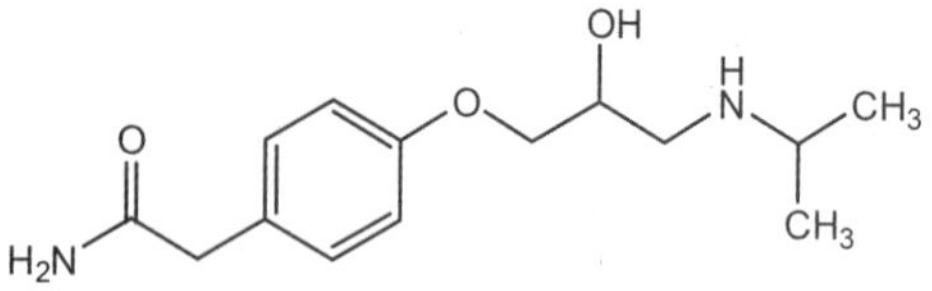

阿替洛尔

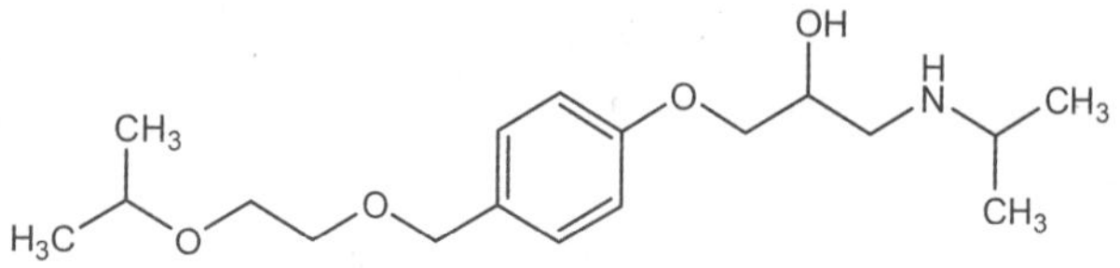

比索洛尔

三、β 受体拮抗剂的构效关系

（1）苯乙醇胺类和芳氧丙醇胺类的结构虽然不完全相同，但分子模型显示二者的芳环、羟基和氨基完全重叠，均符合与 β 受体结合的空间要求。

（2）β 受体拮抗剂对芳环部分的要求不甚严格，苯、萘、芳杂环和稠环等均可。在芳氧丙醇胺类中，芳环和环上取代基的位置与 β 受体阻断作用的选择性存在一定关系，如芳环为萘基或其类似物的邻位取代化合物，一般为非特异性 β 受体拮抗剂（例如普萘洛尔）；而苯环的对位取代化合物，通常对 β_1 受体具较好的选择性（例如美托洛尔、阿替洛尔）。

（3）β 受体拮抗剂的侧链部分在受体的结合部位与 β 激动剂的结合部位相同，其立体选择性是一致的，在苯乙醇胺类中，与醇羟基相连的 β 位碳原子以 R－构型活性较强，而在芳氧丙醇胺类中，S－构型在立体结构上与苯乙醇胺类的 R－构型相当。

（4）侧链氨基上常以异丙基或叔丁基取代的仲醇结构活性较好。

第五节　抗过敏药

H_1受体兴奋时，主要作用是使支气管和肠平滑肌收缩（见图 3－1）。

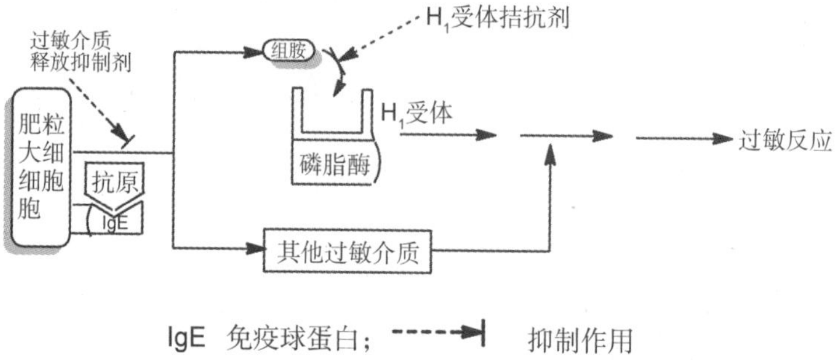

图 3－1　过敏的发生机制和抗过敏示意图

H_1受体拮抗药，又称为抗过敏药，包括扑尔敏（Chlorphenamine）、异丙嗪（Promethazine）、息斯敏（Astemizole）、特非那定（Terfenadine）、咪唑斯汀（Mizolastine）等。

一、经典 H_1受体拮抗剂

1933 年，法国巴斯德研究所合成了哌罗克生（Piperoxan），对组胺诱导的支气管痉挛有缓解作用，引起了世界各国科学家对 H_1的研究兴趣，在进行了大量结构改造和构效关系研究后，陆续开发和上市了许多有效的抗过敏药，被列为第一代抗组胺药，也就是经典 H_1受体拮抗剂。它们按化学结构可分为乙二胺类、氨烷基醚类、丙胺类和三环类。

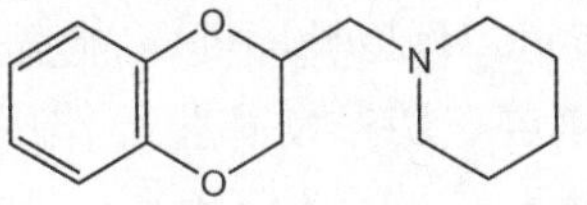

哌罗克生

1. 乙二胺类

1943 年，第一个用于临床的乙二胺类抗组胺药为芬苯扎胺（Phenbezamine）。在此基础上用吡啶和噻吩对苯环进行结构改造，得到了活性更大和副作用更小的抗过敏药。如曲吡那敏（Tripelennamine）的抗组胺作用强而持久，且副作用较少；西尼二胺（Thenyldiamine）则更优于曲吡那敏。

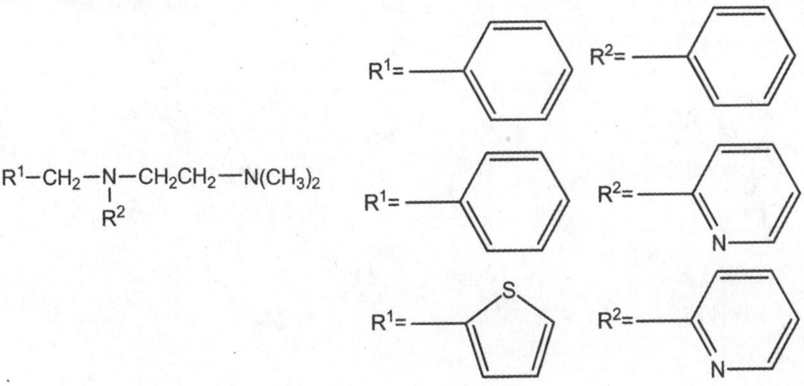

芬苯扎胺

曲吡那敏

西尼二胺

将乙二胺结构环化成哌嗪环后，具有很好的抗组胺活性，且作用时间较长，如氯环力嗪（Chlorcylizine）。而布克力嗪（Buclizine）适用于各种过敏性疾病（如荨麻疹、神经性皮炎等）及妊娠呕吐、晕车、晕船等。分子中引入亲水性基团羧甲氧烷基，得到西替利嗪（Cetirizine）。该药为抗焦虑药羟嗪的羧酸代谢物，其分子侧链末端的羟甲基在体内氧化成羧基，分子呈两性离子，不易通过血—脑脊液屏障而作用于中枢 H_1 受体，临床使用时中枢抑制作用较轻，发展为第二代抗组胺药物，即非镇静 H_1 受体拮抗剂。西替利嗪的左旋体（R 型）对 H_1 受体拮抗活性比右旋体更强，不良反应更少，为第三代抗组胺药物。

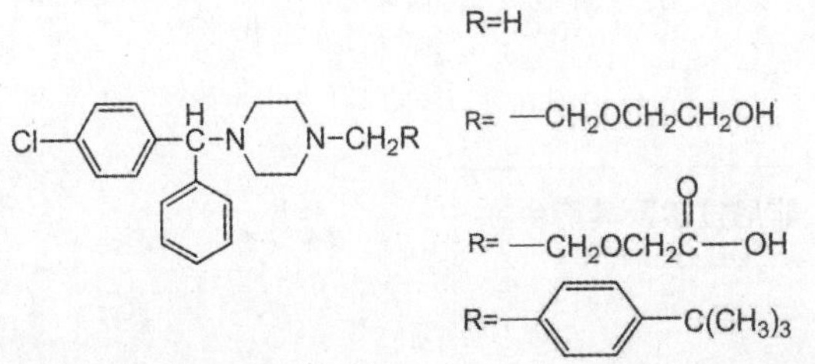

氯环力嗪

布克力嗪

羟嗪

西替利嗪

2. 氨烷基醚类

乙二胺类的 H_1 受体拮抗剂中 $ArCH_2N$（Ar）—基团用 Ar_2CHO—代替，产生氨烷基醚类受体拮抗剂。

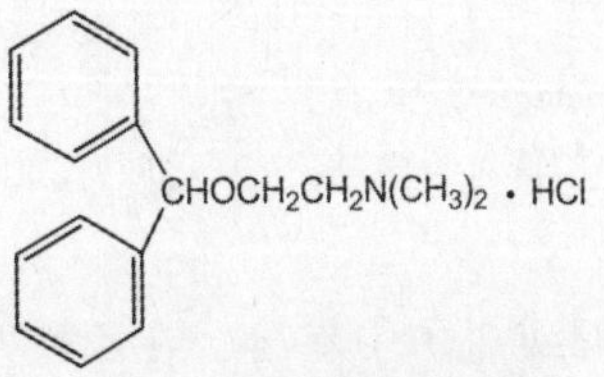

盐酸苯海拉明

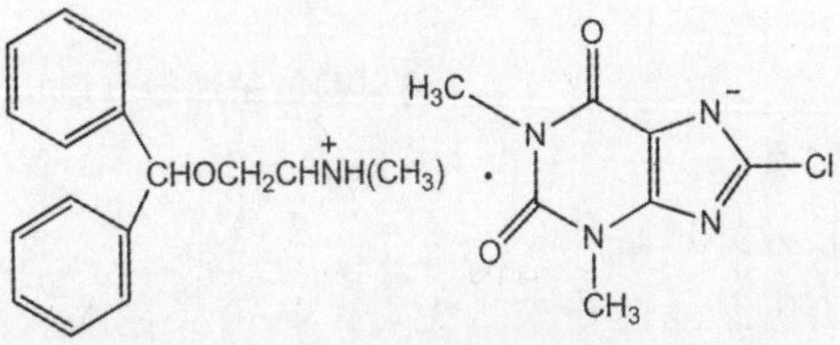

茶苯海明

盐酸苯海拉明（Diphenhydramine Hydrochloride）能竞争性阻断组胺 H_1受体而产生抗组胺作用，中枢抑制作用显著，有镇静、防晕动和止吐作用，可缓解支气管平滑肌痉挛。临床上主要用于荨麻疹、过敏性鼻炎和皮肤瘙痒等皮肤、黏膜变态性疾病；预防晕动病及治疗妊娠呕吐。

为了克服苯海拉明的嗜睡和中枢抑制副作用，将其与具有中枢兴奋作用的嘌呤衍生物结合成盐，茶苯海明（Dimenhydrinate）为苯海拉明与氨茶碱（Aminophylline）的复合物，具有抗组胺作用，可抑制血管渗出，减轻组织水肿，并有镇静和止吐作用。用于防治晕动病，如晕车、晕船、晕机所致的恶心、呕吐。

在改造结构过程中还获得若干个抗过敏药，如卡比沙明（Carbinoxamine）和氯马斯汀（Clemastine）。

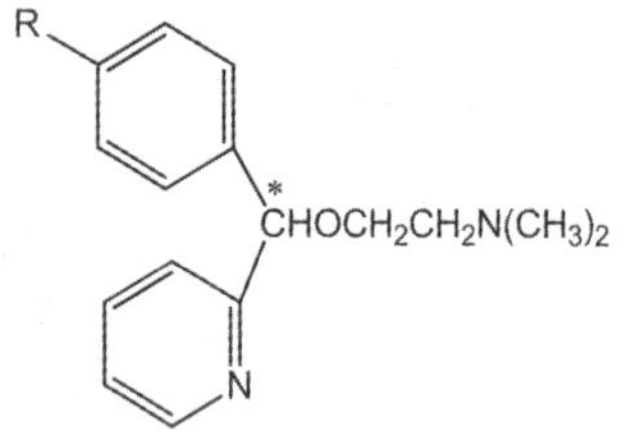

卡比沙明

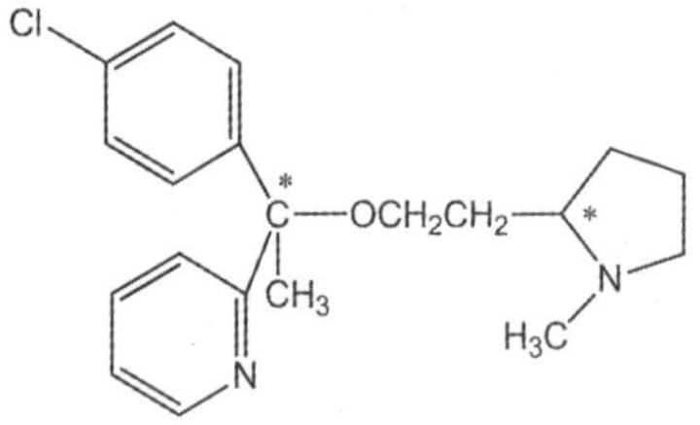

氯马斯汀

3. 丙胺类

将乙二胺和氨烷基醚类结构中 N、O 用—CH—替代可得系列芳香基取代的丙胺类类似物。1949 年发现了非尼拉敏（Pheniramine），其拮抗 H_1受体的作用虽较弱，但毒性也较低，治疗指数比曲吡那敏反而约大 4 倍。又经过了结构改造得到了氯代类似物氯苯那敏（Chlorpheniramine）和溴代类似物溴苯那敏（Brompheniramine）。这类药物的 H_1受体的对映体均为 S－（＋）体，与氨烷基醚类的卡比沙明和氯马斯汀的对映体构型标记及旋光方向虽然不同，但具有相同的空间排列。

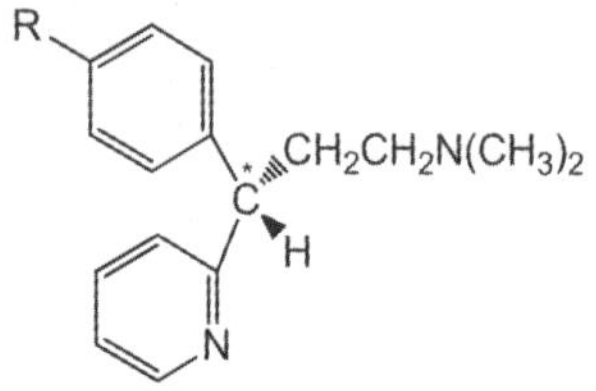

R= H	非尼拉敏
R=Cl	氯苯那敏
R=Br	溴苯那敏

非尼拉敏及其衍生物

典型药物：

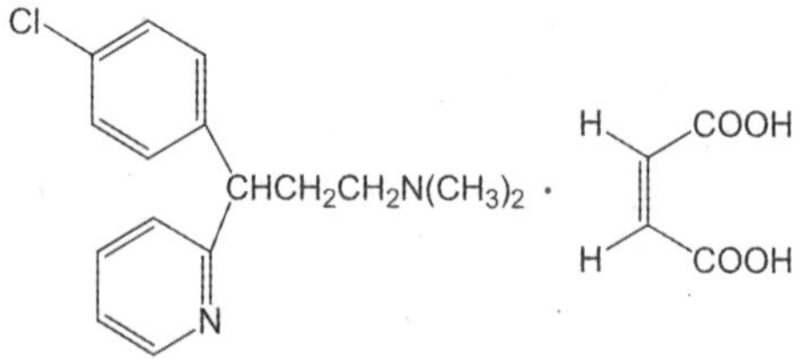

马来酸氯苯那敏（Chlorphenamine）

化学名为（±）－3－（4－氯苯基）－N，N－二甲基－3－（2－吡啶基）丙胺顺丁烯二酸盐，又名扑尔敏。

本品为白色结晶性粉末，无臭，味苦。在水、乙醇或氯仿中易溶，在乙醚及苯中微溶。熔点为 131℃～135℃，有升华性。其水溶液的 pH 为 4.0～5.0。氯苯那敏结构中含有一个手性碳原子，对映体为 S－（＋）。

临床上应用的为氯苯那敏外消旋体的马来酸盐，对组胺 H_1 受体的竞争性阻断作用甚强，并持久。对中枢抑制作用较轻，嗜睡副作用较小，抗胆碱作用较弱，适用于日间服用，可治疗荨麻疹、过敏性鼻炎、结膜炎，虫咬、药物过敏等。

在对丙胺类化合物的结构改造研究中发现，分子中引入不饱和双键同样有很好的抗组胺作用，如曲普利啶（Triprolidine）和阿伐斯汀（Acrivastine），但它们的顺、反几何异构体的 H_1 受体拮抗显著不同，E 型活性一般高于 Z 型。曲普利啶为 E 型，其 H_1 受体活性比 Z 型异构体大 1 000 倍。

阿伐斯汀是在曲普利啶的吡啶环上增加一个亲水的丙烯酸基团，因分子是两性离子化合物，故难以通过血脑屏障，中枢副作用较小，无镇静作用，属非镇静 H_1 受体拮抗剂。临床用于治疗枯草热和风疹热等。

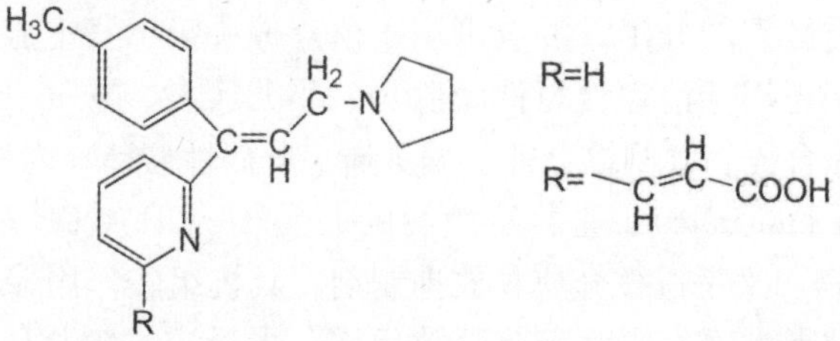

曲普利啶

阿伐斯汀

4. 三环类

将乙二胺类、氨烷基醚类和丙胺类 H_1 受体拮抗剂的两个芳环部分以不同基团邻位相形成三环结构，再运用生物电子等排等方法加以修饰，成功地获得了很多新的三环类抗过敏药。

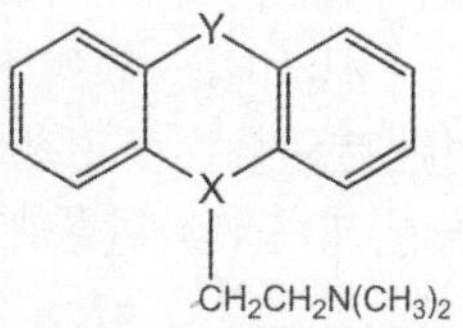

X 为 N，Y 为 S 时，得到了吩噻嗪类化合物，异丙嗪（Promethazine）就属于这类化合物，比苯海拉明作用强而且持久，其结构与精神药物氯丙嗪相似，镇静和安定等副作用也较为明显。异丙嗪用于各种过敏症（如哮喘、荨麻疹等）、孕期呕吐、乘船等引起的眩晕。可与氨茶碱等合用治疗哮喘。与氯丙嗪等配成冬眠注射液，用于人工冬眠。

X 为—C ═，Y 为 S 时，得到了噻吨类化合物。如氯普噻吨（Chlorprothixene），其抗组胺活性较高，比苯海拉明活性高出 17 倍。

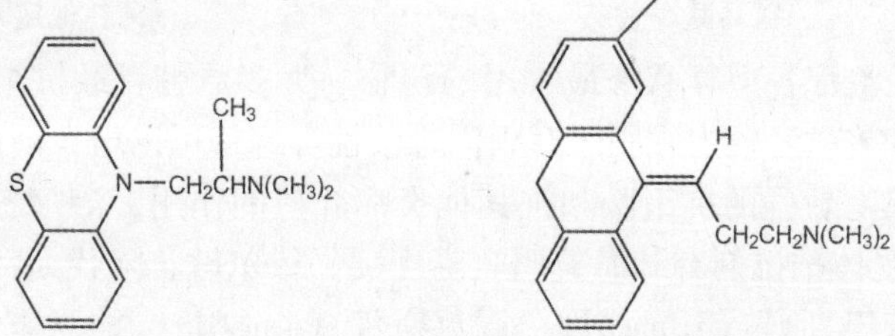

异丙嗪　　　　氯普噻吨

典型药物：

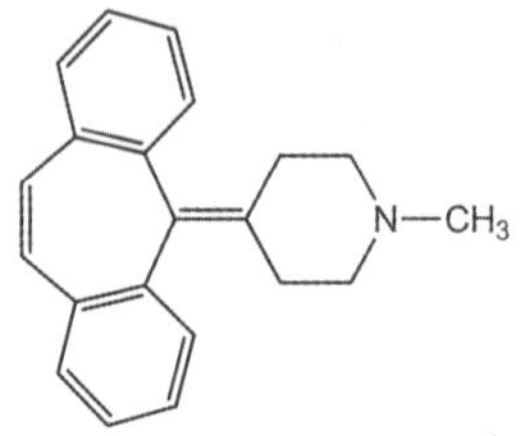

赛庚啶（Cyproheptadine）

本品为白色或微黄色结晶性粉末，几乎无臭，味微苦。在甲醇中易溶，溶于氯仿，微溶于水。

本品对 H_1 受体的拮抗作用比氯苯那敏和异丙嗪强。可治疗荨麻疹、湿疹、过敏性和接触性皮炎、皮肤瘙痒、过敏性鼻炎、支气管哮喘等。它还有抗 5－羟色胺和抗胆碱作用，并可抑制醛固酮和促肾上腺皮质激素的分泌，故也可用于治疗偏头痛、肾上腺皮质功能亢进症及肢端肥大症等。目前临床还用于治疗流行性腮腺炎、小儿厌食、支气管哮喘、小儿喘息性支气管炎、闭经—泌乳综合征、倾倒综合征、偏头痛、肝病性瘙痒、内耳眩晕症。

富马酸酮替芬（Ketotifen Fumarate），是将赛庚啶的七元环—CH ═CH—用—CH_2CO—替代所得到的 H_1 受体拮抗药物，又是过敏介质释放抑制剂，其抗组胺作用较扑尔敏强约 10 倍，且长效；能抑制支气管周围黏膜下肥大细胞释放组胺、慢反应过敏物质，而且也抑制血液中嗜酸性粒细胞释放组胺、慢反应过敏物质等，从而产生抗过敏作用；能明显减轻鼻黏膜水肿，从而使过敏性鼻炎的鼻痒、喷嚏、流鼻涕和鼻塞等症状减轻或消失。本品用于过敏性鼻炎，也可用于过敏性支气管哮喘。不良反应主要为嗜睡、镇静、迟钝。胃肠道反应有口干、恶心、呕吐，其他有头晕、目眩、头痛、倦怠，以及体重增加。

赛庚啶的七元环—CH ═CH—用—CH_2CH_2—替代不影响抗组胺活性，仅降低抗 5－羟色胺活性，若同时将其中一个苯环用吡啶环替换所得药物为阿扎他定（Azatadine），其 H_1 受体拮抗作用为临床上使用的 H_1 受体拮抗剂马来酸氯苯那敏的 3.4 倍。

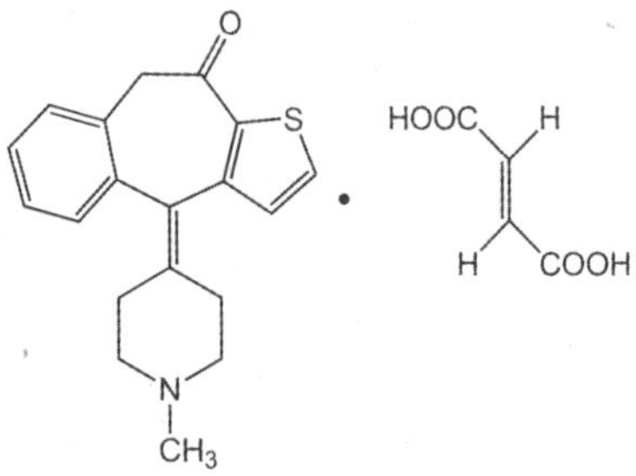

富马酸酮替芬

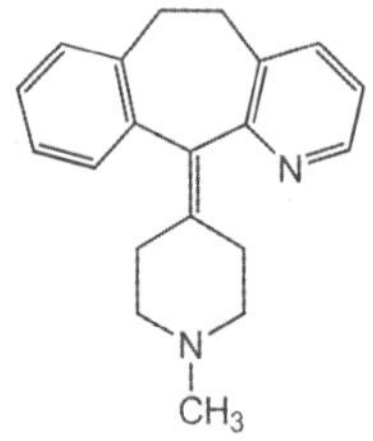

阿扎他定

抗组胺类药物是治疗各型荨麻疹最常用的药物。大多数患者经抗组胺药物治疗后即可获得满意的疗效，少数患者较为顽固。对顽固难治性荨麻疹可以增大剂量或联合用药。

H_1 受体拮抗剂具有较强的抗组胺和抗其他炎症介质的作用，治疗各型荨麻疹都有较好的效果。常用的 H_1 受体拮抗剂有苯海拉明、赛庚啶、扑尔敏、阿伐斯汀、西替利嗪、咪唑斯丁、氯雷他定、依巴斯汀（10mg/d）、氮䓬斯汀（4mg/d）、地氯雷他定（5mg/d）等，单独治疗无效时，可以选择 2 种不同类型的 H_1 受体拮抗剂合用或与 H_2 受体拮抗剂联合应用，常用的 H_2 受体拮抗剂有西咪替丁、雷尼替丁、法莫替丁等。有人报道，H_1 和 H_2 受体拮抗剂联合应用有协同作用，能增加 H_1 受体拮抗剂的作用。H_2 受体拮抗剂单独使用时效果不佳。如果采用两种以上的抗组胺药都是 H_1 受体拮抗剂，则应选用两者在结构上不同的药物，或一种作用较强的抗组胺药物与一种作用较弱的抗组胺药物联合使用，或一种有嗜睡、镇静作用的抗组胺药物与一种没有嗜睡作用的抗组胺药（如咪唑司丁、西替利嗪等）联合使用。安他乐具有较强的抗组胺、抗胆碱和镇静作用，止痒效果也很好，用于急、慢性荨麻疹和寒冷性荨麻疹均有效。

二、非镇静 H_1 受体拮抗剂

经典 H_1 受体拮抗剂均含脂溶性较强的基团，易于通过血脑屏障而进入中枢，产生中枢抑制和镇静作用，常呈现不同程度的局部麻醉、抗肾上腺素能、拟交感、镇痛和抗 5-羟色胺等作用，有的还由于抗胆碱作用出现胃肠道不适或口干等副作用。此外，多数药物作用时间较短，使临床应用受到限制。

提高药物对 H_1 受体的选择性以及限制药物进入中枢是解决上述问题的关键。20 世纪 80 年代后开发和生产的第二代抗组胺药物具有 H_1 受体选择性高、无镇静作用等特点，称为非镇静抗过敏药。阿伐斯汀和西替利嗪都属于该类药物。抗组胺药物有无中枢副作用取决于药物的结构及其药动学特征。阿伐斯汀和西替利嗪是通过引入亲水性基团和增加其氢键的键合能力，使药物难以通过血脑屏障而克服中枢镇静副作用的。

特非那定（Terfenadine Granules）是从中枢抑制药研究中发现的一个新型的选择性外周组胺 H_1 受体拮抗剂，由于不进入大脑，故无中枢镇静作用，不影响精神运动行为。它具有微弱或几乎无抗 5-羟色胺能、抗胆碱能和抗肾上腺能活性；与受体结合、解离均较缓慢，药效持久，临床用于治疗过敏性鼻炎、皮肤病（如荨麻疹）和哮喘。

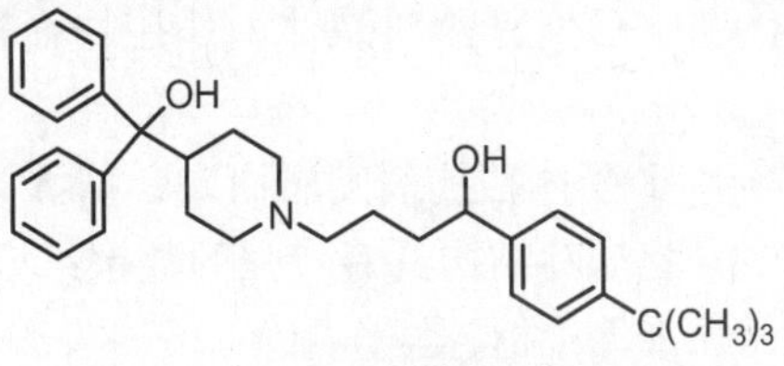

特非那定

依巴斯汀（Ebastine）是特非那定分子中的二苯羟甲基替换为二苯甲氧基的生物电子等排体，也是一个比特非那定更有效且作用持续时间更长的非镇静抗过敏药，临床上治疗各种过敏性疾病。

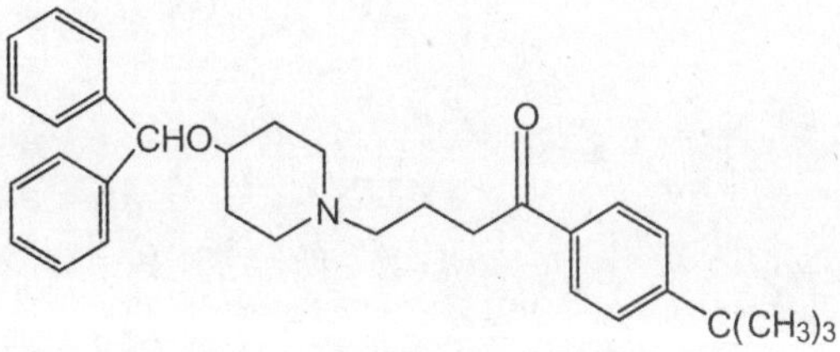

依巴斯汀

阿司咪唑（Astemizole）含苯并咪唑胺结构。在研究安定药时发现这类结构有抗组胺活性，其结构与已知的 H_1 受体拮抗剂类似。因较难通过血脑屏障，它为无中枢镇静和无抗胆碱作用的 H_1 受体拮抗剂。

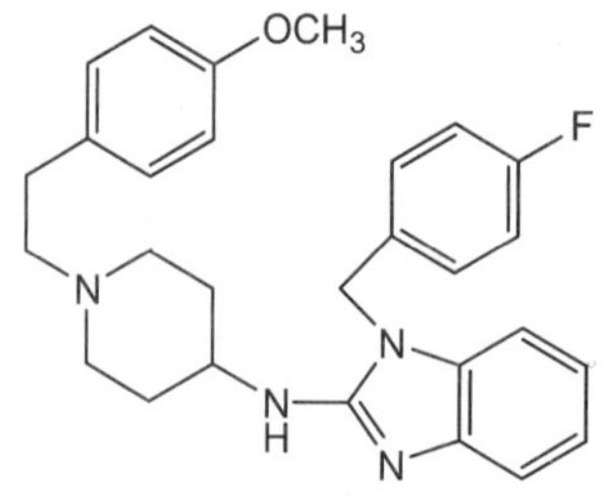

阿司咪唑

富马酸依美斯汀（Emedastine Difumarate）与阿司咪唑的苯并咪唑结构类似，具有较强的选择性 H_1 受体拮抗作用，起效快，抗胆碱能和抗 5－HT 等中枢副作用较弱。它适用于过敏性鼻炎和荨麻疹。

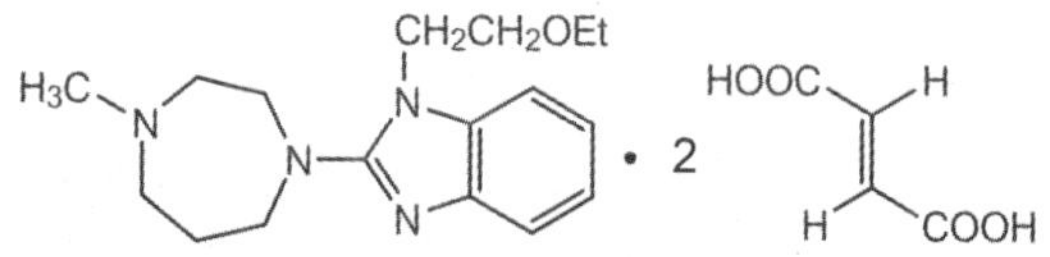

富马酸依美斯汀

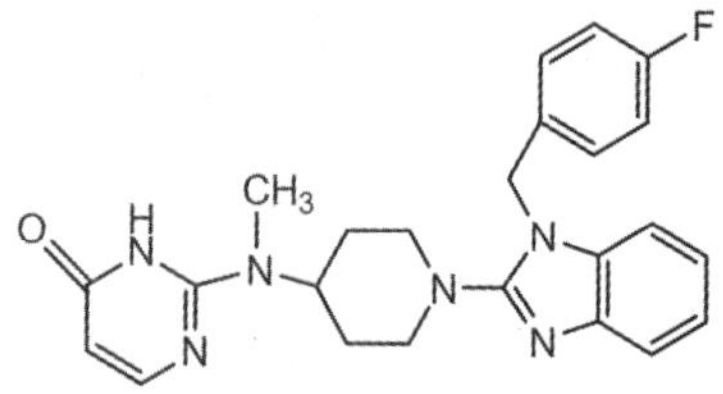

咪唑斯汀

咪唑斯汀（Mizolastine）能强效、高度专一性地作用于 H_1 受体，同时还具有抑制多种炎性介质产生的作用，无抗胆碱能、抗肾上腺素能和抗 5－HT 作用，具有低亲脂性和低心脏组织沉积等特点，故心血管不良反应较少，临床用于治疗过敏性鼻炎、结膜炎和荨麻疹。

左卡巴斯汀（Levocabstine）是在阿司咪唑基础上获得的具有更高 H_1 拮抗活性的化合物。它有光学异构体，左旋体左卡巴斯汀为对映体，作用快而持久，临床上用于变态反应性结膜炎和鼻炎。

替美斯汀（Temelastine）由 H_2 受体拮抗剂发展而来，拮抗 H_1 受体选择性强，它虽有较高的脂水分配系数，但分子中异胞嘧啶结构具有较强的氢键结合能力而限制通过血脑屏障，使脑中的药物浓度水平很低，几乎无中枢神经作用。

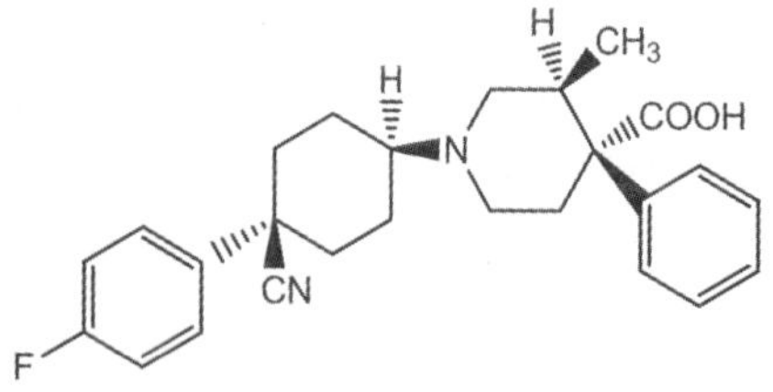

左卡巴斯汀

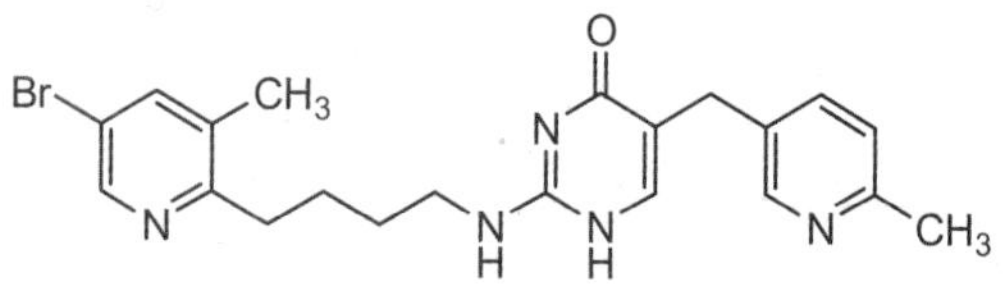

替美斯汀

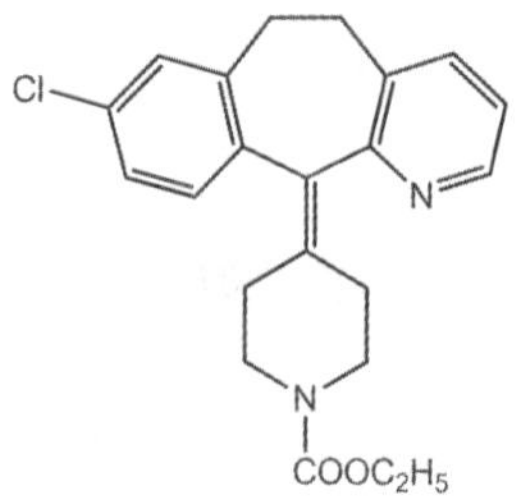

氯雷他定（Loratadine）

化学名为 4－（8－氯－5，6－二氢－11H－苯并［5，6］环庚并［1，2－b］吡啶－11－亚基）－1－哌啶甲酸乙酯。

氯雷他定可看成是在阿扎他定的苯环上氯代，并将碱性氮甲基部分换以中性的氨甲酸乙酯得到。本品为强效、长效、选择性对抗外周 H_1受体的非镇静类 H_1受体拮抗剂，为第二代抗组胺药。无抗肾上腺素能和抗胆碱能活性及中枢神经抑制作用。临床上用于治疗过敏性鼻炎、慢性荨麻疹及其他过敏性皮肤病，不能通过血脑屏障，无明显镇静作用，罕见嗜睡、肝功能改变等不良反应。

三、组胺 H_1受体拮抗剂的构效关系

1. H_1受体拮抗剂的基本结构

经典 H_1受体拮抗剂结构类似，大多数乙二胺类、氨烷基醚类和丙胺类药物可用以下通式表示。

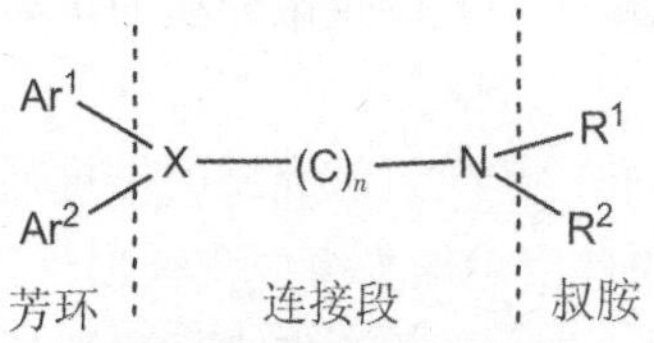

H_1受体拮抗剂结构通式

（1）Ar^1为苯环、杂环或取代杂环，Ar^2为另一芳环或芳甲基，Ar^1和 Ar^2可桥连成三环类化合物。Ar^1和 Ar^2的亲脂性及它们的空间排列与活性相关。

（2）NR^1R^2一般是叔胺，也可以是环的一部分，常见的有二甲氨基、四氢吡咯基、哌啶基和哌嗪基。

（3）X 是 sp^2或 sp^3杂化的碳原子、氮原子，或连接氧原子的 sp^3碳原子。

（4）连接段碳链 $n = 2 \sim 3$，通常 $n = 2$。叔胺与芳环中心的距离一般为 50 ~ 60nm。

2. 药效基团模型研究

从以上基本结构可得到药效基团，其药效基团单元为叔胺及两个芳环。

以半刚性的 H_1受体拮抗剂的活性构象和受体受点相互作用为基础，推测出药物的作用模型，表明受体 Asp116 残基羧酸的 C_α和 C_β链具柔性，与药物作用时有一定的自由度。不同药物的 Ar^1和 Ar^2两个芳环的空间位置，决定药物与受体疏水区和静电吸引区相互作用时质子化氮原子与受体形成氢键的方向，从而影响氢键键合能力，表现出拮抗活性的差异。

四、过敏介质与抗过敏药

抗原抗体反应除使靶细胞释放组胺之外，还能释放其他过敏介质，如白三烯（Leukotriene）、缓激肽（Bradykinin）、血小板活化因子（PAF）等，这些体内活性物质均可引发各种过敏反应。组胺释放剂，如蛇毒、蜂毒、皂苷、右旋糖酐、氯筒箭毒等，也能促使靶细胞释放组胺。因此抑制过敏反应除拮抗 H_1受体之外，还可以从多方面考虑。

1. 过敏介质释放抑制剂

色甘酸钠（Sodium Cromoglicate）可通过抑制磷酸二酯酶，使细胞内 cAMP 水平升高，抑制 Ca^{2+}进入细胞，增加细胞膜稳定性，从而抑制颗粒膜与浆膜的融合，阻止过敏介质的释放。它主要用于哮喘的预防性治疗，能防止变态反应或运动引起的速发和迟发型哮喘反应。应用 2 ~ 3 天，能降低支气管的高反应性。也可用于过敏性鼻炎、溃疡性结肠炎及其他胃肠道过敏性疾病。曲尼司特（Tranilast）的作用机制与色甘酸钠相似。这两种药物分子中均含有羧基，为酸性抗过敏药。

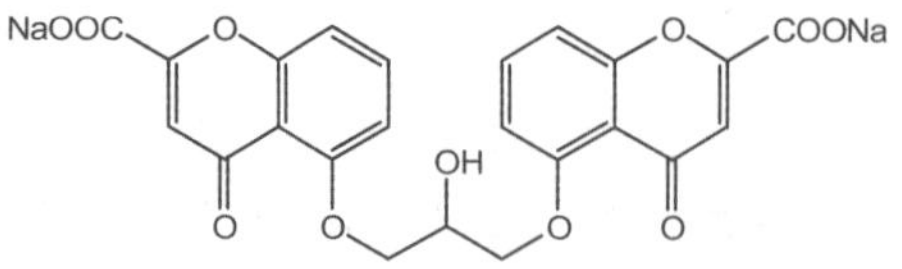

色甘酸钠

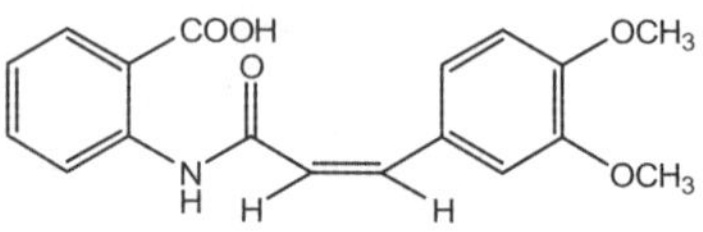

曲尼司特

酮替芬除具有 H_1 受体拮抗剂作用外，还有过敏介质阻释作用。该阻释作用通过抑制肥大细胞摄取胞外 Ca^{2+} 和抑制胞内 Ca^{2+} 的释放，避免胞内 Ca^{2+} 增加而造成组胺释放的启动。具有此类过敏介质阻释作用的药物还有特非那定、美喹他嗪（Mequitazine）等，它们的分子结构中一般具有疏水性的芳环和亲水性的氨基，为碱性抗过敏药。过敏介质释放抑制剂分子中疏水基能与肥大细胞膜磷脂的疏水区相互作用，使细胞膜的流动性降低，从而稳定肥大细胞膜，减少抗原攻击肥大细胞引起的过敏介质的游离和释放。

2. 过敏介质拮抗剂

白三烯、缓激肽、血小板活化因子等过敏介质的拮抗剂也能作为抗过敏药。

扎鲁司特（Zafirlukast）以天然白三烯为模型化合物，经结构衍化而得。它是有效 LTD_4 拮抗剂，亲和力约为天然配基的 2 倍，可作为轻中度哮喘的有效治疗药物。

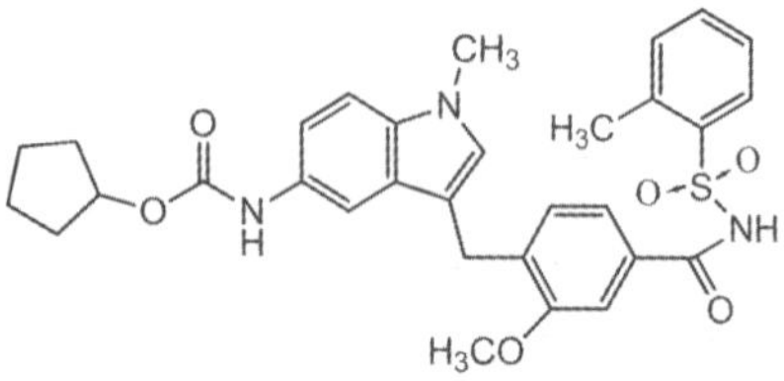

扎鲁司特

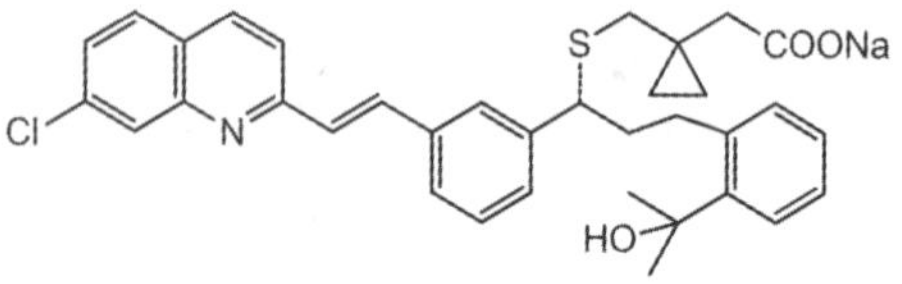

孟鲁司特

孟鲁司特（Montelukast）和普仑司特（Pranlukast）为特异性 cysLT 受体拮抗剂，药理作用和临床应用与扎鲁司特相同。

齐留通（Zileuton）的主要作用是选择性地抑制 5－LO，从而抑制 LTs 的合成，同时能抑制过敏反应引起的嗜酸性细胞向肺部的浸润。给药后可产生快速支气管扩张作用，明显降低血中嗜酸性细胞的水平，还有扩张支气管和抗炎作用。它可作为哮喘的长期用药。

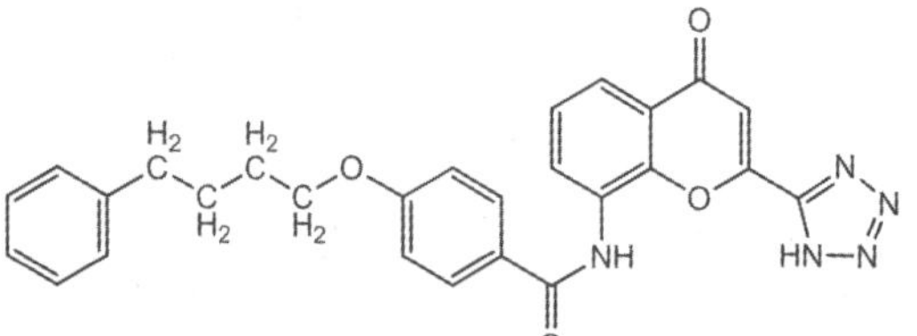

普仑司特

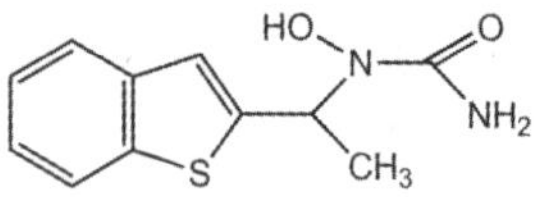

齐留通

抗白三烯药物可有效地用于过敏性反应。但白三烯毕竟只是构成过敏反应的过敏介质之一，应从病因出发联合使用其他药物才能全面控制疾病。

3. 钙通道阻断剂

肥大细胞内 Ca^{2+} 增加可导致过敏介质释放，Ca^{2+} 进入胞浆也可导致支气管平滑肌收缩，因此钙通道阻断剂可抑制 Ca^{2+} 内流，作为潜在的治疗过敏性疾病药物。

除 H_1 受体拮抗剂和抗过敏介质药物外，抑制过敏反应还可应用糖皮质激素抗炎症、抑制免疫和抗休克。

第六节　局部麻醉药

局部麻醉药是一类能在用药局部可逆性地阻断感觉神经冲动的发生和传导的药物。应用局部麻醉药后，可使病人在意识完全清醒而局部无痛觉的情况下进行手术。

一、局部麻醉药的结构类型

最早的局麻药是1859年从南美古柯树叶中分离出的一种生物碱，称为可卡因（Cocaine，古柯碱）。由于其水溶液不稳定、毒性较强、有成瘾性等缺点，使应用受到限制，因此开始改造其结构，以寻找更好的局部麻醉药。

经过对可卡因结构的剖析和逐步简化，发现去除N-甲基、甲氧羰基以及打开四氢吡咯环，仍保留局部麻醉作用。由此说明苯甲酸酯在可卡因的局部麻醉作用中占重要地位。于是开始集中研究苯甲酸酯类衍生物。1890年合成了局麻药苯佐卡因，但其溶解度小，不能制成注射剂，而制成盐酸盐则酸性太强，也不宜注射应用。引入脂胺基并成盐，终于在1904年合成了盐酸普鲁卡因，其作用优良，无可卡因的不良反应，临床应用至今。

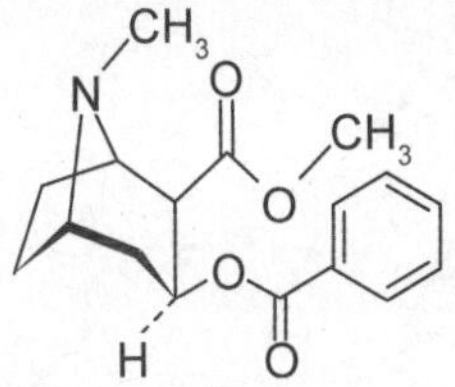

可卡因

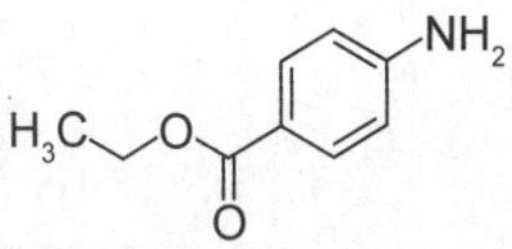

苯佐卡因

普鲁卡因的发现，开创了简化天然活性成分结构是寻找新药的一条途径。对苯甲酸酯结构的研究中，发展了其他类局部麻醉药。根据化学结构类型，可将局部麻醉药分为对氨基苯甲酸酯类、酰胺类、氨基醚类、氨基酮类及氨基甲酸酯类等。

（一）对氨基苯甲酸酯类

普鲁卡因的酯基不稳定，易被血清胆碱酯酶催化水解而失效，导致麻醉持续时间短。为了克服这一缺点，提高稳定性，以普鲁卡因作为先导物，对苯环、氨基侧链、碳链、羧酸酯进行变化，获得了一系列酯类局麻药。

（1）普鲁卡因苯环上以其他基团取代时，由于空间位阻增加，使酯基的水解减慢，因而使局麻作用增强，如氯普鲁卡因（Chloroprocaine）、羟普鲁卡因（Hydroxyprocaine）等。氯普鲁卡因的局麻作用比普鲁卡因强2倍，毒性小约1/3，穿透力强，作用迅速、持久，临床上用于浸润麻醉、硬膜外麻醉和阻滞麻醉。

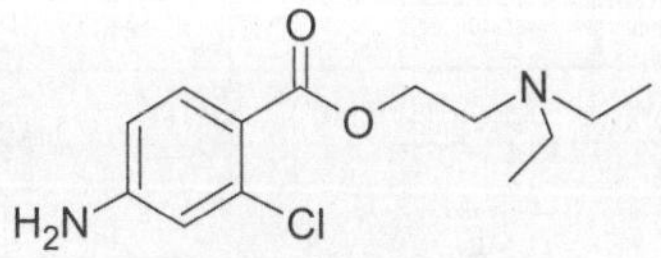

氯普鲁卡因

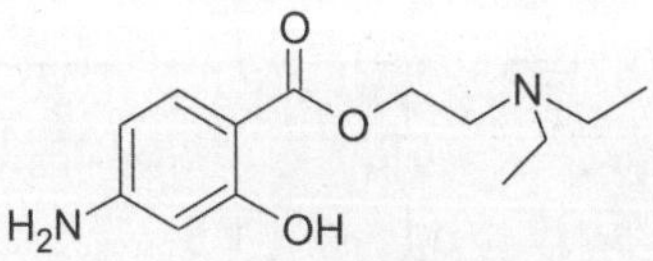

羟普鲁卡因

（2）苯环上氨基引入烷基，可以增强局部麻醉作用，如丁卡因（Tetracaine）作用比普鲁卡因强约10倍，且穿透力强，毒性较大，但因使用剂量比普鲁卡因小很多，故呈现出的毒副作用实际上比普鲁卡因小。丁卡因除可用于浸润麻醉、阻滞麻醉、腰麻和硬膜麻醉外，因能透过黏膜，在五官科主要用于黏膜麻醉，弥补了普鲁卡因不能用于表面麻醉的不足，与普鲁卡因一起为目前芳酸酯类中应用最为广泛的局部麻醉药。

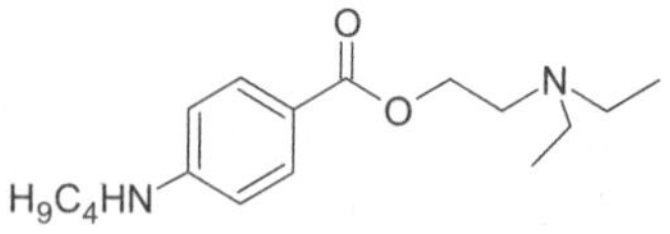

丁卡因

（3）改变侧链，增加位阻，使酯基不易水解，局麻作用时间延长。如徒托卡因（Tutocaine）、二甲卡因（Dimethocaine）等。

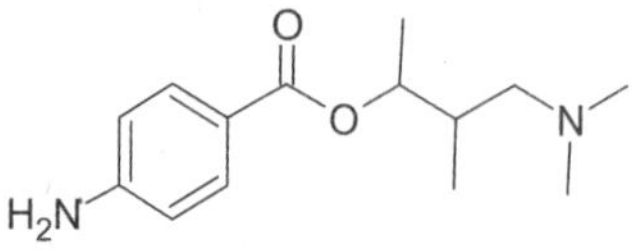

徒托卡因

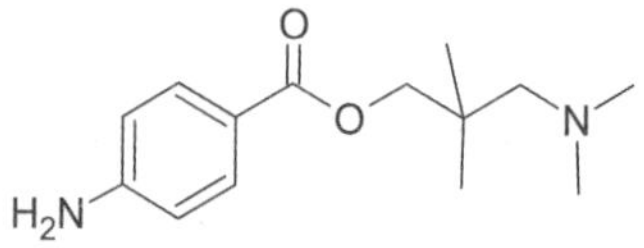

二甲卡因

（4）将乙醇胺侧链延长，活性不会降低，如布他卡因（Butacaine）的局麻效力与普鲁卡因相当。将侧链中的氮原子包含在杂环中，活性也可保持不变。如哌罗卡因（Piperocaine）和环美卡因（Cyclomethycaine）。

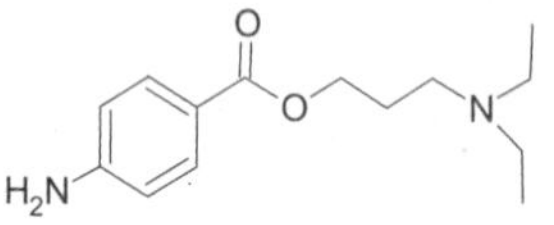

布他卡因

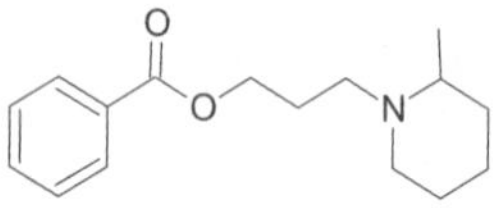

哌罗卡因

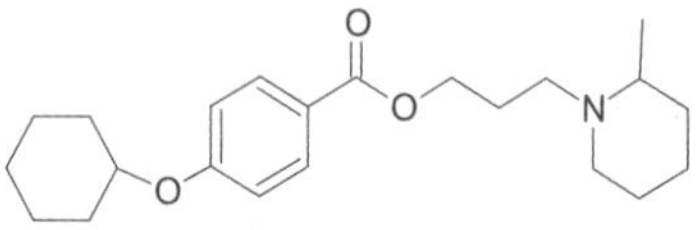

环美卡因

（5）羧酸酯中的—O—以其电子等排体—S—代替，则酯溶性增大，显效快，如硫卡因（Thiocaine）的局麻作用较普鲁卡因强，毒性大，可用于浸润麻醉及表面麻醉。

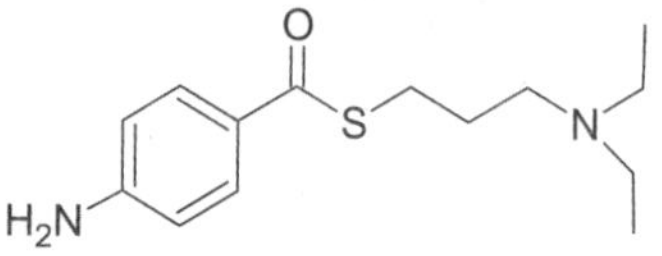

硫卡因

（二）酰胺类

由于普鲁卡因的酯基易水解而失效，用较不易水解的酰胺基取代酯基，局部麻醉药持续时间一般较长，于1946年发现了酰胺类局部麻醉药利多卡因（Lidocaine），因其邻位两甲基使胺键受空间位阻的保护而不易水解。其作用较普鲁卡因强而持久。改造利多卡因的结构，获得了系列酰胺类局部麻醉药（见表3-2）。

表3-2　临床常用的酰胺类局部麻醉药

药物名称和结构	作用特点及用途
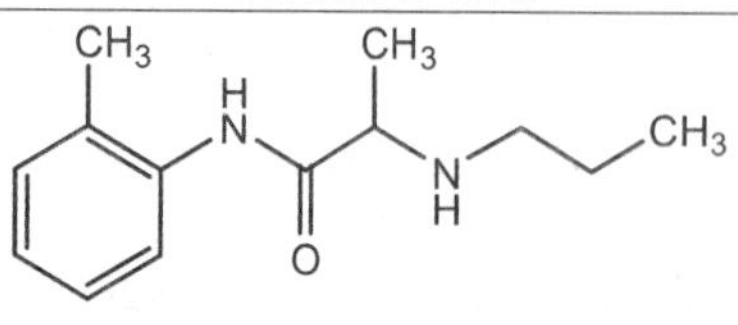 丙胺卡因	局部麻醉作用与利多卡因相似，但作用时间较长，毒性较小，用于硬膜外麻醉、阻滞麻醉及浸润麻醉

药物名称和结构	作用特点及用途
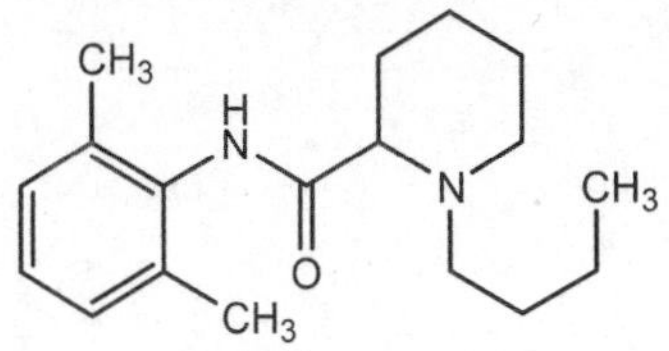 布比卡因	为长效局麻药，麻醉作用比利多卡因强 4～5 倍，作用持续时间长，较安全，临床用于局部浸润麻醉、外周神经阻滞麻醉及椎管内阻滞麻醉
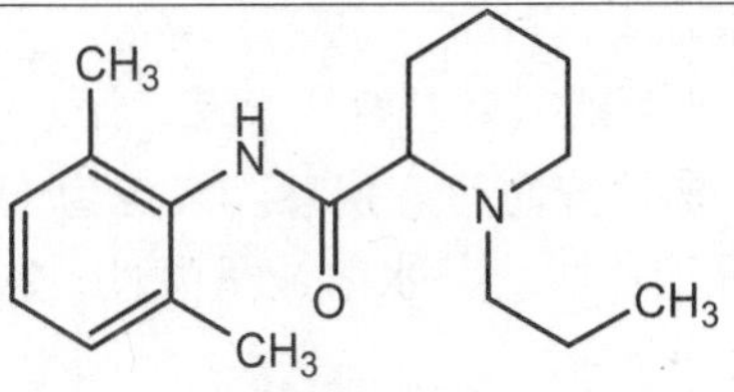 罗哌卡因	麻醉效果与布比卡因相似，而毒性反应明显弱于布比卡因，皮肤镇痛时间较布比卡因长，而局部浸润麻醉作用时间较同浓度布比卡因长 2～3 倍
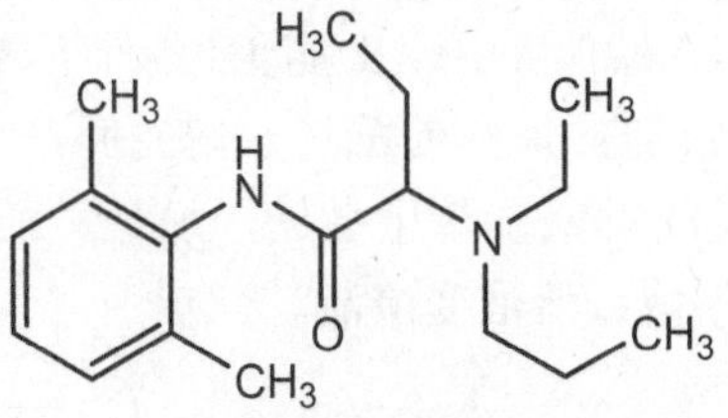 依替卡因	局麻作用与布比卡因相似，起效迅速，持续时间长，主要用于浸润麻醉、神经阻滞麻醉及硬膜外麻醉

（三）氨基醚类、氨基酮类及氨基甲酸酯类

氨基醚类是用醚键代替局部麻醉药结构中的酯或酰胺基，使其稳定性增加，麻醉作用强而持久。如奎尼卡因（Quinisocaine）、普莫卡因（Pramocaine），均用作表面麻醉，其中奎尼卡因的表面麻醉比可卡因强约 1 000 倍，而毒性仅为可卡因的两倍。

氨基酮类在临床上有应用价值的有达克罗宁（Dyclonine）、法立卡因（Falicaine）。氨基甲酸酯类有地哌冬（Diperodon）。

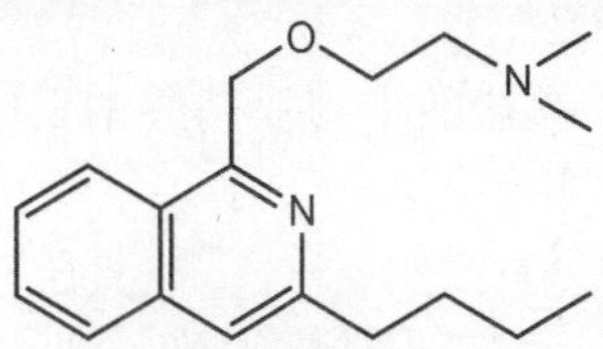

奎尼卡因

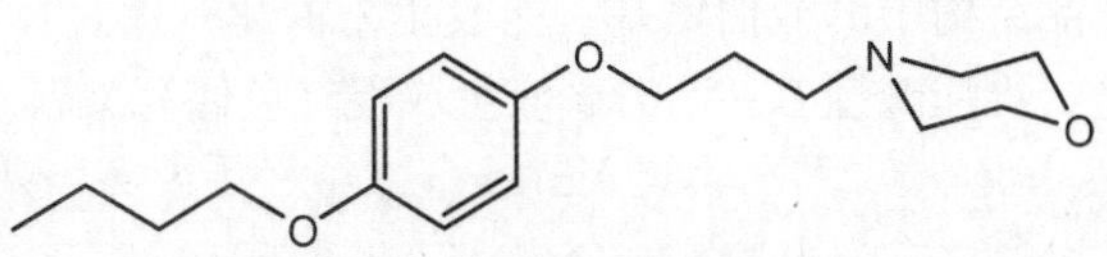

普莫卡因

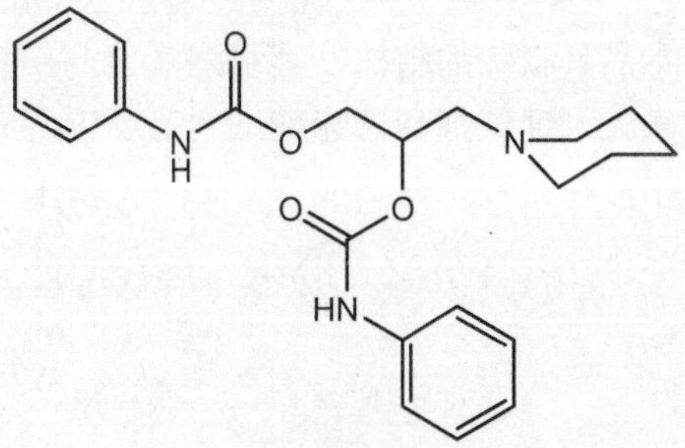

地哌冬

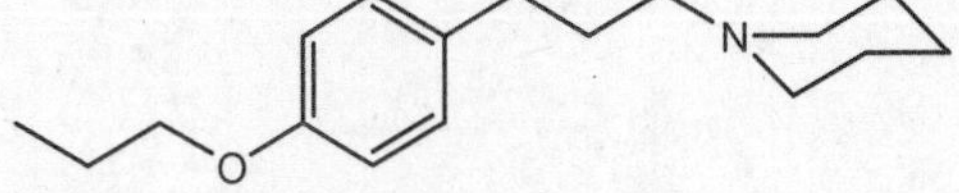

法立卡因

二、典型药物

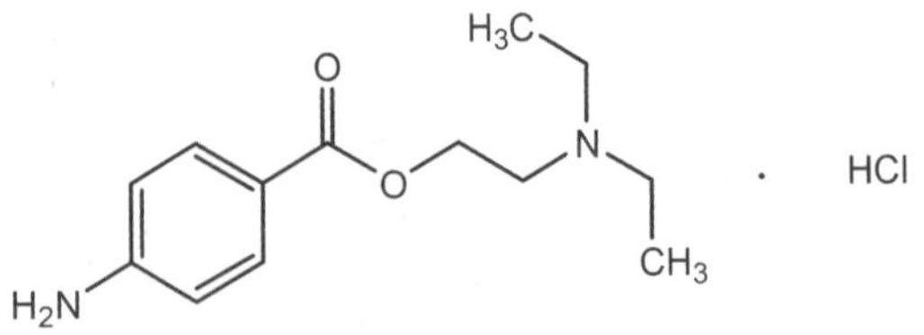

盐酸普鲁卡因（Procaine Hydrochloride）

化学名为4－氨基苯甲酸－2－（二乙氨基）乙酯盐酸盐，又名奴佛卡因。

本品为白色细微针状结晶或结晶性粉末；无臭，味微苦而有麻痹感。熔点为153℃～157℃。易溶于水，溶于乙醇，微溶于氯仿，几乎不溶于乙醚。其水溶液呈酸性，2%水溶液pH为5.0～6.5。

本品在干燥时比较稳定，在水溶液中不稳定，易水解，pH对水解的影响较大，水解随OH^-的浓度的增加而加速。在pH为3～3.5时最稳定，在碱性、中性及强酸性条件下易水解。

本品水溶液加氢氧化钠试液后析出普鲁卡因白色沉淀，加热使酯键水解，并产生二乙胺基乙醇的蒸气，可使湿润的石蕊试纸变蓝，进而生成对氨基苯甲酸钠。加盐酸酸化后，析出不溶性对氨基苯甲酸；再加过量酸，白色沉淀又溶解，溶液变澄清。

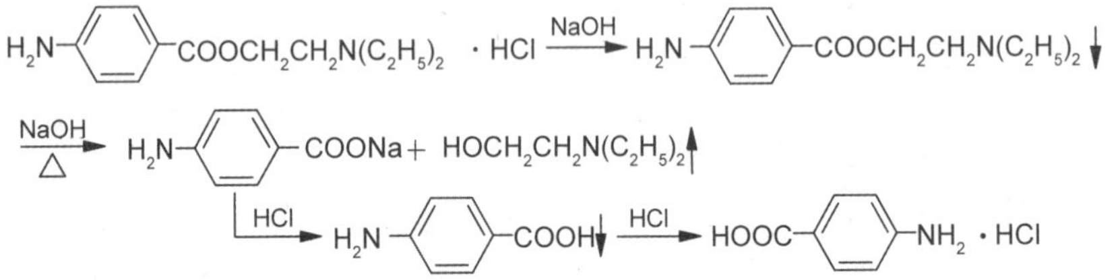

本品结构中具有芳伯氨基，容易氧化变色，在碱性溶液中较易氧化，当pH大于6.5时，温度升高，加热时间延长，则氧化变色愈显著。紫外光、空气、重金属离子均可加速本品的氧化变色，故配制盐酸普鲁卡因注射剂时，一般需要调节pH在3.5～5.5之间，并严格控制灭菌温度和时间，以100℃流通蒸汽灭菌30min为宜。

本品结构中的芳伯氨基，能发生重氮化—偶合反应，在稀盐酸中与亚硝酸钠反应生成重氮盐，再加碱性β－萘酚试液生成猩红色偶氮染料。

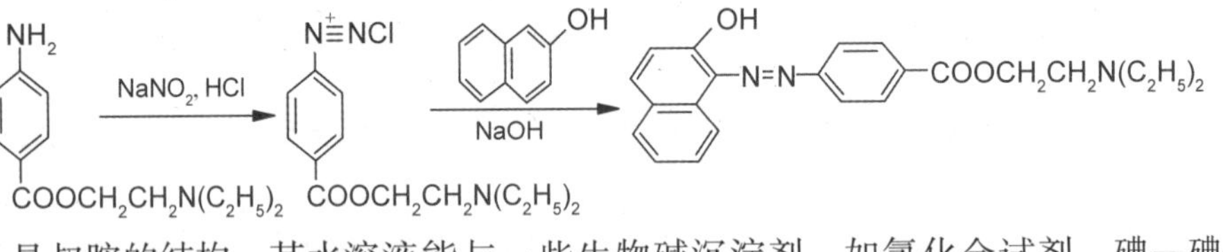

本品具叔胺的结构，其水溶液能与一些生物碱沉淀剂，如氯化金试剂、碘—碘化钾试剂、碘化汞钾试剂和苦味酸试剂等反应生成沉淀。

本品在盐酸条件下能与对二甲氨基苯甲醛缩合，生成希夫碱而显黄色。

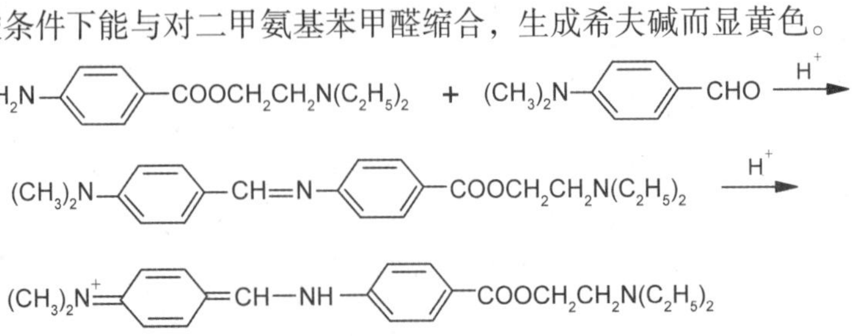

本品为常用的局部麻醉药，作用强，毒性小且无成瘾性，临床上广泛用于浸润麻醉、传导麻醉、腰麻、硬膜外麻醉等。

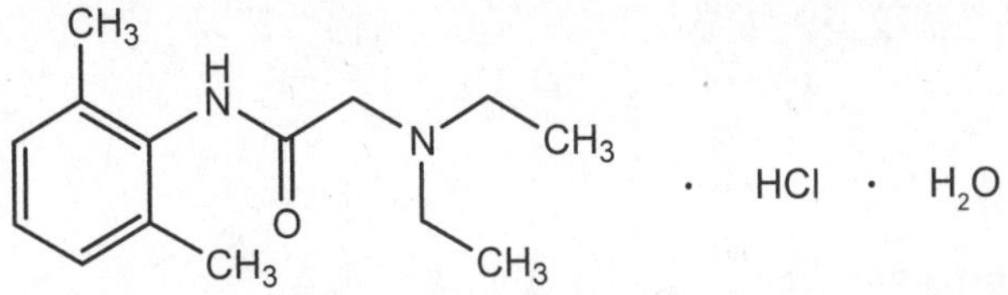

盐酸利多卡因（Lidocaine Hydrochloride）

化学名为2-（二乙氨基）-N-（2，6-二甲基苯基）乙酰胺盐酸盐一水合物。

本品为白色结晶性粉末；无臭，味微苦，继而有麻木感。易溶于水和乙醇，溶于氯仿，不溶于乙醚。0.5%水溶液pH为4.0~5.5。熔点为75℃~79℃。

本品在空气中稳定，对酸或碱均较稳定，不易水解。这是因为本品结构中的酰胺基受邻位两个甲基的保护，造成空间位阻。如其注射剂于115℃加热灭菌3h或室内放置一年半以上，水解率均在0.1%以下。

本品因具叔胺结构，其水溶液加三硝基苯酚试液，即产生沉淀。该沉淀为利多卡因苦味酸盐，经水洗、干燥后测定，熔点为228℃~232℃。

本品水溶液加硫酸铜试液和碳酸钠试液，即显蓝紫色，加氯仿振摇后放置，氯仿层显黄色。本品乙醇溶液与氯化亚钴试液振摇2min即显绿色，放置后，生成蓝绿色沉淀。这可能是酰胺基与金属离子络合所致。

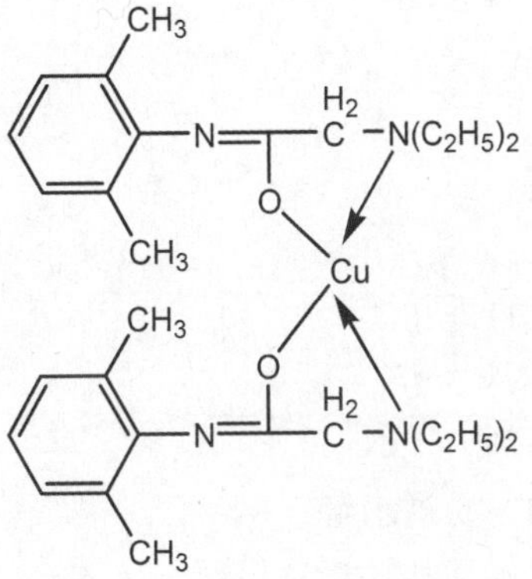

金属配位化合物

利多卡因的局麻作用比普鲁卡因强两倍，且穿透力强。利多卡因也用于治疗心律不齐。

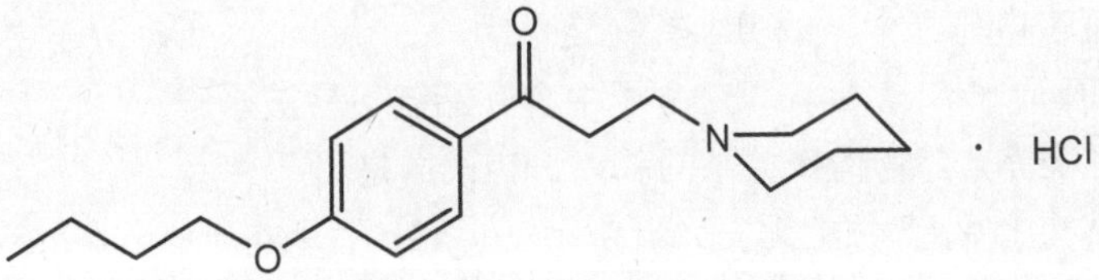

盐酸达克罗宁（Dyclonine Hydrochloride）

化学名为1-（4-丁氧苯基）-3-（1哌啶基）-1-丙酮盐酸盐。

本品为白色结晶或结晶性粉末；无臭，味微苦，继而有麻痹感。熔点为172℃~176℃。易溶于氯仿，可溶于乙醇，略溶于水，微溶于丙酮，几乎不溶于乙醚。

本品由于具有很强的表面麻醉作用，对黏膜穿透力强，作用快而持久，毒性较低，因此主要用于皮肤镇痛止痒及内镜检查前的黏膜麻醉。

三、局部麻醉药的构效关系

局部麻醉药结构类型较多，可概括为以下基本结构

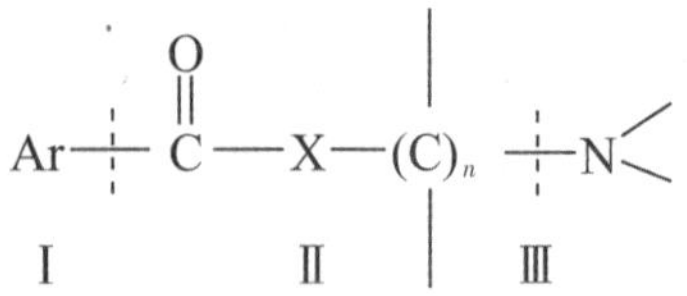

Ⅰ为亲脂性部分，可为芳烃或芳杂环，而以苯环作用最强。苯环上引入给电子基团（例如氨基等）可使活性增强。Ⅱ为中间连接部分，X可为O、NH、CH_2等，$n=2$、3时局麻作用好，碳链增长，药效延长，但毒性增加。Ⅲ为亲水性部分，以叔胺为好，仲胺次之，伯胺刺激性较大。好的局麻药，分子的亲脂性与亲水性间应有适当的平衡，即应有一定的脂水分配系数。

练习题

一、单项选择题

1. 以下对氯贝胆碱的描述错误的是（　　）。
A. 对乙酰胆碱进行结构改造得到
B. 具有氨基甲酸酯结构
C. 具有三甲基季铵结构
D. 体内易被胆碱酯酶水解
E. 为M胆碱受体激动剂

2. 下列与溴新斯的明不符的是（　　）。
A. 为胆碱受体激动剂
B. 为可逆性胆碱酯酶抑制剂
C. 具二甲氨基甲酸酯结构，易被水解
D. 注射用的是新斯的明甲硫酸盐
E. 主要用于重症肌无力

3. 关于硫酸阿托品的叙述不正确的是（　　）。
A. 为平滑肌解痉药　B. 具有旋光性　C. 分子中有一叔胺氮原子
D. 具Vitali反应　E. 分子中含有酯键，易被水解

4. 下列有关莨菪类药物构效关系的叙述，错误的是（　　）。
A. 阿托品结构中6，7位上无三元氧桥
B. 东莨菪碱结构中6，7位上有三元氧桥
C. 山莨菪碱结构中有6β-羟基
D. 中枢作用：阿托品>东莨菪碱>山莨菪碱
E. 中枢作用：东莨菪碱>阿托品>山莨菪碱

5. 结构为下式的药物是（　　）。

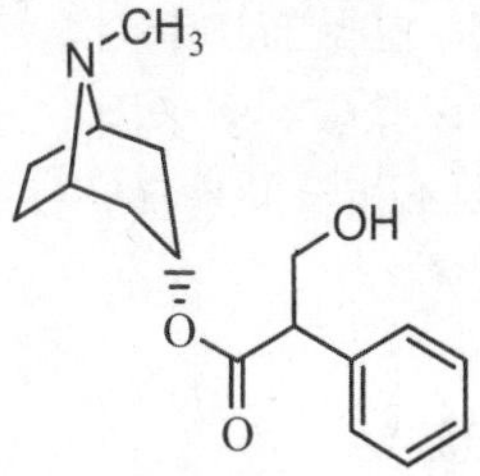

A. 阿托品　B. 东莨菪碱　C. 樟柳碱

D. 山莨菪碱　E. 苯海索

6. 抗组胺药盐酸苯海拉明的化学结构属于（　　）。

A. 乙二胺类　B. 氨基醚类　C. 哌嗪类

D. 丙胺类　E. 三环类

7. 下列属于乙二胺类的抗过敏药物的是（　　）。

A. 曲吡那敏　B. 氯苯海拉敏　C. 氯苯那敏

D. 丙胺　E. 三环衍生物

8. 下列叙述与马来酸氯苯那敏不符的是（　　）。

A. 有光学异构体，右旋体（S 构型）活性比左旋体（R 构型）高，通常使用消旋体

B. 属于丙胺类 H_2受体拮抗剂

C. 味苦，有升华性

D. 分子中有吡啶环

E. 分子中的马来酸能使高锰酸钾褪色

9. 抗过敏药盐酸赛庚啶，其化学结构属于（　　）。

A. 氨基醚类　B. 乙二胺类　C. 哌嗪类

D. 丙胺类　E. 三环类

10. 下列叙述与苯海拉明不符的是（　　）。

A. 为 H_1受体拮抗剂

B. 属于乙二胺类抗组胺药

C. 纯品对光稳定，水解生成二苯甲醇，冷却生成白色蜡状固体，在水中溶解度减小

D. 有醚键，对碱稳定，酸中水解生成二苯甲醇

E. 有叔胺结构，可与多种生物碱试剂反应

11. 盐酸普鲁卡因注射液加热变黄的主要原因是（　　）。

A. 发生缩合反应　B. 芳伯氨基被氧化　C. 酯键水解

D. 形成了聚合物　E. 发生了重氮化偶合反应

12. 下列为长效的局部麻醉药的是（　　）。

A. 盐酸布比卡因　B. 依托咪酯　C. 盐酸普鲁卡因

D. 盐酸丁卡因　E. 盐酸利多卡因

13. 化学结构如下的药物为（　　）。

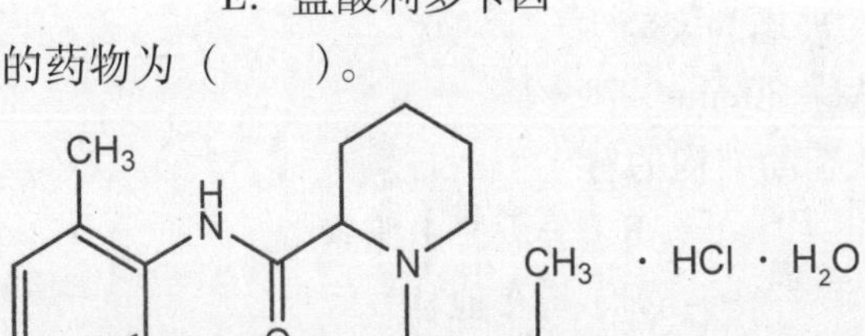

A. 盐酸普鲁卡因　B. 盐酸布比卡因　C. 盐酸丁卡因
D. 盐酸氯普鲁卡因　E. 盐酸利多卡因

14. 下列叙述中与盐酸利多卡因不相符的是（　　）。
A. 酰胺类局麻药
B. 易发生水解反应
C. 分子结构中含有2，6－二甲苯基
D. 具有抗心律失常作用
E. 局麻作用强于普鲁卡因，作用时间长

15. 有关局部麻醉药的构效关系的叙述，不正确的是（　　）。
A. 麻醉作用与药物的脂溶性关系不大
B. 苯环的对位有供电子基团取代时，可增强局麻作用
C. 苯环可被其他杂环取代，但作用强度降低
D. 当碳链上有支链时，立体位阻增加，作用时间延长，局麻作用也增强
E. 局麻作用越强，越容易引起惊厥

二、多项选择题

1. 分子中含有酯键的药物有（　　）。
A. 硝酸毛果芸香碱　B. 溴新斯的明　C. 碘解磷定
D. 硫酸阿托品　E. 东莨菪碱

2. 下列抗胆碱药中按其作用部位分为平滑肌解痉药的有（　　）。
A. 溴丙胺太林　B. 硫酸阿托品　C. 氢溴酸山莨菪碱
D. 盐酸苯海索　E. 氯化琥珀胆碱

3. 阿托品的水解产物为（　　）。
A. 莨菪碱　B. 莨菪醇　C. 山莨菪碱
D. 莨菪酸　E. 消旋莨菪酸

4. 可以发生 Vitali 反应的药物有（　　）。
A. 硫酸阿托品　B. 氢溴酸山莨菪碱　C. 溴新斯的明
D. 溴丙胺太林　E. 碘解磷定

5. 遇光易变质，需避光、密封保存的药物有（　　）。
A. 硝酸毛果芸香碱　B. 溴新斯的明　C. 硫酸阿托品
D. 碘解磷定　E. 盐酸苯海索

6. 配制硫酸阿托品注射液时要求（　　）。
A. 加入1%氯化钠作稳定剂
B. 用0.1mol/L盐酸液调 pH 为3.5～4.0
C. 加入亚硫酸钠作抗氧剂
D. 灌封于硬质中性玻璃的安瓿中
E. 采用流通蒸汽灭菌30min

7. 下列药物中有儿茶酚结构的有（　　）。
A. 肾上腺素　B. 异丙肾上腺素　C. 去甲肾上腺素
D. 多巴胺　E. 特布他林

8. 下列药物中能与 H_2O_2 发生氧化反应而使药物变色的有（　　）。

A. 肾上腺素　B. 去甲肾上腺素　C. 异丙肾上腺素
D. 去氧肾上腺素　E. 多巴胺

9. 临床上主要用于平喘的药物有（　　）。
A. 沙丁胺醇　B. 去甲肾上腺素　C. 麻黄碱
D. 多巴胺　E. 克仑特罗

三、配伍选择题

[1～5] A. 旋光性　B. Vitali 反应　C. 两者均有　D. 两者均无

1. 硫酸阿托品（　　）。
2. 氢溴酸山莨菪碱（　　）。
3. 硝酸毛果芸香碱（　　）。
4. 碘解磷定（　　）。
5. 溴新斯的明（　　）。

[6～10] A. 硝酸毛果芸香碱　B. 硫酸阿托品　C. 两者均有　D. 两者均无

6. 分子中含有酯键易被水解的药物（　　）。
7. 阻断 M－胆碱能受体的药物（　　）。
8. 兴奋 M－胆碱能受体的药物（　　）。
9. 水溶液对光敏感（　　）。
10. 其注射液需要检查游离碘及氰化物的药物（　　）。

[11～15] A. 盐酸普鲁卡因　B. 盐酸利多卡因　C. 两者均是　D. 两者均不是

11. 易溶于水中（　　）。
12. 有氯化物的鉴别反应（　　）。
13. 分子结构中有酯键（　　）。
14. 分子结构中有酰胺键（　　）。
15. 有重氮化偶合反应（　　）。

[16～19] A. 奥美拉唑　B. 西咪替丁　C. 赛庚啶　D. 利多卡因　E. 苯海拉明

16. 预防晕动病的药物（　　）。
17. 属于 H_2 受体拮抗剂（　　）。
18. 属于质子泵抑制剂的药物（　　）。
19. 具有酰胺结构的局麻药（　　）。

[20～23] A. 氯化琥珀胆碱　B. 马来酸氯苯那敏　C. 硝酸毛果芸香碱　D. 溴新斯的明　E. 氢溴酸山莨菪碱

20. M 胆碱受体拮抗剂（　　）。
21. N_2 胆碱受体拮抗剂（　　）。
22. 乙酰胆碱酯酶抑制剂（　　）。
23. M 胆碱受体激动剂（　　）。

第四章　心血管系统药物

心血管系统是维持生命最重要的系统，而心血管系统疾病又是危害人类健康及生命的严重疾病，这类疾病一般伴有“三高”即高血压、高血脂和高血黏度症状，表现为动脉粥样硬化、血栓形成、心律失常，直到发展成为冠心病、脑卒中和心肌梗死，严重患者将危及生命。由于心血管疾病的高发生率与高死亡率，心血管系统药物一直是药物研制与生产的重要方向，在世界药品市场中，该类药物备受关注。

第一节　降血脂药

降血脂药（Hypolipidemic Drugs）又叫抗动脉粥样硬化药。血脂长期升高，与人体的脂质代谢紊乱有关，血脂及分解产物沉积在血管内膜，使内膜的纤维组织增生，形成斑块，使血管局部增厚，弹性减小，导致阻塞血管，产生动脉粥样硬化和冠心病。

血浆胆固醇高于230mg/100ml，甘油三酯高于140mg/100ml，统称为高脂血症。人体血浆中的脂质主要有胆固醇（TC）、甘油三酯（TG）和磷脂（PL），通常它们与蛋白质结合，以脂蛋白形式存在。血浆中的脂蛋白有乳糜微粒（CM）、极低密度脂蛋白（VLDL）、中密度脂蛋白（IDL）、低密度脂蛋白（LDL）及高密度脂蛋白（HDL）等五种。其中极低密度脂蛋白和低密度脂蛋白是造成动脉粥样硬化的主要原因。

降血脂药是降低血中胆固醇和甘油三酯，缓解动脉粥样硬化症状的药物。临床上使用的主要有苯氧乙酸类、羟甲戊二酰辅酶 A 还原酶抑制剂、烟酸类等降血脂药。

一、苯氧乙酸类

（一）苯氧乙酸类简介

1962 年，发现苯氧乙酸类化合物可降低胆固醇和总血脂，胆固醇的合成以乙酸为起始原料，利用乙酸衍生物干扰胆固醇的合成，以降低胆固醇。

为了寻找阻断胆固醇合成的药物，合成了大量的乙酸衍生物。目前有 20 多种化合物在临床上使用。氯贝丁酯（Clofibrate）是第一个应用到临床上的降血脂药物，在此基础上，对该结构进行改造，可以改变药效活性和作用时间长短，得到一系列的降血脂药，见表 4 – 1。

表4-1　临床常用苯氧乙酸类降血脂药

药物名称和结构	作用特点与用途
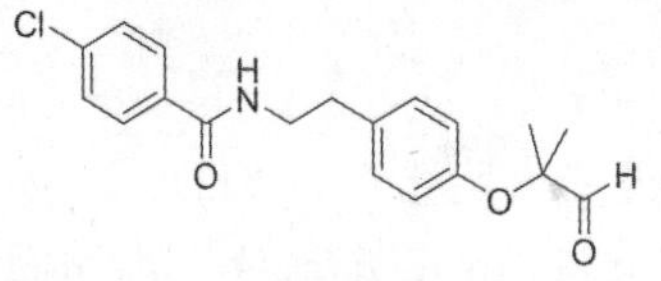 苯扎贝特	新药，降低甘油三酯和胆固醇。降低低密度脂蛋白，使高密度脂蛋白升高
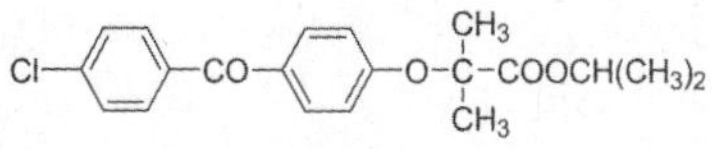 非诺贝特	显著降低胆固醇，使 VLDL 和 LDL 降低，并且使 HDL 升高
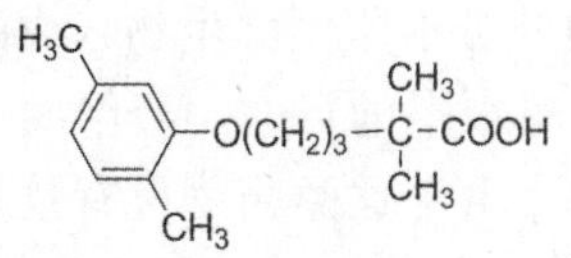 吉非贝奇	新药，降低甘油三酯，使 VLDL 和 LDL 降低，并且使 HDL 升高

（二）苯氧乙酸类的结构和构效关系

苯氧乙酸类药物的结构可分为芳基和脂肪酸两部分，构效关系如下：

（1）分子中羧基或易于水解的烷氧羰基的存在是这类药物具有活性的必要条件，这部分结构能与羟戊二酰还原酶和乙酰辅酶 A 羧化酶相互作用。

（2）脂肪酸部分的季碳原子不是必要结构，只有一个烷基取代基，也具有降血脂活性。

（3）结构上的芳环部分保证了药物的亲脂性，并能与蛋白质链某些部分互补。增加芳环有活性增强的趋势。

（4）芳环对位取代基的存在可以减慢苯环羟基化代谢，有时取代基的位置不一定是对位，但对位取代基为环烷基时，能增强对乙酰辅酶 A 羧化酶的抑制作用，从而抑制脂肪酸的合成。

（5）在 α 位碳原子上再引入其他芳基或芳氧基取代的化合物能显著降低甘油三酯的水平。

（6）以硫代替芳基与羧基之间的氧可以提高降血脂活性。

典型药物：

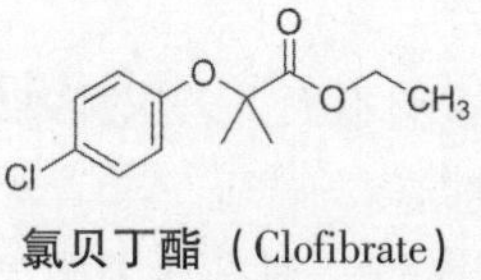

氯贝丁酯（Clofibrate）

化学名为 2-（4-氯苯氧基）-2-甲基丙酸乙酯。

本品为无色或微黄色油状液体，有特殊臭味。在乙醇、丙酮、乙醚、石油醚中易溶，水中不溶。熔点为 148℃～150℃。

本品在体内水解后生成对氯苯氧异丁酸即氯贝丁酸发挥疗效，氯贝丁酸可用来判断药物是否变质，氯贝丁酸共价生成氧酰化葡萄糖醛酸而排泄出体外是其代谢的主要形式。氧酰化葡萄糖醛酸在体内也可再次转化为氯贝酸发挥降血脂作用。

本品有酯的结构，在碱性条件下与羟胺反应生成异羟肟酸钾，再经酸化后，加氯化铁水溶液生成异羟肟酸铁，显紫色，可用于鉴定。

芳基的对位上有 Cl 取代，作用是防止和减慢羟基化，而延长作用时间；如果以烷基、氧基、三氟甲基置换，基本上不影响药物的降脂活性。

光照会使其颜色加深，故需避光保存。

本品降甘油三酯作用较降胆固醇作用明显，主要降低极密度脂蛋白（VLDL），还具有降低腺苷环化酶的活性和抑制乙酰辅酶 A 的作用。主要用于高甘油三酯血症、高胆固醇血症和混合型高脂血症。

二、羟甲戊二酰辅酶 A 还原酶抑制剂

（一）羟甲戊二酰辅酶 A 还原酶抑制剂简介

羟甲戊二酰辅酶 A 还原酶（HMG－CoA 还原酶）是体内肝脏中胆固醇生物合成的限速酶，通过竞争性地抑制该酶的作用，可达到有效地降低胆固醇水平的目的。羟甲戊二酰辅酶 A 还原酶抑制剂（HMG－CoA）为一类新型的降血脂药物。由于这类药物可有效阻止内源性胆固醇的合成，所以能显著地降低血中胆固醇的水平。

他汀类药物（Statins）是降血脂药物研究领域的突破性进展，由于它们能选择性地分布于肝脏，竞争性地抑制 HMG－CoA 还原酶的活性，限制了内源性胆固醇的生物合成；同时通过降低胆固醇的浓度，以触发肝脏 LDL 受体表达增加，加快血浆中 LDL 和 VLDL 的消除，从而显著降低血浆中 LDL 水平，并提高 HDL 水平。它们也是目前临床上用于预防、治疗高脂血症及冠心病的优良药物。

构效关系：

3，5－二羟基羧酸：

（1）3，5－二羟基羧酸是产生酶抑制活性的必需结构，含有内酯的化合物须经水解才能起效，可看作是前体药物。

（2）3，5－二羟基羧酸的绝对构型必须与洛伐他汀中 3，5－二羟基的构型保持一致。

（3）改变 C_5与环系之间两个碳的距离会使活性减弱或消失。

（4）在 C_6和 C_7间引入双键会使活性增加或减弱。当结构中环系为环 A 或某些杂环时，C_6和 C_7间为非双键结构对活性有利；为其他环系时，C_6和 C_7间引入双键结构对活性有利。

环 A 部分：

（5）十氢化萘环与酶活性部位结构是必需的，若以环己烷基取代，则活性是其 1/1 000。

（6）酯侧链的立体化学对活性影响不大，若以酯基转换为醚则活性降低。

（7）在 2 位引入甲基可增加活性。

（8）当 R_1为 β 羟基时可增加亲水性，对某些细胞显专属性。

环 B 部分：

（9）W、X、Y 可以为碳或氮，*n* 为 0 或 1。

（10）4－氟苯基与中心芳环不能共平面。

（11）当 R 为芳烃时比 R 为烷烃时的亲脂性或抑制活性高。

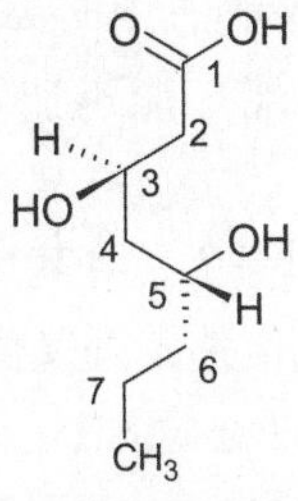

3,5-二羟基羧酸

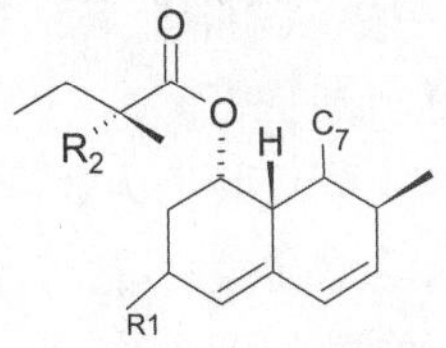

环A

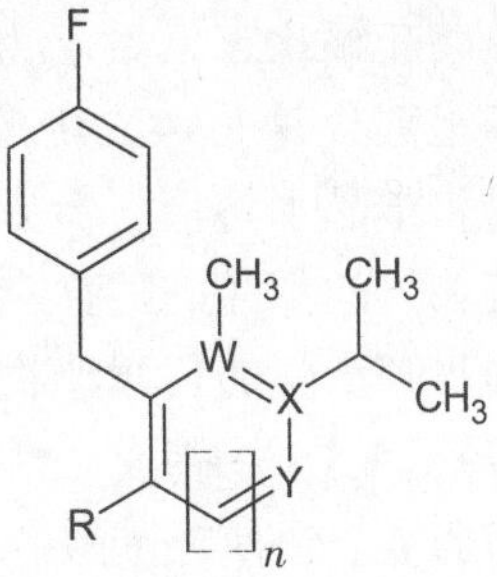

环B

常用的药物有洛伐他汀（Lovastatin）、辛伐他汀（Simvastatin）、氟伐他汀（Fluvastatin）、普伐他汀（Pravastatin Sodium）、阿伐他汀（Atorvastatin）等。

洛伐他汀、辛伐他汀两者均为前药，在体内水解转化为β－羟基酸才显效，辛伐他汀的结构较洛伐他汀多一个甲基，具有长效、强效的特点。

氟伐他汀，为人工合成HMG－CoA还原酶抑制剂，有明显的降低血清总胆固醇、LDL和血清TG的作用。与消胆胺配伍使用能使本品的降胆固醇作用增强。口服后吸收迅速而完全。

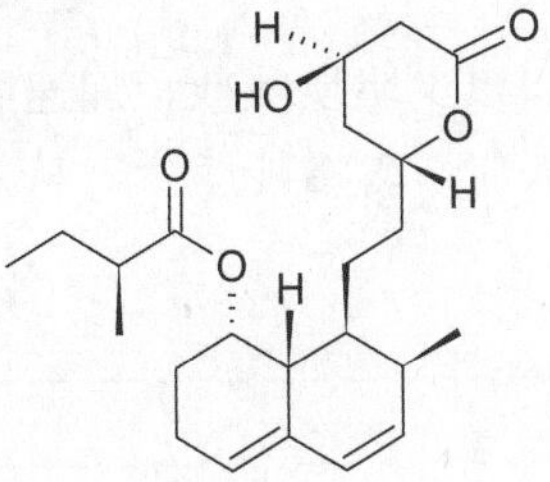

美伐他汀

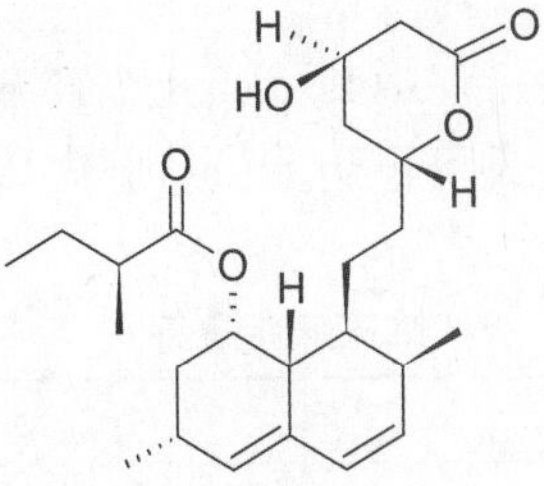

洛伐他汀

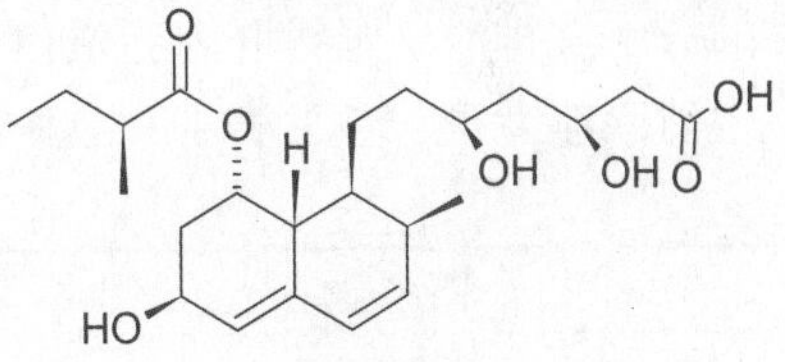

普伐他汀

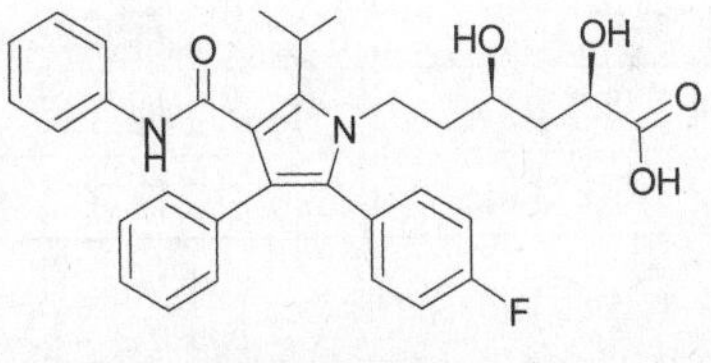

阿托伐他汀

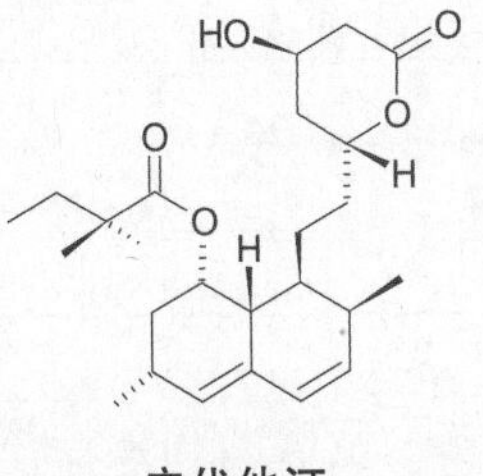

辛伐他汀

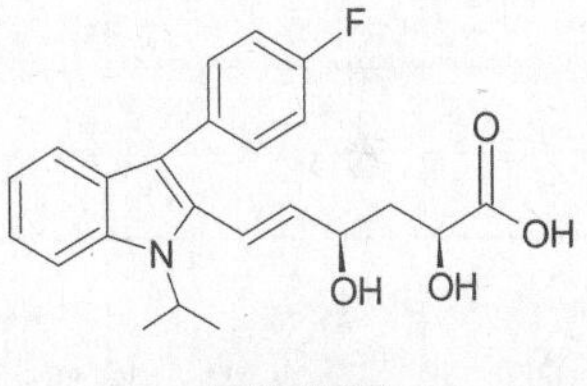

氟伐他汀

（二）典型药物

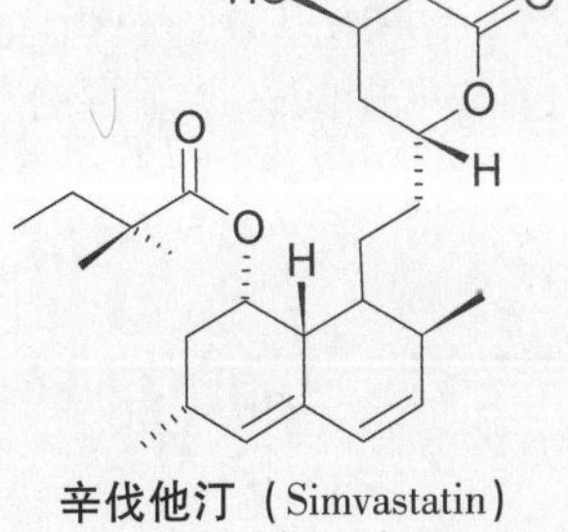

辛伐他汀（Simvastatin）

化学名为2，2－二甲基丁酸－1，2，3，7，8，8α－六氢－3，7－二甲基－8－［2－（四氢－4－羟基－6－氧－2H－吡喃基－2）－乙基］－1－萘酯。

本品为白色结晶性粉末，熔点为135℃～138℃。微溶于水，易溶于乙醇和甲醇。本品分子结构中不稳定部分是其六元内酯环上的羟基和酯键。固体状态下羟基可被空气氧化，生成吡喃衍生物。本品水溶液，特别是在酸、碱催化下，其内酯环能迅速水解。以上均与本品的稳定性有关，故本品的贮存应注意防潮、密闭。

本品在体内水解产生的代谢产物即β－羟基酸，为3－羟基－3－甲基戊二酰辅酶A结构类似物，3－羟基－3－甲基戊二酰辅酶A还原酶不能有效地辨别β羟基酸与3－羟基－3－甲基戊二酰辅酶A，致使羟基酸占据还原酶的活性中心，而使还原酶失去对3－羟基－3－甲基戊二酰辅酶A还原反应的催化作用，胆固醇生物合成的过程由此受到限制。本品主要降低总胆固醇、LDL以及VLDL的血清浓度，中等程度地提高HDL的水平，同时降低甘油三酯的血浆浓度。

本品比洛伐他汀疗效强，并具有长效的特点，1日1次服药，副作用较小。

本品为前体药物，体外无生物活性，口服后几乎全部被吸收，在肝脏代谢生成β－羟基酸而产生活性，本品仅有5%进入机体，主要经肠道排泄，10%由尿排泄。

三、药物治疗

1．针对血脂异常的类型选药

调节血脂作用机制是干扰脂质代谢过程中某一或几个环节，如减少脂质吸收，加速脂质的分解或排泄，干扰肝内脂蛋白合成或阻止脂蛋白从肝内传送入血浆，增加脂蛋白从血浆中清除速度等。参见表4－2。

表4－2　临床降血脂药

高脂血症类型	首选	次选
高TC血证	他汀类	胆酸螯合剂
高TG血症	贝丁酸类	烟酸类
混合型异常（高TC为主）	他汀类	烟酸
混合型异常（高TG为主）	贝丁酸类	烟酸类
TC和TG都高	胆酸螯合剂＋贝丁酸类	他汀类
低HDL－ch血症	贝丁酸类、阿昔莫司	他汀类

2．联合用药

血脂异常多为混合性血脂增高，单一药物治疗往往难以奏效，尤其是显著的高脂血症和家族性杂合型高胆固醇血症者；提倡2～3种作用机制不同的药联合使用，使各药的剂量减少，降脂的幅度增大。

如混合性高脂血症可选用他汀类＋非诺贝特；高胆固醇血症可选用胆酸螯合剂＋依折麦布；低HDL－ch血症可选用他汀类＋烟酸；严重混合性高脂血症可选用胆酸螯合剂＋烟酸。

第二节　抗心绞痛药

抗心绞痛药（Antianginal Drugs）是缓解和治疗心绞痛的药物。心绞痛是冠心病的症状之一，是冠状动脉供血不足，心肌急剧的、暂时缺血与缺氧所引起的以发作性胸痛或胸部不适为主要表现的临床综合征。治疗心绞痛主要是增加心肌供氧量或者降低心肌耗氧量。目前抗心绞痛药主要通过舒张冠状动脉，舒张静脉，防止形成血栓，从而达到降低心肌耗氧量。临床上使用的抗心绞痛药主要有硝酸酯和亚硝酸酯类、钙通道阻滞剂、β受体阻断剂等。

一、硝酸酯和亚硝酸酯类简介

硝酸甘油（Nitroglycerol）、丁四硝酯（Erythrityl Tetranitrate）、戊四硝酯（Pentaerythritol Tetranitrate）和硝酸异山梨酯（Isosorbide Dinitrate）等药物主要是通过扩张静脉血管，降低心肌耗氧量而缓解心绞痛症状，适用于各型心绞痛。

常见的几种药物：

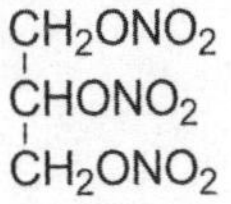

硝酸甘油

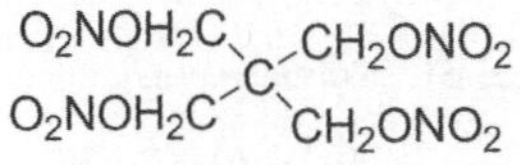

戊四硝酯

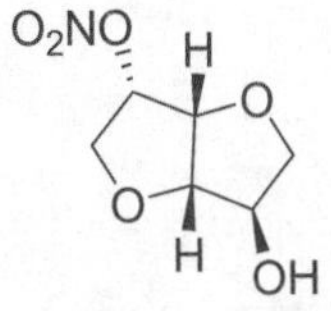

单硝酸异山梨酯

这类药物易经皮肤吸收，口服吸收好，但经肝脏首过效应后大部分被代谢，因此血药浓度极低。其药物代谢动力学特点是吸收快，起效快。本类药物在肝脏被谷胱甘肽、有机硝酸酯还原酶降解，脱去硝基成为硝酸盐而失效，并与葡萄糖醛酸结合，主要经过肾脏排泄，其次为胆汁排泄。NO舒张血管作用过程见图4－1，硝酸酯与亚硝酸酯作用机制见图4－2。

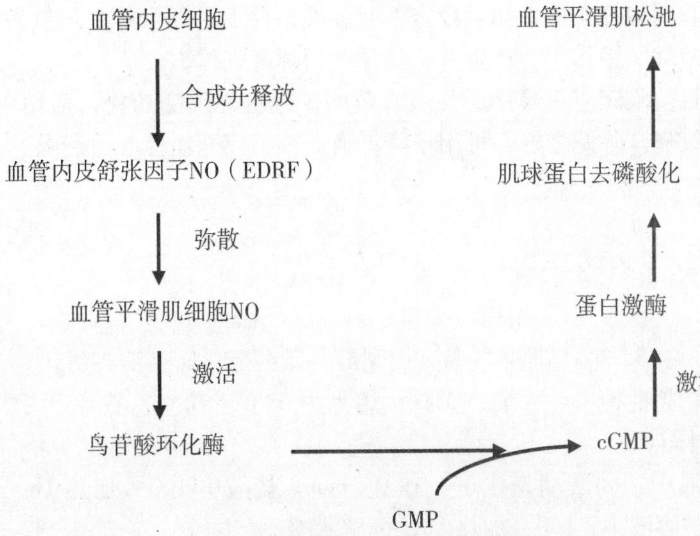

图4－1　NO舒张血管作用过程

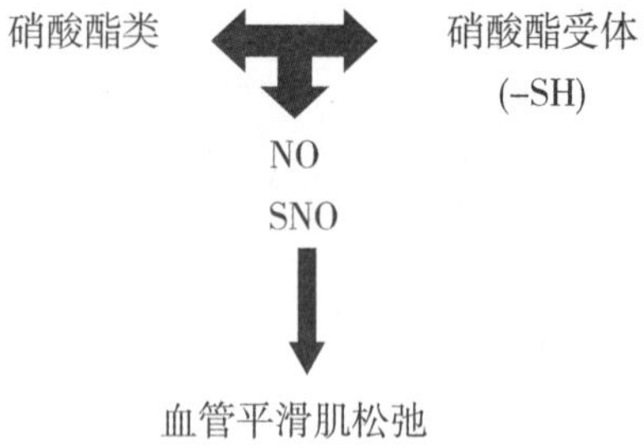
硝酸酯类
硝酸酯受体
(–SH)
NO
SNO
血管平滑肌松弛

图 4－2　硝酸酯与亚硝酸酯作用机制

二、典型药物

CH_2ONO_2
$CHONO_2$
CH_2ONO_2

硝酸甘油（Nitroglycerin）

化学名为1，2，3－丙三醇三硝酸酯。

本品为淡黄色、无臭、带甜味的油状液体，沸点为145℃。溶于乙醇，混溶于丙酮、乙醚、冰醋酸、氯仿、苯酚，略溶于水。

本品性质不太稳定：与空气中的水分子结合成塑胶状；具有挥发性；在遇热或撞击下发生爆炸，产生氮气和二氧化碳等气体，运输或贮存时一般配制成10%乙醇溶液。

本品在低温条件下可凝固成为固体，双棱形，熔点为13.2℃；三斜晶形，熔点为2.2℃。

本品在中性和弱酸性条件下相对稳定，在碱性条件下迅即水解，与氢氧化钾试液反应，生成甘油，再与硫酸氢钾作用，产生有恶臭味的丙烯醛气体。

硝酸甘油是目前临床应用最广泛、最有效的短效抗心绞痛药物，适用于急性发作的病人，也可预防心绞痛。除此之外，可用于降低血压或治疗充血性心力衰竭。

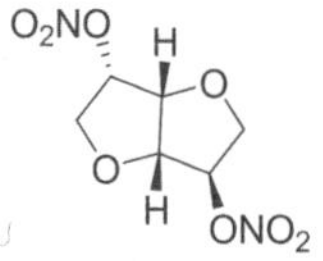

硝酸异山梨酯（Isosorbide Dinitrate）

化学名为1，4：3，6－二脱水－D－山梨醇二硝酸酯，又名消心痛。

本品为白色结晶性粉末，无臭，无味。熔点为68℃～72℃。易溶于丙酮或氯仿，略溶于乙醇，微溶于水。

在酸、碱溶液中，硝酸酯易水解，在0.1mol/l盐酸中100℃加热1h，分解25%，在0.1mol/l氢氧化钠溶液中，100℃加热1h，分解45%。

本品具有冠状动脉扩张作用，临床用于缓解和治疗心绞痛，其效果优于硝酸甘油，且持续时间长。舌下给药5min后即能终止心绞痛，持续时间2h，口服给药约30min起效，持续时间可达5h，为长效的抗心绞痛药。

第三节 抗心律失常药

心律失常是心动频率和节律的异常，其临床表现为心动过缓或心动过速，产生的原因是心房和心室不正常冲动及传导障碍所形成，心律失常可能危及生命。心动过缓常用阿托品或异丙肾上腺素治疗，而抗心律失常药特指用于治疗心动过速型心律失常的药物。

一、抗心律失常药的分类

抗心律失常药按照药物作用机理分为四类：Ⅰ类，为钠通道阻滞剂，还可进一步分为Ⅰa、Ⅰb、Ⅰc三个亚类；Ⅱ类，为β受体阻滞剂；Ⅲ类，延长动作电位时程的药物，通常指钾通道阻滞剂；Ⅳ类，为钙通道拮抗剂。常用药物详见表4-3。临床常用药物选择：①室上性快速心律失常首选β受体阻滞剂；②房性心动过速可选β受体阻滞剂、胺碘酮、普罗帕酮、维拉帕米；③室上性心动过速静脉注射维拉帕米、普罗帕酮；④房颤和房扑治疗用洋地黄和维拉帕米，维持用奎尼丁、氟卡尼和胺碘酮，同时需用辅以抗血治疗。

表4-3 抗心律失常药的分类

分类		常见药物	作用
Ⅰ类 钠通道阻滞剂	Ⅰa	奎尼丁、普鲁卡因胺	适度阻滞钠通道
	Ⅰb	利多卡因美西律	轻度阻滞钠通道
	Ⅰc	普罗帕酮、氟卡尼	明显阻滞钠通道
Ⅱ类 β受体阻滞剂		普萘洛尔	抑制交感神经活性
Ⅲ类 钾通道阻滞剂		胺碘酮、多非利特	抑制多种 K^+ 外流，延长动作电位时程
Ⅳ类 钙通道拮抗剂		维拉帕米、地尔硫䓬	抑制钙离子缓慢内流

二、钠通道阻滞剂

钠通道阻滞剂主要是抑制钠离子内流，抑制心脏细胞动作电位振幅及超射幅度，而使其传导减慢，延长有效不应期的药物，具有良好的抗心律失常的作用。

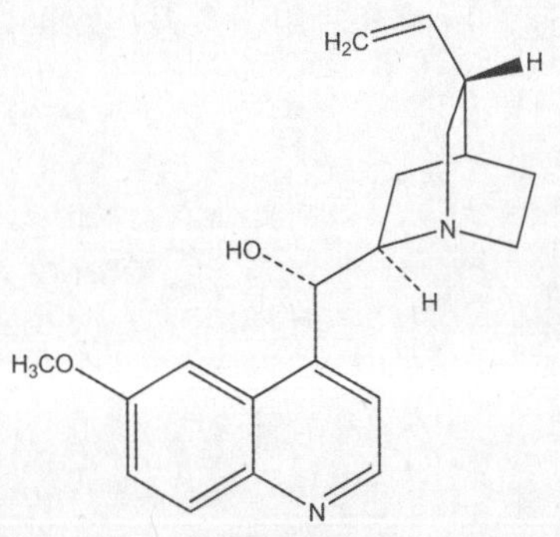

奎尼丁

化学名为（9S）-6’-甲氧基-脱氧辛可宁-9-醇。

本品游离碱为白色无定形粉末，味苦。可溶于乙醇、乙醚、氯仿，微溶于水。硫酸奎尼丁为白色细针状结晶，遇光变色。水中微溶，沸水中易溶，在氯仿和乙醇中溶解，不溶于乙醚。

本品为奎宁的非对映异构体，可用于治疗心房颤动、心房扑动、阵发性心动过速，大量服用可发生蓄积而中毒。奎尼丁分子中有两个氮原子，其中奎宁环的叔氮原子碱性较强，可制成各种盐类应用，常用的有硫酸盐、葡萄糖酸盐、聚半乳糖醛酸盐等。口服时这些盐吸收较好（约95%），由于硫酸盐水溶性小，只适于制作片剂。而葡萄糖酸盐则水溶性大、刺激性小，适于制成注射液，但在临床上奎尼丁的注射液很少使用。

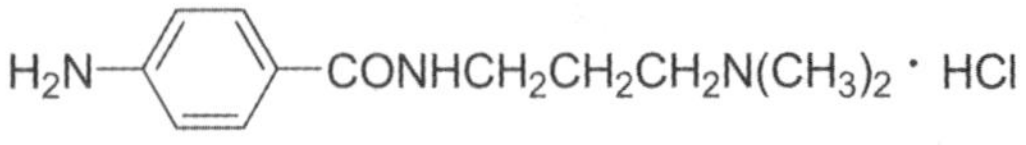

盐酸普鲁卡因胺

化学名为4－氨基－N－［2－（二乙氨基）乙基］－苯甲酰胺盐酸盐，又名盐酸奴佛卡因胺。

本品为白色或类白色结晶性粉末；无臭，味微苦。水中易溶，乙醇中略溶，微溶于氯仿。本品可口服也可注射给药，现因其促心律失常作用和其他不良反应，仅推荐用于危及生命的室性心律失常。

本品在体内约25%经肝脏代谢为N－乙酰普鲁卡因胺，该代谢物有药理活性。原药的半衰期为2h，与乙酰化速度有关。活性代谢物的半衰期为6h。在使用时应注意。

利多卡因具有局麻药的作用，可用于各种室性心律失常，是一个安全有效的药物。妥卡尼用于治疗室性早搏，口服有效。美西律与利多卡因的作用类似，适用于各种原因引起的室性心律失常。特别是适用于急性心肌梗死和洋地黄引起的心律失常。

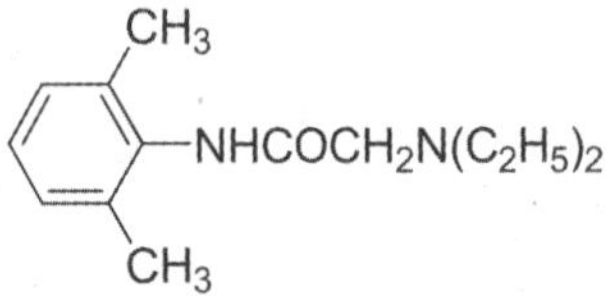

利多卡因

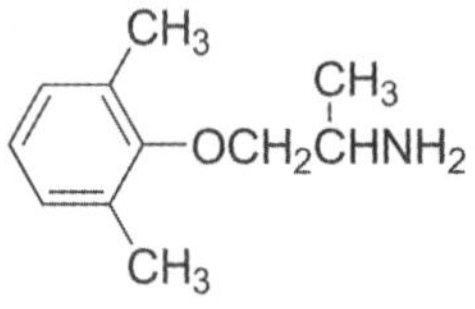

美西律

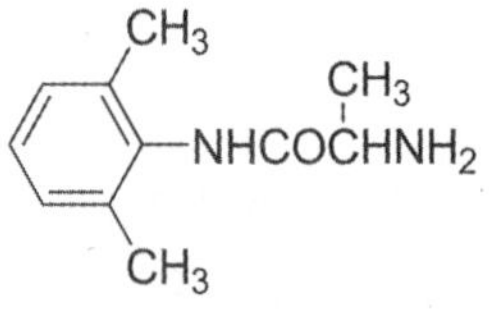

妥卡尼

Ic类药物对钠通道的阻滞作用明显，因此对心肌的自律性与传导性有较强的抑制作用。常用的药物有普罗帕酮（Propafenone）、氟卡尼（Flecainide）和恩卡胺（Encainide）等。普罗帕酮主要用于治疗室性和室上性心动过速，室性和室上性异位搏动，还有一定的β阻滞活性和钙拮抗活性。氟卡尼用于治疗早博和室上性心动过速，具有良好的疗效和耐受性。恩卡胺适用于连续性的心动过速。后两者适用于危及生命的室性心动过速患者。

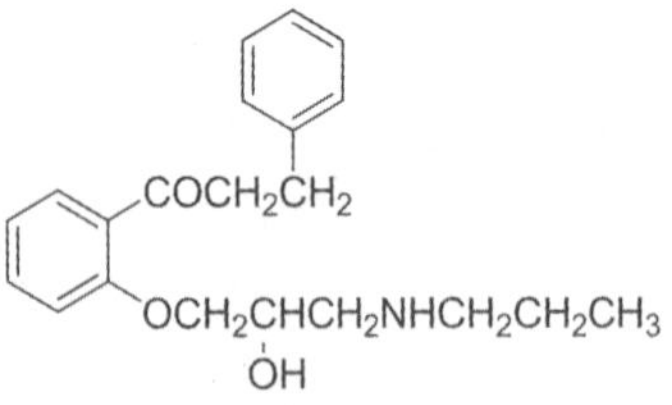

普罗帕酮

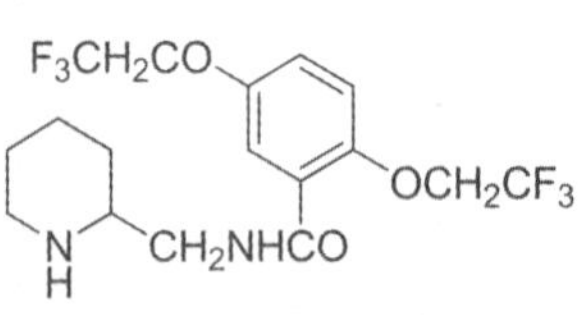

氟卡尼

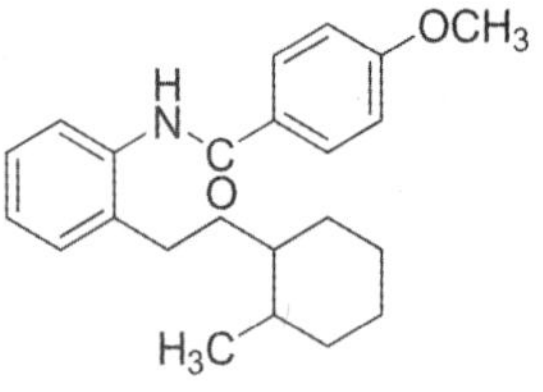

恩卡胺

三、钾通道阻滞剂

钾通道阻滞剂（Potassium Channel Blockers）作用于心肌细胞的电压敏感性钾通道，使钾离子外流速率减慢，心律失常消失，恢复窦性心率。目前认为Ⅲ类抗心律失常药延长动作电位时程的作用是由于对各种钾外流通道阻滞产生的。常见的药物中胺碘酮（Amiodarone）、索他洛尔（Sotalol）和 N－乙酰普鲁卡因胺（N－Acetylprocainamide），甲磺酰胺基或乙酰胺基是第Ⅲ类抗心律失常药常见的功能基团。

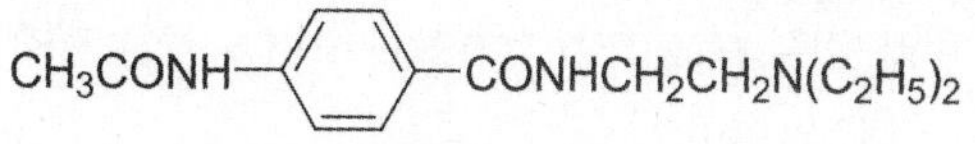

乙酰卡尼

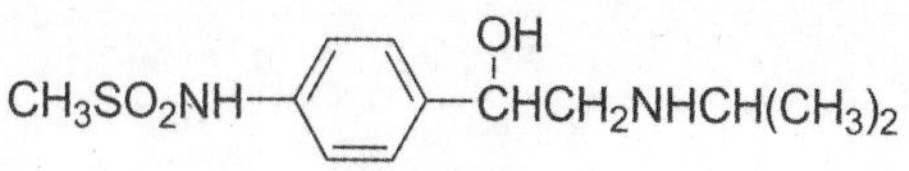

索他洛尔

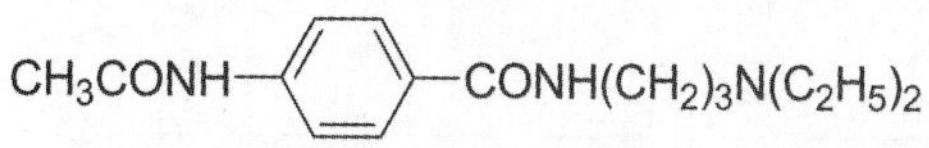

N－乙酰普鲁卡因胺

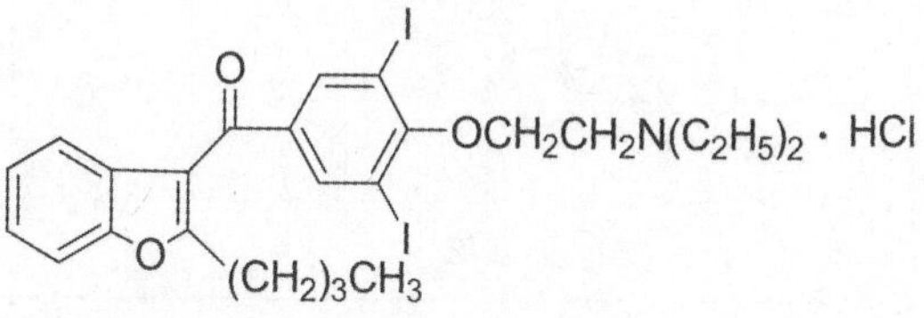

盐酸胺碘酮（Amiodarone Hydrochloride）

化学名为（2－丁基－3－苯并呋喃基）［4－［2－（二乙氨基）乙氧基］－3，5－二碘苯基］甲酮盐酸盐，又名乙胺碘呋酮、胺碘达隆。

本品为白色或类白色结晶粉末，熔点为156℃～158℃，pK_a为6.56（25℃）。易溶于氯仿，微溶于丙酮、四氯化碳、乙醚，几乎不溶于水。

本品是广谱的抗心律失常药物，是Ⅲ类抗心律失常药物中的典型药物，其半衰期为5～7d，属长效的抗心律失常药物，只需日服1次。

本品能阻滞钠、钙及钾通道，还有一定的α和β受体阻断作用，适用于成人或儿童各种原因引起的室上性和室性心律失常。长期口服能防止室性心动过速和心室颤动的复发，疗效持久。

第四节　抗高血压药

抗高血压药（Antihypertensive Drugs）是调节血压，并使之降到正常范围的药物。

人的血压正常范围值是120/80mmHg，成人血压超过140/90mmHg，即为高血压。高血压分为原发性高血压和继发性高血压，这二者发病的原因不同。

一、抗高血压药分类

抗高血压药按其作用部位和作用方式可分为作用于自主神经的药物、血管紧张素转化酶抑制剂、血管平滑肌扩张药、钙拮抗剂等。

（一）作用于自主神经（中枢神经系统和交感神经系统）的药物

α_1受体激动剂主要有可乐定（Clonidine）、甲基多巴（Methydopa）、利美尼定（Rilmenidine）等药物（见表4－4）。它们主要是通过兴奋中枢神经元突触前膜上的α受体，使血管扩张，血压下降。

表 4－4　作用于自主神经的常见药物

药物名称和结构	作用特点与用途
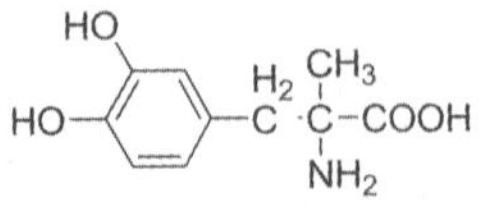 甲基多巴	甲基多巴的代谢产物为有效的中枢 α_1 受体激动剂，产生降压作用
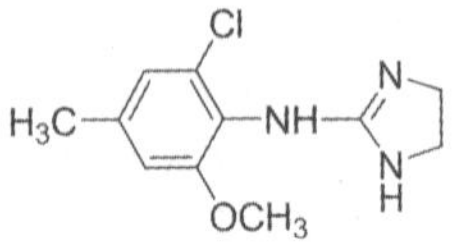 莫索尼定	选择性地激动脑内咪唑啉受体，产生降压作用，其疗效与可乐定相当，但没有可乐定样的副作用
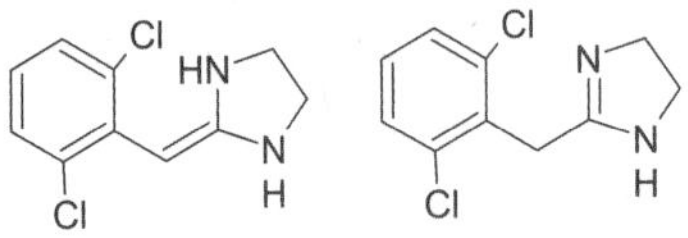 可乐定	常与其他降压药合用，第二、三线治疗用药，用于高血压急症，用于治疗偏头痛、痛经，也可用于吗啡类药品成瘾的治疗

（二）血管紧张素转化酶抑制剂

肾素—血管紧张素醛固酮系统（Renin－Agiotensin－Adosterone System，RAS 或 RAAS）在调节体内血压和体液的平衡方面发挥着关键性作用，在众多的降压药物中，RAS 抑制剂正日益受到重视。迄今为止，RAS 领域研究最为活跃的是血管紧张素转化酶抑制剂（Angiotensin Con－verting Enzyme Inhibitors，ACEI），它通过抑制 ACE，减少血管紧张素Ⅱ的生成，舒张血管而发挥降压作用，是一个有效的抗高血压药物，但口服无效。

构效关系：

（1）将本品结构中的—COOH 换成—CONHOH 等基团，活性有所减弱，酯化后脂溶性增强，有利于吸收。

（2）本品结构中的吡啶环以 L－构型活性高，D－构型活性低，若为丙氨酸或苯丙氨酸，活性可能更高。

（3）在本品吡啶环上引入亲脂取代基，可增强活性，延长作用时间；引入双键后，成平面环，可保持活性。

（4）本品分子中的—SH 酯化后活性更高，为减少不良反应也可用—COOH 替代—SH 作用。

副作用：血压过低、血钾过高、咳嗽、皮疹、味觉障碍、头痛、头晕、恶心等。最主要的副作用是干咳，产生原因是药物发挥药效时同时阻断了缓激肽的分解，增加呼吸道平滑肌分泌前列腺素、慢反应物质以及神经激肽 A 等刺激咽喉—气道的 C 受体所致。皮疹和味觉障碍则与卡托普利的巯基有关。血管紧张素转化酶抑制剂常见药物见表 4－5。

表 4-5　血管紧张素转化酶抑制剂常见药物

药物名称和结构	作用特点与用途
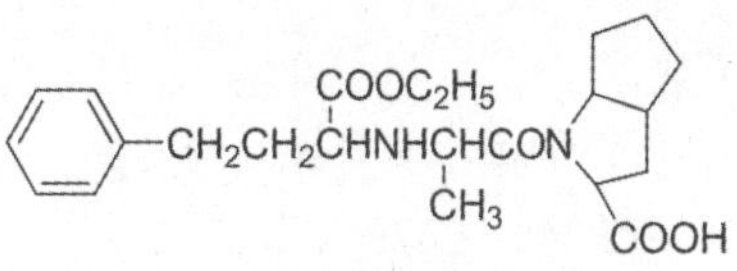 雷米普利	前体药物，吸收后在肝内发生酯水解，生成活性代谢物。特点是起效快，作用持久，为长效、高效的抗高血压药
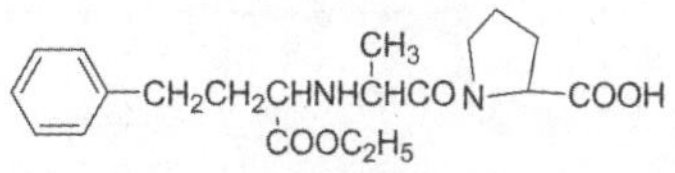 依那普利	前体药物，需在体内水解后才能发挥作用，故起效较慢，但作用持久，副作用小
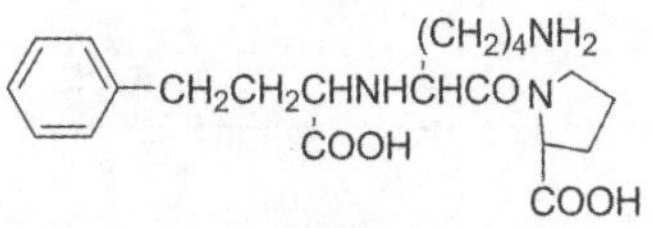 赖诺普利	具有长效抗高血压作用，用于原发性高血压和充血性心力衰竭

（三）血管平滑肌扩张药

这类药物直接作用于血管平滑肌，扩张血管，使血压下降。常用的药物有肼酞嗪（Hydralazine）、双肼屈嗪（Dihydralazine）、米诺地尔（Minoxidil）。其中米诺地尔的降压作用强而持久。

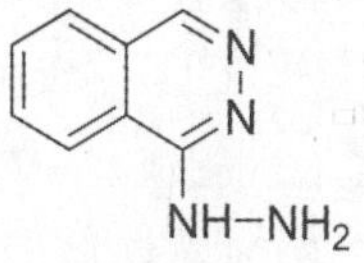
肼酞嗪

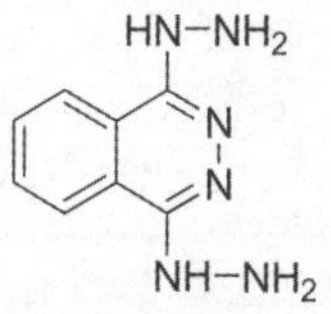
双肼屈嗪

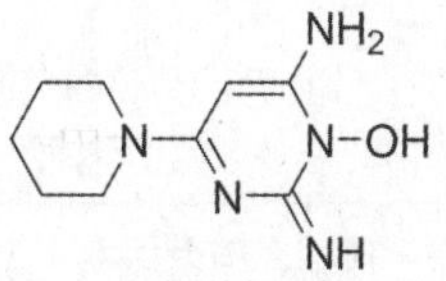
米诺地尔

（四）钙拮抗剂

钙拮抗剂（Calcium Antagonists）是主要用于治疗高血压、心绞痛、心律失常、脑血管痉挛、心肌缺血等疾病的药物。它们是 20 世纪 70 年代发展起来的，临床上应用较广泛。人体中 Ca^{2+} 进入血管平滑肌细胞后，可直接收缩平滑肌，使冠脉痉挛，阻力增大，耗氧增加。钙拮抗剂选择性地阻滞 Ca^{2+} 经细胞膜上的钙离子通道内流，减少细胞内 Ca^{2+} 浓度，结果导致心肌和血管平滑肌收缩力减弱，心率减慢，同时血管松弛，血压下降，从而减少心肌耗氧量。钙拮抗剂按照化学结构特征可分为二氢吡啶类、芳烷基胺类、苯并硫氮杂䓬类。

1. 二氢吡啶类

二氢吡啶类是目前应用最为广泛的一类药物，用于临床的药物已达数十种，它们属于作用最强的一类药物。常见的药物有尼卡地平、尼群地平、尼莫地平、氨氯地平等药物（见表 4-6）。

表4－6 临床常用二氢吡啶类抗心绞痛药

药物名称和结构	作用特点
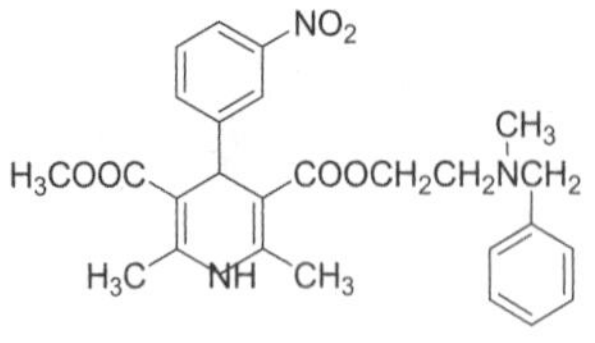 尼卡地平	选择性地作用于脑血管和脑组织，治疗轻、中度高血压和心绞痛
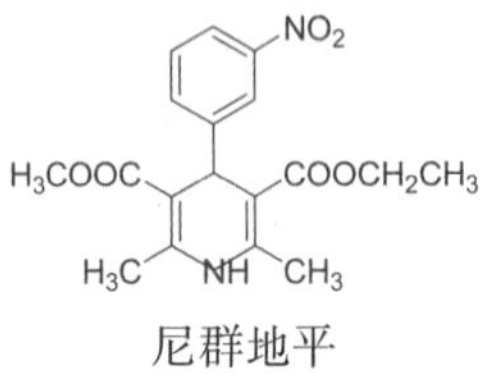 尼群地平	选择性地作用于外周神经血管，降压持续时间长，治疗高血压和冠心病
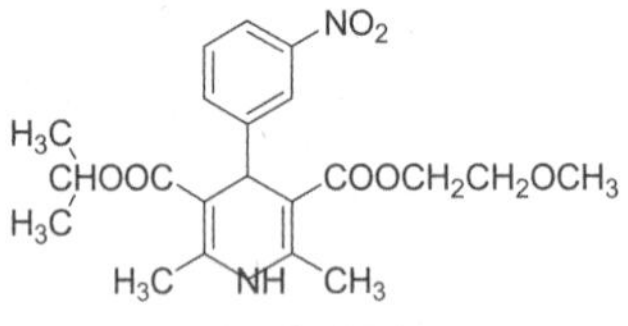 尼莫地平	选择性地扩张脑血管和增加脑血流，也可治疗偏头痛
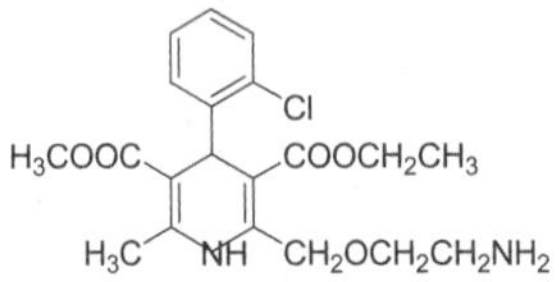 氨氯地平	主要扩张冠脉和外周血管，半衰期长，作用缓慢持久，主要用于治疗中轻度的高血压和稳定型的心绞痛

研究表明，这类药物中，大多数药物具有手性中心，其S型对映体常有较强的活性，临床上大多用外消旋体。

2. 芳烷基胺类

芳烷基胺类药物主要有维拉帕米（Verapamil）等。本类药物都具有手性，维拉帕米具有明显的立体选择性，其S－（－）异构体是室上性心动过速病人的首选药物，R－（＋）异构体用于治疗心绞痛。

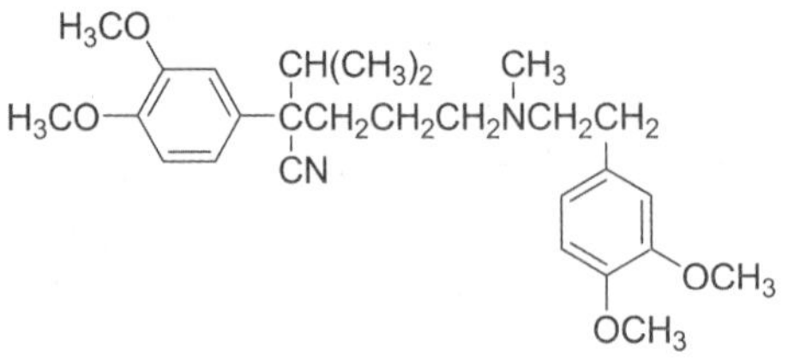

维拉帕米

3. 苯并硫氮杂䓬类

20世纪70年代初，人们在研究抗忧郁、安定和冠脉扩张的苯并硫氮杂䓬类衍生物时，发现了一类高选择性的钙通道阻滞剂，其代表药物就是地尔硫䓬（Diltiazem），扩张冠状动脉及外周血管，使冠脉流量增加和血压下降。可减轻心脏工作负荷及减少心肌耗氧量，解除冠脉痉挛。在临床上苯并硫氮杂䓬类药物主要用于治疗冠心病中的各种心绞痛，也用于降低血压。

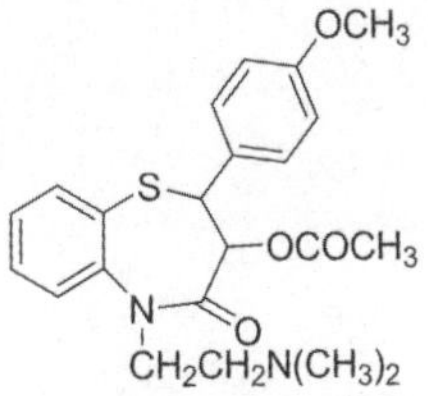

地尔硫䓬

4. 二苯基哌嗪类

二苯基哌嗪类是对血管平滑肌钙通道有选择性抑制作用的钙通道阻滞剂。这类药物主要有桂利嗪（Cinnarizine）、氟桂利嗪（Flunarizine）、利多氟嗪（Lidoflazine）等，主要用于脑血管和脑细胞的疾病，对缺血性脑缺氧引起的脑损伤和代谢异常，能显著改善脑循环和冠状循环，减轻脑水肿。

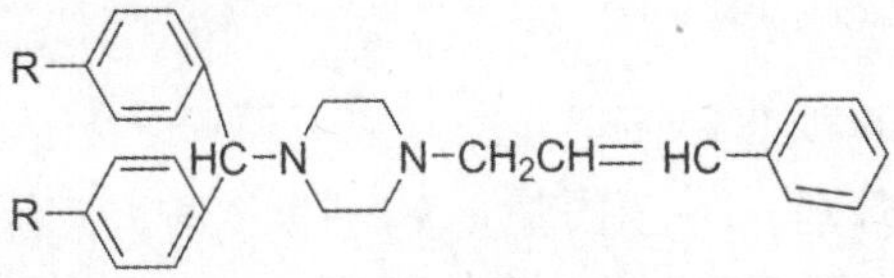

R=H　桂利嗪

R=F　氟桂利嗪

典型药物：

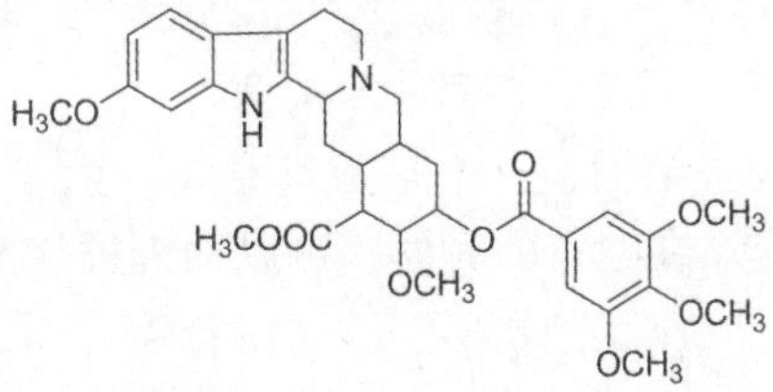

利血平（Reserpine）

化学名为11，17-二甲氧基-18-［（3，4，5-三甲氧基苯甲酰）氧］-育亨烷-16-甲酸甲酯，又名蛇根碱、利舍平。

利血平是从印度植物萝芙木根中提取分离的生物碱，也是第一个应用的天然产物抗高血压药物。它在使交感神经末梢囊泡内的交感介质释放增加的同时，阻止其再摄入囊泡，结果使囊泡内的神经递质逐渐减少而耗竭，导致交感神经冲动传导受阻，产生降压作用，其降压作用的特点是缓慢、温和而持久，属于作用于神经末梢的药物。

本品为白色或淡黄色棱柱形结晶，熔点为264℃~265℃。易溶于氯仿、冰乙酸，溶于甲醇、乙醇、乙醚等，略溶于水。有弱碱性，pK_b为6.6。

在光和热的影响下，利血平可发生差向异构化（β-H变成α-H），生成无效的3-异利血平。

本品及其水溶液都比较稳定，最稳定的pH为3.0。但在酸、碱条件下，水溶液可发生水解，碱性水解时两个酯基断裂，生成利血平酸而活性降低。

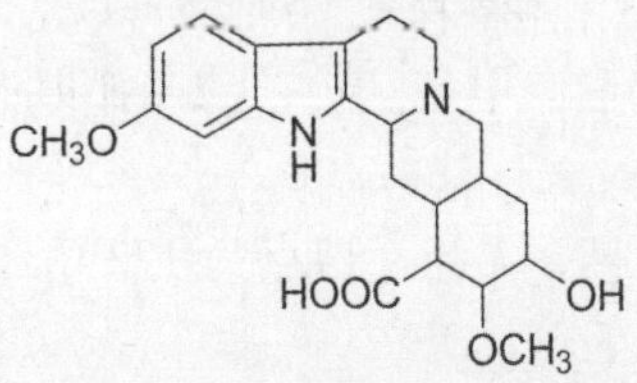

利血平酸

本品在光和氧的作用下发生氧化，生成无效的去氢利血平，故应在避光、密闭和干燥的条件下保存。

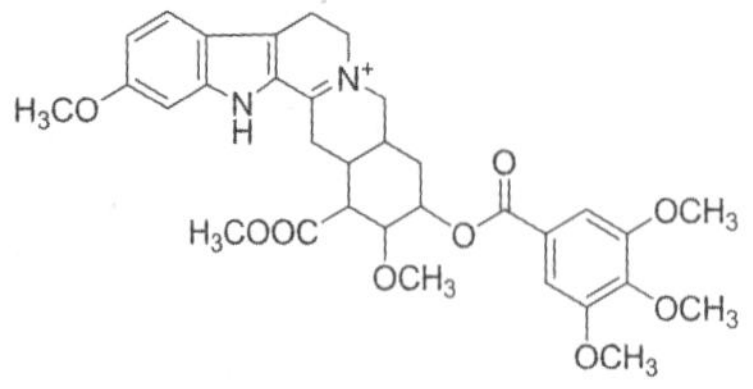

3，4-二去氢利血平

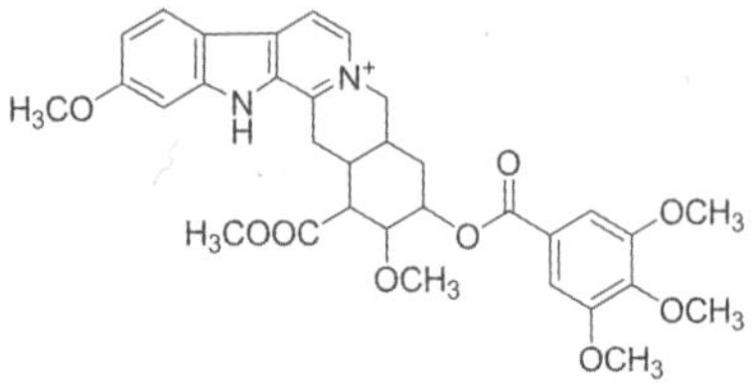

3，4，5，6-四去氢利血平

本品用于治疗早期轻度的高血压，作用缓慢、温和而持久。对病情严重患者，需要与肼屈嗪、双氢氯噻嗪等合用，以增加疗效。本品因有安定作用，故对老年和有精神病症状的患者尤为适宜。

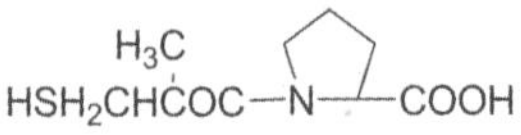

卡托普利（Captopril）

化学名为1-［(2S)-2-甲基-3-巯基-1-氧丙基］-L-脯氨酸，又名巯甲丙脯酸。

本品为白色或者类白色结晶性粉末，有特臭气味。熔点为103℃~106℃。易溶于甲醇、乙醇、氯仿、二氯甲烷和水。

本品结构中有两个手性碳，手性中心都是S构型。

本品具有酸性，一个是羧基结构，一个是巯基结构。由于巯基结构的存在，该化合物易被氧化，能够发生二聚反应。在贮存的时候，可以加入抗氧剂和螯合物避免变质。

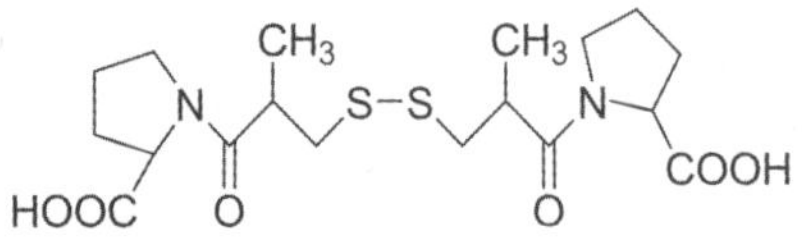

二硫聚合体

本品含有的巯基，能使碘试液脱色。

本品可用于治疗各种类型的高血压。

替米沙坦是新型强效降压药。它与依钠普利、赖星普利等同属血管紧张素转化酶抑制剂。研究证实，替米沙坦的降压效果与依钠普利等类似，降压过程则较平缓、持久、安全，而且不会出现依钠普利等经常出现的干咳等副作用。替米沙坦的用量是每日80毫克。

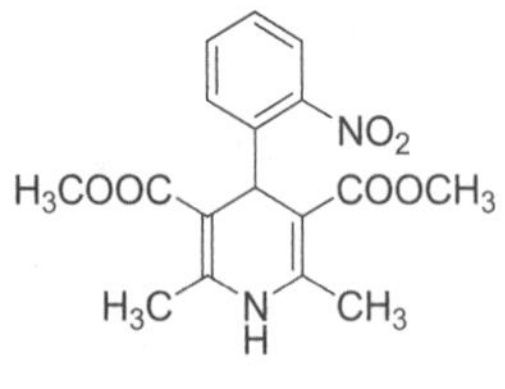

硝苯地平（Nifedipine）

化学名为1，4-二氢-2，6-二甲基-4-（2-硝基苯基）吡啶-3，5-二羧酸二甲酯，又名心痛定。

本品为黄色结晶性粉末，无臭，无味。熔点为172℃~174℃。易溶于丙酮、氯仿，微溶于乙醇，几乎不溶于水。

本品遇光不稳定，分子内部发生光催化歧化反应，降解产生硝基苯吡啶衍生物和亚硝基苯吡啶衍生物，后者对人体非常有害，故在生产和贮存过程中应注意避光。

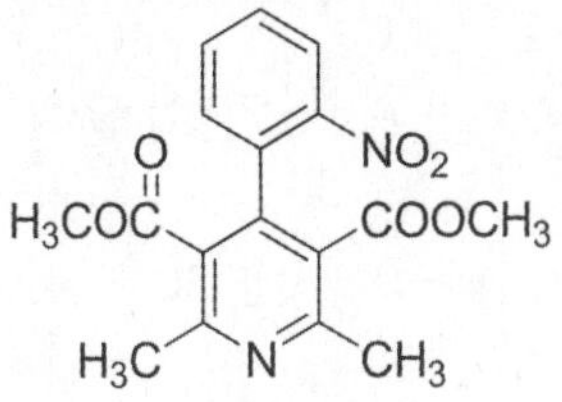

硝基苯吡啶

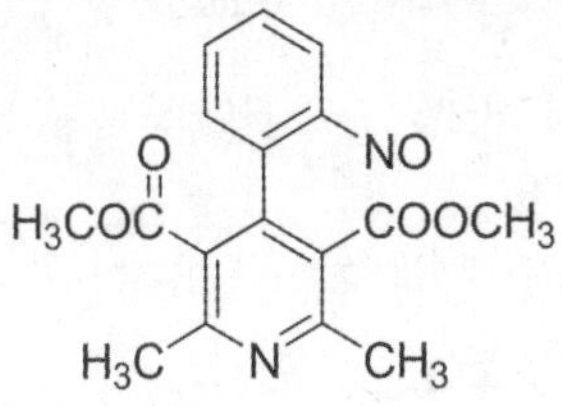

亚硝基苯吡啶

本品口服吸收良好，通常服药后20～25min起效，1～2h达最大药效浓度，有效作用可持续12h。

本品具有强烈的血管扩张作用，特别适用于冠脉痉挛所致的心绞痛。临床用于预防和治疗冠心病，也适用于患有呼吸道阻塞性疾病的心绞痛病人，同时它舒张血管作用较强，降压作用迅速而确切，对心脑血管有保护作用，安全性高，广泛用于治疗高血压病。

二、抗高血压药的合理用药

1. 明确最佳的首选药治疗

利尿药、β－受体阻断剂（β－RB）、钙离子通道阻滞剂（CCB）、血管紧张素Ⅱ受体拮抗剂（ARB）、血管紧张素转化酶抑制剂（ACEI）五类抗高血压药均可供降压的起始和维持用药，首选时应参考以下因素：①心血管危险因素；②高血压常见并发症；③可能受抗高血压药影响的疾病；④与治疗其他疾病的药物的相互作用；⑤选用药物有减少心血管病发率与死亡率的证据。

2. 注意剂量个体化

（1）开始小剂量，并寻找最小有效剂量；

（2）用药1个月疗效不足、不良反应少或可耐受，则可增加剂量；不能耐受则更换药物。

3. 关注特殊人群和并发症人员的降压治疗

特殊人群和一些重症病人的降压治疗用药注意事项见表4－7。

表4－7　特殊人群和一些重症病人的降压治疗用药注意事项

组别	降压注意事项
妊娠高血压	①紧急降压口服硝苯地平，静注拉贝洛尔、肼苯达嗪；②缓慢降压用阿替洛尔、伊拉地平；③不宜用ACEI、ARB（胎畸形）和利尿剂（减少血容量、胎缺氧）
司机、高空作业	ARB可出现头晕、步履蹒跚
脑血管病	ARB优于β－RB，CCB优于利尿剂
冠心病	①稳定性心绞痛首选β－RB，不稳定型选长效CCB或ACEI；②急性冠脉综合征选用β－RB和ACEI；③心梗后用ACEI、β－RB和螺内酯
合并心力衰竭	使用静脉血管扩张剂，尽快降压是关键；无禁忌证者选用ACEI、β－RB，症状重者合用ARB、醛固酮受体拮抗剂与袢利尿药合用
合并糖尿病患者	①单用或合用ACEI、ARB为一线药物；②利尿药、β－RB、CCB为二线药物；③Ⅰ型病人反复低血糖发作不用β－RB
慢性肾病	首选ACEI、ARB，常与CCB、β－RB、小剂量利尿药合用
高脂血症	首选β－RB、美托洛尔等，老年人血压差大选CCB

三、抗高血压药的药学监护

（1）ACEI 引起干咳：给予硫酸亚铁 0.3 克，一日 3 次；或色甘酸钠气雾吸入；严重者改换氯沙坦、缬沙坦。

（2）ACEI/ARB 与肾毒性：用药初始 2 月，血肌酐升幅大于 30% ~50%，提示肾缺血，应该停用 ACEI 或减量。

（3）规避其他可升高血压的药物：①长期大量服用布洛芬、吲哚美辛、吡罗昔康等非甾体抗炎药；②人促红素；③麻黄碱、萘甲唑啉等复方抗感冒药；④红霉素、利福平、阿米卡星等。

（4）适量补充叶酸、维生素 B_{12}：降低半胱氨酸水平，使脑卒中风险下降 25%。

（5）尽早降低缺血性心脏病和脑卒中的风险：联用羟甲戊二酰辅酶还原酶抑制剂、他汀类药物。

第五节　抗血栓药

抗血栓药（Anti－thrombosis Drugs）是用于预防与治疗血栓栓塞性疾病的药物。血栓性疾病是一种常见的心脑血管病，常表现为心肌梗死、缺血性脑梗死、静脉血栓栓塞。该药物主要用于急性心肌梗死和中风栓塞的治疗及预防，可降低再梗塞率及死亡率。

本节只介绍抗血小板药和抗凝血药中常见的化学药物。

一、抗血小板药

抗血小板药具有抑制血小板的黏附、聚集和释放功能，从而防止血栓形成。长期的临床实践证实，抗血小板药可以有效地防止心血管疾病的发生，并可延长患者的生存期。近年来，随着人们对冠状动脉粥样硬化性心脏病，特别是急性冠脉综合征和支架植入后血栓形成机制的深入理解，抗血小板药在上述领域的应用愈加广泛。

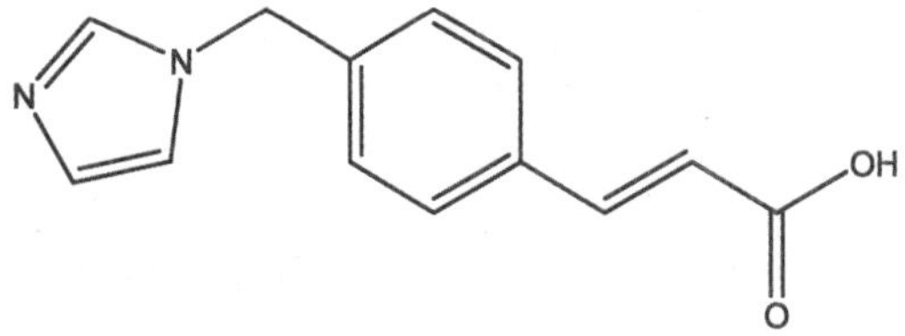

奥扎格雷

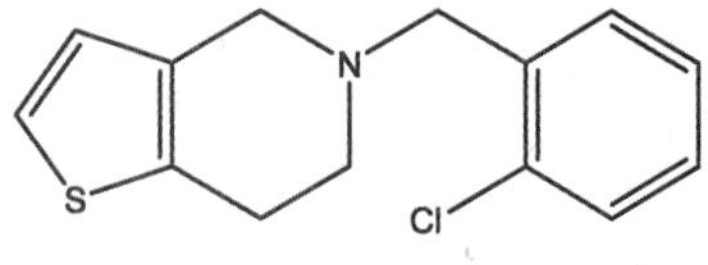

噻氯匹定

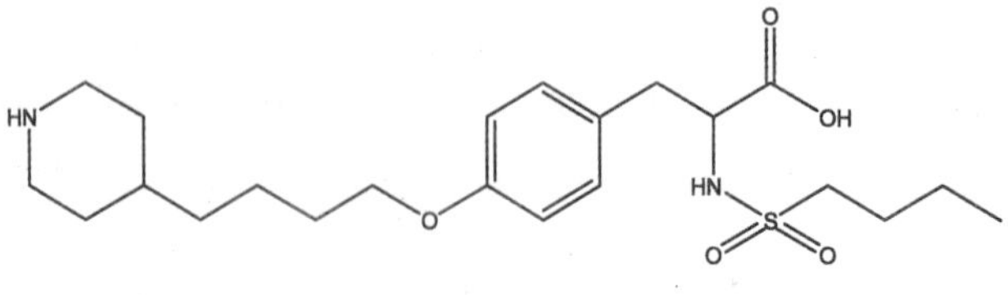

替罗非班

典型药物：

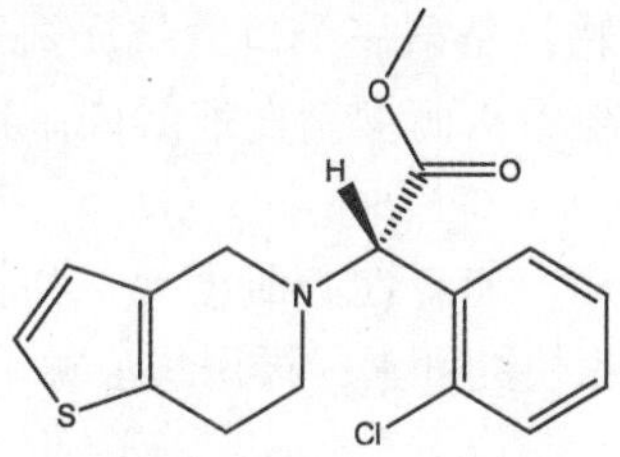

氯吡格雷（Clopidogrel）

化学名为（S）-α-（2-氯苯基）-6，7-二氢噻吩并［3，2-C］吡啶-5（4H）-乙酸甲酯。

本品为无色油状物。药用其硫酸盐，其硫酸盐为白色结晶，熔点为184℃。本品有一个手性中心，药用品为S构型。

氯吡格雷的作用机制是选择性地、不可逆地与血小板膜上二磷酸腺苷（ADP）P2Y12受体结合，从而抑制ADP诱导的血小板膜表面糖蛋白受体GPⅡb/Ⅲa的活化，导致纤维蛋白原无法与该受体发生粘连而抑制血小板聚集。

氯吡格雷在体外无生物活性，口服后经肝细胞色素P450酶系转化为具有活性的代谢物。活性代谢物为噻吩开环生成的巯基化合物，产生药效活性。

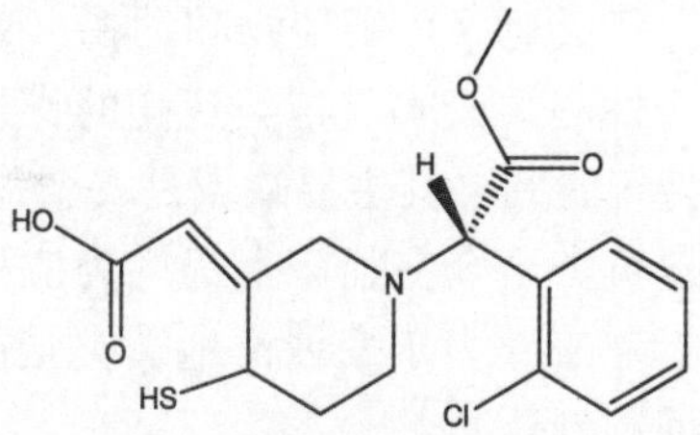

巯基化合物

本品临床用于预防缺血性脑卒中、心肌梗死及外周血管病等，其疗效强于阿司匹林。

二、抗凝血药

抗凝血药是一类干扰凝血因子和凝血酶，阻止血液凝固的药物，主要用于血栓栓塞性疾病的预防与治疗。

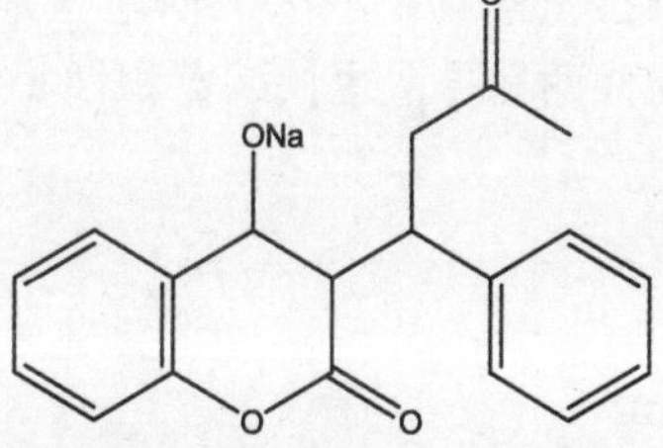

华法林钠（Warfarin Sodium）

化学名为3-（3-氧代-1-苯基丁基）-4-羟基-2H-1-苯并吡喃-2-酮钠盐，又名华法令、苄丙酮香豆素。

本品为白色结晶性粉末，无臭。在水中极易溶解，在乙醇中易溶，在氯仿或乙醚中几乎不溶。

本品结构中含有一个手性碳，S（-）型异构体活性强，临床以消旋体用药。

华法林钠为双香豆素的衍生物，是第一个口服抗凝血药，可阻断 VK 环氧化物转化为氢醌型，导致凝血因子的活化受阻，从而抑制血液凝固。这种拮抗作用只在体内发生，故华法林钠无体外抗凝活性。

本品用于防治血栓栓塞性疾病，如急性心肌梗死、肺栓塞、心房纤颤、人工心脏瓣膜等。本品起效慢，治疗时先用作用快的肝素，再用华法林钠维持治疗。

第六节　强心药

强心药（Cardiac Agents）是可以加强心肌收缩力的药物，又称正性肌力药，临床上主要用于治疗充血性心力衰竭（Congestive Hearts Failure，CHF）。CHF 是由于心肌局部缺血、高血压、非阻塞性心肌病变及先天性心脏病等原因造成心力衰竭，心脏不能将血液泵至外周部位所致。强心药可分为强心苷、β-受体阻滞剂、磷酸二酯酶抑制剂和钙敏化药四类。此外，血管紧张素转化酶抑制剂和 NO 供体药物对 CHF 也具有治疗作用。

一、强心苷

强心苷是一类古老的药物，广泛地存在于植物和动物（蟾蜍毒）中，能选择性地作用于心脏，临床主要用于治疗充血性心力衰竭。这类药物的作用和性质基本相似，不同点在于起效速度、作用强度和作用持续时间。其主要缺点是安全范围小、强度不够大。

强心药中，传统应用的洋地黄类至今在临床上仍广为应用。由于洋地黄类对重症心力衰竭患者容易发生毒性反应，近年来致力于发展洋地黄类强心药，包括儿茶酚胺类、多巴胺与多巴酚丁胺、磷酸二酯酶抑制剂等。

临床上应用的强心苷种类较多，主要有洋地黄毒苷（Digitoxin）、地高辛（Digoxin）、西地兰（Digilanid C）以及铃兰毒苷（Convallatoxin）等。

洋地黄毒苷是一种慢速强心药，口服后开始发挥作用的时间较缓慢，在体内代谢和排泄也较缓慢，因此，其作用持续的时间比较长，一般适用于需要长期服用强心药的慢性心衰病人。地高辛是一种中速强心药，口服后开始发挥作用的时间比洋地黄毒苷快，但进入人体后的排泄较快，蓄积性较小，作用维持时间也较短，一般比较安全，适用于急性心衰已经得到控制，但还需要口服维持量药物的病人。西地兰是一种快速强心药，用药后发挥强心作用的开始时间快，在体内代谢和排泄也快，蓄积性小，作用持续时间短。

典型药物：

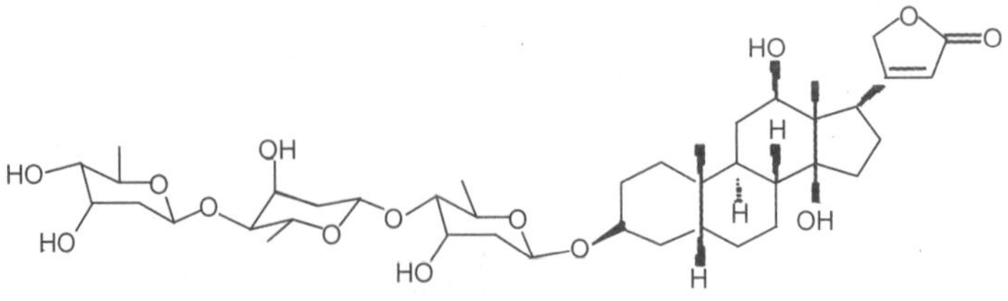

地高辛（Digoxin）

化学名为（3β，5β，12β）-3β-［（O-2，6-脱氧-β-D-核己吡喃糖基-（1→4）-O-2，6-二脱氧-β-D-核己吡喃糖基-（1→4）-2，6-二脱氧-β-D-核-

己吡喃糖基）氧代］-12，14-二羟基卡-20（22）烯内酯。

本品为透明白色结晶性粉末，味苦，难溶于水和醚，易溶于吡啶，微溶于烯醇和氯仿。

地高辛临床上主要用于治疗急性或慢性心力衰竭，尤其对心房颤动及室上性心动过速有利。其特点是排泄较快而蓄积性较小，临床使用较洋地黄毒苷安全。不宜与酸、碱类药物配伍。

二、其他类

1. 磷酸二酯酶抑制剂

磷酸二酯酶抑制剂（PDEI）是一类新型的强心药物，并具有一定的血管扩张的作用。磷酸二酯酶抑制剂的作用机制是选择性地抑制心肌细胞上的磷酸二酯酶，激活多种蛋白酶，使钙通道开放，使心肌纤维收缩，产生强心作用。氨力农（Amrinone）和米力农（Milrinone）是主要应用的药物。氨力农可有效地增加心输出量和心脏指数。米力农选择性更高，强心活性是氨力农的10~20倍，不良反应较少，但是长期口服毒性反应较大，容易导致心律失常。

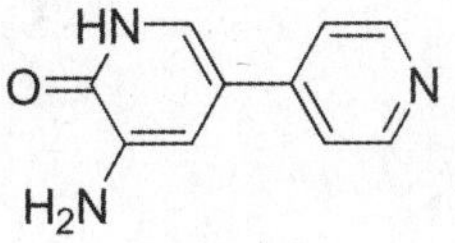

氨力农

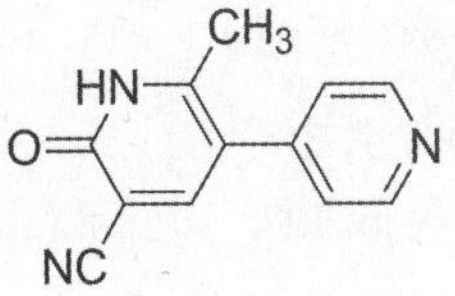

米力农

2. β受体阻滞剂

应用在临床的有多巴酚丁胺（Dobutamine）和异波帕胺（Ibopamine）。多巴酚丁胺是β_1受体阻滞剂，增强心肌收缩力，增加心输出量，用于心衰的治疗，但是作用时间短，口服无效。异波帕胺是β_1受体阻滞剂，疗效与地高辛类似，口服有效。

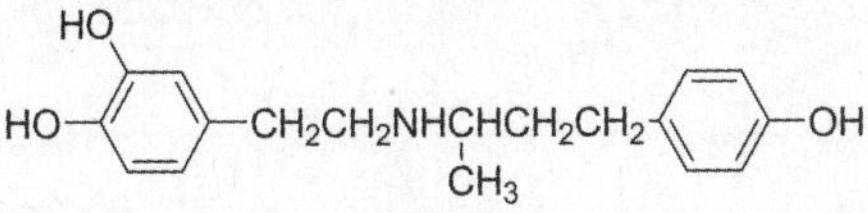

多巴酚丁胺

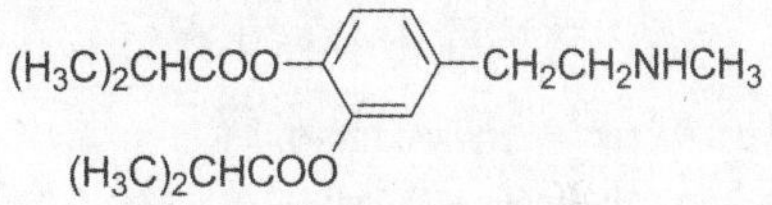

异波帕胺

3. 钙敏化药

匹莫苯（Pimobendan）为新型强心药，通过提高心肌收缩蛋白对钙离子敏感性而引起阳性变力作用，对血压及心肌氧耗量无影响，口服有效。本品结构中具有一个不对称的碳原子，而构成消旋体。有人报告药理作用（-）体比（+）体强。

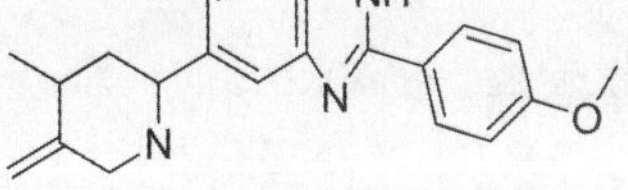

匹莫苯

练习题

一、单项选择题

1. 辛伐他汀主要用于治疗（　　）。

A. 高甘油三酯血症　B. 高胆固醇血症　C. 高磷脂血症

D. 心绞痛　E. 心律失常

2. 氯贝丁酯又称（　　）。

A. 普鲁脂芬　B. 苯酰降酯丙酯　C. 安妥明

D. 舒降酯　E. 辛伐他汀

3. 下列叙述中哪条与氯贝丁酯不符（　　）。

A. 为无色或黄色澄清油状液体

B. 味初辛辣后变甜，有特殊的臭味

C. 光照后颜色加深

D. 为倍半萜内酯衍生物

E. 水解后生成对氯苯氧异丁酸和乙醇

4. 非诺贝特为（　　）。

A. 降血脂药　B. 抗心绞痛药　C. 抗高血压药

D. 抗心律失常药　E. 强心药

5. 下列关于硝酸异山梨酯的叙述错误的是（　　）。

A. 又名消心痛

B. 具有右旋光性

C. 遇强热或撞击会发生爆炸

D. 在酸碱溶液中易水解

E. 在光作用下可被氧化变色，需遮光保存

6. 下列关于卡托普利的叙述错误的是（　　）。

A. 又名巯甲丙脯酸　B. 有类似蒜的特臭　C. 具左旋性

D. 具氧化性　E. 能与亚硝酸作用生成亚硝酰硫醇酯，显红色

7. 下列关于利血平的叙述错误的是（　　）。

A. 为吲哚生物碱

B. 易被氧化变色

C. 在酸性下比在碱性下更易水解

D. 在光、热的影响下 C_3 位上能发生差向异构化

E. 为抗高血压药

8. 硝苯地平又称（　　）。

A. 消心痛　B. 安妥明　C. 心痛定

D. 可乐定　E. 血安平

9. 硝苯地平的性质与（　　）不符。

A. 为黄色结晶性粉末　B. 几乎不溶于水　C. 遇光不稳定

D. 与氢氧化钠液显橙红色　E. 强热或撞击会发生爆炸

10. 常温下为液体的药物是（　　）。

A. 非诺贝特　B. 氯贝丁酯　C. 辛伐他汀

D. 硝酸异山梨酯　E. 硝苯地平

11. 阿替洛尔为（　　）。

A. 钠通道阻滞药　B. β受体阻断药　C. 延长动作电位时程药

D. 钙通道阻滞药　E. 血管平滑肌扩张药

12. 地高辛为（　　）。

A. 降血脂药　B. 抗心绞痛药　C. 抗高血压药

D. 抗心律失常药　E. 强心药

13. 维拉帕米是钙通道阻滞剂，可用于（　　）。

A. 抗心绞痛　B. 抗休克　C. 抗炎

D. 抗免疫　E. 抗过敏

14. 下列治疗与醛固酮升高有关的顽固性水肿的利尿药是（　　）。

A. 呋塞米　B. 氢氯噻嗪　C. 氯噻嗪

D. 螺内酯

二、多项选择题

1. 心血管系统用药，根据用于治疗疾病的类型可分为（　　）。

A. 降血脂药　B. 抗心绞痛药　C. 抗高血压药

D. 抗心律失常药　E. 强心药

2. 属于抗高血压药的是（　　）。

A. 卡托普利　B. 利血平　C. 硫酸胍乙啶

D. 盐酸可乐定　E. 盐酸胺碘酮

3. 结构中含有氯元素的降血脂药物是（　　）。

A. 非诺贝特　B. 辛伐他汀　C. 氯贝丁酯

D. 阿替洛尔　E. 盐酸胺碘酮

4. 硝酸异山梨酯与（　　）叙述相符。

A. 又名心痛定

B. 具有右旋性

C. 水解生成脱水山梨醇及亚硝酸

D. 遇强热或撞击会爆炸

E. 为钙通道阻滞药

5. 利血平可被氧化生成的产物是（　　）。

A. 3，4－二去氢利血平

B. 3，4，5，6－四去氢利血

C. 黄色聚合物

D. 利血平酸

E. 3－异利血平

6. 下列性质与卡托普利相符的是（　　）。

A. 为白色结晶粉末

B. 有类似蒜的特臭

C. 比旋度为 $-132^\circ \sim -126^\circ$

D. 可被氧化生成二硫化合物

E. 与亚硝酸作用呈红色

7. 需避光、密封保存的药物是（　　）。

A. 硝酸异山梨酯　　B. 硝苯地平　　C. 卡托普利

D. 利血平　　E. 阿替洛尔

三、配伍选择题

[1～5] A. 硝酸异山梨酯　B. 利血平　C. 两者均有　D. 两者均无

1. 遇光易变质的药物（　　）。

2. 在酸催化下可被水解的药物（　　）。

3. 被硫酸水解后，缓缓加硫酸亚铁试液界面显棕色的药物（　　）。

4. 在硫酸及冰醋酸存在下，遇对二甲氨基苯甲醛呈绿色，再变为红色的药物（　　）。

5. 为强心药的药物（　　）。

[6～10] A. 硝苯地平　B. 卡托普利　C. 两者均有　D. 两者均无

6. 对光不稳定的药物（　　）。

7. 可发生歧化反应的药物（　　）。

8. 可发生自动氧化生成二硫化物的药物（　　）。

9. 可被水解破坏的药物（　　）。

10. 可与亚硝酸作用显红色的药物（　　）。

[11～15] A. 普萘洛尔　B. 氯贝丁酯　C. 硝苯地平　D. 甲基多巴　E. 卡托普利

11. 中枢性降压药（　　）。

12. 影响肾素—血管紧张素—醛固酮系统的降压药（　　）。

13. β－受体阻滞剂（　　）。

14. 二氢吡啶类钙拮抗剂（　　）。

15. 苯氧乙酸类降血脂药（　　）。

[16～18] A. 盐酸普萘洛尔　B. 盐酸维拉帕米　C. 盐酸美西律　D. 盐酸胺碘酮　E. 盐酸普鲁卡因胺

16. 钠通道阻滞剂类抗心律失常药Ⅰa 型（　　）。

17. 延长心肌动作电位时程的抗心律失常药（　　）。

18. 钙拮抗剂类，用于抗心律失常和抗心绞痛药（　　）。

[19～22] A. 单硝酸异山梨酯　B. 洛伐他汀　C. 硝苯地平　D. 卡托普利　E. 可乐定

19. 抗心绞痛药（　　）。

20. 血管紧张素转化酶抑制剂（　　）。

21. 钙通道阻滞剂（　　）。

22. 羟甲戊二酰辅酶 A 还原酶抑制剂（　　）。

第五章　消化系统药物

消化系统疾病是临床常见病、多发病。因此，临床上作用于消化系统的药物占有很重要的地位。治疗消化系统疾病的药物主要有抗溃疡药、助消化药、止泻药、缓泻药、止吐药、促动力药、肝病辅助用药以及利胆药等。本章主要介绍抗溃疡药、止吐药、促动力药。

第一节　抗溃疡药

消化性溃疡的病因主要有幽门螺杆菌感染、胃黏膜的损伤。消化性溃疡药主要有：抗酸药，如氢氧化铝等；胃黏膜保护剂，如硫糖铝、枸橼酸铋钾等；抑酸药，如胆碱受体抑制剂（哌仑西平）、H_2受体拮抗剂（如西咪替丁）、质子泵抑制剂（如奥美拉唑）。本章主要讲解H_2受体拮抗剂和质子泵抑制剂。

消化性溃疡的临床表现见表5－1。

表5－1　消化性溃疡的临床表现

临床症状	胃溃疡	十二指肠溃疡
长期反复发作疼痛，有规律性	餐后0.5～1小时，持续1～2小时	餐后2～3小时，持续到下次进餐，进食或碱性药物可缓解
上腹局限压痛	压痛点多在中线偏左	压痛点多在中线偏右
胃液分析	酸度多正常	酸度增高

一、H_2受体拮抗剂

对组胺结构进行改造，保留了咪唑，对侧链进行改造，获得具有组胺H_2受体拮抗活性的治疗消化性溃疡的药物。组胺H_2受体是胃壁细胞内促进胃酸分泌的活体，人们研究H_2受体拮抗剂，相继发现了咪唑类、呋喃类、噻唑类等的H_2受体拮抗剂。

1. 咪唑类H_2受体拮抗剂

西咪替丁（Cimetidine）是通过合理药物设计的方法得到第一个治疗胃溃疡的H_2受体拮抗剂。它是以组胺为先导化合物，保留其咪唑环，由于发现在咪唑环5位引入斥电子基团可增强其对H_2受体拮抗作用，因此在5位引入甲基，改变4位上的侧链，将侧链延长并在侧链末端引入胍基或硫脲基，将侧链中第二个亚甲基换成硫原子，由于发现分子中有硫脲基时可引起肾损伤及粒细胞缺乏症，以氰胍基取代硫脲基，得到西咪替丁。

典型药物：

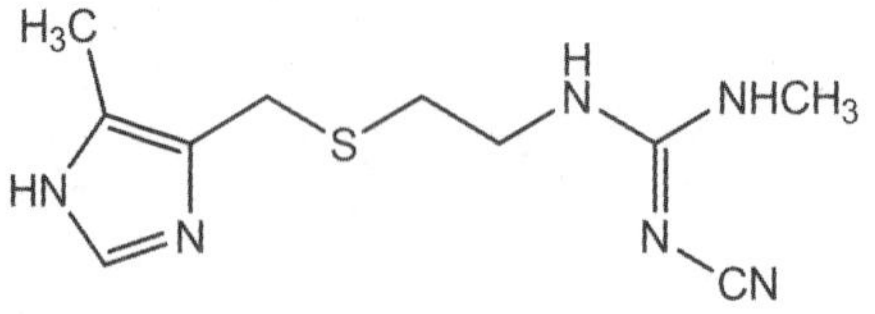

西咪替丁（Cimetidine）

化学名为 N－氰基 N′－甲基 N″－［2－［［（5－甲基－1H－咪唑－4－基）甲基］硫代］乙基］胍，又名甲氰咪胍、泰胃美，是咪唑类 H_2受体拮抗剂的代表药。

本品几乎无臭，味苦，易溶于甲醇，溶解于乙醇，微溶于水，在稀盐酸中易溶。熔点为 140℃～146℃。

本品分子结构中具有碱性的咪唑环，与盐酸成盐后易溶于水。性质稳定，在室温、干燥密闭状态下，5 年内不分解。

本品加氨试液与硫酸铜试液，即生成蓝灰色沉淀；再加过量的氨试液，沉淀即溶解。

西咪替丁分子结构中有硫原子，经灼烧后放出硫化氢，能使乙酸铅试纸显黑色（生成黑色硫化铅）。

本品能抑制基础胃酸分泌和各种刺激引起的胃酸分泌，也可防止应激状态下的胃黏膜出血和胃黏多糖成分减少。抗 H_2受体作用比甲硫米特强，对 H_1和 M 受体几乎没有作用。临床用于治疗胃及十二指肠球部溃疡，应用中发现中断用药后复发率高，故需维持治疗。长期应用因抑制雄激素作用，可引起男性轻微性功能障碍和乳房发育，妇女溢乳，还可引起精神紊乱等副作用。

西咪替丁分子具有极性和亲水性质，限制了它对生物膜的穿透能力，故如何提高药物的脂溶性、改善药代动力学的性质显得尤为重要。采用前药方法，对咪唑环的 N_1和 N_3进行丁酰氧甲基化（n－Pro－$COOCH_2$—）和烷氧羰基化（—COOEt）可达到增加活性的目的；另一种方法是改造氢键键合的极性基团，用脂水分配系数大的异胞嘧啶基团代替氰胍基团获得奥美替丁（Oxmeitidine）。由于脂溶性提高（分配系数增加 50 倍），其抑制胃酸分泌作用增加 15 倍，且维持时间更长，但有 H_1拮抗副作用。

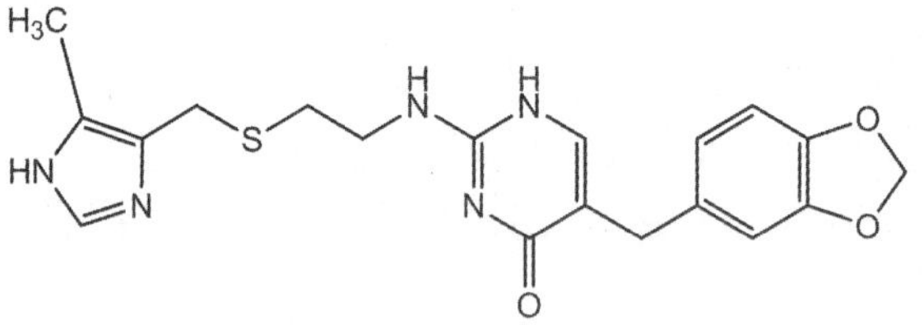

奥美替丁

2. 呋喃类 H_2受体拮抗剂

将西咪替丁结构中的甲基咪唑环换成二甲氨基甲基呋喃环；氰基亚氨基换成硝基次甲基，称为雷尼替丁（Ranitidine），抑制胃酸分泌的作用强于西咪替丁，副作用也小。

典型药物：

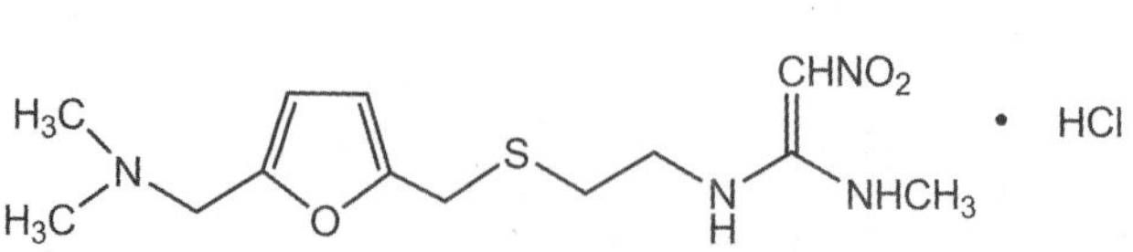

盐酸雷尼替丁（Ranitidine Hydrochloride）

化学名为N－［2－［［［5－（二甲氨基）甲基－2－呋喃基］甲基］硫代］乙基］－N′－甲基－2－硝基－1，1－乙烯二胺盐酸盐，又名甲硝呋胍、呋喃硝胺，商品名为善胃得。

本品为类白色或浅黄色结晶性粉末，有异臭，极易潮解，吸潮后颜色变深。但是在室温干燥条件下稳定。

本品分子结构中有硫原子，当用小火缓缓加热时产生硫化氢气体，可使湿润的醋酸铅试纸变黑。

本品是一竞争性 H_2受体拮抗剂，抑制胃酸分泌的强度为西咪替丁的4～10倍，对 H_1受体和胆碱受体均无拮抗作用。它的特点之一是无抗雄激素作用，对内分泌的影响小，也未见西咪替丁存在的中枢副作用。临床治疗胃及十二指肠溃疡，具有高效、速效、长效及副作用小等特点。停药后也可能出现复发，但复发率低于西咪替丁。

雷尼替丁生物利用度不高，将亲脂性较大的噻唑环代替雷尼替丁分子中的呋喃环所得的尼扎替丁（Nizatidinum），其活性与雷尼替丁相仿，而生物利用度高达95%。

3．噻唑类 H_2受体拮抗剂

用胍基噻唑环代替西咪替丁的甲基咪唑环，用氨磺酰咪基代替氰胍基可得到噻唑类 H_2受体拮抗剂的代表性药物法莫替丁（Famotidine）。法莫替丁药理作用远强于西咪替丁和雷尼替丁。对 H_1受体，M受体，N受体，5－HT受体，α、β受体均无作用，对细胞色素氧化酶P450也无作用。对 H_2受体的拮抗作用，在低浓度时是竞争性；在高浓度时，则是不可逆的。

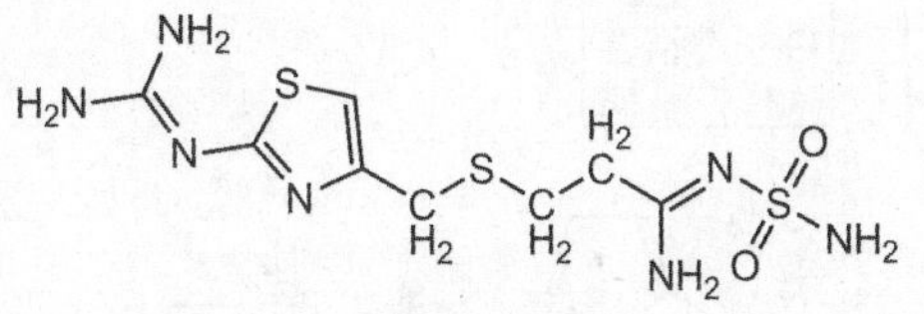

法莫替丁

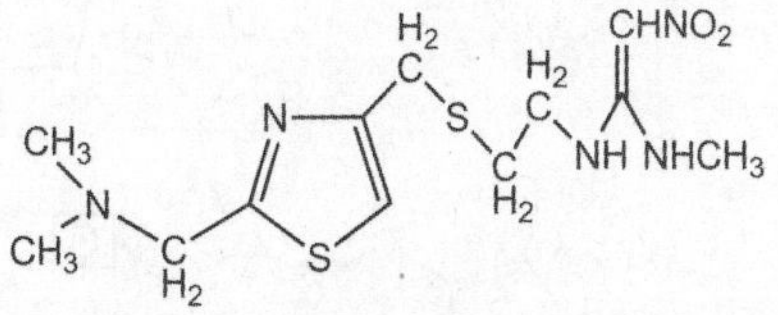

尼扎替丁

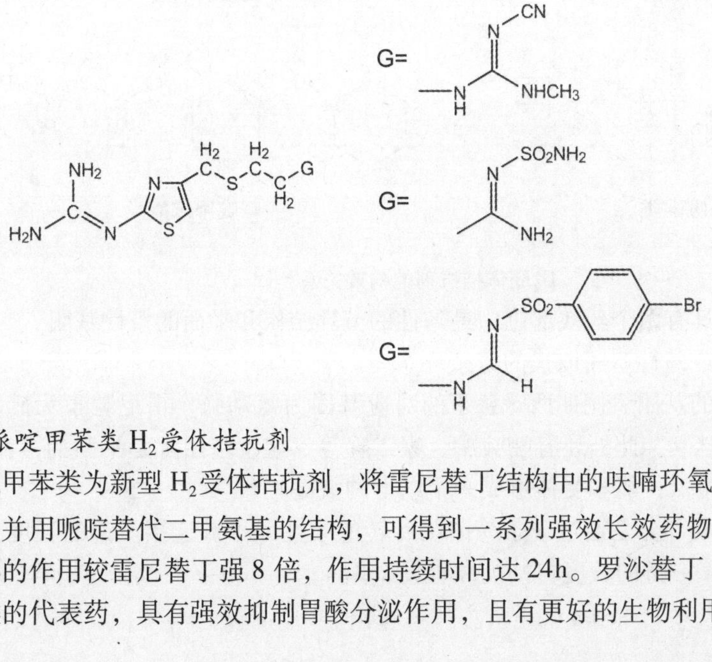

硫替丁

法莫替丁

乙溴替丁

4．哌啶甲苯类 H_2受体拮抗剂

哌啶甲苯类为新型 H_2受体拮抗剂，将雷尼替丁结构中的呋喃环氧原子移到环外，变为醚结构，并用哌啶替代二甲氨基的结构，可得到一系列强效长效药物。例如兰替丁，抑制胃酸分泌的作用较雷尼替丁强8倍，作用持续时间达24h。罗沙替丁（Roxatidine）是哌啶甲苯醚类的代表药，具有强效抑制胃酸分泌作用，且有更好的生物利用度（90%以上）；也可制成其乙酸酯，名为匹法替丁（Pifatidine），其作用快，用量小，不良反应少，复发率低。同类药物还有拉呋替丁（Lafutidine）等。临床适应证包括胃溃疡、十二指肠溃疡类胃炎。

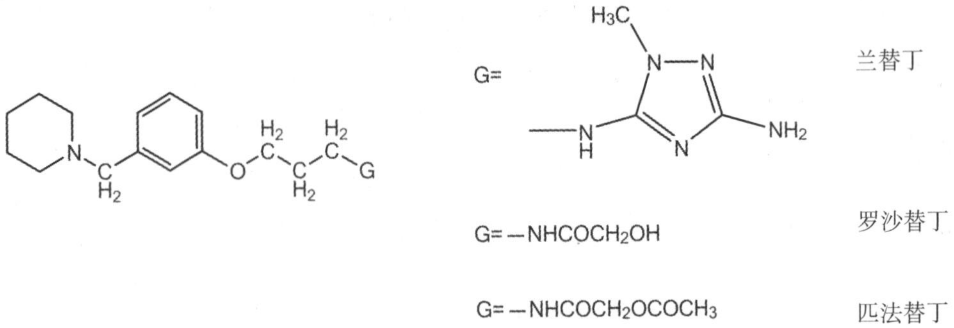

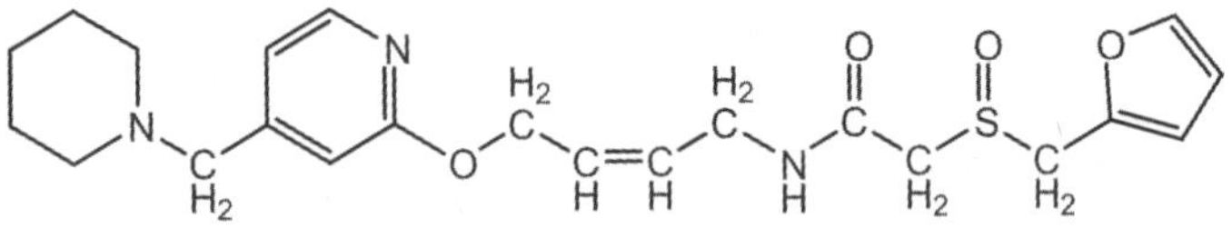

拉呋替丁

二、组胺 H_2 受体拮抗剂的构效关系

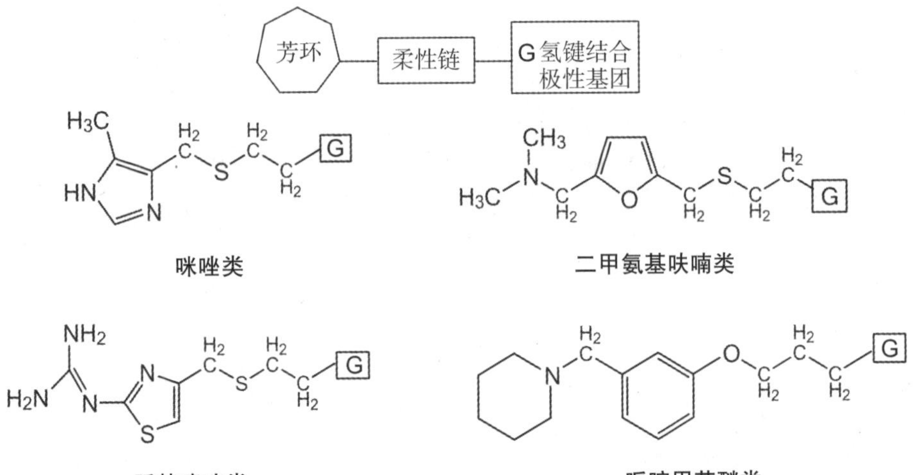

H_2受体拮抗剂的构效关系

H_2受体拮抗剂都具有两个药效部位：具碱性的芳环结构和平面的极性基团。

（1）碱性芳杂环或碱性基团取代的芳杂环。

（2）平面、极性的基团，例如西咪替丁的对应基团为氰基胍，雷尼替丁为硝基脲，法莫替丁则为氨基磺酰脒基，此外还有嘧啶酮、噻二唑等。这些基团都是平面的，在生理 pH 值条件下离子化程度很低，能和受体形成一个以上的氢键。

（3）上述两个组成部分是通过一条易曲绕旋转的柔性原子链连接。链的长度为组胺侧链的 2 倍，即 4 个原子。链的长度与拮抗性有关。

三、质子泵抑制剂

氢钾 ATP 酶（H^+/K^+ - ATP 酶），又称为质子泵，分布在胃壁细胞中，该酶催化胃酸分泌的第三步即最后一步，具有排出氢离子、氯离子，重吸收钾离子的作用，向胃腔分泌浓度很高的胃酸。质子泵抑制剂直接抑制 H^+/K^+ - ATP 酶，可以治疗各种原因引起的消化性溃疡。

奥美拉唑（Omeprazole）和兰索拉唑（Lansoprazole），因为它们都有苯并咪唑的结构，故这类药物被称为苯并咪唑类质子泵抑制剂，这类药物是非竞争性酶抑制剂，它们与 H^+/K^+ - ATP 酶发生共价结合，但是这种结合是可逆的。兰索拉唑抑制胃酸分泌作用比奥美拉唑强 2 ~ 10 倍。

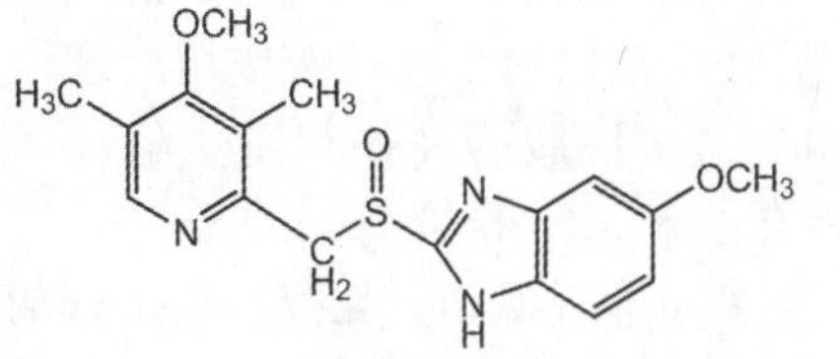

奥美拉唑

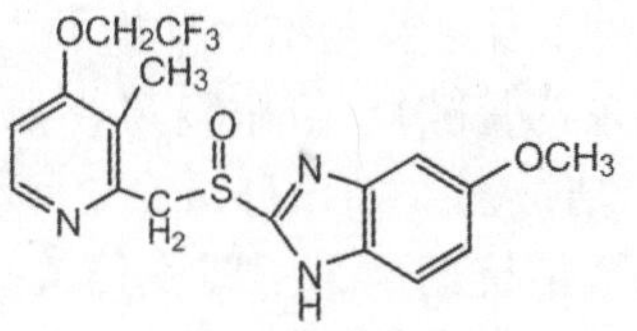

兰索拉唑

奥美拉唑是近年来研究开发的作用机制不同于 H_2受体拮抗作用的全新抗消化性溃疡药。它特异性地作用于胃黏膜壁细胞，降低壁细胞中的氢钾 ATP 酶的活性，从而抑制基础胃酸和刺激引起的胃酸分泌。由于氢钾 ATP 酶又称作“质子泵”，故本类药物又称为“质子泵抑制剂”。

奥美拉唑为5 - 甲氧基 - 2 ［［(4 - 甲氧基 - 3，5 - 二甲基 - 2 - 吡啶基）甲基］亚硫酰基］ - 1H - 苯并咪唑，为质子泵抑制剂。奥美拉唑酸碱两性，水溶液或强酸性溶液中不稳定，为无活性的前药，口服后迅速被吸收，能选择性地分布于胃壁细胞的低 pH 环境中，在酸性环境中转为活性物次磺酰胺，作用于胃腺壁细胞，为 H^+/K^+ - ATP 酶抑制剂，对胃酸分泌有明显抑制作用，起效迅速，适用于胃及十二指肠溃疡、反流性食管炎和胃泌素瘤。

同类药物还有伊索拉唑（Esomeprazole）、泮托拉唑（Pantoprazole）、雷贝拉唑（Rabeprazole）和来明拉唑（Leminoprazole）等。

奥美拉唑、兰索拉唑和泮托拉唑等主要经过肝酶代谢，可使经过肝酶代谢的药物（地西泮、苯妥英钠、华法林、氯吡咯雷等）血浆半衰期延长。雷贝拉唑主要经过非酶代谢，无明显个体差异，疗效稳定。

质子泵抑制剂对孕妇及儿童的安全性尚没有确定，禁用；多数不耐酸，为肠溶剂，口服时不能嚼碎。

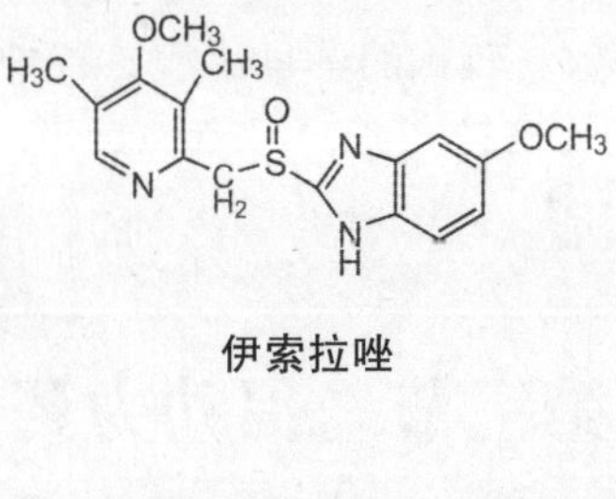

伊索拉唑

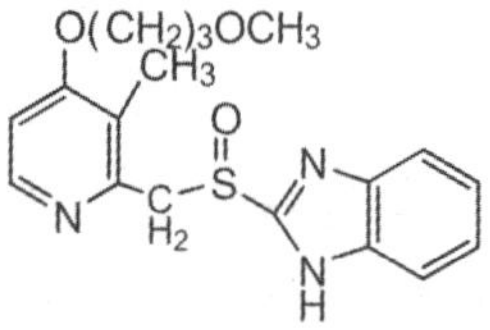

雷贝拉唑

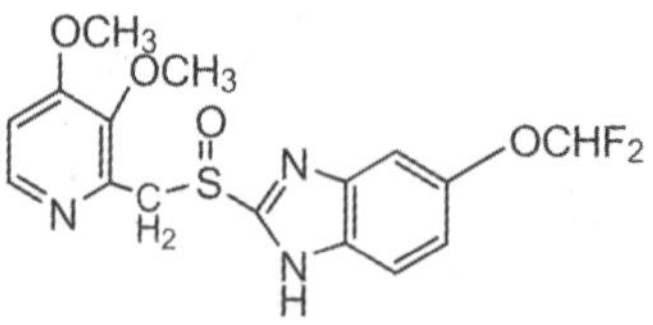

泮托拉唑

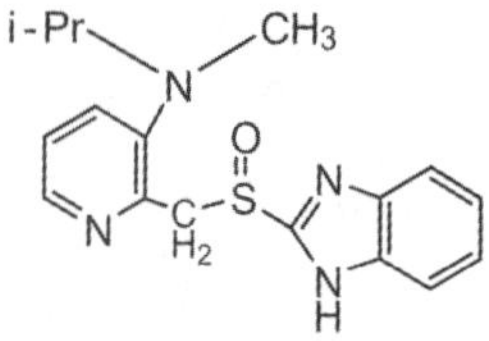

来明拉唑

第二节 止吐药

恶心、呕吐是胃运动和排空紊乱的特征。胃肠道疾病、晕动症、妊娠反应、放射线治疗、外科手术及某些药物治疗均可引起恶心、呕吐。常用的止吐药按作用原理可分为抗胆碱药（如东莨菪碱）、抗组胺药（如苯海拉明）、抗多巴胺药（如多潘立酮）、5-羟色胺（5-HT）拮抗剂（如昂丹司琼）等。本节重点介绍 $5-HT_3$拮抗剂。

$5-HT_3$拮抗剂是5-HT受体的一个亚型，主要分布在肠道。化疗药物引起的恶心、呕吐主要由这些药物导致释放5-HT，刺激迷走传入神经的 $5-HT_3$受体，从而兴奋呕吐中枢引起呕吐反应，或通过兴奋化学感受器传递至呕吐中枢引起呕吐，$5-HT_3$ 受体拮抗剂主要通过竞争性地阻断消化道黏膜释放的5-HT与 $5-HT_3$受体结合，从而具有抗呕吐的作用。

典型药物：

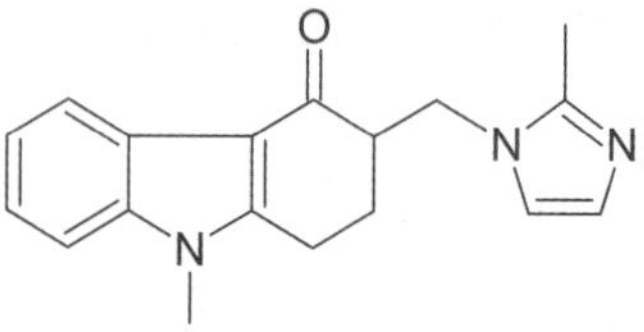

昂丹司琼（Ondansetron）

化学名为（±）-1，2，3，9-四氢-9-甲基-［(2-甲基-1H-咪唑-1-基)-甲基］咪唑-1-酮。

本品熔点为231℃～232℃。本品常用其二水合盐酸盐，白色结晶性固体，熔点为178.5℃～179.5℃。

本品为一种高度选择性的 $5-HT_3$拮抗剂，能抑制由化疗和放疗引起的恶心、呕吐。一般认为，化疗和放疗可引起小肠的嗜铬细胞释放 $5-HT_3$，并通过 $5-HT_3$受体引起迷走传入神经兴奋从而导致呕吐反射，而昂丹司琼可抑制这一反射发生。本品适用于治疗由化疗和放疗引起的恶心、呕吐，也可以用于预防和治疗手术后引起的恶心、呕吐。

本品是用于放、化疗呕吐的第一个 $5-HT_3$受体拮抗剂，该药的上市开创了放、化疗呕吐治疗的新纪元。由于确切的疗效，较低的不良反应，各种新的 $5-HT_3$受体拮抗剂陆续推出，其中托烷司琼（Tropisetron）、格拉司琼（Granisetron）经长期的临床应用，受到广泛肯定。

第三节 促动力药

功能性胃肠病也是目前常见的消化系统疾病，如功能性消化不良、功能性便秘等。这些功能性胃肠病的症状大部分和胃肠动力障碍有关，表现为胃排空延缓，胃窦、幽门和十二指肠协调异常或肠内容物通过慢，患者有腹胀、恶心、便秘等症状，为解决胃肠动力障碍需要促动力药，以增强胃肠收缩力和加速胃肠运转及减少胃肠内容物通过时间。目前临床上常用的促动力药已发展到第三代。

第一代促动力药，如甲氧氯普胺（Metoclopramine），又名胃复安。它可作用于胃肠道和中枢神经系统兼有促动力和止吐的功效，临床上可用于治疗功能性消化不良、糖尿病性胃滞留（胃轻瘫）、胃食管反流病等，由于其有中枢作用，可用于治疗和预防恶心、呕吐。但其中神经系统的反应也是最常见的不良反应，可出现瞌睡、倦怠、疲劳，较大剂量时可有锥体外系反应，如静坐不安、焦虑、激动、肌张力障碍、下肢肌肉抽搐等，老年病人可有帕金森病反应。另外，对女性来说还可出现乳房增大、溢乳、月经不规则等。停药后这些不良反应可逐渐消失。

第二代促动力药是多潘立酮（Domperidone），商品名为吗丁啉。它主要作用于胃肠道，对脑的影响很小。它主要是增加胃的收缩和蠕动，加强胃内固体和液体的排空，还可协调胃窦和十二指肠运动，它的适应证和甲氧氯普胺大致相同，也可以治疗恶心、呕吐。常见的不良反应有口干、头痛，高泌乳素血症引起的乳房增大、疼痛、溢乳等。由于不易通过血脑屏障，极少引起锥体外系的不良反应。

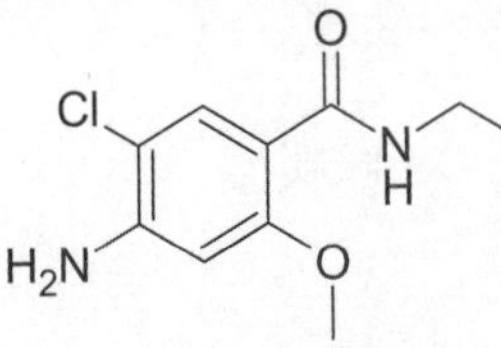

甲氧氯普胺

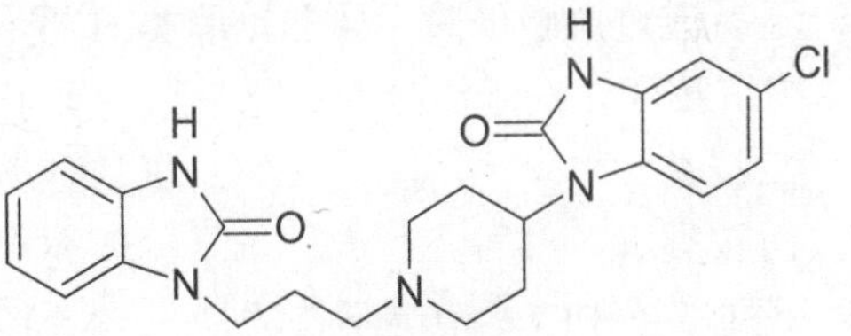

多潘立酮

第三代促动力药是西沙必利（Cisapride）。它对整个胃肠道包括从食管到肛门括约肌均有促动力作用，能增强生理反应，恢复正常的动力模式。

另一种促动力药为红霉素，在胃和十二指肠部位有明显的促动力效应，但对食管和远端小肠、大肠无明显促动力作用。由于其导致强烈的胃窦、十二指肠收缩，伴有明显不良反应，如上腹痛、恶心、呕吐等。这些不良反应限制了其临床应用。因此，红霉素作为促动力药合用时，主要是当胃轻瘫用西沙比利、吗丁啉或甲氧氯普胺治疗无效或不能耐受时才采用。

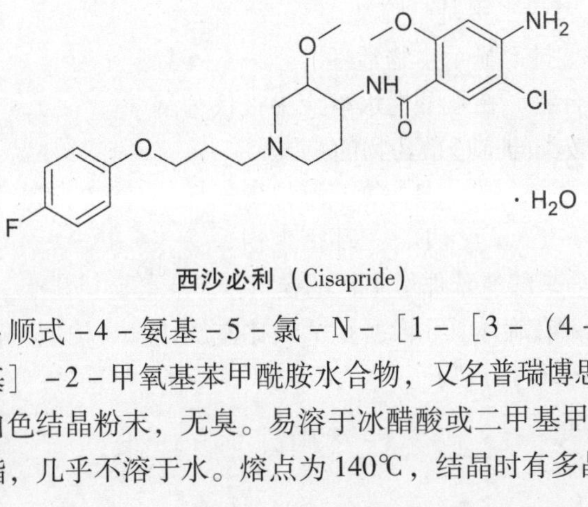

西沙必利（Cisapride）

化学名为（±）-顺式-4-氨基-5-氯-N-［1-［3-（4-氯苯氧基）丙基］-3-甲氧基-4-哌啶基］-2-甲氧基苯甲酰胺水合物，又名普瑞博思。

本品为白色或类白色结晶粉末，无臭。易溶于冰醋酸或二甲基甲酰胺，溶于二氯甲烷，难溶于乙醇和乙酸乙酯，几乎不溶于水。熔点为140℃，结晶时有多晶现象，注意把握结晶条件。

西沙必利是多巴胺 D_2 受体拮抗剂，可选择性地刺激肠道，产生乙酰胆碱，通过胆碱能神经系统起作用，促进食管、胃、肠道的运动。它广泛用于胃食管反流病、功能性消化不良、胃轻瘫、功能性便秘等，还是治疗假性肠梗阻有效的促运动力药。

本品使用时可发生严重不良反应，甚至死亡，因此，使用时应严格注意，必须经医生开具处方，并由药房出售。

练习题

一、单项选择题

1. 西替利嗪与下列叙述中不符的是（　　）。

A. 结构中含有羧基

B. 结构中含二苯甲基结构

C. 属氨基类 H_1 受体拮抗剂

D. 选择性作用于 H_1 受体，对 M 胆碱受体和 5 - HT 受体的作用极小

E. 不易透过血脑屏障，属非镇静类 H_1 受体拮抗剂

2. 抗组胺药盐酸苯海拉明的化学结构属于（　　）。

A. 二胺类　　B. 氨基醚类　　C. 哌嗪类

D. 丙胺类　　E. 三环类

3. 下列叙述中与赛庚啶不符的是（　　）。

A. 结构中含有苯并环庚噻吩基

B. 结构中含有哌啶基

C. 在人体内的代谢物主要为葡萄糖醛酸苷季铵物及芳环羟基化、N - 去甲基化等

D. 具有中度的抗 5 - 羟色胺和抗胆碱作用

E. 用于荨麻疹、湿疹、皮肤瘙痒等症

4. 奥美拉唑与下列叙述中不符的是（　　）。

A. 结构中含有苯并咪唑环

B. 结构中含有亚磺酰基

C. 结构中含有 3，5 - 二甲基吡啶基

D. 在酸催化下经重排而显示生物活性

E. 本身为碱性化合物，在强酸性水溶液中很快分解

5. 下列属于乙二胺类的抗过敏药物的是（　　）。

A. 曲吡那敏　　B. 氯苯海拉敏　　C. 氯苯那敏

D. 丙胺　　E. 三环衍生物

6. 下列叙述中与马来酸氯苯那敏不符的是（　　）。

A. 有光学异构体，右旋体（S 构型）活性比左旋体（R 构型）高，通常使用消旋体

B. 属于丙胺类 H_2 受体拮抗剂

C. 味苦，有升华性

D. 分子中有吡啶环

E. 分子中的马来酸能使高锰酸钾褪色

7. 具有下列化学结构的药物为（　　）。

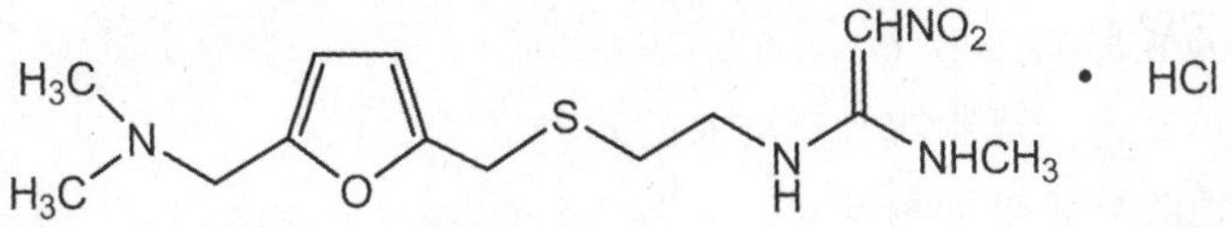

A. 盐酸赛庚啶　B. 盐酸雷尼替丁　C. 盐酸苯海拉明

D. 法莫替丁　E. 西咪替丁

8. 富马酸酮替芬在 H_1受体拮抗剂中属于（　　）。

A. 氨基醚类　B. 哌嗪类　C. 哌啶类

D. 乙二胺类　E. 三环类

二、多项选择题

1. 抗溃疡药雷尼替丁具有的性质是（　　）。

A. H_2受体拮抗剂

B. 结构中含有呋喃环

C. 用于治疗过敏性疾病

D. 为反式体，顺式体无活性

E. 本品为无活性前药，经 H^+催化重排为活性物质

2. 抗溃疡药法莫替丁含有的结构是（　　）。

A. 咪唑环　B. 呋喃环　C. 噻唑环

D. 胺磺酰基　E. 胍基

3. 与盐酸苯海拉明的结构特征和稳定性相符是（　　）。

A. 具有醚键

B. 对碱稳定

C. 在酸催化下可分解成二苯甲醇

D. 具有叔胺结构，有类似生物碱的颜色和沉淀反应

E. 对光极不稳定，易氧化变色

4. 下列所述性质与盐酸赛庚啶相符的是（　　）。

A. 味苦

B. 可以治疗消化性溃疡病

C. 在水中微溶，水溶液呈酸性反应

D. 为 H_1受体拮抗剂

E. 化学结构中含有氮甲哌啶

5. 下面性质与奥美拉唑符合的是（　　）。

A. 为无活性前药，在体内经酸催化重排为活性物质

B. 为两性化合物，易溶于碱液，在强酸性水溶液中很快分解

C. 用于治疗消化道溃疡

D. 为 H_2受体拮抗剂

E. 为质子泵抑制剂

三、配伍选择题

［1～4］A. 奥美拉唑　B. 西咪替丁　C. 雷贝拉唑　D. 伊索拉唑　E. 泮托拉唑

1. 奥美拉唑的S异构体是（　）。
2. 化学性质不稳定，可制成有肠溶衣的胶囊（　）。
3. 第一个可逆的质子泵抑制剂（　）。
4. 属于前体药物，能使十二指肠溃疡较快愈合（　）。

［5～8］A. 兰索拉唑　B. 法莫替丁　C. 雷贝拉唑　D. 哌仑西平　E. 枸橼酸铋钾

5. 吡啶4位含氟的质子泵抑制剂（　）。
6. 对胃壁细胞的毒蕈碱受体有高度亲和力（　）。
7. 苯并咪唑环上没有取代基的可逆的质子泵抑制剂（　）。
8. 无固定结构的抗溃疡药（　）。

［9～13］A. 盐酸赛庚啶　B. 富马酸酮替芬　C. 马来酸氯苯那敏　D. 奥美拉唑　E. 法莫替丁

9. 属于 H^+/K^+ -ATP酶抑制药（　）。
10. 含有1.5分子结晶水的 H_1 受体拮抗药（　）。
11. 含有噻吩环的药物（　）。
12. 以噻唑为母环的药物（　）。
13. 又名为扑尔敏的药物（　）。

第六章　非甾体抗炎药及抗痛风药

非甾体抗炎药是全球用量最大的一类药，以抗炎为主，兼有解热镇痛的作用，临床上用于抗炎和抗风湿的治疗。在化学结构和抗炎机制上都与肾上腺皮质激素类抗炎药不同，称为非甾体抗炎药（NSAIDs）。

解热镇痛药和非甾体抗炎药所治疗的疾病均属常见病、多发病，因此世界上对此类药的需求量很大，其中一些药物的新用途，如阿司匹林的抗血栓形成作用更是拓宽了用药领域。

第一节　解热镇痛药

解热镇痛药是一类能使发热病人的体温降至正常水平，并能缓解疼痛的药物。其作用部位主要在外周，镇痛范围限于头痛、牙痛、神经痛、肌肉痛、关节痛和痛经等慢性钝痛，对急性锐痛如创伤性疼痛和内脏平滑肌痉挛所致的绞痛等几乎无效。这类药物大多数能减轻风湿病和痛风疼痛的症状，除乙酰苯胺类药物外均有一定的抗炎作用，不易产生耐受性及成瘾性。

临床上使用的解热镇痛药按化学结构分为三大类：水杨酸类、乙酰苯胺类和吡唑酮类。

一、水杨酸类药物

1. 简介

1875 年水杨酸钠作为解热镇痛药和抗风湿药首次应用于临床，但其对胃肠道刺激性较大。1899 年水杨酸的衍生物——阿司匹林正式在临床使用，应用至今。

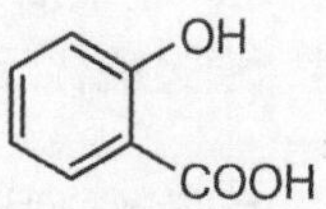

水杨酸

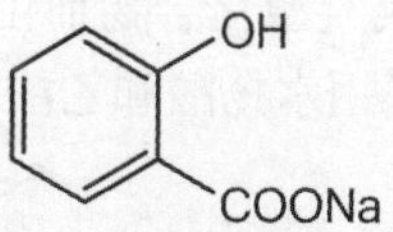

水杨酸钠

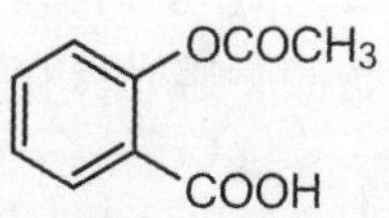

阿司匹林

阿司匹林结构中的羧基是活性基团，但口服给药因其酸性对胃黏膜有刺激性，从而产生不良作用。通过制成相应的盐、酯和酰胺等方式可降低羧基酸性以减少或消除其刺激胃肠道的不良反应，临床常用的水杨酸类解热镇痛药见表 6－1。

表 6-1 临床常用的水杨酸类解热镇痛药

药物名称和结构		
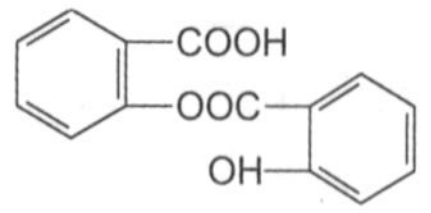 双水杨酯	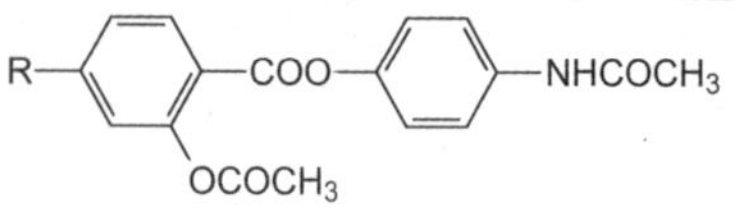 贝诺酯	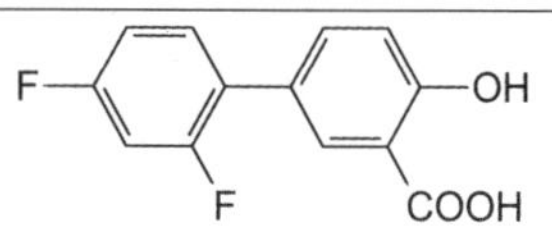 二氟尼柳
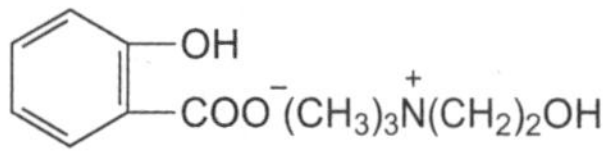 水杨酸胆碱	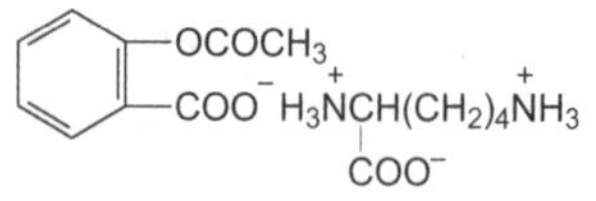 赖氨匹林	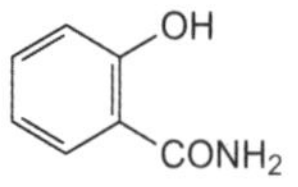 水杨酰胺

2. 构效关系

（1）水杨酸分子中的羧酸基团是抗炎活性必需结构，如酸性降低，虽然保留了镇痛作用，但抗炎作用基本消失。

（2）若改变苯环上的羧基和羟基的邻位关系，可使活性消失。

（3）水杨酸分子中苯环的 5 位引入芳环，可使其抗炎活性增加。

（4）游离羧基的存在导致胃刺激，将其制成盐或酯等可以降低其副作用。

典型药物：

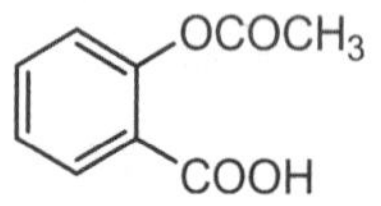

阿司匹林（Aspirin）

化学名为 2-（乙酰氧基）苯甲酸，又名乙酰水杨酸。

本品为白色结晶或结晶性粉末，无臭或微带醋酸臭，味微酸；易溶于乙醇，可溶于氯仿和乙醚，微溶于水。

本品含游离羧基，显弱酸性，pK_a为 3.5，可溶于碳酸钠及氢氧化钠。

本品含酚酯结构，遇酸、碱、受热及微量金属离子催化易水解成水杨酸和乙酸；前者在空气中见光或遇氧气可自动氧化生成醌型化合物而由淡黄色、红棕色最后变成黑色，故本品应密封、防潮、避光保存。本品采用水杨酸和乙酸酐为原料，通过酰化反应制备而得。

本品水溶液加热煮沸放冷后，滴加 $FeCl_3$试剂，显紫堇色。依此法可区别阿司匹林和水杨酸（水杨酸加 $FeCl_3$试剂即显紫堇色）。

本品口服易吸收，具有较强的解热、镇痛和消炎抗风湿作用，临床广泛用于感冒发热、头痛、牙痛、神经痛、肌肉痛、关节痛、急慢性风湿痛及类风湿痛等症的治疗。由于具有抑制血小板凝聚的作用，可用于防治动脉血栓和心肌梗死；本品还有促进尿酸排泄的作用，可用于痛风的治疗。

二、乙酰苯胺类

乙酰苯胺俗称“退热冰”，因毒性很大，现已被淘汰。非那西丁解热镇痛作用良好，但因其代谢产物对肾、血红蛋白及视网膜均产生毒性，并有致突变、致癌作用，也被淘汰。直到对乙酰氨基酚，毒副作用小，解热镇痛作用优良，成为乙酰苯胺类的代表药物。

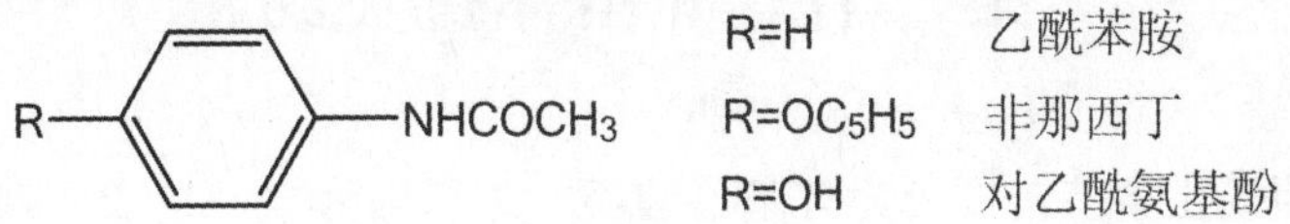

典型药物：

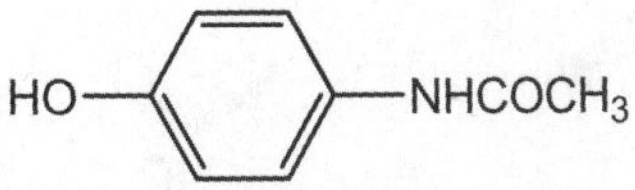

对乙酰氨基酚（Paracetamol）

化学名为N－（4－羟基苯基）－乙酰苯胺，又名扑热息痛。

本品为白色结晶或结晶性粉末，无臭，味微苦；易溶于热水或乙醇，略溶于水，pK_a为9.7。

本品分子中具有酰胺键结构，室温下其固体在干燥的空气中很稳定，但暴露在潮湿的条件下会水解，生成对氨基酚，毒性较大，可进一步氧化成醌亚胺类化合物，颜色变成暗棕色，故应注意避光保存。

本品水溶液在pH为5～7时较稳定。遇酸、碱会加速水解，水解产物为对氨基酚。

本品结构中含酚羟基，遇$FeCl_3$试剂溶液显蓝紫色；本品水解产物在酸性条件下，可与亚硝酸钠发生重氮化反应，再与碱性β－萘酚试液偶合产生橙红色沉淀。

本品是目前临床上常用的解热镇痛药，口服吸收迅速，可用于发热、疼痛，解热镇痛作用与阿司匹林基本相同，但无抗炎抗风湿作用，对血小板和尿酸排泄无影响，正常剂量下对肝脏无损害，毒副作用小，尤其适用于胃溃疡病人及儿童。它还是目前临床多种抗感冒复方制剂的活性成分。

三、吡唑酮类解热镇痛药简介

安替比林、氨基比林都因毒性较大被淘汰。安乃近解热镇痛作用显著而迅速，水溶性增大，可制成水溶性制剂，如注射剂、滴鼻剂等。因仍可引起粒细胞缺乏症，高烧病人需慎用，在不少国家已被停用。后来又发现解热镇痛效果较好的异丙基安替比林，因为毒性较低，常在解热镇痛药复方制剂中配伍使用。

在5－吡唑酮的吡唑烷环上再引入一个酮基可形成3，5－吡唑烷二酮，此类药物相对前者而言，酸性增强而解热作用减弱，抗炎作用明显增高，成为抗炎药。

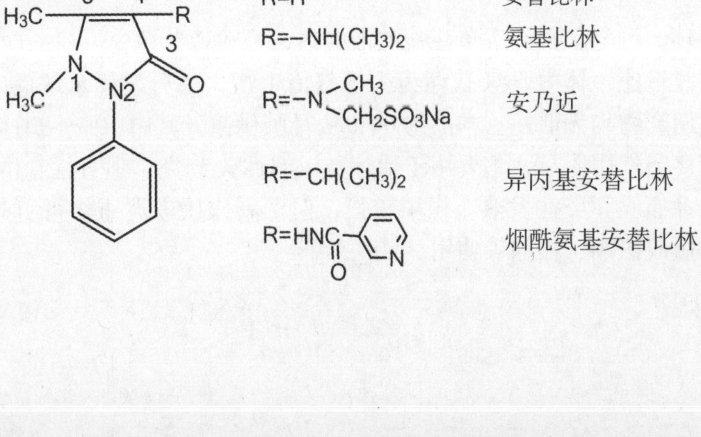
5
4
H3C
R
3
N
1
N2
O
H3C
R=H　安替比林
R=-NH(CH3)2　氨基比林
R=-N(CH3)CH2SO3Na　安乃近
R=-CH(CH3)2　异丙基安替比林
R=HNC(O)-　烟酰氨基安替比林
O
N

第二节 非甾体抗炎药

非甾体抗炎药按化学结构可分为芳基乙酸类、芳基丙酸类、1，2－苯并噻嗪类及选择性抑制 COX－2 类。

一、芳基乙酸类

对吲哚美辛的构效研究表明：①3 位羧基是抗炎活性必需基团，羧基若被醛、醇、酯等替换则活性下降，酸性越强，抗炎活性越大。②5 位甲氧基可被二甲氨基、乙酰基、氟原子等取代，活性都比未取代物强。③2 位甲基取代比芳基取代活性高。④1 位 N－酰化比烷基化活性强，常用对位卤代芳酰基取代。

为克服吲哚美辛羧基酸性对胃肠道的刺激及本品对肝脏、心血管系统的毒副作用，通过结构改造，分别得到舒林酸、托美丁、依托度酸、双氯芬酸钠、萘丁美酮、芬布芬等各有特色的芳基乙酸类抗炎药。

芳基乙酸类吲哚美辛和双氯芬酸钠口服吸引迅速，代谢产物活性降低或消失；舒林酸、萘丁美酮和芬布芬均为前药，在体内代谢生成活性药物而发挥作用。

典型药物：

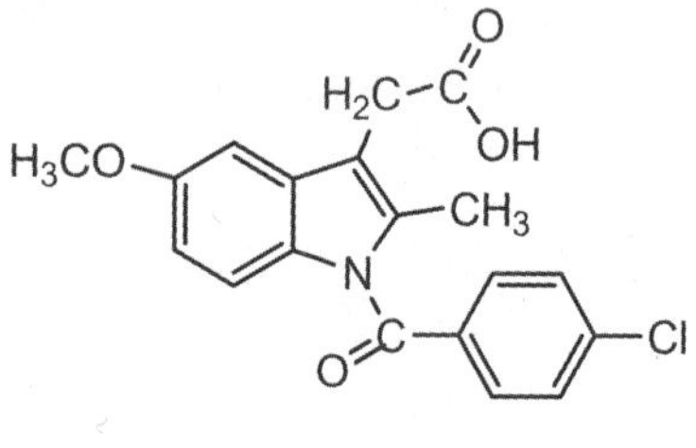

吲哚美辛（Indomethacin）

化学名为 2－甲基－1－（4－氯苯甲酰基）－5－甲氧基－1H－吲哚－3－乙酸，又名消炎痛。

本品为类白色或微黄色结晶性粉末，几乎无臭、无味；溶于丙酮，略溶于甲醇、乙醇、氯仿及乙醚，微溶于苯，不溶于水，溶于氢氧化钠溶液，pK_a 为 4.5。

本品室温下在空气中稳定，但对光敏感。其水溶液在 pH 为 2～8 时较稳定，在强酸强碱中酰胺键可被水解，生成对氯苯甲酸和 5－甲氧基－2－甲基吲哚－3－乙酸，后者可脱羧生成 5－甲氧基－2－甲基吲哚。吲哚类分解物可进一步氧化为有色物质，随温度升高，水解变色更快。

本品有吲哚环，可与新鲜的香草醛盐酸液共热，呈玫瑰紫色。

本品口服吸收迅速，体内 50% 代谢为去甲基衍生物，并可发生水解反应，代谢为氯苯甲酰衍生物，代谢产物均无活性。本品约 60% 从肾脏代谢，其中 10% ～20% 以原型排出。

对缓解炎症疼痛作用明显，主要用于治疗类风湿性关节炎、强直性脊椎炎、骨关节炎，也可用于治疗急性痛风和炎症发热。作用较强，但毒副作用较严重，可引起过敏反应和胃肠道反应，一般做成搽剂、栓剂等使用。

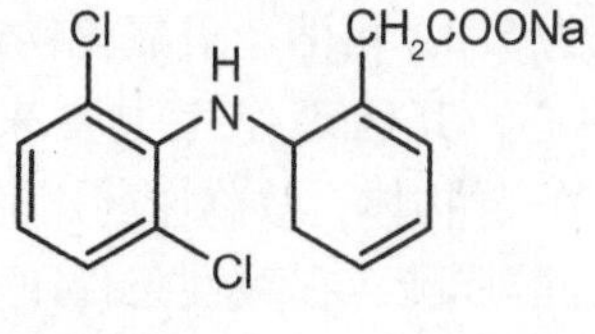

双氯芬酸钠（Diclofenac Sodium）

化学名为2－［（2，6－二氯苯基）氨基］苯乙酸钠，又名双氯灭痛。

本品为白色、类白色或淡黄色结晶性粉末，无臭；略溶于水，易溶于乙醇。水溶液 pH 为7.68，pK_a为4.0～4.5。

本品性质较稳定。本品是第三代非甾体抗炎药，具有芳基烷基酸类和邻氨基苯甲酸类的特征结构，临床用于各类类风湿性关节炎、神经炎、术后疼痛及各种原因引起的发热。其解热、镇痛作用强于吲哚美辛和阿司匹林。口服吸收迅速，两小时可达血药浓度峰值，排泄亦快，长期服用无积蓄作用，个体差异小，副作用小。

本品是环氧合酶（COX）和脂氧化酶（LOX）的双重抑制剂，可避免因单纯抑制 COX 而导致 LOX 活性突增引起的不良反应。除此之外，本品还能抑制花生四烯酸的释放，并刺激其再摄取。

二、芳基丙酸类

芳基丙酸类抗炎药可用下列通式表示。

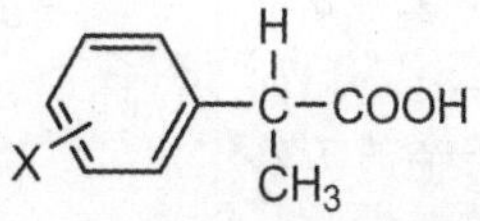

构效关系的研究表明：①羧基应连在一平面型的芳香环（通常是苯环，也可以是芳杂环）上。②羧基与平面型的芳香环之间一般相隔一个碳原子。羧基 α 位上有一个甲基以限制羧基的自由旋转，使其维持适当构型与受体或酶结合，以增强其消炎镇痛作用。③在芳环上羧基的对位或间位可引入另一疏水基团 X，以增强抗炎活性，X 可以是烷基、苯环、芳杂环、环已基等，如非诺洛芬和酮洛芬。④在芳环上羧基的对位若引入疏水基后，还可在间位引入吸电子基团如 F、Cl 等，以加强其抗炎作用，如氟比洛芬和吡洛芬。

该类药物均为有机酸类，具有酸性，因而对胃肠道有一定的刺激作用，这类药物的羧基 α 位碳原子为手性碳原子，同一化合物的对映异构体之间在生理活性、毒性、体内分布及代谢等方面均有差异。通常 S 异构体的活性高于 R 异构体。

在体内手性异构体间会发生转化，通常是无效的 R 型异构体转化为有效的 S 异构体。其中，以布洛芬最为显著，无效的 R（－）－布洛芬在体内酶的催化下，通过形成辅酶 A 硫酯中间体，发生构型逆转，转变为 S（＋）－布洛芬。

典型药物：

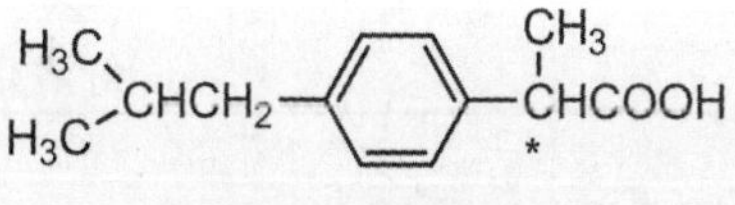

布洛芬（Ibuprofen）

化学名为 α－甲基－4－（2－甲基丙基）苯乙酸，又名异丁苯丙酸。

本品为白色结晶或结晶性粉末，稍有异臭，无味；易溶于乙醇、氯仿、乙醚和丙酮，不溶于水。

本品含有羧基，显酸性，pK_a为5.2，可溶于氢氧化钠或碳酸钠溶液。

本品结构中含有一个手性中心，其药理作用主要来自S（+）异构体，但在体内R（-）异构体可以转化为S（+）异构体，故临床药用品为外消旋体。

本品与氯化亚砜作用后，与乙醇成酯，在碱性条件下加盐酸羟胺生成羟肟酸，然后在酸性条件下与三氯化铁试液作用可生成红色至暗红色的异羟肟酸铁。

本品口服后很快吸收，消炎、镇痛和解热作用均大于阿司匹林，胃肠道副作用小，临床上广泛用于类风湿性关节炎、神经炎、咽喉炎及支气管炎等，并可缓解术后疼痛、牙痛、软组织疼痛等。长期与对乙酰氨基酚同用可增加对肾脏的毒性作用。本品与阿司匹林或其他水杨酸类药物同时使用时，药效不增强，而不良反应发生率增高。本品与肝素、双香豆素等抗凝血药同用时有增加出血的危险。本品与呋塞米同用时，后者的排钠和降压能力减弱。本品与维拉帕米和硝苯地平同用时，本品的血药浓度增高。

三、芳基烷酸类其他常用药物

临床上应用的芳基烷酸类药物数量较多，现主要介绍其常用药物，见表6-2。

表6-2 常用芳基烷酸类非甾体药物

芳基乙酸类		芳基丙酸类	
药物名称和结构	作用特点	药物名称和结构	作用特点
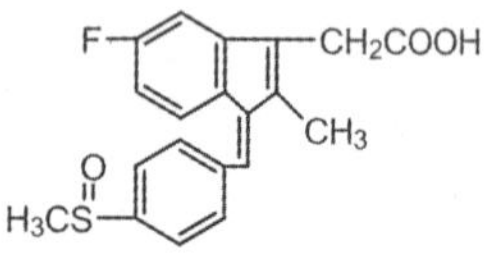 舒林酸	本品为前药，甲基亚砜基还原成甲硫基才具活性，作用为吲哚美辛的1/2，作用持久、不良反应少	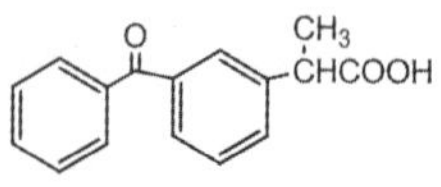 酮洛芬	为高效解热药，其解热作用比吲哚美辛强4倍，比阿司匹林强100倍
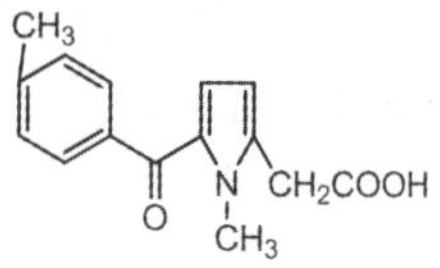 托美丁	消炎和镇痛作用分别为保泰松的3~13倍和8~15倍。安全、速效	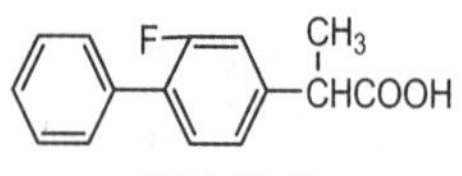 氟比洛芬	引入第二个疏水性较大的苯基，使抗炎作用增强，是吲哚美辛的5倍
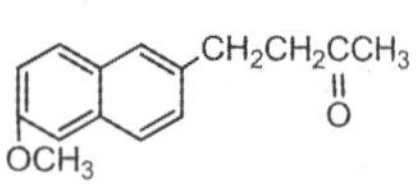 萘丁美酮	为非酸性前体药物，体内代谢为6-甲氧基-2-萘乙酸产生活性，对COX-2有选择性抑制作用，抗炎作用是吲哚美辛的1/3	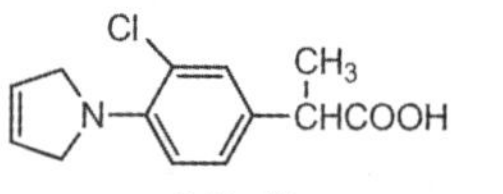 吡洛芬	疗效优于吲哚美辛，不良反应比吲哚美辛和阿司匹林少
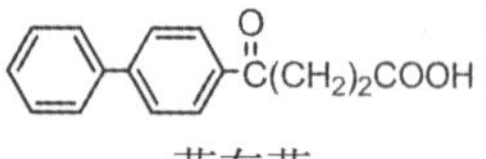 芬布芬	为酮酸型前药。具有长效消炎作用，胃肠道不良反应少	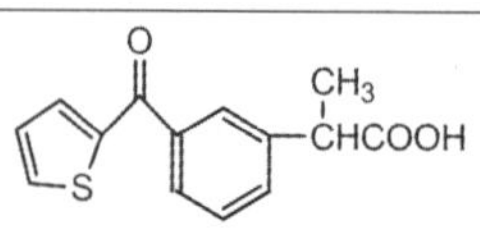 舒洛芬	镇痛作用和抗炎活性分别是阿司匹林的200倍和2~14倍

四、1，2-苯并噻嗪类

1，2-苯并噻嗪类（又称昔康类）对COX-2有一定的选择性抑制作用。本类药物结构中虽无羧基，但含有酸性的烯醇羟基，有关药物结构如下：

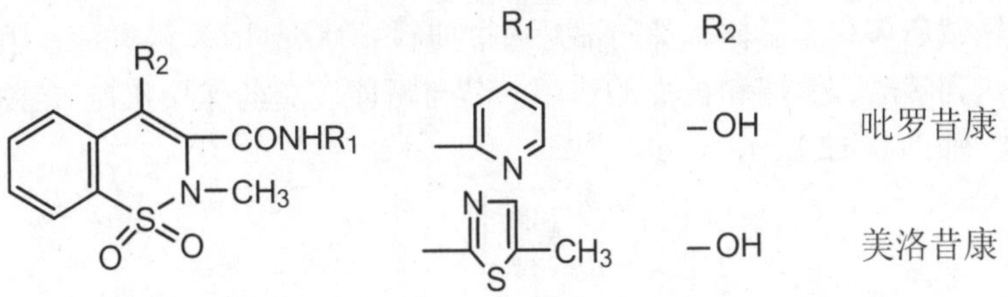

其中吡罗昔康又名炎痛喜康，是第一个在临床上使用的长效抗风湿药，每日服一次，24h 有效；是可逆的环氧合酶抑制剂，具有疗效显著、作用持久、耐受性好、不良反应少等特点。美洛昔康为高度的 COX－2 选择性抑制剂，对慢性风湿性关节炎的抗炎、镇痛效果与吡罗昔康相同，但对胃及十二指肠溃疡的诱发较吡罗昔康小，可用于长期治疗类风湿性关节炎。

吡罗昔康是昔康类药物中的一员，该类药物结构与活性关系如图 6－1 所示。

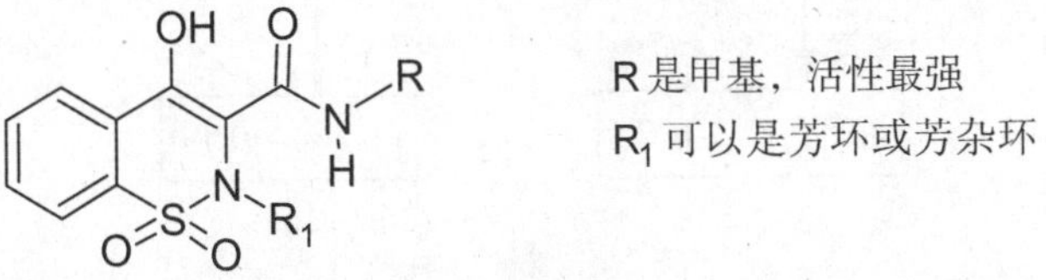

图 6－1　昔康类药物的构效关系

五、环氧合酶－2（COX－2）选择性抑制剂的开发

作为目前临床应用的非甾体抗炎药，产生活性时主要抑制的环氧合酶有两种亚型：COX－1 和 COX－2。COX－1 是原生酶，其功能是促进胃黏膜 PGs 的合成，具有细胞生理调节功能，对消化道黏膜起保护作用；而 COX－2 则是诱导酶，接受刺激诱导而使其水平快速增加，进而在炎症部位促进致炎 PGs 大量生成，导致炎症的发生。目前常用的非甾体抗炎药如吲哚美辛、布洛芬等由于对 COX－1 和 COX－2 缺乏选择性，久用会引起胃出血、胃溃疡。

近年来的研究热点是开发具有强大抗炎作用且胃肠道不良反应较少的 COX－2 选择性抑制剂。如 20 世纪 90 年代末上市的塞来考昔和罗非考昔，大量的药物尚在进一步研制之中。但塞来考昔和罗非考昔两种药物均可导致心血管系统疾病，使死亡率增高。

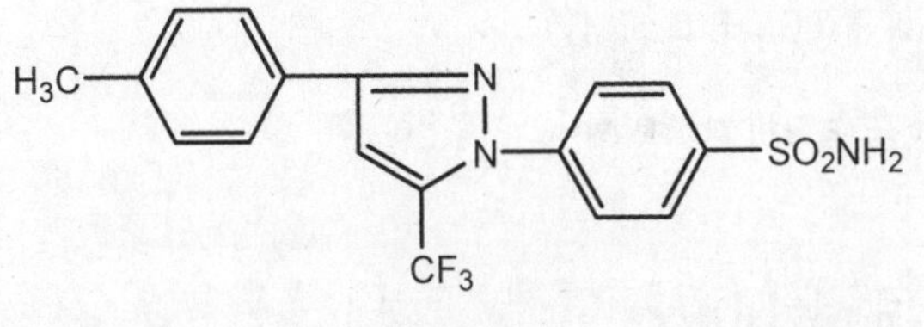

塞来考昔

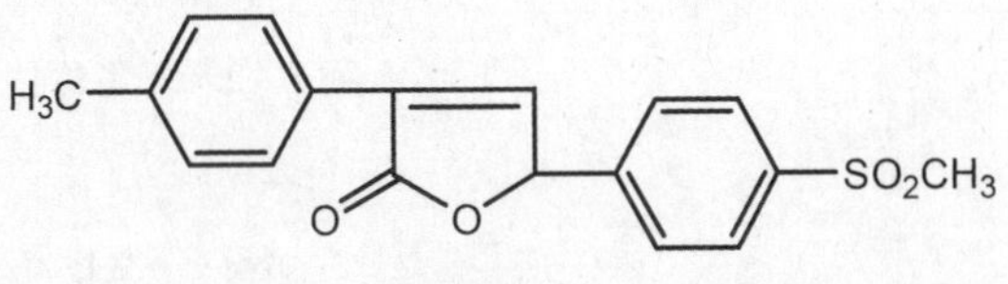

罗非考昔

六、非甾体抗炎药的作用机制

花生四烯酸（AA）是产生前列腺素类（PGs）、白三烯类（LTs）、血栓素类（TXs）的主要前体物质。当机体受到刺激后，细胞膜磷脂经磷酸酯酶水解产生 AA，AA 再经两条途径氧化成不同的代谢物：①AA 经花生四烯酸环氧合酶（COX）氧化最终得到 PGs 和 TXs 两大系统物质。②AA 经脂氧酶（LOX）氧化最终得到 LTs 系列物质。其中 PGs 和 LTs 是引起发热、疼痛和炎症的主要原因。而 TXs 则具有血小板聚集作用，可引起血管收缩形成血栓。

目前使用的解热镇痛药和非甾体抗炎药都是通过抑制 COX 或 LOX 两种酶，阻断 PGs 和 LTs 的合成，从而达到解热、镇痛和抗炎的作用。其与甾体抗炎药作用机制（主要抑制磷酸酯酶）是不同的，如图 6－2 所示。

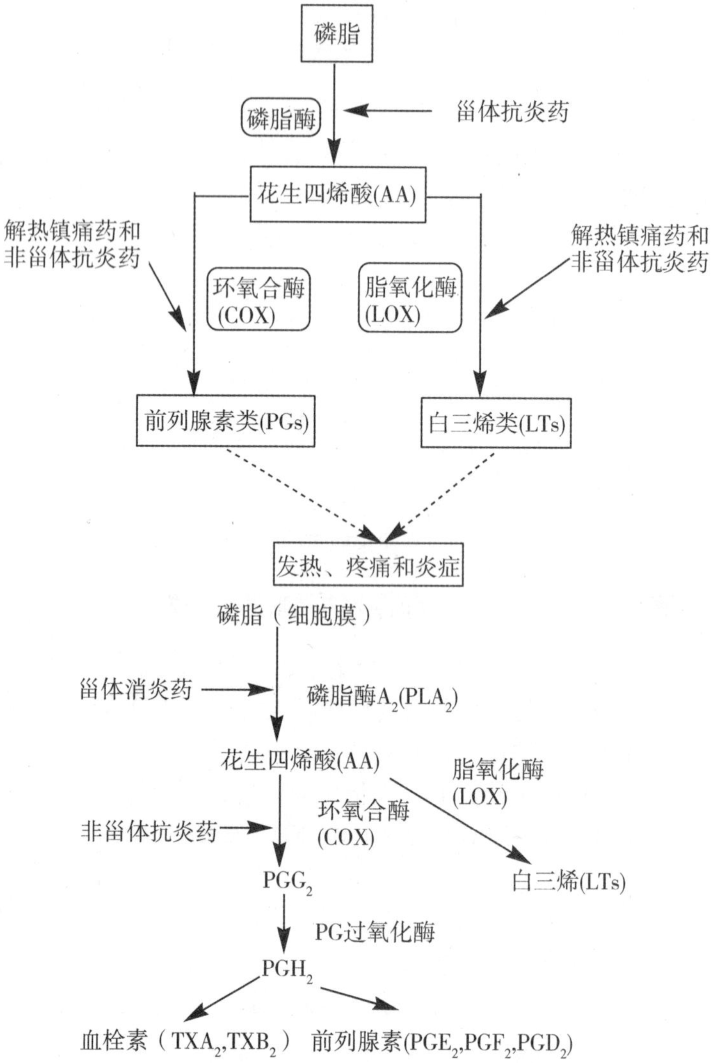

图 6－2　非甾体抗炎药作用机制示意图

第三节　抗痛风药

痛风是由于体内嘌呤代谢紊乱或尿酸排泄减少而引起的一种疾病，其特征是患者的血浆、尿中的尿酸根水平增高。患者的尿酸根水平是正常水平的 2～3 倍。

尿酸是弱酸（$pK_{a1}=5.7$，$pK_{a2}=10.3$），水溶性很小。在生理 pH 时，以较易溶的尿酸钠形式存在。在肾脏中，尿酸可被重吸收。当体内尿酸的生成增加或排泄减少时，可导致尿酸水平增加。当尿酸盐浓度超出其溶解限度后因过饱和而结晶，便可沉积于关节、滑囊、软骨、肾脏等体温较低的部位，引起关节炎、尿路结石和肾病等。

临床上使用的抗痛风药根据作用机制可分为以下三类：①用药物控制尿酸盐对关节造成的炎症，如秋水仙碱；②增加尿酸排泄速率的药物，如丙磺舒；③通过抑制黄嘌呤氧化酶来抑制尿酸生成的药物，如别嘌醇。后两类药物可减少血液中的尿酸水平，被用于慢性痛风的治疗。

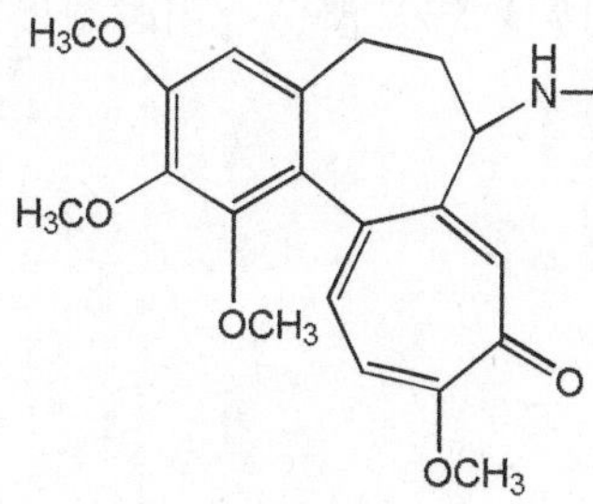

秋水仙碱

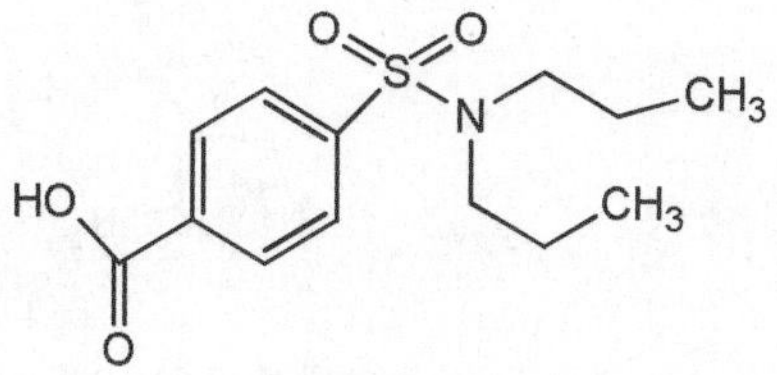

丙磺舒

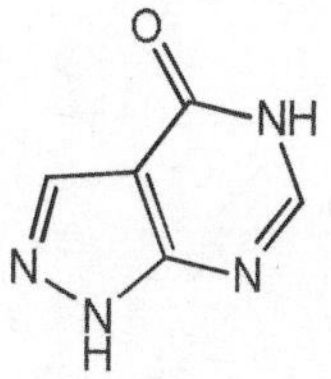

别嘌醇

典型药物：

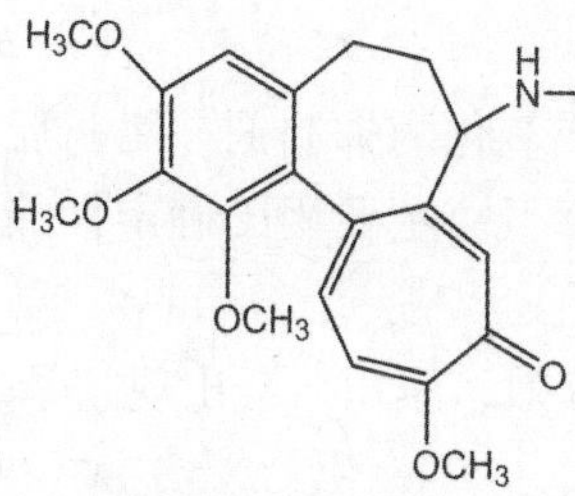

秋水仙碱（Colchicine）

化学名为N－［（7S）－5，6，7，9－四氢－1，2，3，10－四甲氧基－9－氧－苯并［α］庚间三烯并庚间三烯－7－基］乙酰胺。

本品为淡黄色结晶性粉末，熔点为142℃～150℃。遇光颜色变深，需避光密闭保存。

秋水仙碱对急性痛风性关节炎有选择性的消炎作用，是对抗痛风急性发作的有效预防药。秋水仙碱不会影响尿酸盐的生成、溶解和排泄，故无降低血中尿酸水平的作用。其主要作用是通过与粒细胞的微管蛋白结合，妨碍粒细胞的活动，从而起到消炎和抑制粒细胞浸润的作用。

秋水仙碱在肝中代谢，主要的代谢产物是酰胺水解得到的伯胺衍生物。长期应用引起骨髓抑制，禁用于严重肾功能不全者、妊娠妇女，静脉注射仅适用于术后痛风发作或禁食者。

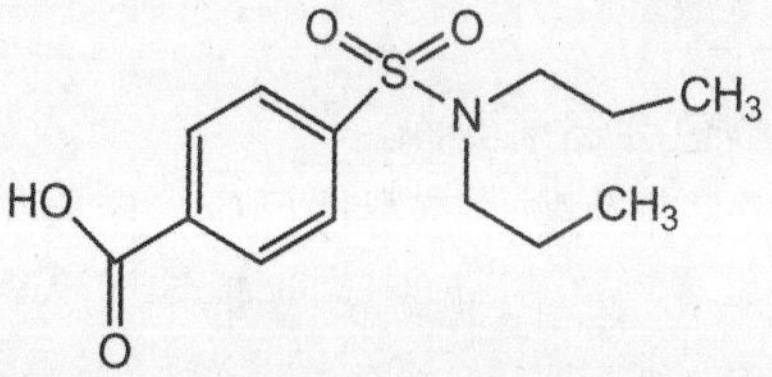

丙磺舒（Probenecid）

化学名为4－［（二丙氨基）磺酰基］苯甲酸。

本品为白色结晶性粉末，无臭，味微苦，易溶于丙酮，略溶于乙醇和氯仿，几乎不溶于水，pK_a为3.4。

本品抑制尿酸盐在肾小管的再吸收，增加尿酸的排泄，降低血中尿酸的浓度，可缓解或防止尿酸盐结晶的生成，减少关节的损伤，亦可促进已形成的尿酸盐的溶解。无抗炎、镇痛作用，用于慢性痛风的治疗。

本品可竞争性地抑制弱有机酸类药物，如青霉素在肾小管的分泌，增加这些抗生素的血药浓度和延长它们的作用时间。可作为辅助用药。可加速别嘌醇排泄，合用时须增加别嘌醇的剂量，不宜与阿司匹林联用。

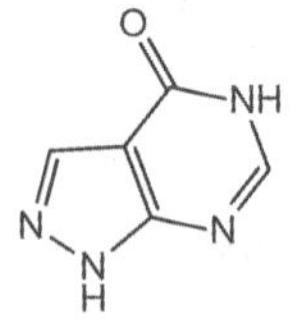

别嘌醇（Allopurinol）

化学名为1H－吡唑并［3，4－d］嘧啶－4－醇。

本品为白色或类白色结晶粉末，几乎无臭，在碱液中易溶，微溶于水或乙醇，不溶于氯仿。在pH为3.1～3.4时最稳定。

本品是唯一在临床应用的黄嘌呤氧化酶抑制剂。用药后可阻断次黄嘌呤及黄嘌呤生成尿酸的过程，使血液中尿酸的浓度降低。主要用于确定性痛风患者的治疗，特别是同时有尿石形成者。

嗜酒、饮茶、喝咖啡将降低其疗效，服用后会出现眩晕，不宜驾驶车船等。

练习题

一、单项选择题

1. 化学结构中含有羧基的非甾体抗炎药是（　　）。

A. 安乃近　　B. 吡罗昔康　　C. 酮洛芬

D. 萘丁美酮　　E. 对乙酰氨基酚

2. 引起阿司匹林过敏反应的杂质是（　　）。

A. 苯酚　　B. 水杨酸酐　　C. 醋酸苯酯

D. 乙酰水杨酸酐　　E. 乙酰水杨酸苯酯

3. 不符合对乙酰氨基酚的描述的是（　　）。

A. pH为6时最稳定

B. 暴露在潮湿条件下，颜色会逐渐变深

C. 代谢产物之一是4－羟基衍生物，有毒性反应，应服用4－乙酰半胱氨酸对抗

D. 可以抑制血小板凝聚

E. 加$FeCl_3$显紫色

4. 下列描述与吲哚美辛结构不符的是（　　）。

A. 结构中含有羧基

B. 结构中含有对氯苯甲酰基

C. 结构中含有甲氧基

D. 结构中含有咪唑杂环

E. 遇强酸和强碱时易水解，水解产物可氧化生成有色物质

5. 下列药物遇三氯化铁溶液显蓝紫色的是（　　）。

A. 布洛芬　B. 对乙酰氨基酚　C. 双氯芬酸

D. 萘普生　E. 酮洛芬

6. 具有下列化学结构的药物是（　　）。

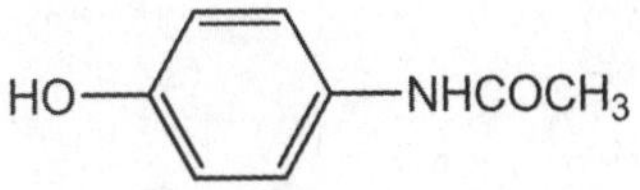

A. 阿司匹林　B. 安乃近　C. 吲哚美辛

D. 对乙酰氨基酚　E. 贝诺酯

7. 下列药物不是非甾体抗炎药的是（　　）。

A. 选择性 COX－2 抑制剂　B. 吡唑酮类　C. 芳基烷酸类

D. 芬那酸类　E. 1，2－苯并噻嗪类

8. 下列药物仅具有解热、镇痛作用，不具有消炎、抗风湿作用的是（　　）。

A. 芬布芬　B. 阿司匹林　C. 对乙酰氨基酚

D. 萘普生　E. 吡罗昔康

9. 非甾体抗炎药物的作用机制是（　　）。

A. β－内酰胺酶抑制剂

B. 花生四烯酸环氧化酶抑制剂

C. 二氢叶酸还原酶抑制剂

D. D－丙氨酸多肽转移酶抑制剂，阻止细胞壁形成

E. 磷酸二酯酶抑制剂

10. 以布洛芬为代表的芳基烷酸类药物在临床上的作用是（　　）。

A. 中枢兴奋　B. 利尿　C. 降压

D. 消炎、镇痛、解热　E. 抗病毒

11. 与下列化学结构相似的药物是（　　）。

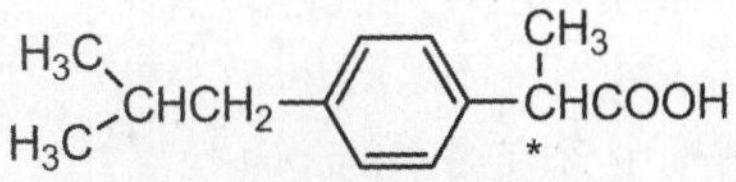

A. 苯巴比妥　B. 肾上腺素　C. 布洛芬

D. 依他尼酸　E. 苯海拉明

12. 下列药物中不含有羧基却具有酸性的是（　　）。

A. 阿司匹林　B. 吡罗昔康　C. 布洛芬

D. 双氯芬酸　E. 吲哚美辛

13. 下列描述中与布洛芬相符的是（　　）。

A. 在酸性或碱性条件下均易水解

B. 结构中含有手性中心，临床上用其 R 异构体

C. 易溶于水，味微苦

D. 可溶于 NaOH 或 Na_2CO_3 水溶液中

E. 在空气中放置可被氧化，颜色可发生变化

14. 对乙酰氨基酚是在研究（　　）的代谢物时发现的。

A. 苯胺　B. 乙酰苯胺　C. 对氨基酚

D. 非那西丁　E. 阿司匹林

15.（　　）可与水杨酸反应，制备阿司匹林。

A. 乙醇　B. 乙酸酐　C. 乙醛

D. 丙酮　E. 乙酸

二、多项选择题

1. 下列药物中属于前药的是（　　）。

A. 贝诺酯　B. 酮洛芬　C. 布洛芬

D. 舒林酸　E. 双氯芬酸

2. 下列药物的作用机理与尿酸有关的是（　　）。

A. 秋水仙碱　B. 别嘌醇　C. 萘普生

D. 丙磺舒　E. 双氯芬酸

3. 下列化学结构类型中是非甾体抗炎药的是（　　）。

A. 1，2，4－苯并噻二嗪类　B. 芳基烷酸类　C. 喹诺酮类

D. 3，5－吡唑烷二酮类　E. 1，2－苯并噻嗪类

4. 阿司匹林的性质与下列叙述相符的是（　　）。

A. 在氢氧化钠或碳酸钠溶液中溶解，且同时分解

B. 水溶液加热后与三氯化铁反应，显紫堇色

C. 在干燥状态下稳定，潮湿时可缓慢分解

D. 为解热镇痛药，不具有抗炎作用

E. 作用机制为花生四烯酸环氧酶的不可逆抑制剂

5. 下列叙述与对乙酰氨基酚相符的是（　　）。

A. 作用机制是花生四烯酸环氧酶的抑制剂

B. 具有解热、镇痛作用

C. 与乙酰水杨酸成酯得到贝诺酯

D. 具有消炎抗风湿作用，常用于治疗风湿性关节炎

E. 为常用的抗结核药

6. 下列非甾体抗炎药物结构中含有羧基的是（　　）。

A. 吲哚美辛　B. 双氯芬酸钠　C. 布洛芬

D. 安乃近　E. 吡罗昔康

7. 下列描述中与吲哚美辛的性质相符的是（　　）。

A. 可溶于氢氧化钠

B. 在强酸、强碱条件下可引起水解，水解产物可进一步氧化成有色物

C. 用于炎症性疼痛作用显著，也可用于急性和炎症发热

D. 遇光可逐渐分解

E. 为芳基烷酸类非甾体抗炎药

8. 下列描述与布洛芬相符的是（　　）。

A. 为非甾体消炎镇痛药

B. 具有抗痛风作用

C．其化学结构中含有一个手性碳原子，临床上使用其消旋体

D．结构中含有异丁基

E．为抗溃疡病药物

9．下列药物能作为抗痛风药的是（　　）。

A．贝诺酯　　B．丙磺舒　　C．乙胺丁醇

D．别嘌醇　　E．氢氯噻嗪

10．贝诺酯是由（　　）拼合而成的。

A．阿司匹林　　B．对乙酰氨基酚　　C．布洛芬

D．非那西丁　　E．水杨酸

三、配伍选择题

［1～5］A．甲芬那酸　B．安乃近　C．双氯芬酸　D．酮洛芬　E．吡罗昔康

1．1，2－苯并噻嗪类非甾体抗炎药（　　）。

2．吡唑酮类解热镇痛药（　　）。

3．芳基乙酸类非甾体抗炎药（　　）。

4．芳基丙酸类非甾体抗炎药（　　）。

5．乙酰苯胺类解热镇痛药（　　）。

［6～8］

A. 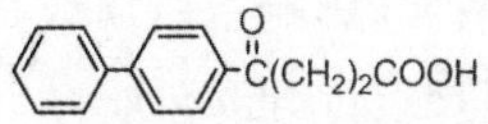

B. 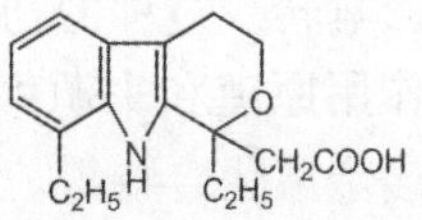

C. 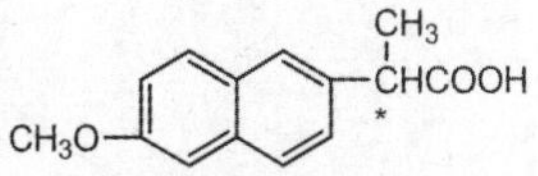

D. 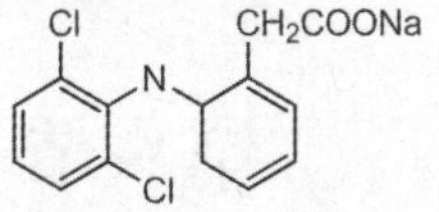

E. 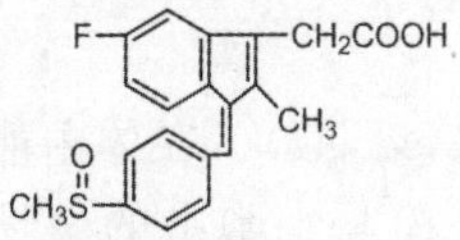

6．舒林酸（　　）。

7．萘普生（　　）。

8．双氯芬酸钠（　　）。

第七章　抗肿瘤药物

恶性肿瘤是一种由于组织细胞恶性增长而引起的疾病，人类恶性肿瘤患者的死亡率仅次于心脑血管疾病。肿瘤的治疗方法有手术治疗、放射治疗和药物治疗（化学治疗）等，但是很大程度上仍以抗肿瘤药物治疗为主。

细胞从一次分裂结束到下次分裂完成这一间隔，叫作细胞繁殖周期。按细胞 DNA 含量的变化把细胞周期分为四期：①G_1期，是 DNA 合成前期；②S 期，是 DNA 合成期；③DNA 合成后期；④M 期，是分裂期。非繁殖状态的细胞处于 G_0期。抗肿瘤药主要是抑制、杀死癌细胞，抑制其分裂繁殖。

按各期细胞对抗肿瘤的敏感性，将抗肿瘤药分为：①周期非特异性药物，对各期肿瘤细胞都有效；②周期特异性药物，对某一期细胞作用显著。

抗肿瘤药按作用靶点可分为：①以 DNA 为作用靶点的药物，如烷化剂和抗代谢药；②以有丝分裂过程为作用靶点的药物，如某些天然活性成分；③破坏 DNA 的药物，如氮芥类和亚硝基脲类等；④影响转录过程的药物，如放线菌素 D 等；⑤影响蛋白质或其他细胞成分合成的药物。按其作用原理和来源可分为烷化剂、抗代谢物、抗肿瘤抗生素、抗肿瘤植物药有效成分、抗肿瘤金属化合物等。

第一节　生物烷化剂

烷化剂属于细胞毒类药物，又称生物烷化剂（Bioalkylating Agengts），在体内能形成亲电子的活泼中间体或其他具有活泼的亲电性基团的化合物，进而与细胞中的生物大分子（DNA、RNA 及某些酶）中含有丰富电子的基团（如氨基、羧基、巯基、磷酸基、羟基等）发生共价结合，使其丧失活性或使 DNA 分子发生断裂，导致肿瘤细胞死亡，抗肿瘤活性强。但是这类药物选择性不高，在抑制增生活跃的肿瘤细胞的同时，对增生较快的正常细胞，如骨髓细胞、肠上皮细胞等也同样产生抑制，有较严重的毒副作用，例如恶心、呕吐、骨髓抑制、脱发等。为了减少药物的副作用，临床上一般采用合并用药。

生物烷化剂按化学结构可分为氮芥类、亚乙基亚胺类、磺酸类、亚硝基脲类等。

一、氮芥类

氮芥类药物是一类含有双－（β－氯乙基）氨基的化合物。

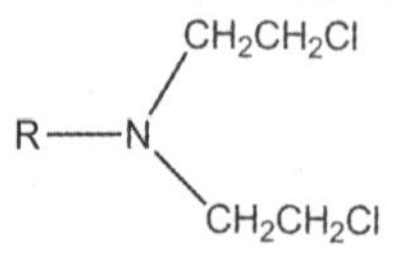

氮芥类药物的结构通式

氮芥类药物的结构可以分为两部分：烷基化部分和载体部分。烷基化部分（即通式中的双β-氯乙氨基，也称氮芥基）是抗肿瘤活性的功能体；载体部分（通式中的R）的不同结构可以改善药物在体内的溶解、吸收、分布、稳定性等药代动力学性质，通过选择不同的载体，可以提高药物的选择性和抗肿瘤的活性、疗效等，同时也会对药物毒性产生一定的影响。

根据载体部分的不同，氮芥类药物可分为脂肪氮芥、芳香氮芥、氨基酸氮芥、杂环氮芥、甾类氮芥等。

1. 脂肪氮芥

当载体部分为脂肪烃基时，称为脂肪氮芥。主要有盐酸氮芥（Mechiorethamine Hydrochloride）、盐酸氧氮芥（Mechiore Hydrochioride）。盐酸氮芥是第一个应用于临床的抗肿瘤药，药物仅对淋巴瘤有效，如淋巴肉瘤、何杰金氏病、网状细胞瘤，对其他肿瘤如肺癌、肝癌、胃癌等无效，其选择性差，毒性作用较大（特别是对造血器官），而且不能口服。盐酸氧氮芥由于氧原子的吸电性使氮原子上电子云密度降低，使其抗肿瘤活性和毒性都得到降低。氧氮芥在体内还原成氮芥才能发挥治疗作用。

脂肪氮芥属于强生物烷化剂，抗肿瘤活性强，但毒性也较大。

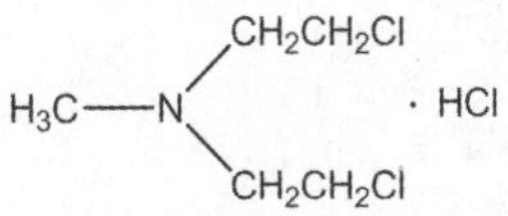

盐酸氮芥

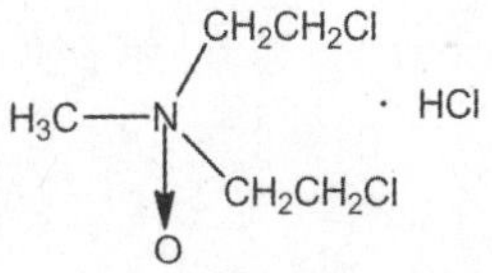

盐酸氧氮芥

2. 芳香氮芥

将甲基换成芳香烃可以降低毒性，得到芳香氮芥。减小氮原子上电子云密度，降低其活性，提高选择性。当羧基与苯环之间碳原子数为3时效果最好，即苯丁酸氮芥（Mhlorambucil，又称瘤可宁）抗肿瘤作用最强，口服有效，临床上用其钠盐，水溶性好，在体内能迅速转化为游离苯丁酸氮芥，容易被胃肠道吸收，作用效果较好。苯丁酸氮芥主要用于治疗慢性淋巴细胞白血病、淋巴肉瘤、何金杰氏病、卵巢癌、乳腺癌、绒毛上皮瘤、多发性骨髓瘤等。

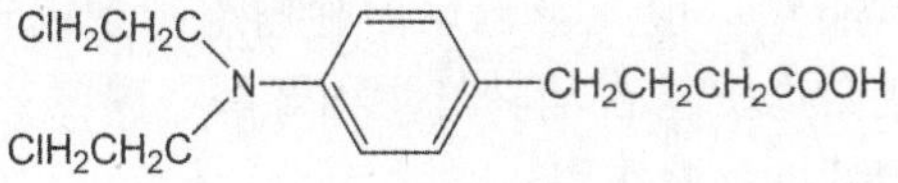

苯丁酸氮芥

3. 氨基酸氮芥

为了使药物能够浓集于肿瘤组织以提高药物作用的选择性，利用肿瘤细胞不断增殖时需要更多原料合成蛋白质与核酸的特点，采用氨基酸或核酸作为载体合成氮芥类药物，从而增加药物的疗效，如用苯丙氨酸为载体的美法仑（Melphalan，又称溶肉瘤素），虽然增加药物对肿瘤部位选择性的设想并未获得成功，但现在仍广泛得到应用，特别是对卵巢癌、乳腺癌、淋巴肉瘤和多发性骨髓瘤等恶性肿瘤有较好的疗效，但其选择性不高，必须注射给药。将美法仑的—NH_2进行甲酰化，得到氮甲（Formylmerphalan，又称甲酰溶肉瘤素），毒性较溶肉瘤素小，可口服给药，对精原细胞瘤疗效显著。

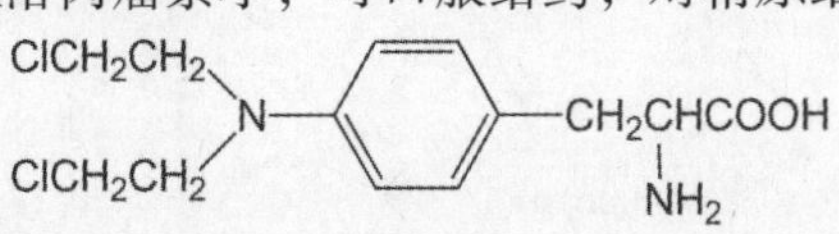

美法仑

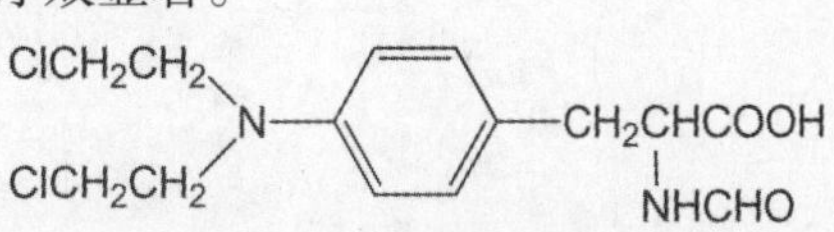

氮甲

4. 杂环氮芥

嘧啶是核酸的重要组成部分，用嘧啶衍生物作为载体设计合成氮芥类药物。如乌拉莫司汀（Uramustine，又称嘧啶苯芥），对慢性粒细胞性白血病、恶性淋巴瘤和乳腺癌有较好的疗效。

为了提高氮芥类的选择性和疗效，降低毒性，除利用不同的载体外，还运用了前体药物的概念来设计新化合物。合成了环状双－（β－氯乙基）－磷酰胺酯类，发现当 $n=3$ 时，疗效最好，称为环磷酰胺（Cyclophosphamide）。环磷酰胺——前药，在体内转化为磷酰胺氮芥后发挥作用。它具有抗瘤谱广、毒性低的特点。

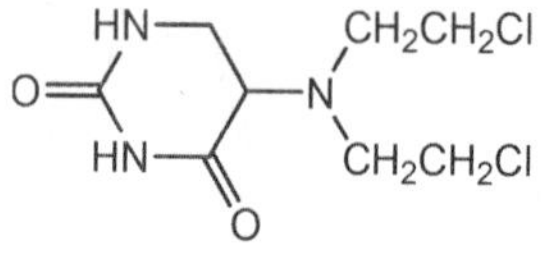

乌拉莫司汀

典型药物：

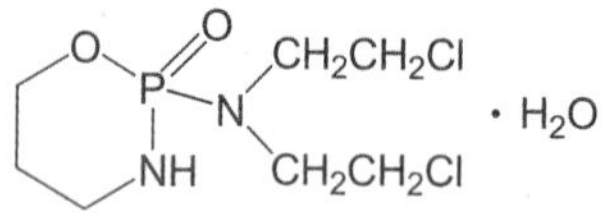

环磷酰胺（Cyclophosphamide）

化学名为P－［N，N－双（β－氯乙基）］－1－氧－3－氮－2－磷杂环己烷－P－氧化物一水化物，又名癌得星。

本品含一分子结晶水，白色结晶或结晶性粉末；失去结晶水即液化为油状液体。易溶于乙醇，可溶于丙酮。熔点为48.5℃～52℃。环磷酰胺还可溶于水，遇热更易被水解，水溶液不稳定。

环磷酰胺在体外几乎没有抗肿瘤活性，进入体内在肝中被细胞色素 P450 氧化酶氧化生成4－羟基环磷酰胺，通过互变异构与醛型平衡存在，二者在正常组织中都可经酶促反应转化为无毒的代谢物，对正常组织一般无影响。而肿瘤组织中因缺少正常组织所具有的酶，因此不能进行上述转化。代谢物质经 β 消除产生丙烯醛、磷酰氮芥及水解产物氮芥，三者都是较强的烷化剂，从而起到抗肿瘤作用。

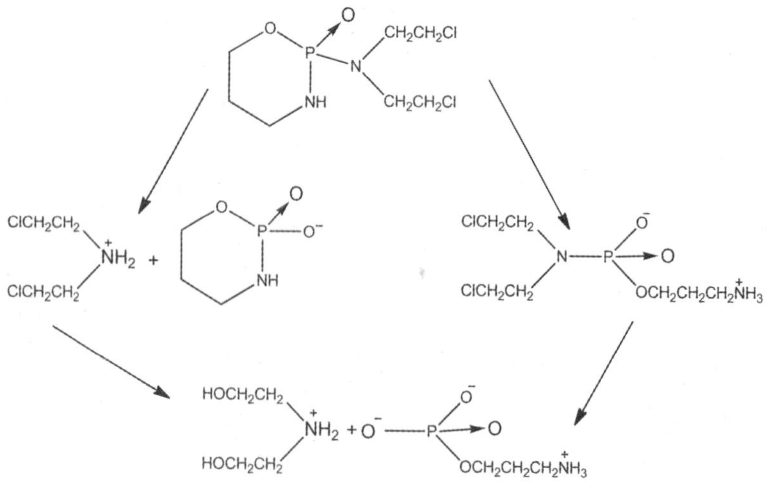

环磷酰胺的水解

临床用于恶性淋巴瘤、多发性骨髓瘤、白血病、乳腺癌、卵巢癌、宫颈癌、前列腺癌、结肠癌、支气管癌、肺癌等，有一定疗效。也可用于类风湿关节炎、儿童肾病综合征以及自身免疫疾病的治疗。

5. 甾类氮芥

某些肿瘤细胞中存在甾体激素的受体，用甾体激素作为载体，使药物具有烷化剂和激素的双重作用，可增加药物对肿瘤组织的选择性。如将雌二醇与氮芥拼合，得到磷酸雌莫司汀，主要用于前列腺癌和胰腺癌的治疗。将氢化泼尼松的 C－21 羟基和苯丁酸氮芥羧基形成酯后，得到泼尼莫司汀，临床用于治疗恶性淋巴癌和慢性淋巴细胞型白血病，选择性好，毒性比苯丁酸氮芥小。

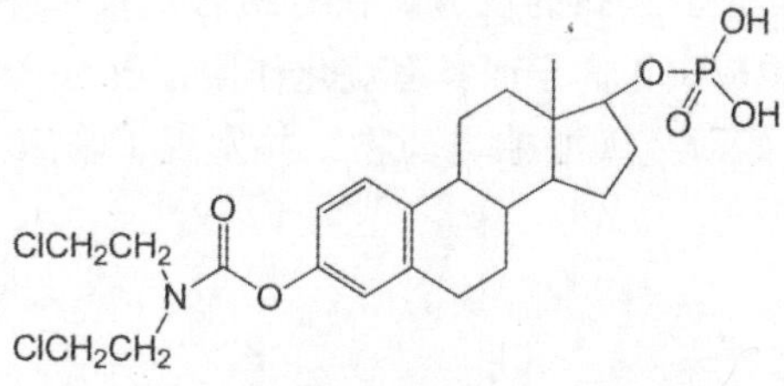

磷酸雌莫司汀

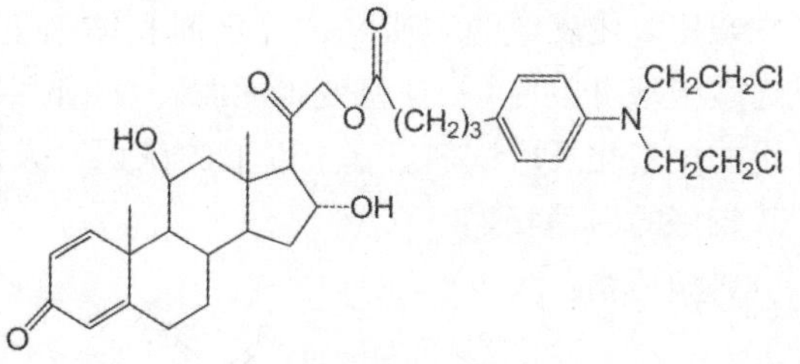

泼尼莫司汀

二、亚乙基亚胺类

氮芥类药物是通过在体内转变成亚乙基亚胺中间体发挥烷化剂作用，亚乙基亚胺的磷酰胺衍生物，可提高抗肿瘤作用及减小毒性，如临床的替哌（Tepa）用于治疗白血病。噻替哌（Thiotepa）在体内代谢成替哌而发挥作用，临床用于治疗乳腺癌、卵巢癌、膀胱癌等。

典型药物：

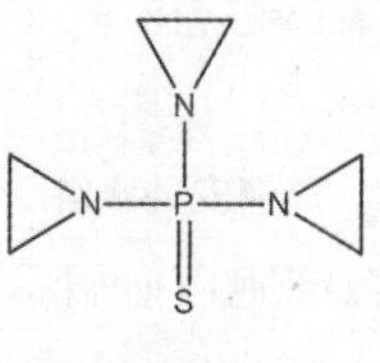

噻替哌（Thiotepa）

化学名为三－（1－氮杂环丙基）硫代磷酰胺，通用名为三胺硫酸。

本品为白色鳞片状结晶或结晶性粉末，无臭。在水、乙醇、氯仿或乙醚中易溶，略溶于石油醚中。熔点为52℃～57℃。不稳定，遇酸乙烯亚胺环易破裂生成聚合物而失效。水溶液加稀硝酸及高锰酸钾试液，分子中的二价硫氧化为硫酸盐，再加氯化钡则产生白色硫酸钡沉淀。水溶液与硝酸共热后，分解产生磷酸盐，加入钼酸盐试液，产生淡黄色沉淀，久置后，变成蓝绿色。

临床上主要用于卵巢癌、乳腺癌、膀胱癌和消化道癌，局部刺激性小，选择性较高，是治疗膀胱癌的首选药物，可直接注射到膀胱中，效果最好。

不良反应：骨髓抑制是最常见的剂量限制性毒性（白细胞及血小板减少），多在用药后1～6周发生，停药后大多数恢复，要注意有时骨髓抑制的突然发生。其他可有食欲减退、恶心及呕吐等。另外，噻替哌可增加血尿酸水平，为了控制高尿酸血症可给予别嘌醇。

噻替哌可用硫氯化磷在三乙胺存在下，在无水苯中低温与乙烯亚胺缩合得粗品，用石油醚重结晶。

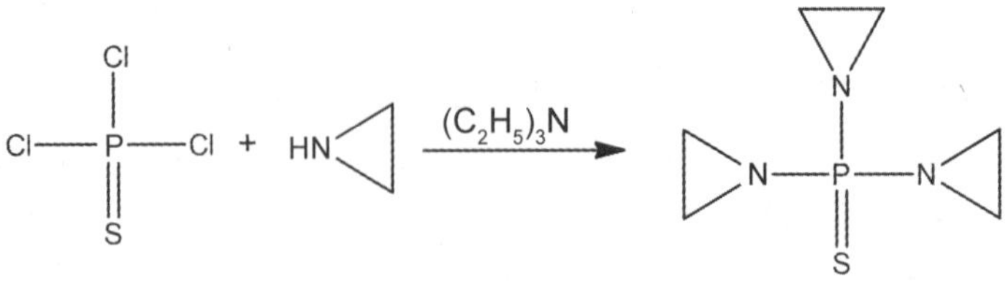

噻替哌的合成

三、磺酸酯及多元醇类

亲核取代反应的实质是，烷化剂和体内生物大分子之间的反应。在有机合成反应中，甲磺酸脂基可以使C—O键变得活泼，发生断裂后生成碳正离子而具有烷化作用，成为一个有用的烷基化反应试剂。基于以上的认识，人们开始研究磺酸酯类药物，并发现了临床上疗效较好的白消安。

典型药物：

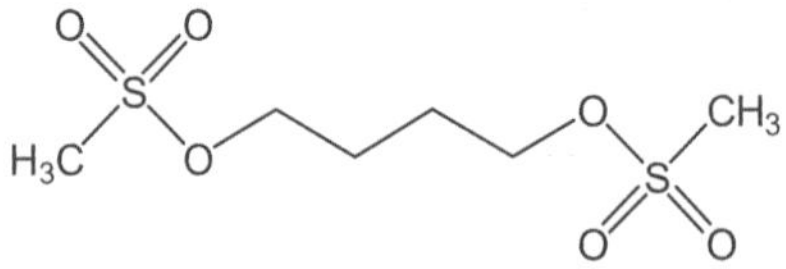

白消安（Busulfan）

化学名为1，4-丁二醇二甲磺酸酯。

本品为白色结晶性粉末，几乎无臭。溶于丙酮，微溶于水或乙醇。熔点为114℃～118℃。

本品在氢氧化钠条件下可水解生成丁二醇，加热能促进水解，再脱水生成四氢呋喃。

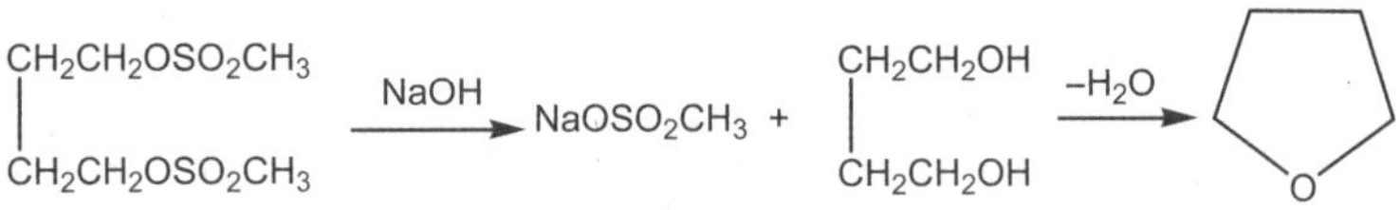

白消安的水解

本品在临床上主要用于治疗慢性粒细胞白血病，其治疗效果优于放射治疗。主要不良反应为消化道反应及骨髓抑制。

用作抗肿瘤药的多元醇类化合物主要是卤代多元醇，这类药物进入体内后会形成双氧化物而产生烷基化作用，如二溴甘露醇（Dibromomannitol）和二溴卫矛醇（Dibromodulcitol）。二溴卫矛醇主要用于治疗慢性粒细胞白血病，对胃癌、肺癌、结直肠癌、乳腺癌等有一定的疗效。二溴卫矛醇脱卤化氢后得到脱水卫矛醇，该药物对L_{1210}白血病的效果比二溴卫矛醇强3倍，并能通过血脑屏障，对支气管、肺、胃肠道及泌尿道肿瘤有效。

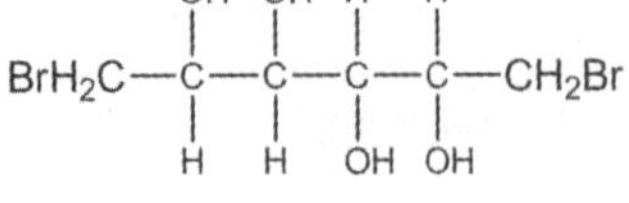

二溴甘露醇

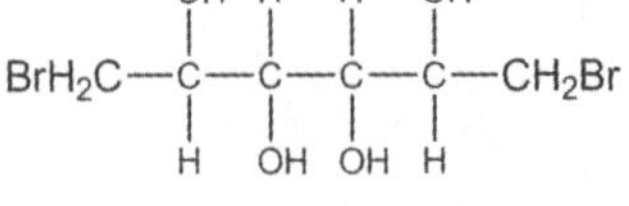

二溴卫矛醇

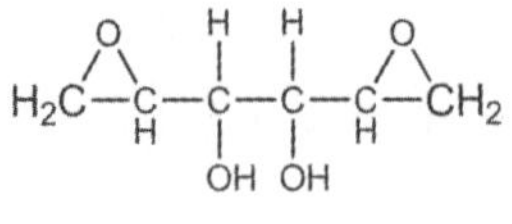

脱水卫矛醇

四、亚硝基脲类

亚硝基脲类具有β-氯乙基亚硝基脲的结构，具有广谱的抗肿瘤活性。具有较强的亲脂性，易通过血脑屏障进入到脑脊液中，因此适用于脑瘤、转移性脑瘤、中枢神经系统肿瘤和恶性淋巴瘤，主要副作用为迟发性和累积性的骨髓抑制。

临床上主要使用的药物有卡莫司汀（Carmustine）、洛莫司汀（Lomustine）、司莫司汀（Semustine）等。

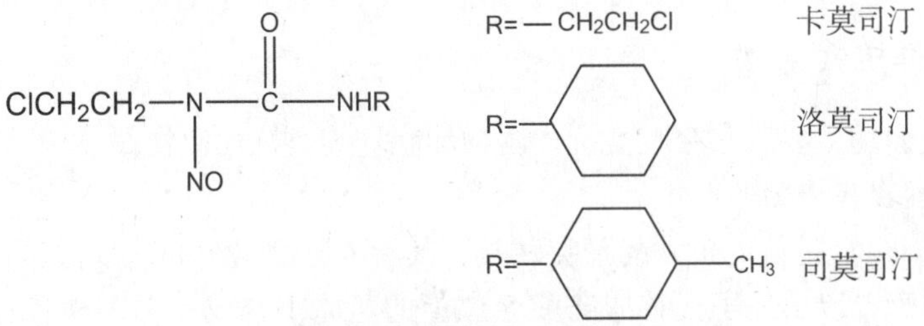

亚硝基脲类药物化学结构

卡莫司汀对脑瘤的治疗效果较好。洛莫司汀对脑瘤的疗效不及卡莫司汀，但对霍奇金病、肺癌及若干转移性肿瘤的疗效优于卡莫司汀。尼莫司汀（Nimustine）临床用其盐酸盐，为水溶性的亚硝基脲类药物，能缓解脑瘤、消化道肿瘤、肺癌、恶性淋巴癌和慢性白血病，其骨髓抑制和胃肠道反应较轻。

典型药物：

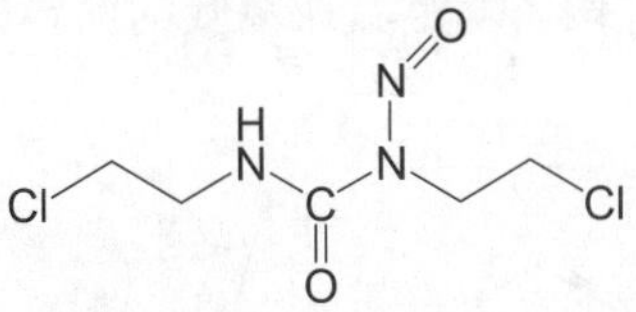

卡莫司汀（Carmustine）

化学名为1，3－双（2－氯乙基）－1－亚硝基脲，通用名为卡氮芥、卡莫司汀。

本品为无色或微黄、微黄色结晶或结晶性粉末，无臭。溶于甲醇或乙醇，不溶于水，脂溶性比较高，其注射液用聚乙二醇的灭菌溶液。熔点为30℃～32℃，熔融同时分解。

本品对酸、碱均不稳定，加氢氧化钠水解，用稀硝酸酸化后，再加硝酸银试液，可产生白色氯化银沉淀。

临床主要用于治疗脑瘤及中枢神经系统肿瘤，对恶性淋巴瘤、多发性骨髓瘤、急性白血病及霍奇金病也有效，与其他抗肿瘤药物合用可增强疗效。

第二节　抗代谢药物

干扰正常代谢反应进行的物质称为抗代谢物。临床应用的抗代谢抗肿瘤药是叶酸拮抗物、嘌呤拮抗物和嘧啶拮抗物，在体内通过抑制生物合成酶或掺入生物大分子合成，形成伪大分子，干扰核酸的生物合成，使肿瘤细胞丧失功能而死亡。

抗代谢药物在肿瘤的化学治疗上占有很大的比重（约为40%），也是肿瘤化疗常用的药物。目前尚未发现肿瘤细胞有独特的代谢途径，由于正常细胞与肿瘤细胞生长分数不同，抗代谢药物能更多地杀灭肿瘤细胞，而对正常细胞的影响较小，但对一些增殖较快的正常组织（如骨髓、消化道黏膜等）也呈现一定的毒性。

抗代谢药物的结构与代谢物很接近，且大多数抗代谢药物是将代谢物的结构作细微的改变而得到的。例如利用生物电子等排，以—F 代替—H，以—S—代替—O—，以—SH 代替—OH。

抗代谢抗肿瘤药按作用原理分为嘧啶类抗代谢物、嘌呤类抗代谢物、叶酸类抗代谢物。

一、嘧啶类抗代谢物

嘧啶类抗代谢物主要有尿嘧啶类抗代谢物和胞嘧啶类抗代谢物。

1. 尿嘧啶类抗代谢物

尿嘧啶（Uracil）是体内正常的嘧啶碱基，其渗入肿瘤组织的速度比其他嘧啶快。利用生物电子等排原理，以卤原子代替尿嘧啶 5 位上的氢原子合成一系列卤代尿嘧啶，其中抗肿瘤效果最好的为氟尿嘧啶。

氟原子半径和氢原子半径相近，氟化物的体积与原化合物几乎相等，加之 C—F 键特别稳定，在代谢过程中不易分解，因此氟尿嘧啶能在分子水平上代替正常代谢物尿嘧啶，抑制胸腺嘧啶合成酶，从而抑制 DNA 的合成，最后导致肿瘤细胞死亡。氟尿嘧啶的抗瘤谱比较广，是治疗实体肿瘤的首选药物，但毒性也大。

为了提高疗效和降低毒性，人们研制了大量的氟尿嘧啶衍生物。效果较好的有替加氟（Tegafur）、卡莫氟（Carmofur），两者均是氟尿嘧啶的前体药物，在体内转化为氟尿嘧啶而发挥作用，毒性较低。

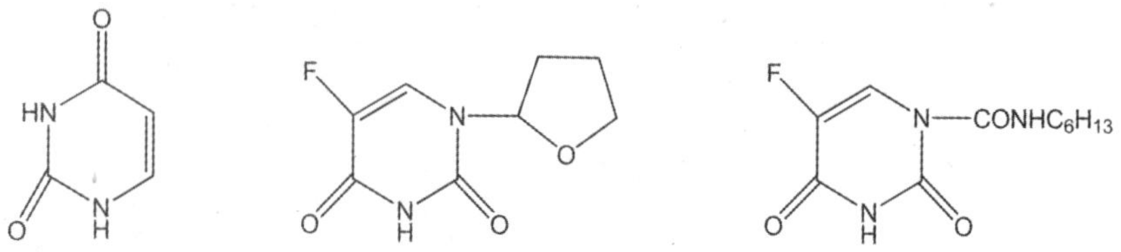

尿嘧啶 替加氟 卡莫氟

典型药物：

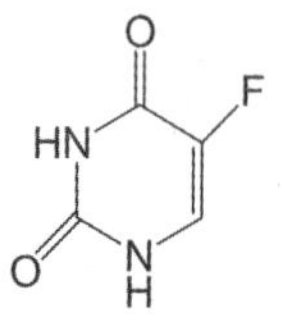

氟尿嘧啶（Fluorouracil）

化学名为 5－氟－2，4（1H，3H）－嘧啶二酮，通用名为 5－氟尿嘧啶。

本品为白色或结晶性粉末。在水中略溶，乙醇中微溶，氯仿中几乎不溶解，在稀盐酸或氢氧化钠中溶解。熔点为 281℃～284℃。

本品在空气及水溶液中都非常稳定，但在亚硫酸钠水溶液中较不稳定，原因是亚硫酸钠可与其发生加成反应而使其分解。

本品抗肿瘤谱较广，对绒毛膜上皮癌及恶性葡萄胎有显著疗效，对结肠癌、直肠癌、胃癌、乳腺癌、头颈癌、皮肤癌等有效，是治疗实体肿瘤的首选药物。但本品的毒性较大，可引起严重的消化道反应和骨髓抑制等副作用。

2. 胞嘧啶类抗代谢物

在研究尿嘧啶类衍生物构效关系时发现，将尿嘧啶 4 位的氧用氨基取代，同时以阿拉伯糖替代正常核苷中的核糖或脱氧核糖后所得到的胞嘧啶衍生物，也具有较好的抗肿瘤活性。

如盐酸阿糖胞苷（Cytarabine Hydrochloride），可抑制脱氧胸腺嘧啶三磷酸核苷酸渗入到DNA中，干扰DNA合成。主要用于治疗急性白血病，特别是对急性粒细胞白血病效果显著。环胞苷（Cyclocytidine）属于阿糖胞苷的前体药物，常用于治疗各种类型的急性白血病，常用于虹膜炎和单孢病毒性角膜炎和虹膜炎的治疗。

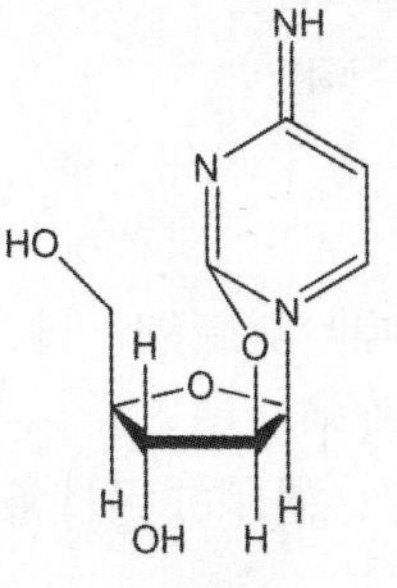

环胞苷

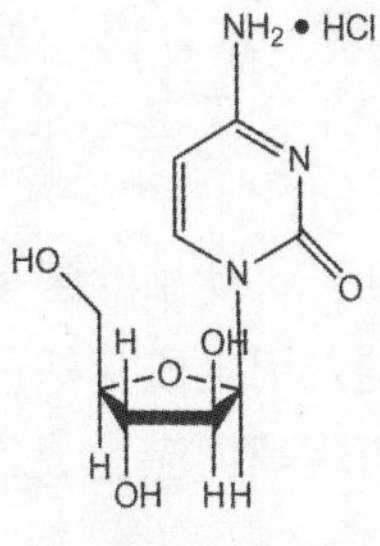

盐酸阿糖胞苷

盐酸阿糖胞苷化学名为1β－D－阿拉伯呋喃糖基－4－氨基－2（1H）－嘧啶酮盐酸盐。

本品为白色细小针状结晶或结晶性粉末。极易溶于水，略溶于乙醇，几乎不溶于乙醚。熔点为190℃～195℃。

盐酸阿糖胞苷临床上主要用于治疗急性粒细胞白血病，对慢性粒细胞白血病的治疗效果较差。与其他抗肿瘤药物合用，可提高疗效。此外，本品还用于治疗带状疱疹病毒所引起的角膜炎等。

二、嘌呤类抗代谢物

腺嘌呤和鸟嘌呤是DNA和RNA的重要组成部分，次黄嘌呤是腺嘌呤和鸟嘌呤生物合成的重要中间体。嘌呤类抗代谢物主要是次黄嘌呤和鸟嘌呤的衍生物。

最早应用的这类药物是巯嘌呤（Mercaptopurine），即将次黄嘌呤6位上的羟基用巯基来取代，在体内经酶促反应转变为活性的6－硫代次黄嘌呤核苷酸，抑制腺酰琥珀酸合成酶，阻止次黄嘌呤核苷酸转变为腺苷酸（AMP），还可以抑制肌苷酸脱氢酶，阻止肌苷酸氧化为黄嘌呤核苷酸，从而抑制DNA和RNA的合成，临床主要用于各种急性白血病的治疗。

巯嘌呤存在耐药、水溶性差和起效慢等缺点。为改善溶解性，在巯基上以阻止肌苷酸氧化为黄嘌呤核苷酸。二硫键引入磺酸基，合成了具有水溶性的磺巯嘌呤钠（Sulfomercaprine Sodium），在体内遇酸或巯基化合物均可分解成巯嘌呤而发挥作用。由于肿瘤组织的pH值比正常组织低，而且巯基化合物的含量也比较高，因此该药对肿瘤组织可能有一定的选择性。

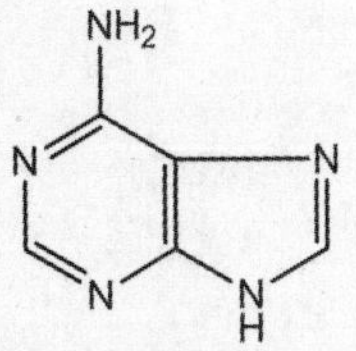

腺嘌呤

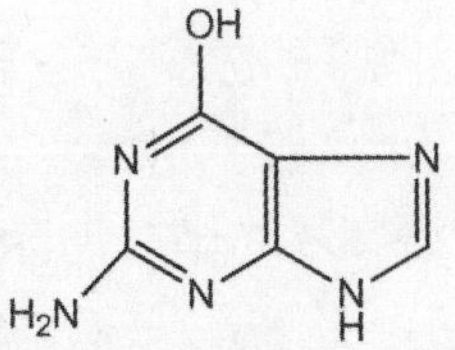

鸟嘌呤

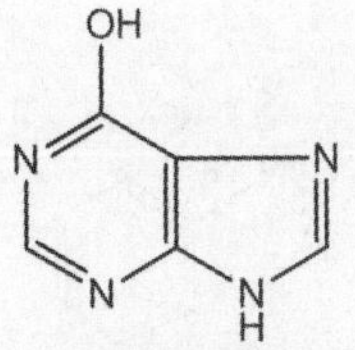

次黄嘌呤

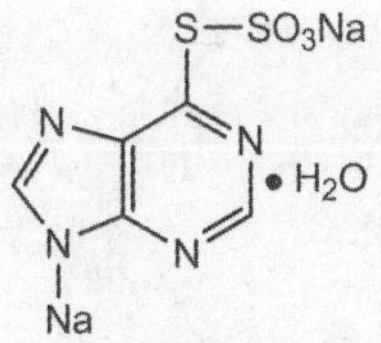

磺巯嘌呤钠

典型药物：

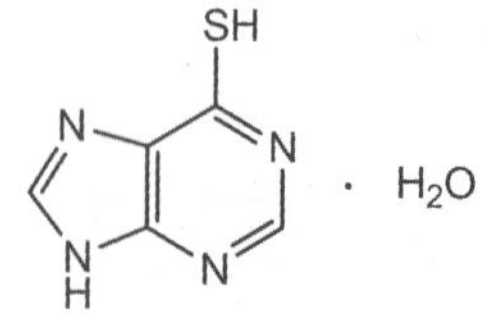

硫嘌呤（Mercaptopurine）

化学名为6－嘌呤巯醇一水合物，通用名为6－MP。

本品为白色结晶性粉末，无臭，味微甜。极易溶于水和乙醇，几乎不溶于乙醚。遇光易变色。

本品结构中含有巯基，可被硝酸氧化生成6－嘌呤亚硫酸，进一步氧化生成黄色的6－嘌呤磺酸，再与氢氧化钠作用生成黄棕色的6－嘌呤磺酸钠。

本品分子中的氨可与巯基反应生成铵盐而溶解，遇硝酸银试液生成不溶于热硝酸的巯嘌呤银白色沉淀。

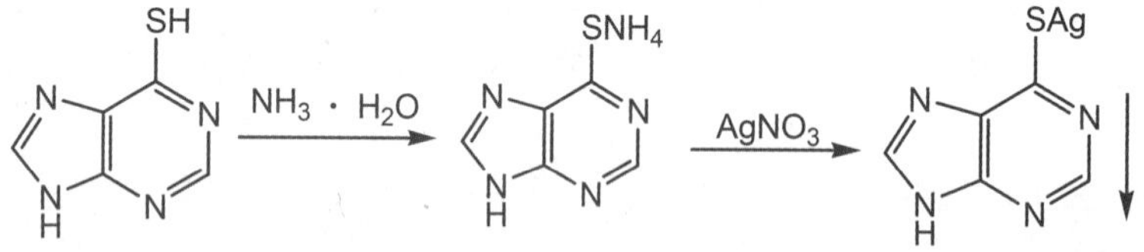

本品临床上主要用于治疗各种白血病，同时对绒毛膜上皮癌、恶性葡萄胎、恶性淋巴癌、多发性骨髓瘤等有一定的疗效。

三、叶酸类抗代谢物

叶酸是核酸生物合成的代谢物，也是红细胞生长的重要因子，常用于抗贫血。当体内叶酸缺乏时，会导致体内白细胞减少，因此叶酸类抗代谢药物可用于缓解急性白血病。

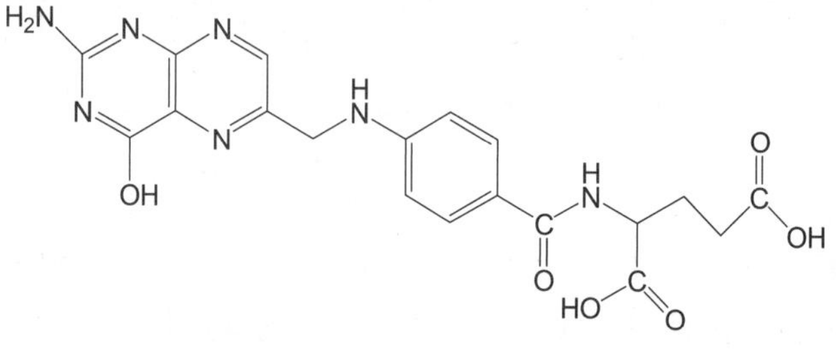

叶酸

氨基蝶呤（Aminopterin）和甲氨蝶呤（Methotrexate）是叶酸类抗代谢物，在结构上与叶酸差别很小，两者通过抑制二氢叶酸还原酶，影响核酸的合成而达到抗肿瘤作用。其中氨基蝶呤主要用于银屑病的治疗。

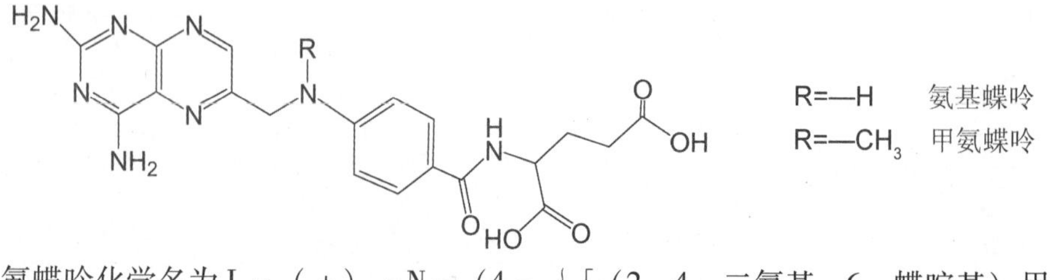

甲氨蝶呤化学名为L－（＋）－N－（4－｛［（2，4－二氨基－6－蝶啶基）甲基］甲

氨基｝苯甲酰基）谷氨酸，通用名为甲氨蝶呤。

甲氨蝶呤为橙黄色结晶性粉末。几乎不溶于水、乙醇、氯仿和乙醚，易溶于稀碱溶液，可溶于稀盐酸。

甲氨蝶呤在强酸性溶液中不稳定，酰胺基发生水解，生成蝶呤酸和谷氨酸而失去活性。

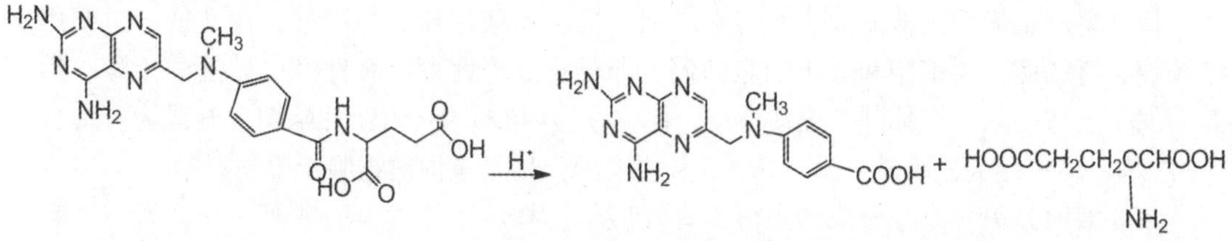

甲氨蝶呤的分解

甲氨蝶呤几乎是不可逆地与二氢叶酸还原酶结合，使得二氢叶酸不能转化为四氢叶酸，从而影响辅酶 F 的生成，最终抑制了 DNA 和 RNA 的合成，阻止肿瘤细胞的生长。

甲氨蝶呤在临床上主要用于治疗绒毛膜上皮癌、急性白血病和恶性葡萄胎，对头颈部肿瘤、乳腺癌、宫颈癌、消化道癌和恶性淋巴癌也有一定疗效。本品大剂量使用会引起中毒，可用亚叶酸钙解救。亚叶酸钙可提供四氢叶酸，与甲氨蝶呤合用，可降低药物的毒性而不降低肿瘤活性。

第三节　抗肿瘤天然药物及其他抗肿瘤药物

一、抗肿瘤植物药有效成分及其衍生物

从植物中寻找抗肿瘤药物，已经成为抗癌药物研究的一个重要方向。对天然药物有效成分进行结构修饰得到衍生物，从中寻找疗效更好、副作用低的抗肿瘤药。

目前，植物类抗肿瘤药物呈现逐年上升的趋势。在该类药物中，天然及半合成喜树碱类、鬼臼毒素类、长春碱类、紫杉烷类得到了广泛的应用。

1．喜树碱类药物

从喜树的树皮、种子中分离出的生物碱主要有喜树碱和羟基喜树碱。喜树碱难溶于水，具有较强的细胞毒性，对消化道肿瘤（如胃癌、结肠癌、直肠癌）、肝癌、膀胱癌和白血病等恶性肿瘤有较好的疗效，但对泌尿系统的毒性比较大，主要表现为尿频、尿痛和尿血等。

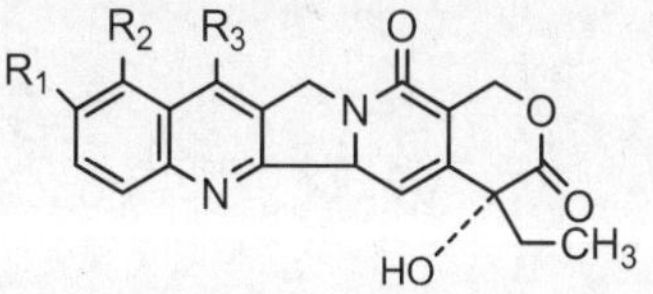

$R_1 = H$，$R_2 = H$，$R_3 = H$　喜树碱

$R_1 = OH$，$R_2 = H$，$R_3 = H$　羟基喜树碱

$R_1 = OH$，$R_2 = CH_2N(CH_3)_2$，$R_3 = H$　拓扑替康

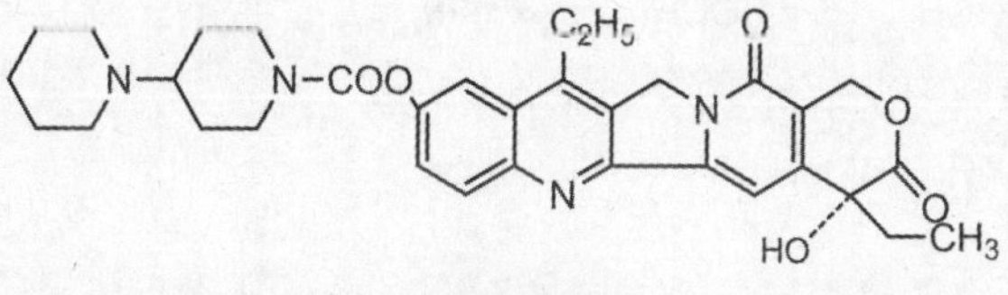

伊立替康

羟基喜树碱（Hydroxc yamptothecin）是喜树碱的 10－羟基衍生物，较喜树碱剂量小、

毒性低、抗瘤谱也广，对原发性肝癌、胃癌、头颈部腺源性上皮癌、白血病、直肠癌、膀胱癌等恶性肿瘤均有疗效。和喜树碱一样，羟基喜树碱同样不溶于水，临床应用比较困难。

拓扑替康（Topottecan）、伊立替康（Irinotecan）等为高效、低毒、水溶性较好的喜树碱衍生物。

伊立替康临床用其盐酸盐，水溶性增加。抗肿瘤效果比喜树碱好，毒性低，主要用于结肠癌、直肠癌、小细胞和非小细胞肺癌、卵巢癌、子宫癌、恶性淋巴瘤等的治疗。伊立替康属于前体药物，在体外抗癌活性小，但它在体内经 P450 依赖性酯酶代谢成为有活性的 7-乙基-10-羟基喜树碱（SN-38）。其主要副作用是中性白细胞减少和腹泻。

拓扑替康是另一个半合成的水溶性喜树碱衍生物。拓扑替康的 A 环上引入了 N，N'-二甲基氨甲基侧链，其盐酸盐有很好的水溶性。拓扑替康的抗瘤谱较广，主要用于转移性卵巢癌的治疗，对小细胞肺癌、直肠癌、乳腺癌和结肠癌具有很好的疗效，对头颈癌和恶性神经胶质瘤也有效。其主要副作用为血毒症、中性白细胞减少、呕吐和腹泻。

2. *长春碱类药物*

长春碱类抗肿瘤药是从夹竹桃科植物长春花中分离得到的具有抗癌活性的生物碱。主要有长春碱（Vinblastine）和长春新碱（Vincristine）。长春新碱在化学结构上有一个醛基取代了长春碱中的氢原子。长春碱主要用于治疗各种实体瘤，而长春新碱主要用于治疗儿童急性白血病，对急性淋巴细胞白血病的治疗效果显著，对恶性淋巴癌、绒癌、肾及神经母细胞瘤、尤文瘤、脑瘤及宫颈癌、乳腺癌、肺癌、平滑肌肉瘤等也有一定的疗效。

长春地辛（Vindesine）为半合成的长春碱衍生物，较低剂量的作用强度为长春新碱的 3 倍、长春碱的 10 倍；在高剂量作用强度与长春新碱相等，为长春碱的 3 倍。抗瘤谱较广，主要用于肺癌、恶性淋巴瘤、生殖细胞瘤、头颈部癌、乳腺癌、白血病、卵巢癌和软组织肉瘤的治疗。

长春瑞滨（Vinorelbine）是半合成的长春碱衍生物，对肺癌尤其是非小细胞肺癌的疗效好，还用于乳腺癌、卵巢癌、食道癌等的治疗。长春瑞滨对神经的毒性比长春碱和长春地辛低。

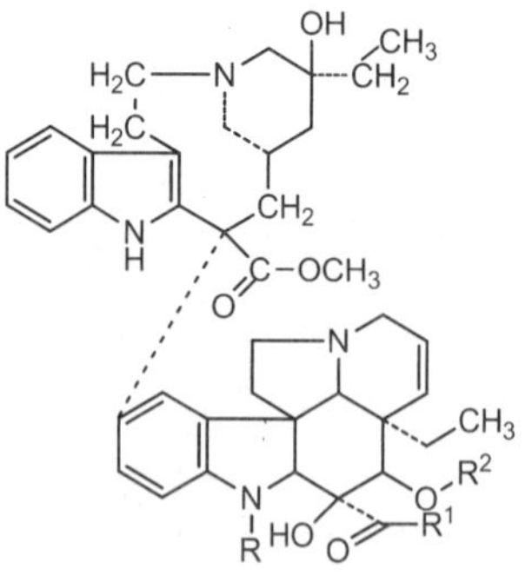

$R = CH_3$，$R^1 = OCH_3$，$R^2 = COCH_3$ 长春碱

$R = CHO$，$R^1 = OCH_3$，$R^2 = COCH_3$ 长春新碱

$R = CH_3$，$R^1 = NH_2$，$R^2 = H$ 长春地辛

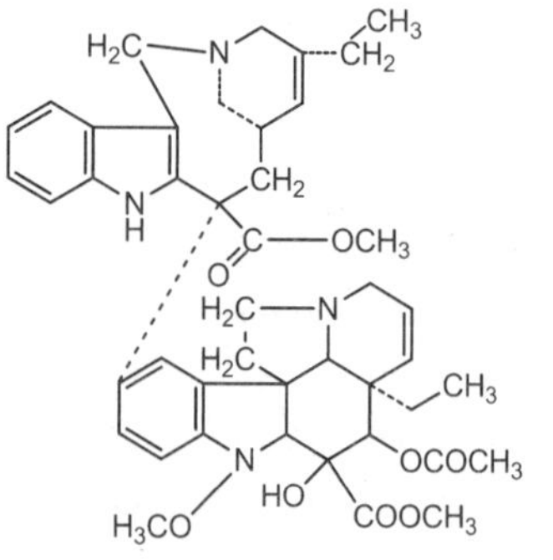

长春瑞滨

3. *鬼臼毒素类药物*

鬼臼毒素是从喜马拉雅鬼臼和美洲鬼臼根茎中提取得到的生物碱，是一种有效的抗肿

瘤成分，由于毒性强，而不能用于临床，鬼臼毒素经过结构改造得到鬼臼毒素的半合成衍生物，如依托泊苷（Etoposide）和替尼泊苷（Teniposide）。依托泊苷在同类药物中毒性较低，是临床常用的抗肿瘤药物之一，用于急性单核细胞型、急性粒细胞白血病、淋巴瘤、睾丸癌、卵巢癌等。替尼泊苷为中性亲脂性药物，不溶于水。临床上主要用于治疗小细胞肺癌、淋巴细胞白血病、淋巴病。其脂溶性高，可透过血脑屏障，为治疗脑瘤首选药物。

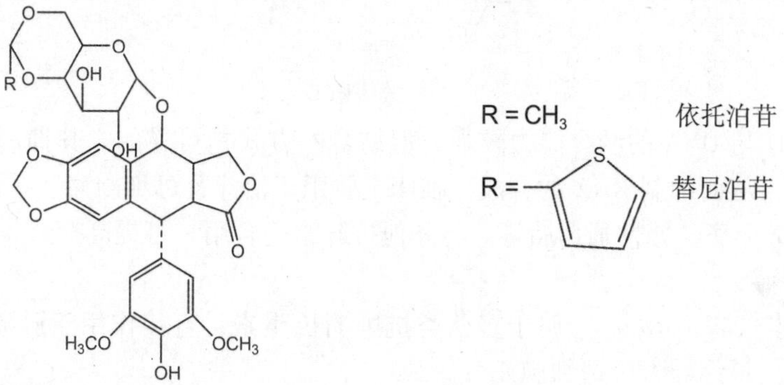

4．紫杉烷类药物

紫杉醇（Paclitaxel）是从美国西海岸的短叶红豆杉树皮中提取得到的一个有紫杉烯环的二萜类化合物。紫杉醇具有良好的抗癌活性，尤其对晚期、转移性卵巢癌、乳腺癌、肺癌有十分显著的疗效。科学家们在浆果紫杉的新鲜叶子中提取得到紫杉醇前体10－去乙酰基浆果赤霉素Ⅲ，半合成了紫杉醇及其衍生物。

紫杉特尔（Taxotere）是由10－去乙酰基浆果赤霉素Ⅲ进行半合成得到的又一个紫杉烷类抗肿瘤药物。其水溶性比紫杉醇好，抗肿瘤谱更广，对除肾癌、结肠癌、直肠癌以外的其他实体瘤都有效。在相当的毒性剂量下，其抗肿瘤作用比紫杉醇高一倍。

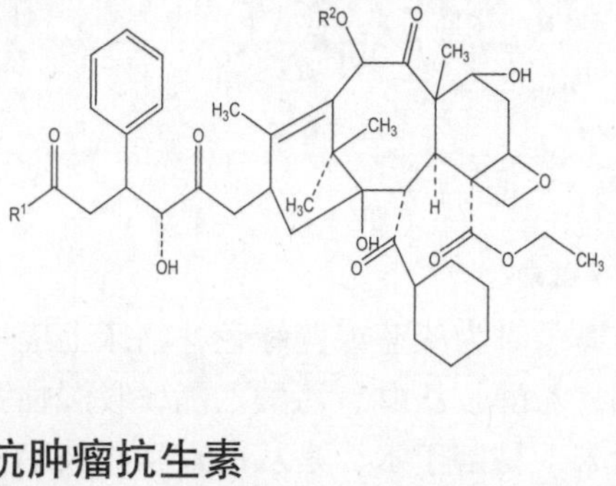

$R^1 = C_6H_5$，$R^2 = COCH_3$　紫杉醇

$R^1 = OC(CH_3)_3$，$R^2 = COCH_3$　紫杉特尔

二、抗肿瘤抗生素

抗肿瘤抗生素是由微生物产生的具有抗肿瘤活性的化学物质。现在已经发现多种抗肿瘤抗生素，这些抗生素大多是直接作用于DNA或嵌入DNA中干扰某模板的功能，为细胞周期非特异性药物。抗肿瘤抗生素主要有多肽类和醌类两大类。

（一）多肽类抗生素

1．放线菌素D

放线菌素D（Dactinomycin D）是从放线菌中分离得到的抗生素，是由L－苏氨酸、D－缬氨酸、L－脯氨酸、N－甲基甘氨酸及L－N－甲基缬氨酸组成的两个多肽内酯环与母核3－氨基－1，8－二甲基－2－吩恶嗪酮－4，5－二甲酸通过羧基相连而成。

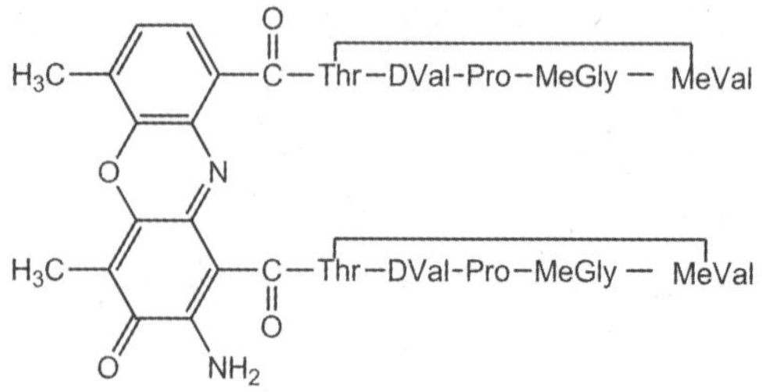

放线菌D

放线菌D与DNA的结合能力较强，但结合的方式是可逆的。其抑制以DNA为模板的RNA多聚酶，从而抑制RNA的合成。临床主要用于治疗肾母细胞瘤、恶性淋巴瘤、绒毛膜上皮癌、霍奇金病、恶性葡萄胎等。与其他抗肿瘤药合用，可提高疗效。

2. 博来霉素

博来霉素（Bleomycins）属于多肽类抗肿瘤抗生素，直接作用于肿瘤细胞的DNA，使DNA链断裂，最终导致肿瘤细胞死亡。

博来霉素是放线菌产生的一类水溶性的碱性糖肽类抗生素，临床应用的是以A_2为主要成分的混合物。

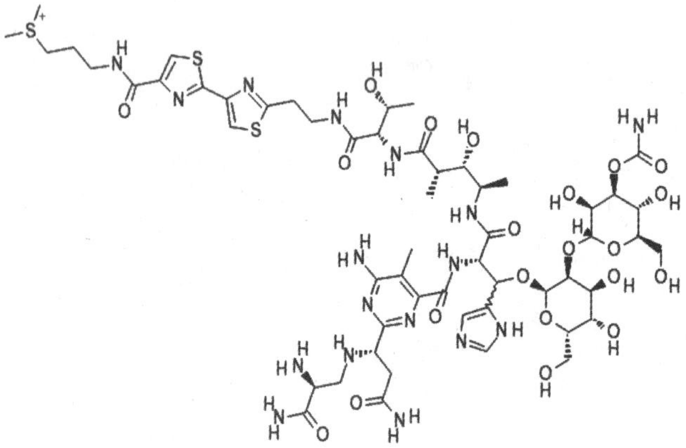

博来霉素

本品盐酸盐为白色或浅黄色粉末，含铜离子时为淡蓝或蓝绿色，临床上应用的为去铜离子盐酸盐，易溶于水、甲醇，不溶于丙酮、乙醇、乙醚、乙酸乙酯，吸湿性强，吸潮后不影响其疗效。其硫酸盐为乳白色无定形粉末，易溶于水，是从链霉素轮枝孢菌分离出的一组糖肽类抗肿瘤抗生素。

本品主要抑制胸腺嘧啶核掺入DNA。与DNA结合使之破坏、分解，作用于细胞的S期。临床主要用于治疗肺癌、宫颈癌、阴道癌、食道癌、头颈部及皮肤鳞状癌、霍奇金病、恶性淋巴瘤、睾丸癌等。与放射治疗合并应用，可提高疗效。

（二）醌类抗生素

丝裂霉素C（Mitomycin C）是从放线菌培养液中分离出的一种抗生素，结构中含醌、氨基甲酸酯与亚乙基亚胺基团，在进入体内后经酶作用生成双功能烷化剂，导致DNA交联。对乳腺癌、胃癌、慢性粒细胞白血病有较好疗效，对恶性淋巴瘤、肺癌、食道癌和卵巢癌等也有一定疗效，与其他抗肿瘤药物合用可提高疗效。多柔比星（Doxorubicin）与柔红霉素（Daunorubicin）是蒽醌类抗生素，结构中含有蒽醌环与糖基，易溶于水，是酸碱两性化合物。多柔比星的抗瘤谱广，对急性白血病、淋巴瘤、乳腺瘤、甲状腺癌、肺癌等实体瘤有效，但对心脏毒性大；柔红霉素用于白血病的治疗，也有心脏毒性。其衍生物表阿霉素（Pharmorubicin，表柔比星）的心脏毒性低于多柔比星。

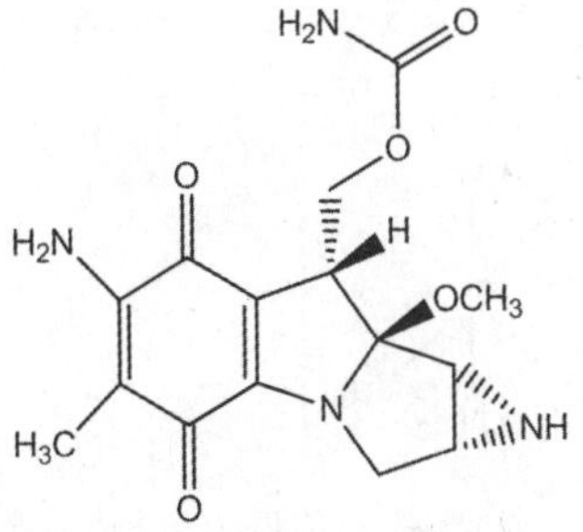

丝裂霉素 C

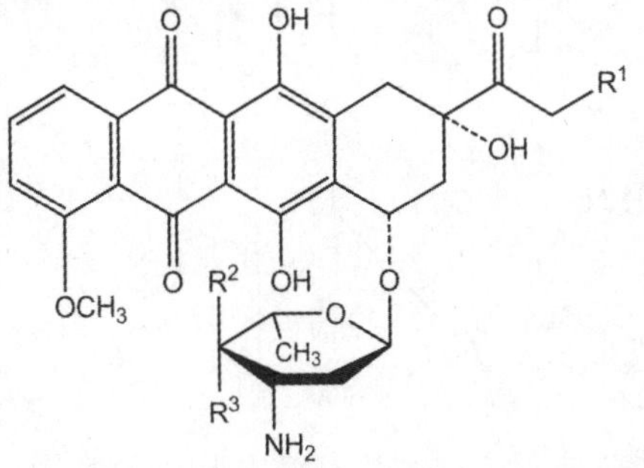

R^1 = OH，R^2 = H，R^3 = OH　多柔比星

R^1 = H，R^2 = H，R^3 = OH　柔红霉素

R^1 = OH，R^2 = OH，R^3 = H　表柔比星

蒽醌类抗生素

三、金属抗肿瘤药物

1996 年报道顺铂有强烈的抗肿瘤活性后，引起科学家对金属化合物抗肿瘤研究的重视，合成了大量金属铂配位化合物。随后得到一些金、铂、锡、铑等配位化合物，并证实有些配位化合物具有抗肿瘤活性，其铂配位化合物的抗肿瘤活性引起人们的极大重视。金属铂配位化合物类抗肿瘤药物是目前常用的细胞毒素类抗肿瘤药物，常见的有顺铂（Cisplatin）、卡铂（Carboplatin）、奥沙利铂（Oxaliplatin）。

顺铂是最早用于临床的金属铂配合物抗肿瘤药，不良反应主要为消化道反应、肾脏毒性、骨髓抑制、听神经毒性。为减小毒副反应，发展了第二代铂配合物抗肿瘤药，例如卡铂肾脏毒性、神经毒性较顺铂低，骨髓抑制相等或略高。

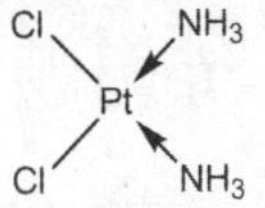

顺铂

顺铂为（Z）-二氨二氯铂。顺铂为亮黄色或橙黄色结晶性粉末，对光及空气不敏感，室温下稳定。顺式（Z）异构体有效，反式（E）异构体无效。顺铂微溶于水，水溶液不稳定，逐渐水解和转化为反式异构体，水解生成的水合物进一步生成有毒的低聚物。但在 0.9% 氯化钠液中，低聚物可迅速转化为顺铂，因此不会导致中毒。

顺铂为白色结晶性粉末，无臭。微溶于水，在水溶液中可逐渐转化为反式和发生水解。加硫酸即显灰绿色。加硫脲和水后，加热显黄色。

顺铂的水溶液不稳定，能逐渐水解和转化为反式，生成水合物Ⅰ和水合物Ⅱ，进一步水解生成无抗肿瘤性却有剧毒的低聚物Ⅰ和低聚物Ⅱ。将氯化钠加入顺铂水溶液中，可降低顺铂的分解速率，而且低聚物Ⅰ和低聚物Ⅱ在 0.9% 氯化钠溶液中不稳定，可迅速转化为顺铂，因此临床上不会导致中毒危险。

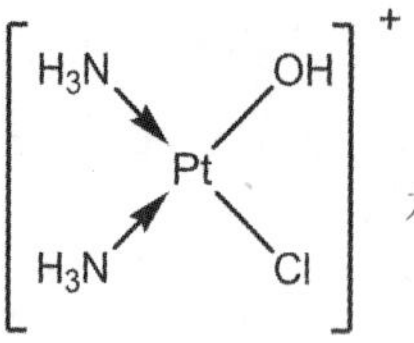

水合物Ⅰ

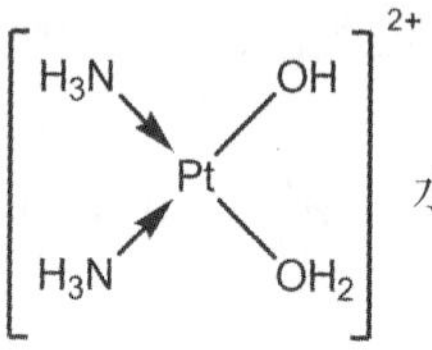

水合物Ⅱ

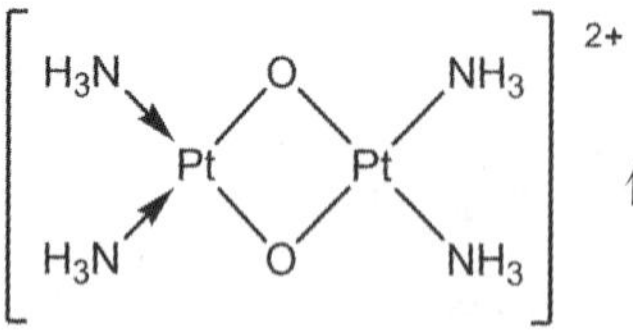

低聚物Ⅰ

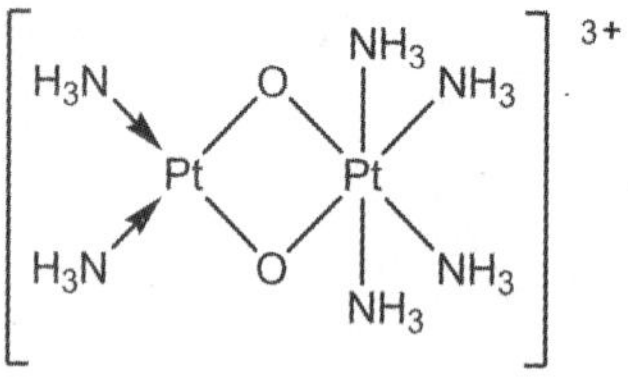

低聚物Ⅱ

本品对多种实体肿瘤均有效，临床上常用于睾丸肿瘤、乳腺癌、肺癌、头颈部癌等。

为了克服顺铂的缺点，用不同的胺类和各种酸根和铂络合，合成了一系列铂的络合物。卡铂又名碳铂，是第二代铂类抗癌药，其抗肿瘤活性和抗瘤谱与顺铂类似，但肾毒性、消化道反应和耳毒性均较低，对小细胞肺癌、卵巢癌的效果比顺铂好，但对膀胱癌和头颈部癌的效果不如顺铂。

奥沙利铂是抗肿瘤手性铂络合物，是继顺铂、卡铂之后的第三代新型铂类抗肿瘤化合物。奥沙利铂有三个立体异构体，三个立体异构体在体内和体外的活性不同，但只有（R，R）-异构体应用于临床。对结肠癌有效的铂类抗肿瘤药物，对大肠癌、非小细胞肺癌、卵巢癌及乳腺癌等多种动物和人肿瘤细胞株有非常显著的抑制作用。

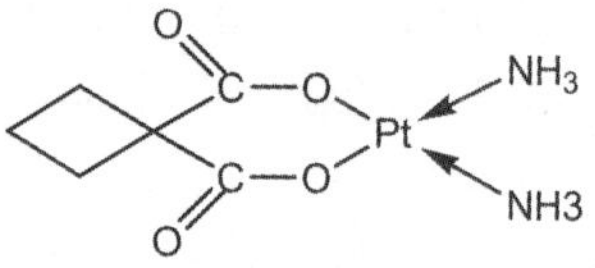

卡铂

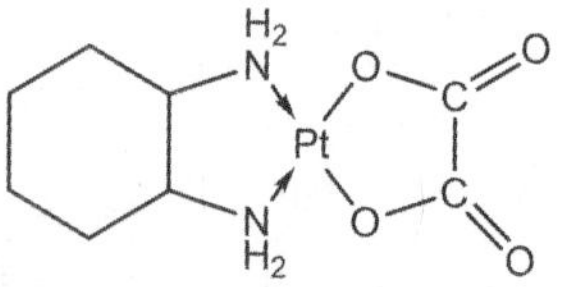

奥沙利铂

练习题

一、单项选择题

1. 以下不属于抗代谢抗肿瘤药物的是（　　）。

A. 巯嘌呤　　B. 羟基脲　　C. 阿糖胞苷

D. 甲氨蝶呤　　E. 氟尿嘧啶

2. 环磷酰胺的化学结构为（　　）。

A.

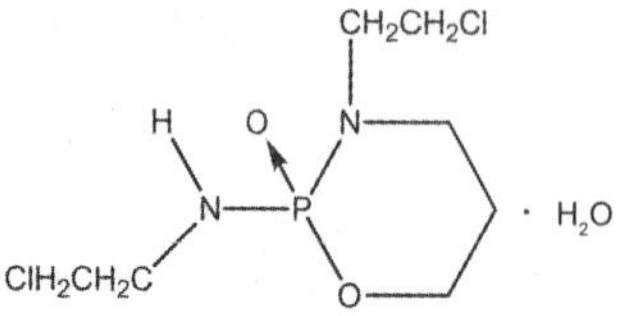

B.

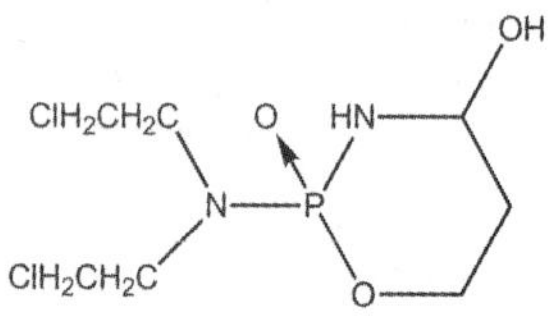

C. 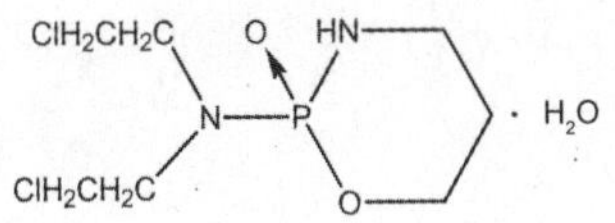

D. 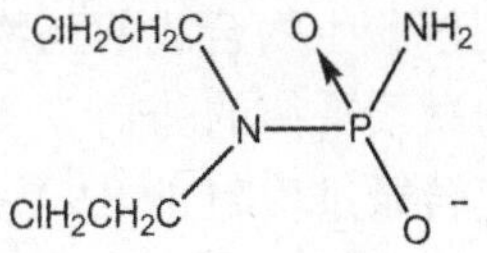

E. 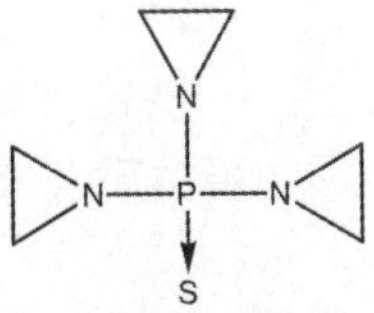

3. 为抗肿瘤辅助治疗的药物是（　　）。

A. 氨鲁米特　B. 亚叶酸钙　C. 昂丹司琼

D. 他莫昔芬　E. 布舍瑞林

4. 化学结构为

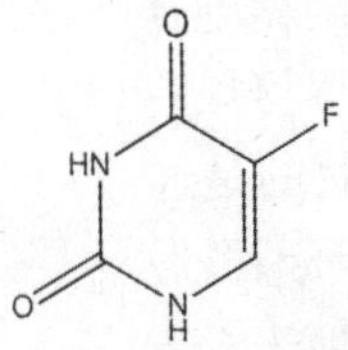

该药物属于（　　）。

A. 烷化剂　B. 抗肿瘤天然产物　C. 抗肿瘤金属配合物

D. 抗代谢药物　E. 抗肿瘤抗生素

5. 无骨髓抑制作用的抗肿瘤药是（　　）。

A. 顺铂　B. 白消安　C. 长春新碱

D. 阿糖胞苷　E. 泼尼松

6. 抗肿瘤药卡莫斯汀属于（　　）结构类型。

A. 氮芥类　B. 乙撑亚胺类　C. 甲磺酸酯类

D. 多元醇类　E. 亚硝基脲类

7. 环磷酰胺属于（　　）抗肿瘤药。

A. 烷化剂　B. 抗生素　C. 抗代谢

D. 生物碱　E. 金属配合物

8. 按化学结构来分，环磷酰胺属于（　　）类型。

A. 氮芥类　B. 乙撑亚胺类　C. 磺酸酯类

D. 多元醇类　E. 亚硝基脲类

9. 甲氨蝶呤属于（　　）抗肿瘤药。

A. 抗生素　B. 生物碱　C. 抗代谢

D. 烷化剂　E. 金属配合物

10. 大部分抗肿瘤药物最主要的不良反应为（　　）。

A. 心脏毒性　B. 中枢毒性　C. 耐药性

D. 耳毒性　E. 骨髓抑制

二、多项选择题

1. 以下可以治疗恶性肿瘤的药物为（　　）。

A. 抑制核酸生物合成的药物
B. 影响激素平衡的药物
C. 干扰转录过程阻止 RNA 合成的药物
D. 影响蛋白质合成与功能的药物
E. 直接破坏 DNA 结构与功能的药物

2. 阿霉素抗肿瘤作用的机制是（　　）。
A. 影响激素平衡　　B. 干扰 DNA 复制　　C. 影响蛋白质合成
D. 影响核酸生物合成　　E. 干扰转录，抑制 RNA 合成

3. 下列是烷化剂的药物有（　　）。
A. 氮芥　　B. 环磷酰胺　　C. 顺铂
D. 噻替哌　　E. 卡莫斯汀

4. 下列药物中属于抗代谢抗肿瘤药的是（　　）。
A. 氟尿嘧啶　　B. 阿糖胞苷　　C. 卡莫司汀
D. 巯嘌呤　　E. 甲氨蝶呤

5. 以下属于细胞周期非特异性药物的是（　　）。
A. 丝裂霉素　　B. 环磷酰胺　　C. 顺铂
D. 噻替哌　　E. 博来霉素

6. 影响蛋白质合成与功能的药物是（　　）。
A. 紫杉醇　　B. 长春地辛　　C. 高三尖杉酯碱
D. L－门冬酰胺酶　　E. 柔红霉素

7. 影响核酸生物合成的药物有（　　）。
A. 氟尿嘧啶　　B. 巯嘌呤　　C. 甲氨蝶呤
D. 阿糖胞苷　　E. 羟基脲

8. 以下描述与甲氨蝶呤相符的是（　　）。
A. 大剂量引起中毒，可用亚叶酸钙解救
B. 为抗代谢抗肿瘤药
C. 为烷化剂抗肿瘤药
D. 为叶酸的抗代谢物，有较强的抑制二氢叶酸还原酶作用
E. 临床主要用于急性白血病

三、配伍选择题

[1～4] A. 5－氟－2，4－（1H，3H）－嘧啶二酮　　B. 1，4－丁二醇二甲磺酸酯　　C. 6－嘌呤硫醇一水合物　　D. 1β－D－阿拉伯呋喃糖基－4－氨基－2－(1H) 嘧啶酮　　E. (Z) －二氨二氯铂

1. 巯嘌呤（　　）。
2. 氟尿嘧啶（　　）。
3. 顺铂·（　　）。
4. 白消安（　　）。

[5～9] A. 结构中含有1，4－苯二酚　　B. 结构中含有吲哚环　　C. 结构中含有亚硝基　　D. 结构中含有喋啶环　　E. 结构中含有磺酸酯基

5. 甲氨蝶呤（　　）。

6. 硫酸长春碱（　　）。

7. 米托蒽醌（　　）。

8. 卡莫司汀（　　）。

9. 白消安（　　）。

［10~12］A. 长春瑞滨　B. 多西他赛　C. 奥沙利铂　D. 吉西他滨　E. 氟铁龙

10. 半合成长春碱衍生物，对非小细胞肺癌疗效好（　　）。

11. 抗肿瘤手性的铂配合物，对结肠癌疗效较好（　　）。

12. 在体内转化为氟尿嘧啶发挥作用（　　）。

［13~14］A. 长春瑞滨　B. 多西他赛　C. 奥沙利铂　D. 吉西他滨　E. 氟铁龙

13. 半合成得到的紫杉烷类抗肿瘤药（　　）。

14. 属细胞周期特异性抗肿瘤药，主要杀伤S期的细胞（　　）。

［15~18］A. 环胞苷　B. 来曲唑　C. 甲氨蝶呤　D. 卡莫氟　E. 依托泊苷

15. 通过抑制芳香化酶阻断体内雌激素的生物合成，用于治疗乳腺癌（　　）。

16. 体内代谢比阿糖胞苷慢，作用时间长，用于急性白血病（　　）。

17. 抑制微管的组装和拓扑异构酶Ⅱ，用于治疗小细胞肺癌等（　　）。

18. 氟尿嘧啶的前体药物，对结肠癌和直肠癌疗效较好（　　）。

第八章　抗生素

抗生素是某些微生物的代谢产物或是合成、半合成的类似物，极微浓度即对特异的病原微生物具有抑制或杀灭作用，而对宿主不会产生严重的不良反应。在临床上，大多数抗生素是用于抑制病原微生物的生长，治疗细菌感染性疾病。

抗生素的种类繁多，结构比较复杂。本章按化学结构将其分类，重点介绍β-内酰胺类、大环内酯类、四环素类、氨基糖苷类、氯霉素等抗生素。

每类抗生素均有其作用特点，杀菌作用机制大致可归纳为以下四种：①抑制细菌细胞壁的合成：通过抑制细菌细胞壁的合成，导致细菌细胞缺损，致使细菌死亡。哺乳动物的细胞没有细胞壁，不受这些药物的影响，故此类抗生素对哺乳动物的毒性较小。以这种方式作用的抗生素包括青霉素类和头孢菌素类。②对细胞膜的作用：通过与细菌的细胞膜相互作用而影响膜的渗透性，导致一些重要的生理物质外漏，引起细菌死亡。以这种方式作用的抗生素有多黏菌素和短杆菌素。③干扰蛋白质的合成：阻碍细菌蛋白质的合成，抑制合成所必需的酶。以这种方式作用的抗生素主要有四环素类、氨基糖苷类、大环内酯类和氯霉素等抗生素。④抑制核酸的转录和复制：阻止细胞分裂和（或）所需酶的合成，抑制核酸的功能，以这种方式作用的抗生素主要有利福霉素类抗生素。

第一节　β-内酰胺类抗生素

β-内酰胺类抗生素（β-Lactam Antibiotics）是目前临床上治疗感染性疾病的重要药物。

此类抗生素具有抗菌活性强、毒性低、临床疗效好的优点。结构中都含有具有抗菌活性的β-内酰胺环，其侧链的改变形成了许多具有不同抗菌谱和抗菌作用以及各种临床药理学特性的抗生素。

β-内酰胺类抗生素的分类：

根据基本结构及作用特点，β-内酰胺类抗生素可分为以下类型：

- β-内酰胺类抗生素
  - 青霉素
  - 头孢菌素类
  - 非典型的β-内酰胺类抗生素
    - 碳青霉烯类
    - 青霉烯类
    - 青霉烷类
      - 氧青霉烷类
      - 青霉烷砜类
    - 单环β-内酰胺类

临床上β－内酰胺类抗生素的常见药物的基本结构有：

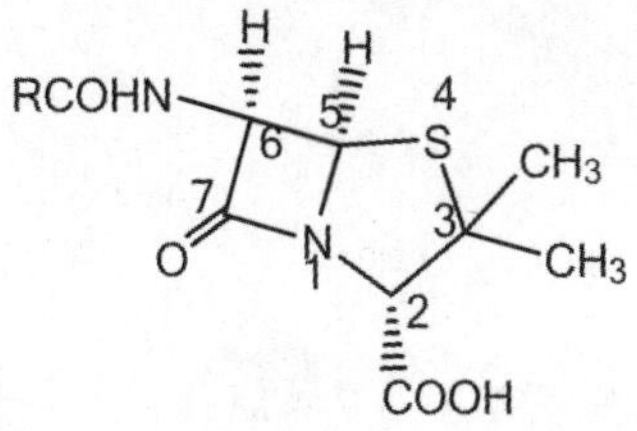

青霉素类

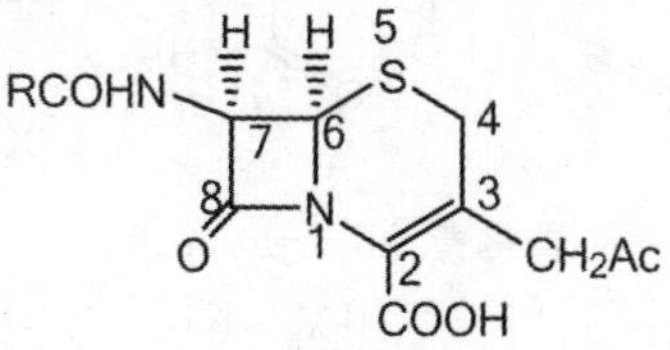

头孢菌素类

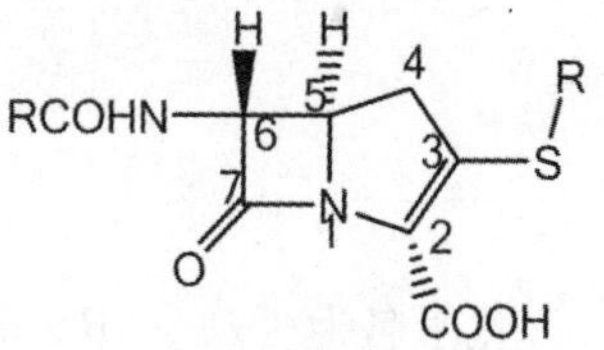

碳青霉烯类

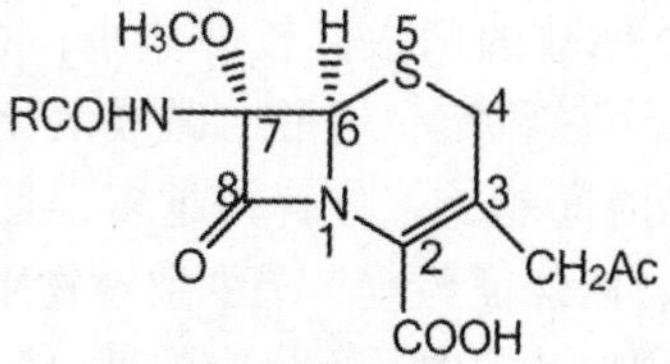

头霉素类

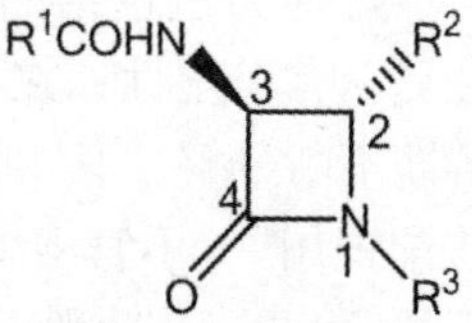

单环β－内酰胺类

β－内酰胺类抗生素的化学结构特点：①分子内都有一个四元的β－内酰胺环，除了单环β－内酰胺类外，该四元环通过N原子和邻近的第三碳原子与另一个五元环或六元环相稠合；②β－内酰胺环是平面结构，但两个稠合环不共平面，两环沿稠合边折叠；③除单环β－内酰胺外，与β－内酰胺环稠合的环上都有一个羧基；④所有β－内酰胺环羰基α－碳都有一个酰胺基侧链；⑤青霉素类抗生素的母核上有3个手性碳原子，8个旋光异构体中只有绝对构型为2S、5R、6R者具有活性。头孢菌素类抗生素的母核上有2个手性碳原子，4个旋光异构体，其绝对构型为6R、7R。β－内酰胺类抗生素的抗菌活性与其旋光性密切相关。

β－内酰胺类抗生素的作用机制：通过抑制黏肽转肽酶，从而阻断细菌细胞壁黏肽合成（见图8－1），使细胞壁缺损，菌体膨胀裂解死亡。由于β－内酰胺类抗生素的结构与黏肽D－丙氨酰－D－丙氨酸的末端结构类似，具有相似的空间构象，使酶识别困难，能竞争性地和酶活性中心共价结合，导致不可逆抑制作用，因此该类抗生素对繁殖期细菌有强烈的杀灭作用。

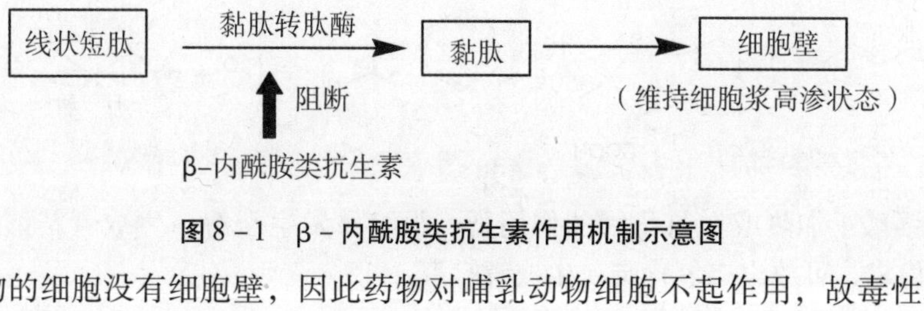

图8－1　β－内酰胺类抗生素作用机制示意图

哺乳动物的细胞没有细胞壁，因此药物对哺乳动物细胞不起作用，故毒性小，作用有较高的选择性。

一、青霉素类抗生素

1. 天然青霉素

从青霉菌培养液和头孢菌素发酵液中得到的天然青霉素共有7种，目前临床使用的是青霉素G、青霉素V。

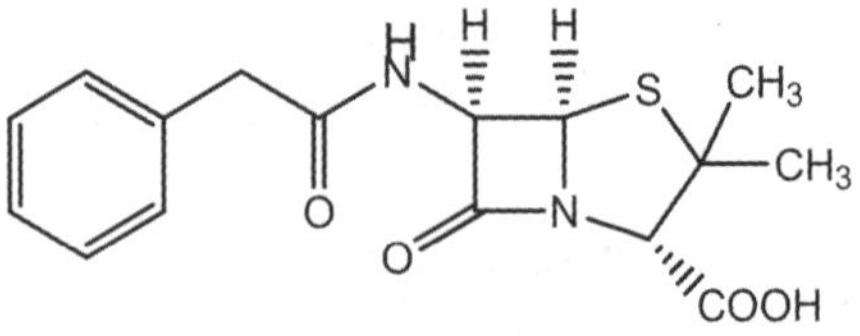

青霉素（Benzylpenicillin）

化学名为（2S，5R，6R）-3，3-二甲基-6-（2-苯乙酰氨基）-7-氧代-4-硫杂-1-氮杂双环［3.2.0］庚烷-2-甲酸，又名苄青霉素、青霉素G。

本品为最早应用于临床的抗生素。

青霉素钠盐、钾盐均为白色结晶性粉末；钠盐的刺激性较钾盐小，故临床使用较多。无臭或微有特异性臭；有引湿性；在干燥状态下较稳定，遇酸、碱或氧化剂迅速失效；易溶于水，一旦溶解即不断分解，其溶液放置的时间越长，分解得越多，且致敏物质也不断增加。因此要“现配现用”，不宜溶解后存放，以保证药效，减少致敏物质的产生。

青霉素性质不稳定，β-内酰胺环是该化合物结构中最不稳定的部分，由于两个稠合环不共平面，导致β-内酰胺环中羰基和氮原子的未共用电子对不能共轭，易受到亲核性试剂或亲电性试剂的进攻，造成β-内酰胺环破裂。在酸、碱条件下或β-内酰胺酶存在时，均易发生开环反应而失去抗菌活性。金属离子、高温和氧化剂可加速分解反应。

（1）使用青霉素钠后，细菌可产生β-内酰胺酶，这种酶能使β-内酰胺环开环降解，使药物失去抗菌活性而产生耐药性。酶分解药物的过程与碱性条件下的分解反应相似。

（2）本品在碱性下与羟胺作用，β-内酰胺环破裂生成羟肟酸，后者在酸性溶液中与高铁离子生成酒红色配合物。

（3）在碱性（pH > 8）或青霉素酶的条件下青霉素的分解反应为：水解产生青霉酸而失效，进一步裂解为D-青霉胺和青霉醛。

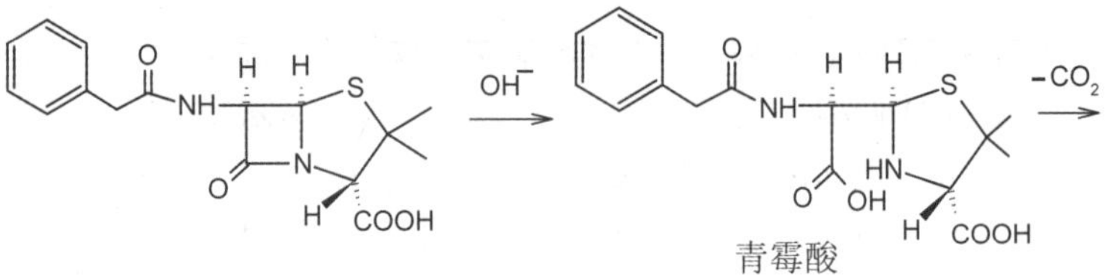

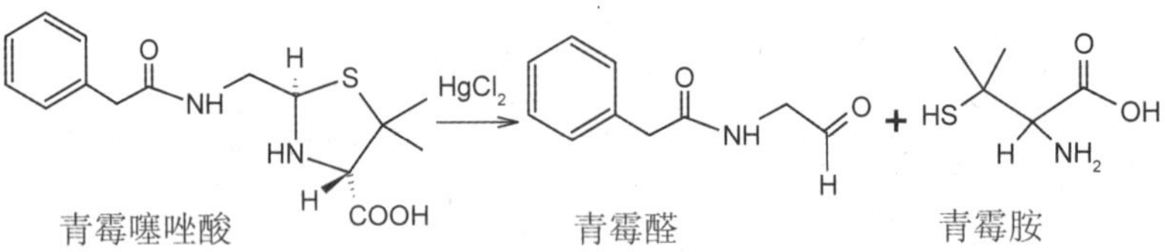

（4）在强酸下加热或在氯化汞的作用下，很容易发生裂解，生成青霉酸和青霉醛酸。青霉醛酸不稳定，可放出二氧化碳，生成青霉醛。

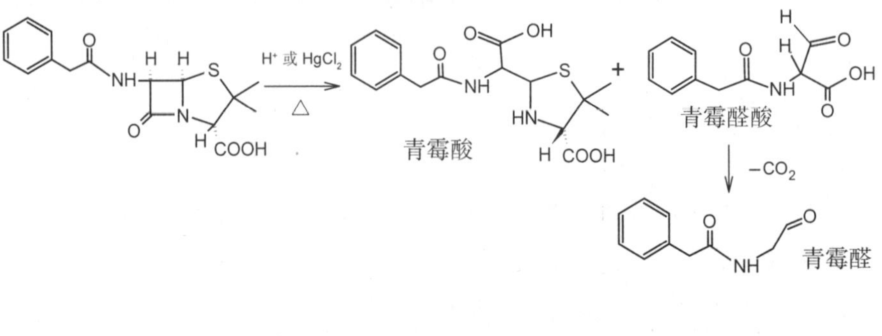

（5）在室温条件下，于稀酸溶液中（pH =4.0），则发生分子内亲核反应，产物经重排生成青霉二酸，青霉二酸可进一步分解生成青霉醛和青霉胺。

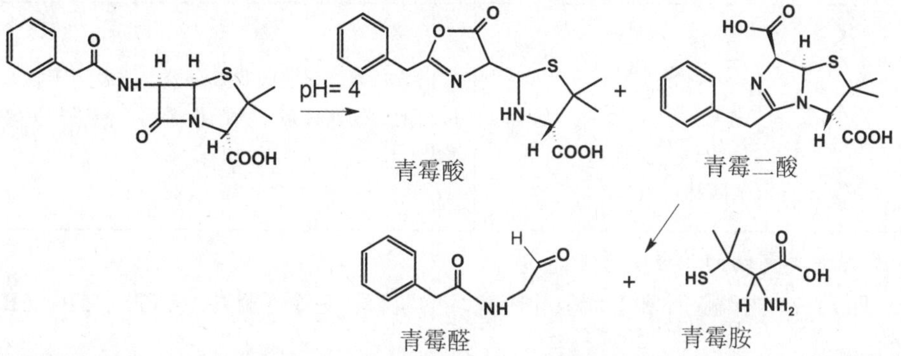

青霉素对热敏感，在生产过程中，如制成钠盐、冷冻或喷雾干燥时，也易引起β－内酰胺环破环，发生分子间聚合反应，形成青霉素噻唑等高分子聚合物内源性致敏物质，此为青霉素引起变态反应的主要致敏源。pH、温度及浓度均可影响聚合反应。外源性的过敏原是生物合成时带入残留量的蛋白多肽类杂质。

青霉素G具有抗菌作用强的特点，但抗菌谱窄，临床主要用于革兰氏阳性菌（如链球菌、葡萄球菌、肺炎球菌等）所引起的全身或局部严重感染，是治疗梅毒、淋病的特效药。

2. 半合成青霉素

为了克服青霉素的不稳定性、抗菌谱窄、过敏反应和耐药性等缺点，利用从青霉素发酵液中得到的6－氨基青霉烷酸（6－Aminopenicillanic，6－APA）对其进行结构修饰，合成了一系列优良的半合成青霉素。

半合成青霉素按性能可分为耐酸青霉素、耐酶青霉素、广谱青霉素。

耐酸青霉素在青霉素酰胺侧链的α－碳原子上引入吸电子基团，阻碍了青霉素在酸性条件下的电子转移重排，增加了对酸的稳定性，代表药物为非奈西林和丙匹西林。

耐酶青霉素在青霉素酰胺侧链的α－碳原子上引入空间位阻大的基团，可以阻止药物与酶活性中心作用，从而保护分子中的β－内酰胺环，增强了β－内酰胺环的稳定性，代表药物为苯唑西林。

广谱青霉素在青霉素酰胺侧链的α－碳原子上引入极性、亲水性基团，扩大了抗菌谱，代表药物为氨苄西林。常见半合成青霉素见表8－1。

表8－1　常见半合成青霉素

药物名称和结构	作用特点与用途
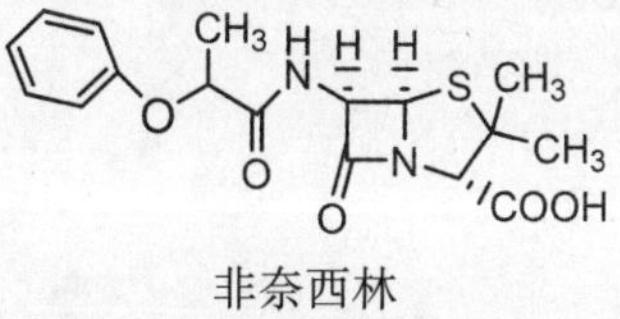 非奈西林	耐酸，口服吸收良好，主要用于肺炎、咽炎、中耳炎等感染
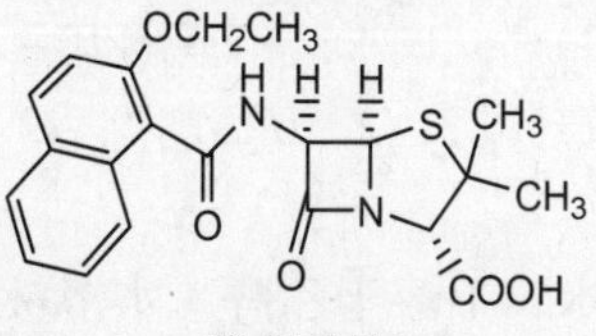 萘夫西林	耐酶，主要用于治疗耐青霉素G的金黄色葡萄球菌感染

(续上表)

药物名称和结构	作用特点与用途
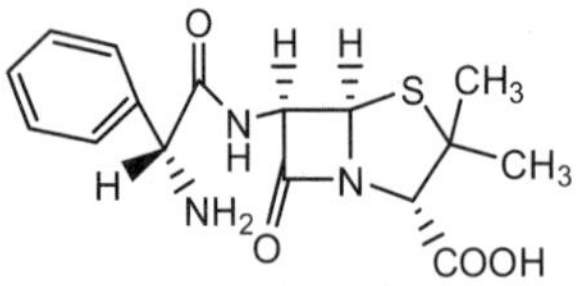 氨苄西林	广谱青霉素，口服吸收效果差，主要用于肠球菌、痢疾杆菌、伤寒杆菌、大肠埃希菌及流感杆菌等引起的感染

3. 青霉素类药物的构效关系

（1）四元β-内酰胺环和五元氢化噻嗪环的骈合、三个手性中心（2S、5R、6R）是活性必需的。

（2）3位羧基是保持活性的必需基团，成盐或酯可得到长效制剂。

（3）适当增大侧链，如引入噻吩、呋喃等杂环，不仅有广谱性质，对酸和β-内酰胺酶也较稳定。

（4）6位的基团主要决定其抗菌谱。改变其极性，使之易于透过细胞膜，可扩大抗菌谱。例如，在α碳上引入—NH_2、—COOH和—SO_3H等亲水基团，可扩大抗菌谱；基团的亲水性增强或酸性增加，有利于对革兰氏阴性菌的抑制作用，尤其对绿脓杆菌有效。

典型药物：

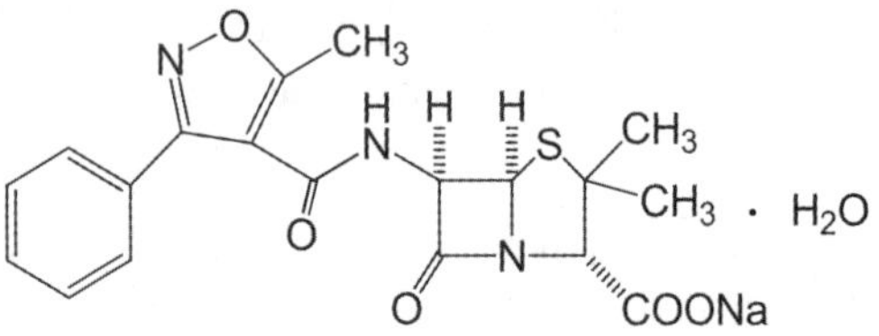

苯唑西林钠（Oxacillin Sodium）

化学名为（2S，5R，6R）-3，3-二甲基-6-（5-甲基-3-苯基-4-异噁唑甲酰氨基）-7-氧代-4-硫杂-1-氮杂双环［3.2.0］庚烷-2-甲酸钠盐一水合物。

苯唑西林是根据电子等排原理以异噁唑环取代侧链苯环，同时在C_3和C_5分别以苯基和甲基取代，其中苯基兼有吸电子和空间位阻的作用，因此不仅耐酶而且耐酸。

本品为白色粉末或结晶性粉末，味苦。易溶于水，微溶于丙酮或丁醇。

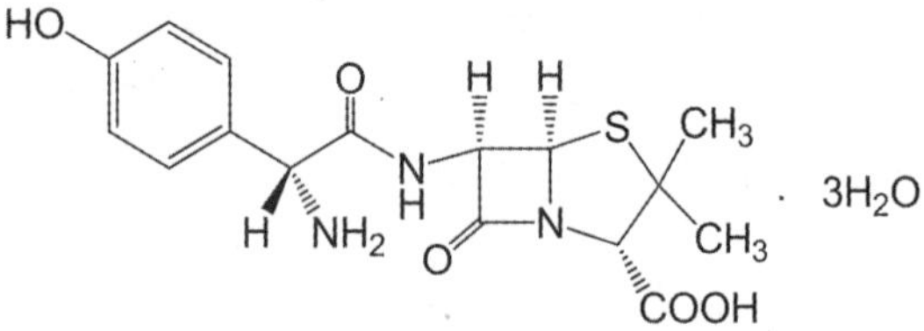

阿莫西林（Amoxicillin）

化学名为（2S，5R，6R）-3，3-二甲基-6-［（R）-（-）-2-氨基-2-（4-羟基苯基）乙酰氨基］-7-氧代-4-硫杂-1-氮杂双环［3.2.0］庚烷-2-甲酸三水合物，又名羟氨苄青霉素。

本品为白色或类白色结晶性粉末，味微苦。微溶于水，不溶于乙醇。水溶液在pH为6.0时比较稳定。临床应用为R构型。

本品含酚羟基，能与$FeCl_3$反应显色，且易氧化变质，应避光、密封贮存。

本品结构中含有2-氨基苯乙酸，与茚三酮试液反应显紫色，加热则显红色。

含有游离氨基侧链的β-内酰胺类抗生素都易发生聚合反应（侧链的氨基与内酰胺的羰基发生聚合反应）。

本品在磷酸盐、山梨醇、葡萄糖、硫酸锌、乙二胺存在下可发生分子内成环反应，形成2，5-吡嗪二酮，故不应与上述药物配伍使用。

本品为广谱半合成青霉素，对革兰氏阳性菌的抗菌作用与青霉素相同，对革兰氏阴性菌如淋球菌、流感杆菌、大肠杆菌等的作用较强，但易产生耐药性。临床上主要用于治疗泌尿系统、呼吸系统等的感染，口服吸收良好。

二、头孢菌素类

1．*头孢菌素C*

头孢菌素C是天然头孢菌素之一，其结构由D-α-氨基己二酸与7-氨基头孢烷酸（7-Amino-Cephalosporanic Acid，7-ACA）缩合而成。

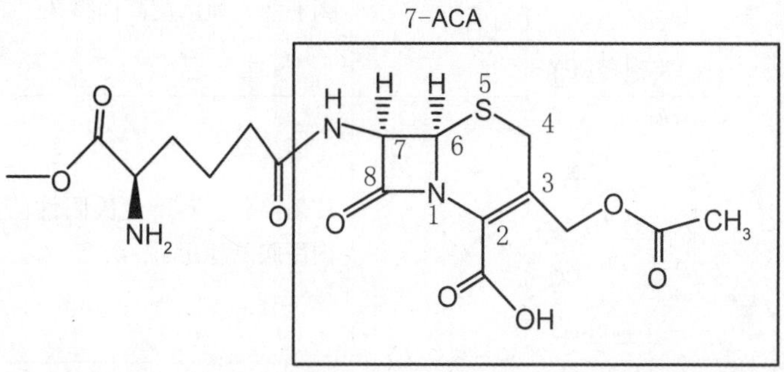

7-ACA与6-APA相似，是抗菌活性的基本母核，由β-内酰胺环与氢化噻嗪环骈合而成。与青霉素类不稳定的结构相比，由于氢化噻嗪环中的双键与β-内酰胺环中的氮原子未共有电子对形成共轭，使β-内酰胺环趋于稳定，而且由于青霉素是四元—五元环稠合系统，而头孢菌素是四元—六元环稠合系统，β-内酰胺环分子内张力较小，因此比青霉素类稳定。

头孢菌素C对β-内酰胺酶高度稳定，具有耐酸、耐酶、毒性小、很少或无交叉过敏等优点，但它抗菌活性小，所以在临床上几乎没有应用。

2．*半合成头孢菌素*

半合成头孢菌素类抗生素具有抗菌谱广、活性强、毒副作用小的优点，是目前发展最快的一类抗生素，从20世纪60年代初首次用于临床以来，已有四代头孢菌素类抗生素问世。

第一代头孢菌素抗菌谱广、对革兰氏阳性菌作用强，对革兰氏阴性菌作用较差，耐青霉素酰化酶，但不耐β-内酰胺酶，对肾有一定的毒性。

第二代头孢菌素与第一代头孢菌素在化学结构上没有明显区别，对多数β-内酰胺酶稳定，抗菌谱较第一代广，对革兰氏阳性菌的作用与第一代头孢菌素相似或略差，对革兰氏阴性菌的作用较第一代增强，肾毒性较第一代小。

第三代头孢菌素在其侧链的化学结构上具有明显改变。抗菌谱更广，对革兰氏阴性菌抗菌活性增强，对革兰氏阳性菌的活性减弱，对多数β-内酰胺酶高度稳定，多数可通过血脑屏障，适用于敏感菌所致的脑膜炎，几乎无肾毒性。

第四代头孢菌素在化学结构上的特征为：在7位连有2－氨基噻唑－α－甲氧亚氨基乙酰基侧链，在3位存在季铵基团。抗菌活性更强，抗菌谱更广，对β－内酰胺酶高度稳定，对多数耐药菌株活性超过第三代头孢菌素及氨基苷类抗生素。基本无肾毒性。

临床上常用的半合成头孢菌素见表8－2。

表8－2 常用的半合成头孢菌素

分类	药物结构	作用特点与用途
第一代头孢菌素	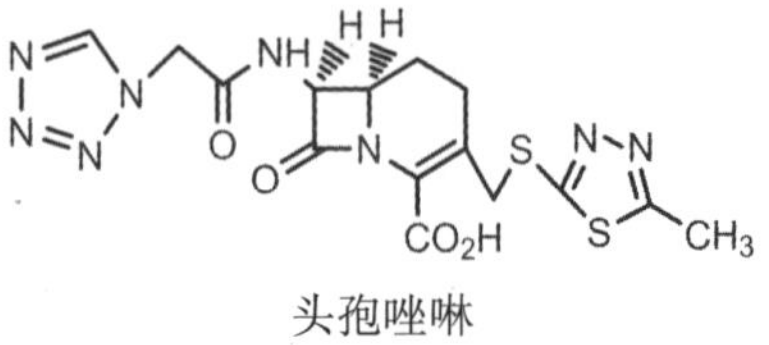 头孢唑啉	耐酸、耐酶，注射给药，对革兰氏阴性杆菌的作用较强，作用时间较长
	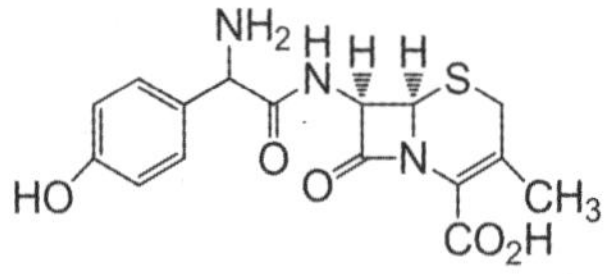 头孢羟氨苄	口服或注射给药，用钠盐，主要对革兰氏阴性菌有效，血浓度高而持久
第二代头孢菌素	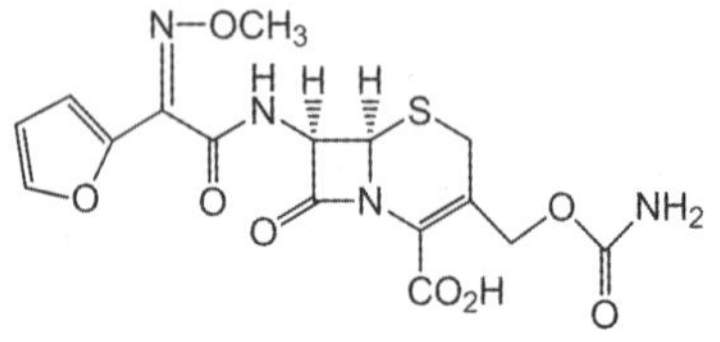 头孢呋辛	注射给药，对革兰氏阴性菌活性较强，对β－内酰胺酶稳定
	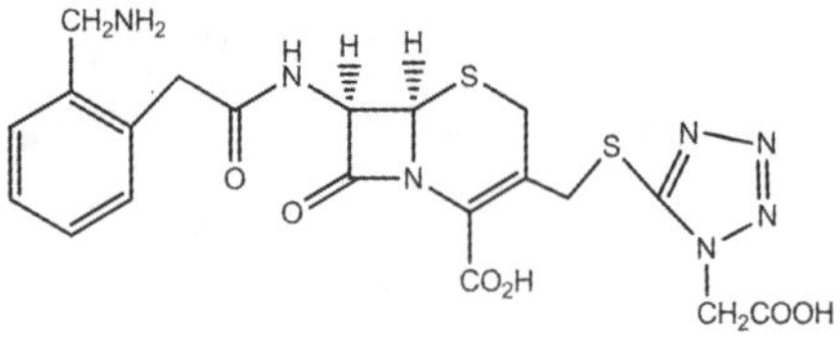 头孢雷特	注射给药，对β－内酰胺酶具高度稳定性，适用于敏感菌引起的各种感染
第三代头孢菌素	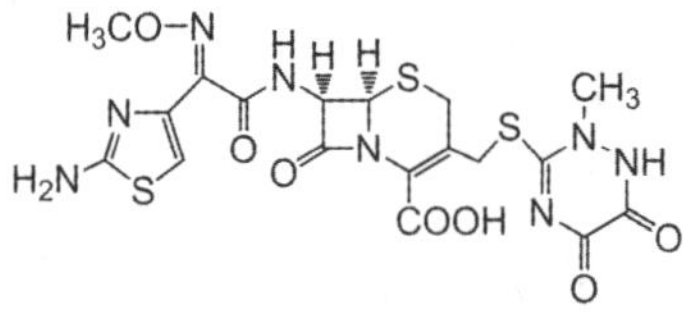 头孢曲松	注射给药，在消化道不吸收，对革兰氏阳性菌有中度的抗菌作用，对革兰氏阴性菌的作用强，使用中会形成头孢曲松钙在胆囊和胆道中以泥沙和假性结石沉积，易发胆囊炎症和腹泻
	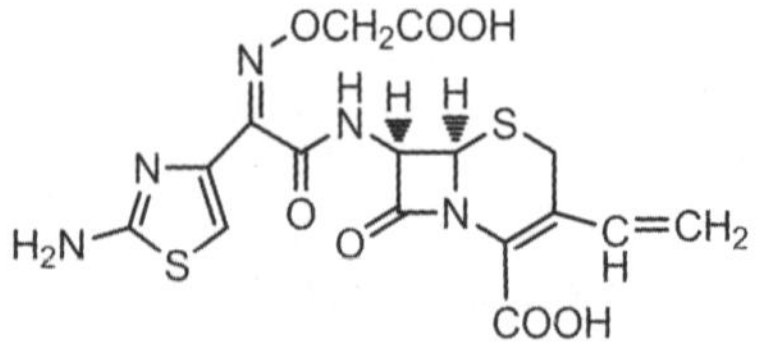 头孢克肟	口服给药，对革兰氏阳性菌和革兰氏阴性菌均有较广泛的抗菌作用，对β－内酰胺酶稳定

（续上表）

分类	药物结构	作用特点与用途
第四代头孢菌素	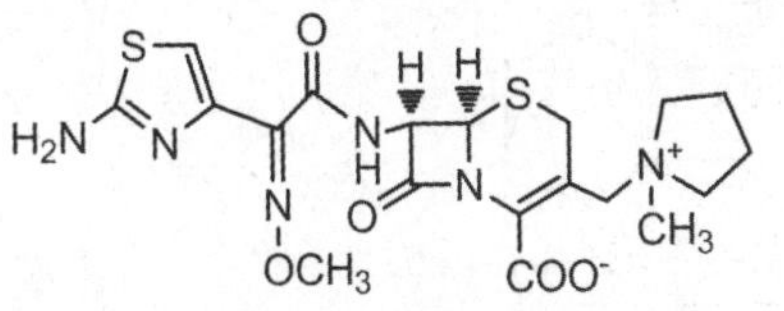 头孢吡肟	注射给药，高度耐受多数β-内酰胺酶的水解，对多数耐氨基糖苷类或第三代头孢菌素菌株均有效
	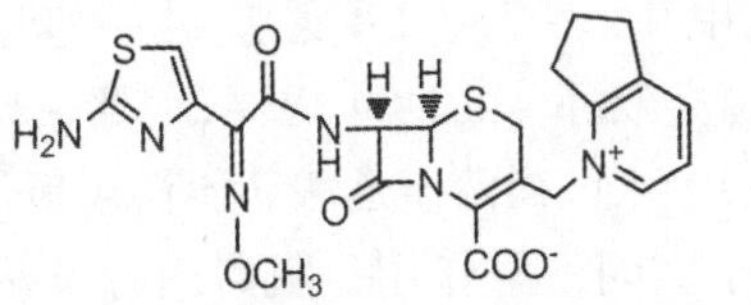 头孢匹罗	注射给药，含季铵根，口服不吸收，易透过细胞壁，对好气菌和厌氧的革兰氏阳性和阴性菌具有广泛的抗菌作用，对β-内酰胺酶稳定

3. 半合成头孢菌素的结构改造

半合成头孢菌素是以头孢菌素C水解得到的7-ACA或以青霉素G扩环得到7-ADCA（7-氨基去乙酰氧基头孢烷酸三氯乙酯）为中间体，在7位或3位接上不同取代基得到。可进行结构改造的位置有四处：

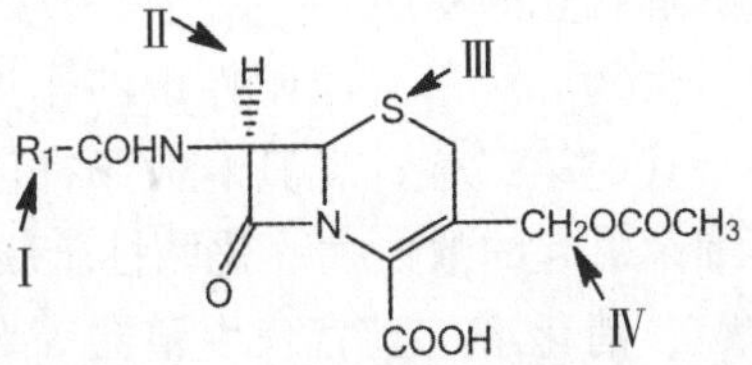

对Ⅰ的结构改造：7-酰氨基部分，是抗菌谱的决定性基团。当7位侧链α-位引入亲水性基团—SO_3H、—NH_2、—COOH时，可得到广谱头孢菌素。若同时结合3位的改造，可改进口服吸收，如头孢羟氨苄、头孢克洛等。当7位侧链引入亲脂性杂环取代基时，则能增强抗菌效力，如头孢噻吩。当7位侧链引入顺式肟时，则能增加耐酶性，同时扩大抗菌谱，如头孢克肟等。

对Ⅱ的结构改造：7位氢原子的改变会影响对β-内酰胺酶的稳定性。当7位氢原子换成α-甲氧基时，空间位阻作用会影响药物和酶活性中心的结合，如头孢西丁、头孢替坦等。

对Ⅲ的结构改造：硫原子的变化对抗菌效力有影响。硫原子被生物电子等排体氧原子取代后可以得到氧头孢烯类结构，如拉氧头孢；用生物电子等排体—CH_2取代时，可以得到碳头孢烯类。

对Ⅳ的结构改造：将3位乙酰氧基的改变会影响药物动力学的性质和抗菌效力。用—CH_3、—Cl、硫代杂环等基团取代时，结合7位的结构改造可以得到头孢噻啶和头孢唑啉等；若对具有氨噻肟结构的半合成头孢菌素继续进行结构改造，如在3位引入季铵基团，则得到的药物耐酶且扩大了抗菌谱，表现在对金黄色葡萄球菌等革兰氏阳性菌产生了抗菌效力，如头孢匹罗。

典型药物：

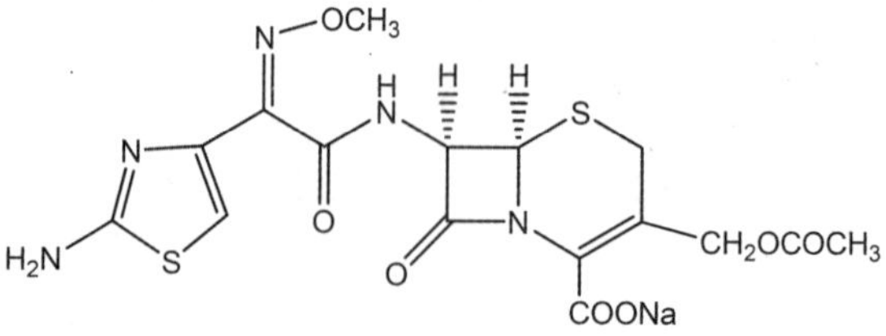

头孢噻肟钠（Cefotaxime Sodium）

化学名为（6R，7R）-3-[（乙酰氧基）甲基] -7-[2-氨基-4-噻唑基] -（甲氧亚氨基）乙酰氨基] -8-氧代-5-硫杂-1-氮杂双环[4.2.0]辛-2-烯-2-甲酸钠盐。

本品为白色、类白色或淡黄色结晶。易溶于水，微溶于乙醇，不溶于氯仿。

本品7位的侧链上α位是甲氧肟基，由于空间位阻作用，阻碍酶分子接近β-内酰胺环，保护其不易被酶破坏。β位是2-氨基噻唑基团，可以增强药物与细菌青霉素结合蛋白的亲和性。这两个基团的结合使该药物具有耐酶和广谱的特点。

本品结构中的甲氧肟基通常是顺式构型，顺式异构体的抗菌活性是反式异构体的40～100倍。在光照的情况下，顺式异构体会向反式异构体转化，其钠盐水溶液在紫外光下照射45分钟，有50%转化为反式异构体，4小时后，可达到95%的转化率。因此，本品通常需避光保存，在临用前加注射水溶解后立即使用。

本品为第三代头孢菌素的衍生物。对革兰氏阳性菌的作用与前两代近似或较弱，对革兰氏阴性菌的抗菌活性高于第一代、第二代，尤其对大肠杆菌作用强。对大多数厌氧菌有强效抑制作用。用于治疗敏感细菌引起的败血症、化脓性脑膜炎、呼吸道、泌尿道、胆道、骨和关节、皮肤和软组织、腹腔、消化道、五官、生殖器等部位的感染。此外可用于免疫功能低下、抗体细胞减少等防御功能低下的感染性疾病的治疗。

三、非经典β-内酰胺抗生素及β-内酰胺酶抑制剂

非经典β-内酰胺抗生素包括碳青霉烯类、青霉烯类、氧青霉烷类和单环β-内酰胺类。

常用非经典β-内酰胺抗生素和β-内酰胺酶抑制剂见表8-3。

表8-3 常用非经典β-内酰胺抗生素和β-内酰胺酶抑制剂

分类	药物名称和结构	作用特点
碳青霉烯类	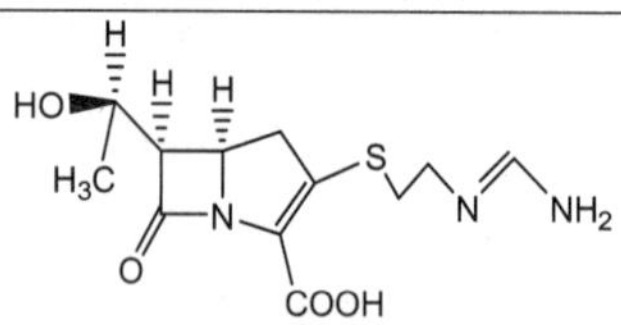 亚胺培南	具有抗菌活性高、抗菌谱广、耐酶等特点，但进入机体后80%被肾肽酶水解失效，常与肾肽酶抑制剂西司他丁合用
单环β-内酰胺类	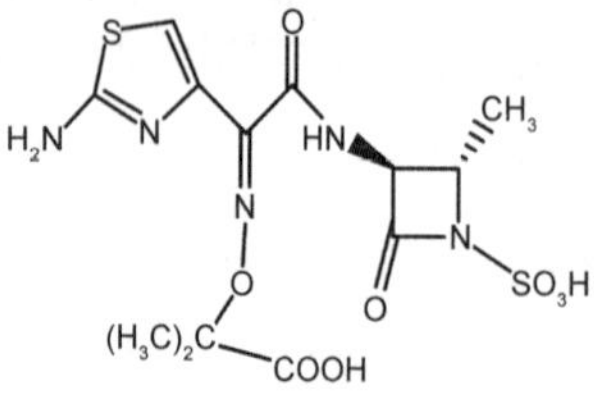 氨曲南	对大多数需氧革兰氏阴性菌包括绿脓杆菌有较强抗菌作用，具有体内分布广、与青霉素类及头孢菌素类物交叉过敏低的特点，能透过血脑屏障，副作用少

（续上表）

分类	药物名称和结构	作用特点
β－内酰胺酶抑制剂	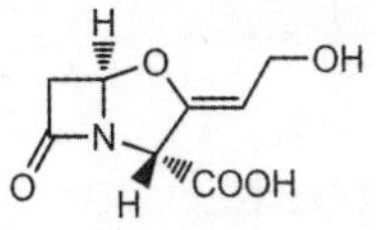 克拉维酸	不可逆β－内酰胺酶抑制剂，临床用其钾盐，自身抗菌活性弱，本身抗菌作用弱，但与β－内酰胺类抗生素合用，能大大增强后者的抗菌效力和减少后者的用量
	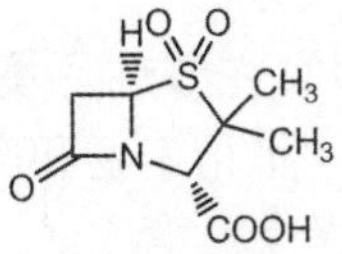 舒巴坦	不可逆竞争性β－内酰胺酶抑制剂，抑酶活性比克拉维酸稍差，化学稳定性比克拉维酸大，对革兰氏阳性菌和革兰氏阴性菌都有作用，与阿莫西林合用时，能显著提高抗菌作用
	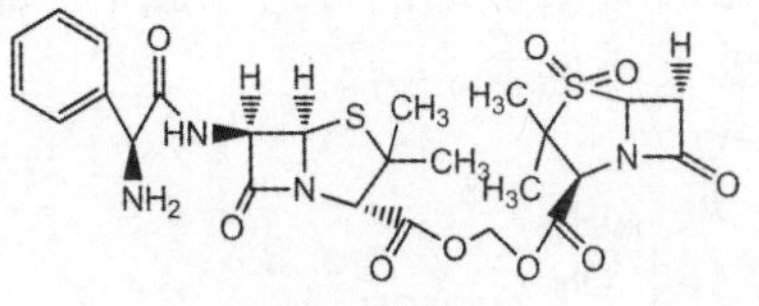 舒氨西林	氨苄西林和舒巴坦相连形成的双酯结构的前体药物，口服后迅速吸收，在体内经酶解释放出氨苄西林和舒巴坦，具有抗菌和抑酶双重作用

第二节　大环内酯类抗生素

大环内酯类抗生素是由链霉菌产生的一类弱碱性抗生素。因分子中含有一个内酯结构的14元或16元大环而得名。通过内酯环上的羟基和去氧氨基糖或6－去氧糖缩合而形成碱性苷。按其内酯环含碳数目的不同，可把大环内酯类抗生素分为14、15和16元环大环内酯。

大环内酯类抗生素一般均为无色的碱性化合物，不溶于水，易溶于有机溶剂。可与酸成盐，但化学性质不稳定。在酸性条件下易发生苷键的水解；在碱性条件下内酯环开环；在体内也易被酶分解而丧失或降低抗菌活性。

大环内酯类抗生素作用于细菌的50S核糖体而抑制细菌的蛋白质合成。

这类抗生素对革兰氏阳性菌、某些革兰氏阴性菌、支原体等有较强抑制作用，与临床常用的其他抗生素之间无交叉，且毒性很低，无严重不良反应。细菌对同类药物可产生耐药性。目前临床应用仅次于β－内酰胺类抗生素。

一、红霉素及其衍生物

1. 红霉素

红霉素是由红色链丝菌代谢产物中得到的一种口服抗生素，包括红霉素A、B、C三种组分。其中红霉素A为抗菌活性主要成分，红霉素C的抗菌活性较弱，红霉素B不仅抗菌活性低且毒性大，通常药品生产和使用中所说的红霉素即红霉素A，而红霉素B和红霉素C在生产中被作为杂质处理，根据《中国药典》的规定，要求对其进行限量检查。

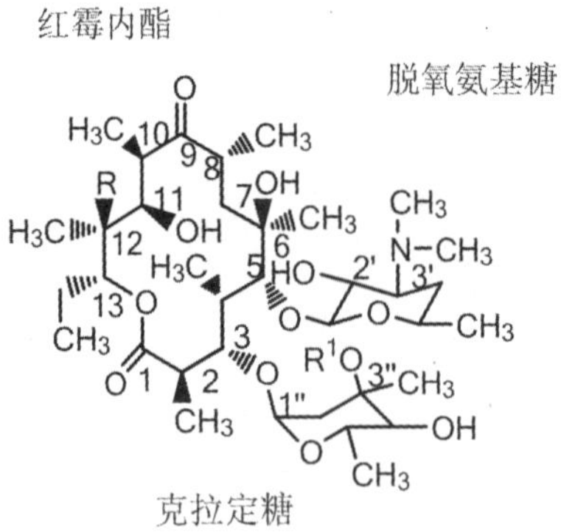

红霉素 A　　R=OH, $R^1=CH_3$

红霉素 B　　R=H, $R^1=CH_3$

红霉素 C　　R=OH, $R^1=H$

红霉素的抗菌谱窄，水溶性较小，只能口服，在酸性环境中易分解失活，且半衰期短（1～2h），为改良其性质，通过结构修饰研制出一批衍生物和类似物，并广泛应用于临床。

2. 红霉素的结构修饰

根据前药原理，为增加红霉素的水溶性合成了红霉素的乳糖醛酸盐；为增加红霉素的稳定性和水溶性，采用将去氧氨基糖的2′－羟基成酯的方法合成了一系列红霉素的酯类衍生物。临床常用红霉素的酯类和盐类前体药物见表8－4。

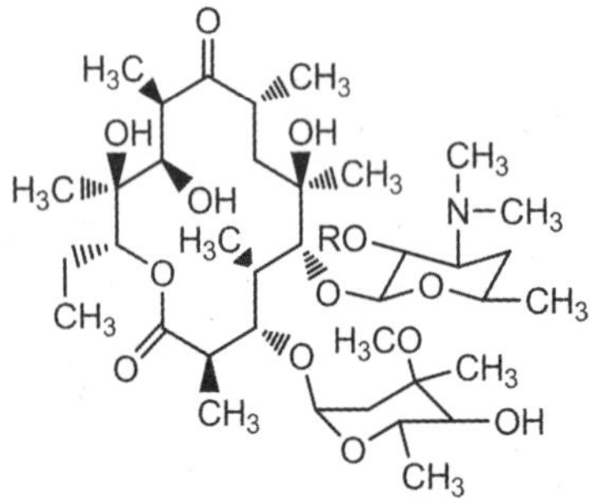

表8－4　临床常用红霉素的酯类和盐类前体药物

药品名称	R	作用特点
红霉素碳酸乙酯	$COOCH_2CH_3$	混悬剂，白色结晶性粉末，无苦味，微溶于水，易溶于乙醇
琥乙红霉素	$CO(CH_2)_2OCOCH_2CH_3$	片剂、胶囊，白色结晶性粉末，无苦味、无臭，难溶于水，易溶于乙醇，在胃酸中稳定
乳酸糖红霉素	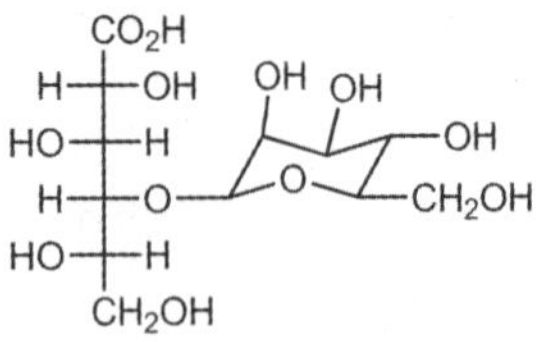	注射剂，白色或类白色结晶或粉末，无臭，味苦，易溶于水和乙醇

为了提高红霉素的稳定性和抗菌活性，对在酸性环境中发生降解反应中的参与基团 C_9 酮羰基、C_6 羟基及 C_8 氢部位进行了结构改造。

将 C_9 位酮羰基与羟胺形成肟，可以阻止 C_9 酮羰基和 C_6 羟基的缩合，增加药物稳定性。将肟的羟基取代形成红霉肟，可明显改变药物的口服生物利用度，口服给药时体内抗菌活性较好，毒性也较低。如罗红霉素（Roxithromycin）的抗菌作用比红霉素强6倍。

经 Beckmann 重排得到一个新型含氮15元大环内酯结构红霉素类似物——阿奇霉素

(Azithromycin)，其优点是比 14 元环具有更为广泛的抗菌谱，对酸非常稳定，半衰期长，有较高生物利用度，组织浓度高。

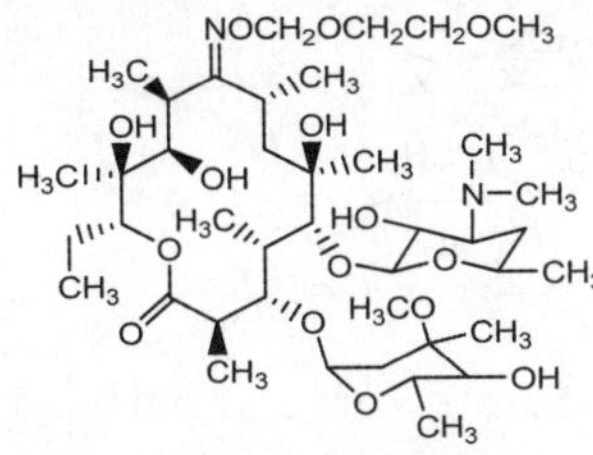

罗红霉素

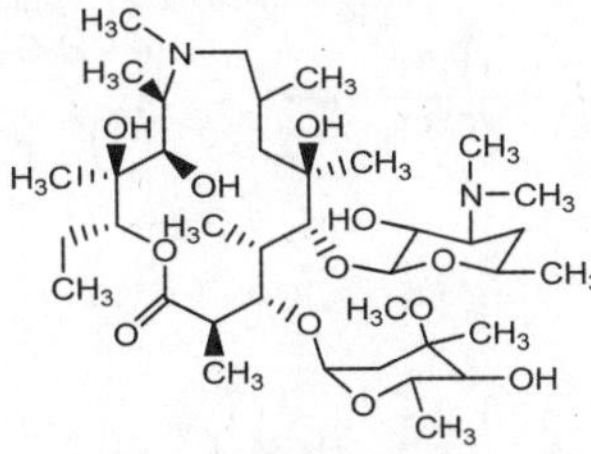

阿奇霉素

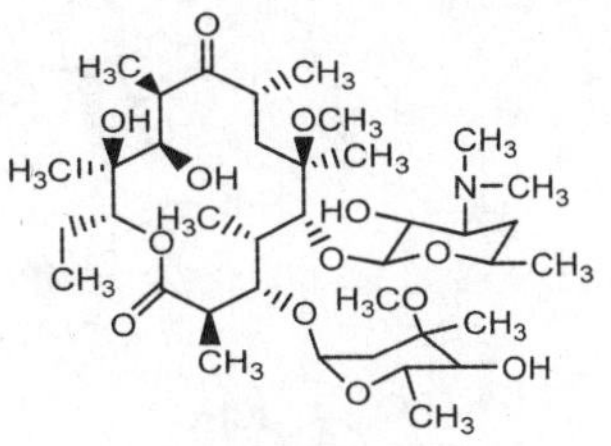

克拉霉素

克拉霉素（Clarithromycin）是 C_6 位羟基甲基化的产物。甲基化可阻止 C_6 羟基与 C_9 羰基在酸性环境之中形成半缩酮羟基。故克拉霉素耐酸，血药浓度高而持久。对流感嗜血杆菌有特效，对需氧菌、厌氧菌、支原体、衣原体等病原微生物有效。作用比红霉素强，毒性低，用量较红霉素小。

典型药物：

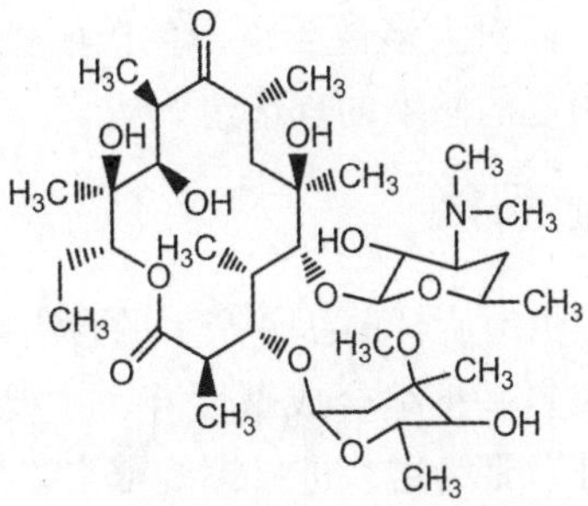

红霉素（Erythromycin）

化学名为 3 -［（2，6 - 二脱氧 - 3 - C - 甲基 - 3 - O - 甲基 - α - L - 吡喃糖基）氧］- 13 - 乙基 - 6，11，12 - 三羟基 - 2，4，6，8，10，12 - 六甲基 - 5 -［3，4，6 - 三脱 - 3 -（二甲胺基）- β - D - 吡喃木糖基］氧］- 1 - 氧杂环十四烷 - 1，9 - 二酯。

本品为白色或类白色结晶性粉末；无臭，味苦；微吸湿性。易溶于甲醇、乙醇或丙酮，微溶于水。本品的水合物熔点为 128℃，无水物熔点为 193℃。无水乙醇（20mg/ml）中比旋度为 71°~78°。

本品在酸性条件下不稳定，易发生降解反应。由于结构中存在多个羟基和 C_9 上有一个羰基，在酸性条件下先发生 C_6 羟基和 C_9 羰基脱水环合形成半缩酮羟基，再与 C_8 上的氢消去一分子水，形成脱水物。脱水物 C_{12} 上的羟基与 C_8、C_9 双键加成，形成螺旋酮。然后 C_{11} 羟基与 C_{10} 上的氢消去一分子水，同时水解生成红霉胺和克拉定糖，导致红霉素失去抗菌活性。具有弱碱性，可与乳糖醛酸成盐，可供注射用。

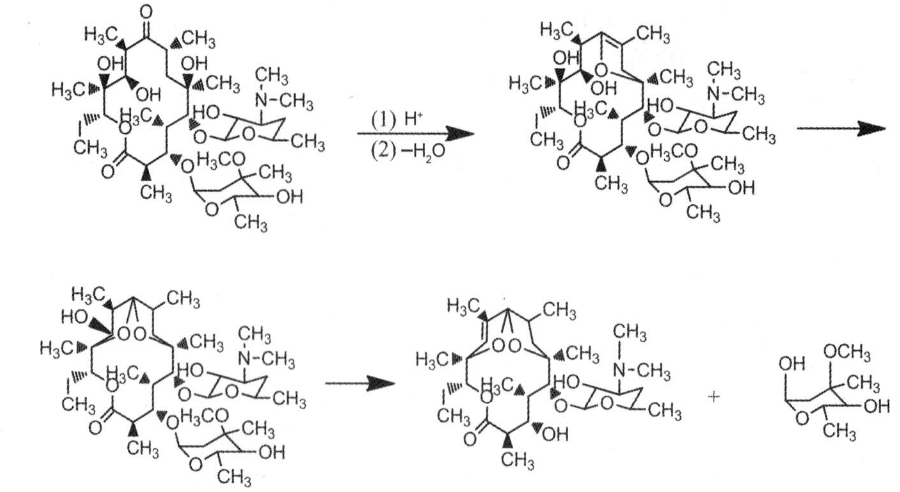

本品溶于丙酮后，加盐酸即显橙黄色，渐变为紫红色，转入氯仿中则显蓝色。

本品对各种革兰氏阳性菌有很强的抗菌作用，对革兰氏阴性百日咳杆菌、流感杆菌、淋球菌、脑膜炎球菌等亦有效，而对大多数肠道革兰氏阴性菌则无活性，为治疗耐药的金黄色葡萄球菌和溶血性链球菌引起的感染的首选药。

二、螺旋霉素

螺旋霉素（Spiramycins）是由螺旋杆菌新种产生的含有双烯结构的 16 元环大环内酯抗生素，在其内酯环的 9 位与去氧氨基糖缩合成碱性苷。主要有螺旋霉素Ⅰ、Ⅱ、Ⅲ三种成分。国产螺旋霉素以螺旋霉素Ⅱ、Ⅲ为主，进口螺旋霉素以螺旋霉素Ⅰ为主。

乙酰螺旋霉素（Acetyl Spiramycins）是螺旋霉素的前药，为螺旋霉素的三种成分的乙酰化产物。它们对酸稳定，口服吸收比螺旋霉素好，在胃肠道吸收后转化为螺旋霉素后发挥作用，抗菌谱与螺旋霉素相似。

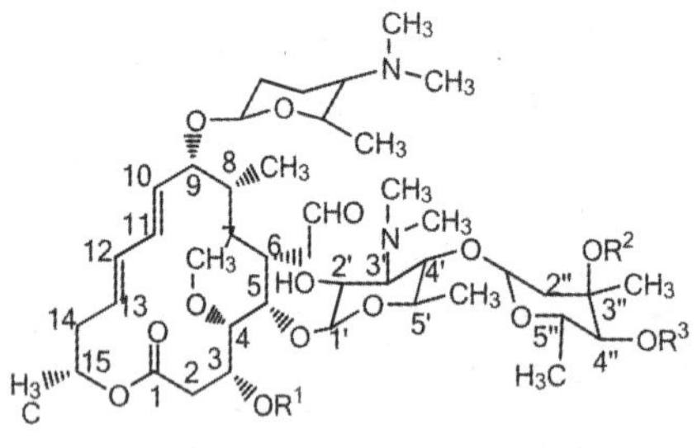

	R^1	R^2	R^3
螺旋霉素Ⅰ	H	H	H
螺旋霉素Ⅱ	$COCH_3$	H	H
螺旋霉素Ⅲ	COC_2H_5	H	H
乙酰螺旋霉素Ⅰ	H	H	$COCH_3$
乙酰螺旋霉素Ⅱ	$COCH_3$	H	$COCH_3$
乙酰螺旋霉素Ⅲ	COC_2H_5	$COCH_3$	$COCH_3$

第三节　四环素类抗生素

四环素类抗生素（Tetracycline Antibiotics）是一类口服的广谱抗生素，包括由放线菌产生的天然四环素类抗生素（金霉素、土霉素及四环素等）和一系列半合成四环素类抗生素。四环素类的抗菌机制主要是作用于细菌的 30S 核糖体，从而干扰细菌蛋白质的生物合成。

四环素类抗生素的基本结构是十二氢化并四苯基本结构，该类药物有共同的 A、B、C、D 四个环的母核，其中 D 环是苯环，其他三个均为环己烯环，结构中具有多个手性碳原子。

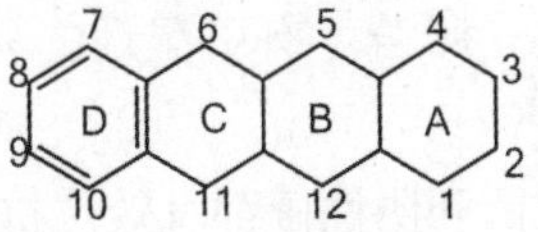

十二氢化并四苯

一、天然四环素类抗生素

天然四环素类药物主要有四环素（Tetracycline）、金霉素（Chlorotetracycline）、土霉素（Oxytetracycline）等。其中金霉素因毒性大，只作外用，土霉素和四环素现在临床也已少用，主要用作兽药和饲料添加剂。

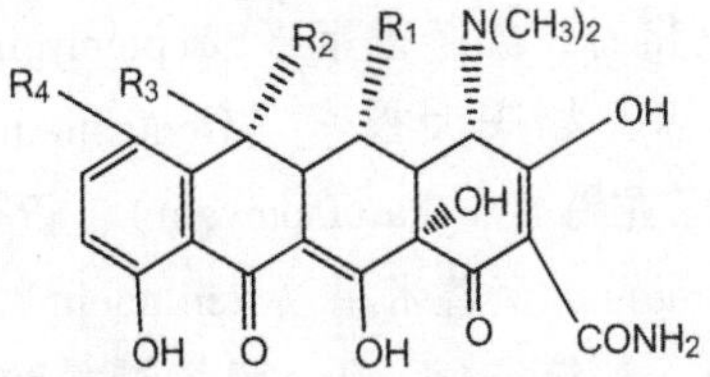

	R_1	R_4
土霉素	—OH	—H
金霉素	—H	—Cl
四环素	—H	—H

四环素类抗生素有相似的抗菌谱，而且理化性质也很相近，均为黄色结晶性粉末，味苦。干燥状态下稳定，遇光变色。水中溶解度小，呈酸碱两性，能溶于碱性和酸性溶液中。盐类水溶液在弱酸性溶液中较稳定。在酸性、中性及碱性溶液中均不稳定。①在 $pH<2$ 的条件下，C_6上的羟基和相邻碳上的氢脱水，生成橙黄色脱水物，使效力降低。②在 pH 为 2～6 的条件下，C_4上的二甲氨基很容易发生差向异构化，生成无抗菌活性的差向异构体。③在碱性条件下，C 环破裂重排，生成具有内酯结构的异构体。

其结构中含有酚羟基，可与三氯化铁试液呈颜色反应；结构中含有酚羟基和烯醇基，能与金属离子形成不溶性的有色螯合物，如可与钙离子、铝离子形成黄色螯合物，与铁离子形成红色螯合物。

二、半合成四环素类抗生素

在临床应用中发现天然四环素类抗生素存在易产生耐药性，化学结构在酸、碱条件下不稳定等缺点，因此对其进行了结构修饰。半合成四环素类是对天然四环素结构的5、6、7位取代基进行改造而得到的一类广谱抗生素。半合成四环素类药物主要有美他环素（Methacycline，甲烯土霉素，6 位为甲烯基）、多西环素（Doxycyline）、米诺环素（Minocycline，为四环素脱去6 位甲基和6 位羟基，同时在7 位引入二甲氨基得到的衍生物，由于脱去6 位羟基，对酸稳定，不会发生脱水和重排形成内酯环的产物）等。

典型药物：

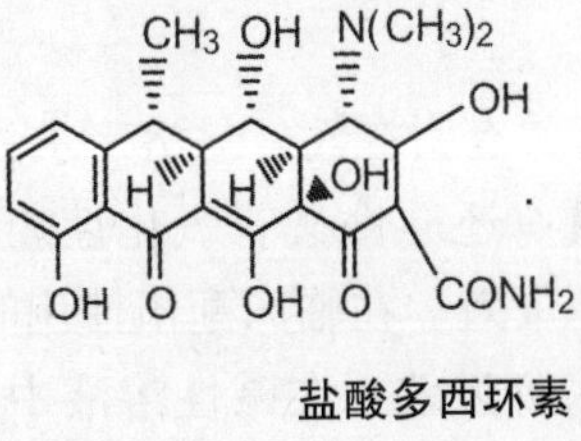

· $\frac{1}{2}HCl \cdot \frac{1}{2}H_2O$ · CH_3CH_2OH

盐酸多西环素（Doxycyline）

化学名为［4S－（4α，4α，5α，6α，12α）］－4－（二甲氨基）－1，4，4α，5，5α，6，11，12α－八氢－3，5，12，12α－五羟基－6－甲基－1，11－二氧代－2－并四苯甲酰胺盐酸盐半乙醇半水合物，又名盐酸脱氧土霉素、盐酸强力霉素。

本品为黄色结晶性粉末，无臭、味苦。有引湿性，易溶于水和甲醇，微溶于乙醇和丙酮。室温下稳定，遇光变质。

本品抗菌谱广，对革兰氏阳性菌和阴性菌都有效。抗菌作用是四环素的 10 倍，对四环素耐药菌仍有效。它主要用于呼吸道感染、肺炎和泌尿系统感染等，也可用于支原体肺炎。

第四节 氨基糖苷类抗生素

氨基糖苷类抗生素是由链霉菌、小单胞菌和细菌所产生的具有氨基糖苷结构的抗生素。临床应用较多的主要有由链霉菌属的培养液中获得者，如链霉素（Streptomycin）、卡那霉素（Kanamycin）等；由小单孢菌属的滤液中获得者，如庆大霉素（Gentamicin）、小诺米星（Micronomicin）等；妥布霉素（Tobramycin）、巴龙霉素（Paromomycin）、新霉素（Neomycin）等；半合成氨基糖苷类，阿米卡星（Amikacin）、奈替米星（Netilmicin）等。

氨基糖苷类抗生素是有 1，3－二氨基肌醇（如链霉胺、2－脱氧链霉胺、放线菌胺）为苷元与氨基糖（单糖或双糖）形成的苷。

本类抗生素的共同特点是：①结构中具有苷键，易发生水解反应；②氨基和胍基等碱性基团的存在，使药物显碱性，临床常用其硫酸盐；③糖结构中的多羟基使药物成为极性化合物，故亲水性强，脂溶性差，口服给药不易吸收，仅作为肠道感染用药，需注射给药；④除链霉素中链霉糖上醛基易被氧化外，本类药物的固体性质稳定。

本类抗生素有较大的毒性，主要是作用于第八对脑神经，可引起不可逆的听力损害，甚至耳聋，尤其对儿童毒性更大。本类药物的毒性反应与血药浓度密切相关，因此在用药过程中应注意进行药物检测；此外，本类药物与血清蛋白结合率低，绝大多数不经代谢以原药形式经肾脏排出，所以对肾脏也常有毒性。

典型药物：

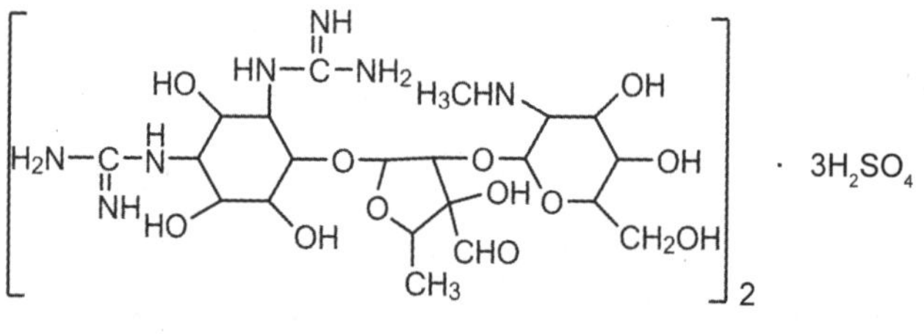

硫酸链霉素（Streptomycin Sulfate）

链霉素是第一个发现的氨基糖苷类抗生素，在分子结构中有三个碱性中心，可以和各种酸成盐，临床用其硫酸盐。

本品为白色或类白色粉末，无臭，味微苦，有引湿性。易溶于水，微溶于乙醇或氯仿。

本品分子中的醛基受电子效应的影响，既有还原性又有氧化性。易被氧化成链霉素酸而失效，也可被还原性药物如维生素 C 等还原失效。在临床配伍使用时须注意。

本品含苷键，在酸性和碱性条件下容易水解失效。在碱性溶液中迅速完全水解。在酸性条件下分步水解：先水解生成链霉胍和链霉双糖胺，后者进一步水解生成链霉糖和 N－甲基葡萄糖胺。

本品在碱性条件下，水解生成的链霉糖经脱水重排，产生麦芽酚，麦芽酚在微酸性溶液中与铁离子形成紫红色螯合物。此为链霉素特有的反应，称麦芽酚反应，可供鉴别。

本品加氢氧化钠试液，水解生成的链霉胍与8－羟基喹啉乙醇液和次溴酸钠试液反应，显橙红色，可用于鉴别。

本品临床用作抗结核药，常与异烟肼等药物联用。缺点是易产生耐药性，对第八对脑神经有损害，可引起永久性耳聋，应予注意。

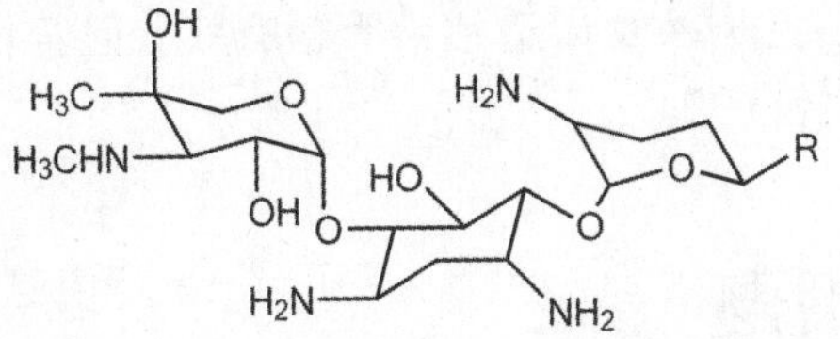

庆大霉素C_1　R=－CH(CH_3)$NHCH_3$

庆大霉素$C_{1\alpha}$　R=－CH_2NH_2

庆大霉素C_2　R=－CH(CH_3)NH_2

庆大霉素（Gentamycin）

庆大霉素由庆大霉素C_1、$C_{1\alpha}$和C_2三种成分组成，三者抗菌活性和毒性基本一致。

本品临床用其硫酸盐。庆大霉素可被庆大霉素乙酰转移酶Ⅰ和庆大霉素腺苷转移酶酰化而失去活性，从而产生耐药性。庆大霉素对听觉和肾的毒性较卡那霉素小。

庆大霉素经常与其他抗生素一起使用，其兼容性较好。但由于β－内酰胺环可与后者的氨基糖连接而致后者失活，所以两者不能混合使用；若需两者联用时，必须在不同部位给药。可将β－内酰胺类抗生素静滴，氨基糖苷类抗生素肌注。

本品为广谱的抗生素，临床主要用于绿脓杆菌或某些耐药革兰氏阴性菌引起的感染和败血症、尿路感染、脑膜炎及烧伤感染。

第五节　氯霉素

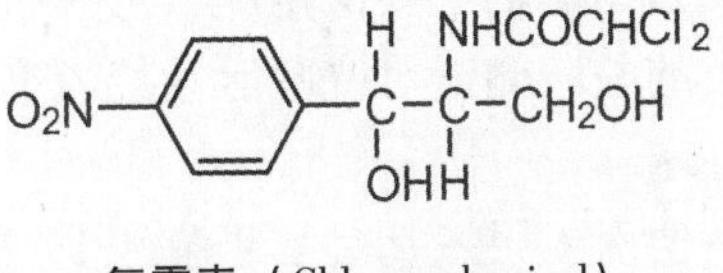

氯霉素（Chloramphenicol）

化学名为D－苏式－（－）－N－［α－（羟基甲基）－β－羟基－对硝基苯乙基］－2，2－二氯乙酰胺。

本品结构中含有两个手性碳原子，有四个旋光异构体。其中仅1R，2R（－）或D（－）苏阿糖型有抗菌活性，为临床使用的氯霉素。合霉素是氯霉素的苏阿糖型外消旋体，疗效为氯霉素的一半。

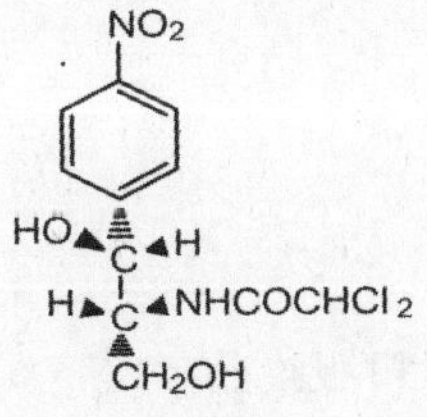

1R,2R(-)

D－(－)－苏阿糖型

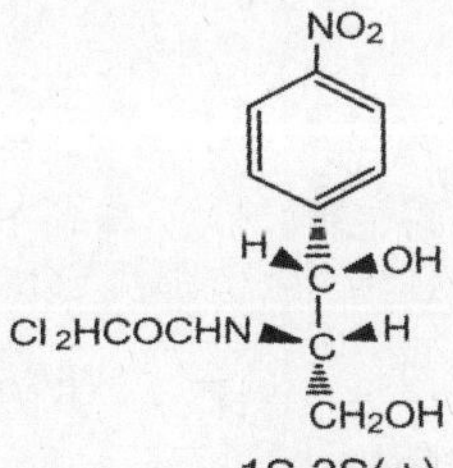

1S,2S(+)

L－(＋)－苏阿糖型

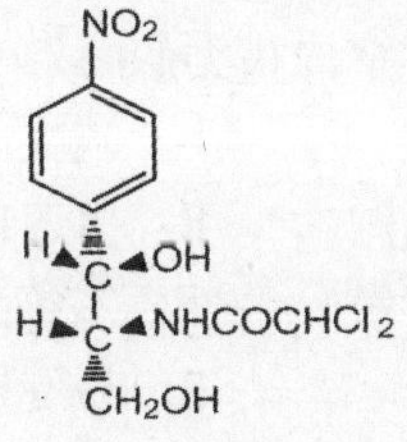

1S,2R(+)

D－(＋)－赤藓糖

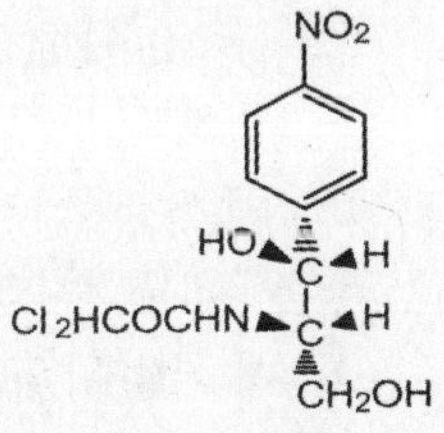

1R,2S(-)

L－(－)－赤藓糖

本品虽含有酰胺键，但因为空间位阻，使其在一般条件下不易水解，性质较稳定，能耐热。在干燥状态下可保持抗菌活性5年以上，水溶液可冷藏几个月，煮沸5h对抗菌活性亦无影响。在中性、弱酸性（pH为4.5～7.5）条件下较稳定，但在强碱性（pH为9以上）或强酸性（pH为2以下）溶液中，加热都会引起水解。

本品为广谱抗生素，对革兰氏阳性菌和阴性菌都有抑制作用。临床主要用于治疗伤寒、副伤寒、斑疹伤寒等。对百日咳、沙眼、细菌性痢疾及尿道感染等也有效。但若长期和多次应用可损害骨髓的造血功能，引起再生障碍性贫血。

练习题

一、单项选择题

1. 下列抗生素在胃酸中易被破坏的是（　　）。

A. 罗红霉素　B. 阿奇霉素　C. 红霉素

D. 克拉霉素　E. 琥乙红霉素

2. 青霉素G钠在室温、酸性条件下易发生的反应是（　　）。

A. 分解成青霉醛和D－青霉胺

B. 6－氨基上酰基侧链水解

C. β－内酰胺环的水解开环

D. 发生分子重排生成青霉二酸

E. 钠盐被酸中和成游离的羧酸

3. 下列几种说法中，不能正确叙述β－内酰胺类抗生素的结构及性质的是（　　）。

A. 青霉噻唑基是青霉素类过敏源的主要决定簇

B. 青霉素类、头孢菌素类的酰胺侧链对抗菌活性甚为重要，影响抗菌谱和作用强度及特点

C. 在青霉素类化合物的6位引入甲氧基对某些菌产生的β－内酰胺酶有高度稳定性

D. 青霉素遇酸分子重排，加热后生成青霉醛和D－青霉胺

E. β－内酰胺酶抑制剂，通过抑制β－内酰胺酶而与β－内酰酶类抗生素产生协同作用，其本身不具有抗菌活性

4. 下列药物中属于β－内酰胺酶抑制剂的是（　　）。

A. 阿莫西林　B. 阿米卡星　C. 克拉维酸

D. 头孢羟氨苄　E. 多西环素

5. 与罗红霉素的化学结构相类似的是（　　）。

A. 盐酸四环素　B. 硫酸卡那霉素　C. 红霉素

D. 阿米卡星　E. 多西环素

6. 下列描述中与青霉素G的性质不符的是（　　）。

A. 易产生耐药性　B. 易发生过敏反应　C. 可以口服给药

D. 对革兰氏阳性菌效果好　E. 为生物合成的抗生素

7. 下列描述中符合头孢羟氨苄特点的是（　　）。

A. 易溶于水　B. 在体内代谢稳定　C. 不能口服

D. 为口服的半合成头孢菌素 E. 对耐药金黄色葡萄球菌无作用

8. 哌拉西林属于（　　）抗生素。

A. 大环内酯类　B. 氨基糖苷类　C. β-内酰胺类
D. 四环素类　E. 其他类

9. 化学结构如下的药物是（　　）。

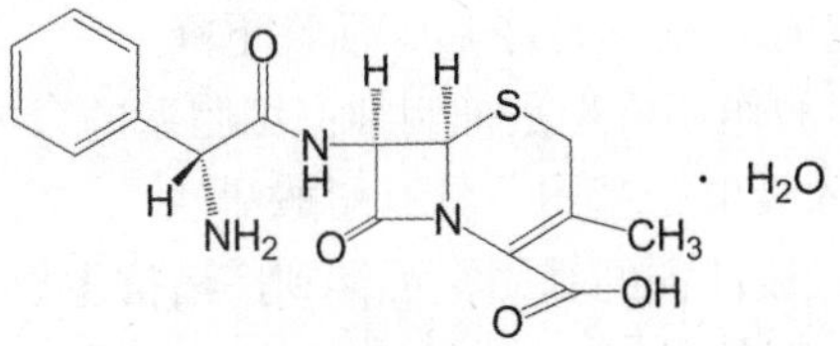

A. 头孢氨苄　B. 头孢克洛　C. 头孢噻肟
D. 头孢噻吩　E. 青霉素 G

10. 下列抗生素中通过干扰细菌蛋白质合成起作用的是（　　）。

A. 青霉素　B. 头孢噻吩钠　C. 哌拉西林
D. 舒巴坦钠　E. 红霉素

11. 属于单环 β-内酰胺类抗生素的药物是（　　）。

A. 舒巴坦钠　B. 氨曲南　C. 克拉维酸
D. 磷霉素　E. 亚胺培南

12. 对第八对颅脑神经有损害作用，可引起不可逆耳聋的药物是（　　）。

A. 大环内酯类抗生素　B. 四环素类抗生素　C. 氨基糖苷类抗生素
D. β-内酰胺类抗生素　E. 头孢菌素类抗生素

13. 在 3 位上为乙酰氧甲基的抗生素是（　　）。

A. 头孢噻肟钠　B. 头孢噻吩钠　C. 头孢羟氨苄
D. 头孢克洛　E. 头孢哌酮

14. 作用机制属于抑制细菌蛋白质合成的是（　　）。

A. 青霉素　B. 红霉素　C. 氨曲南
D. 氨苄西林　E. 利福霉素

二、多项选择题

1. 下列描述中符合头孢噻吩钠的是（　　）。

A. 侧链含有 2-噻吩乙酰氨基
B. 是对头孢菌素 C 结构改造取得成功的第一个半合成头孢菌素类药物
C. 干燥固态下比较稳定，水溶液也比较稳定
D. 体内代谢过程为 3-去乙酰基水解，产物进而环合生成内酯化合物
E. 口服吸收差

2. 属于酸碱两性的药物是（　　）。

A. 吗啡　B. 卡那霉素　C. 苯巴比妥
D. 环丙沙星　E. 氨苄西林

3. 以下符合对氨苄西林的描述是（　　）。

A. 作用机理是抑制细菌细胞壁的合成
B. 不易产生耐药性

C. 属于半合成青霉素类抗生

D. 与茚三酮作用显紫色

E. 4 个手性碳，临床用右旋体

4. 以下说法合理的是（　　）。

A. 对头孢菌素的 3 位进行结构改造可明显改变药代动力学的性质

B. 头孢菌素环中的硫原子改为氧原子后，活性下降

C. β－内酰胺类抗生素的作用机理是抑制细菌细胞壁的合成

D. 在青霉素的侧链引入吸电子基团，具有耐酸活性

E. 在青霉素的侧链引入极性大的基团，可得到广谱抗生素

5. 属于大环内酯类抗生素的是（　　）。

A. 硫酸庆大霉素　　B. 红霉素　　C. 克拉霉素

D. 罗红霉素　　E. 麦迪霉素

6. 氨苄西林易发生的反应是（　　）。

A. 在酸性条件下生成 6－氨基青霉烷酸

B. 在酸性溶液中加热可生成青霉醛和 D－青霉胺

C. 水溶液在室温放置 24h，可发生聚合反应

D. 与水合茚三酮试液作用显紫色

E. 与碱性酒石酸铜试液反应显紫色

7. 多西环素的特点是（　　）。

A. 为酸、碱两性药物，其药用制剂为盐酸盐

B. 抗菌谱范围很窄

C. 为半合成的四环素类

D. 也可用于斑疹伤寒、霍乱的治疗

E. 因 6－位上除去羟基，所以在酸、碱性溶液中更不稳定

8. 红霉素的理化性质及临床应用特点是（　　）。

A. 为大环内酯类抗生素　　B. 为碱性化合物　　C. 对酸不稳定

D. 为广谱抗生素　　E. 有水合物和无水物两种形式

9. 对于阿莫西林描述正确的是（　　）。

A. 有水合物和无水物两种形式

B. 为白色或类白色结晶性粉末

C. 结构中含有酸性的羧基，弱酸性的酚羟基和碱性的氨基

D. 具有 4 个手性碳，用右旋体

E. 近中性条件下可与多种金属离子形成不溶性的螯合物

10. 下列说法中错误的是（　　）。

A. 红霉素显红色　　B. 氯霉素显绿色　　C. 四环素显黄色

D. 青霉素钠显白色　　E. 罗红霉素显红色

三、配伍选择题

[1～4] A. 哌拉西林　B. 阿米卡星　C. 红霉素　D. 多西环素　E. 阿莫西林

1. 氨基糖苷类抗生素（　　）。

2. 四环素类抗生素（　　）。

3. 大环内酯类抗生素（　　）。

4. β－内酰胺类抗生素（　　）。

[5～7] A. 哌拉西林　B. 青霉素G　C. 亚胺培南　D. 阿莫西林　E. 舒巴坦

5. 为氨苄西林侧链氨基取代的衍生物（　　）。

6. 为β－内酰胺酶抑制剂（　　）。

7. 可以口服的广谱半合成青霉素（　　）。

[8～10] A. 红霉素　B. 四环素　C. 阿米卡星　D. 青霉素G　E. 头孢氨苄

8. 对听觉神经及肾脏有毒性（　　）。

9. 具有过敏反应，不能耐酸，仅供注射给药（　　）。

10. 为半合成的卡那霉素（　　）。

[11～14] A. 头孢羟氨苄　B. 头孢克洛　C. 头孢哌酮　D. 头孢噻吩钠　E. 头孢噻肟钠

11. 3位有氯原子，7位有2－氨基苯乙酰氨基（　　）。

12. 3位甲基，7位有2－氨基对羟基苯乙酰氨基（　　）。

13. 3位是乙酰氧甲基，7位侧链上有噻吩环（　　）。

14. 3位含有四氮唑环（　　）。

[15～18] A. 盐酸多西环素　B. 头孢克洛　C. 阿米卡星　D. 青霉素G　E. 克拉霉素

15. 对听觉神经及肾脏有毒性（　　）。

16. 具有过敏反应，不能耐酸，仅供注射给药（　　）。

17. 儿童服用可发生牙齿变色（　　）。

18. 为卡那霉素结构改造产物（　　）。

[19～21] A. 哌拉西林　B. 青霉素G　C. 亚胺培南　D. 阿莫西林　E. 舒巴坦

19. 为氨苄西林侧链α－氨基取代的衍生物（　　）。

20. 为β－内酰胺酶抑制剂（　　）。

21. 可以口服的广谱的半合成青霉素，α－氨基上无取代（　　）。

[22～24] A. 头孢克洛　B. 头孢噻肟钠　C. 头孢羟氨苄　D. 头孢哌酮　E. 头孢噻吩钠

22. 3位是乙酰氧甲基，7位侧链上含有2－氨基4－噻唑基（　　）。

23. 3位上有氯取代，7位上有2－氨基苯乙酰氨基（　　）。

24. 3位上含有（1－甲基－1H－四唑－5基）－硫甲基（　　）。

[25～28] A. 哌拉西林　B. 阿米卡星　C. 红霉素　D. 多西环素　E. 磷霉素

25. 氨基糖苷类抗生素（　　）。

26. 四环素类抗生素（　　）。

27. 大环内酯类抗生素（　　）。

28. β－内酰胺类抗生素（　　）。

[29～31] A. 琥乙红霉素　B. 多西环素　C. 舒巴坦钠　D. 头孢美唑　E. 四环素

29. 其7α位为甲氧基，7位侧链有氰基（　　）。

30. 在酸性条件下可生成无活性的橙黄色脱水物（　　）。

31. 是红霉素5位氨基糖2”羟基与琥珀酸单乙酯所成的酯，在胃中稳定（　　）。

［32～37］A. 氯霉素　B. 头孢噻肟钠　C. 克来霉素　D. 克拉维酸钾　E. 阿米卡星

32. 单独使用无效，常与其他抗生素联合使用的是（　　）。

33. 可引起再生障碍性贫血的药物（　　）。

34. 需避光保存，注射液需在用前配制立即使用的是（　　）。

35. 对肾脏有毒性的药物（　　）。

36. 对第八对脑神经有损坏，可引起耳聋的是（　　）。

37. 能抑制蛋白质合成，骨髓炎的首选治疗药物（　　）。

第九章　化学治疗药

病原微生物、寄生虫所引起的感染性疾病，以及恶性肿瘤均是严重危害人类健康的常见病，通常采用化学药物进行治疗。用化学药物抑制或杀灭机体内的病原微生物（包括病毒、衣原体、支原体、立克次体、细菌、螺旋体、真菌）、寄生虫及恶性肿瘤细胞，消除或缓解由它们引起的疾病的治疗称为化学治疗，简称化疗。所用的药物即化学治疗药。由于抗生素的广泛应用，且很多疾病几乎都可以用化学药物来治疗，因此，化学治疗药的概念已发生很大的变化。为此，除了用于微生物感染以外的化学治疗多冠以前缀，如肿瘤的化学治疗，糖尿病的化学治疗等，除抗生素以外用于抗微生物感染的药物仍称为化学治疗药。

本章只讨论喹诺酮类抗菌药、磺胺类药物、抗结核病药、抗真菌药、抗病毒药、抗寄生虫药。

第一节　喹诺酮类抗菌药

喹诺酮类药是较新的合成抗菌药，特点是作用于细菌的 DNA；与其他抗微生物药之间无交叉耐药性；对多种耐药菌株有较强的敏感性；杀菌力强，吸收快，分布广，不良反应少。

一、喹诺酮类药物的分类

喹诺酮类药物按其母核的结构特征可以分为以下三类。

1．萘啶羧酸类

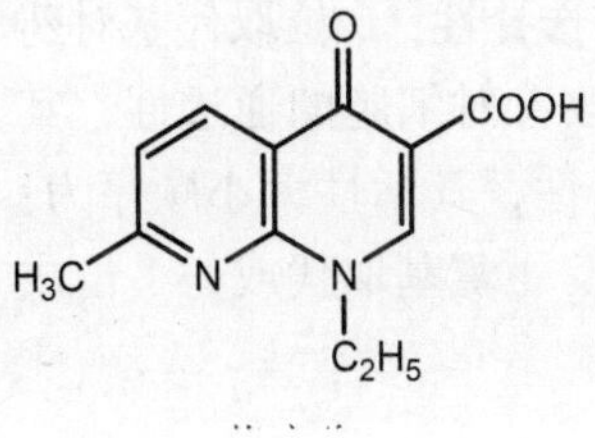

萘啶酸

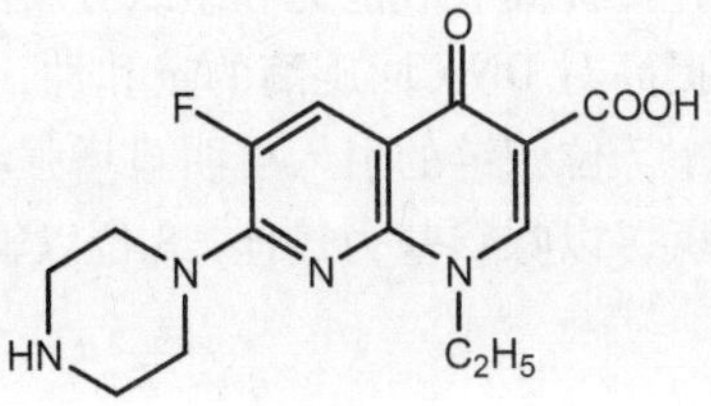

依诺沙星

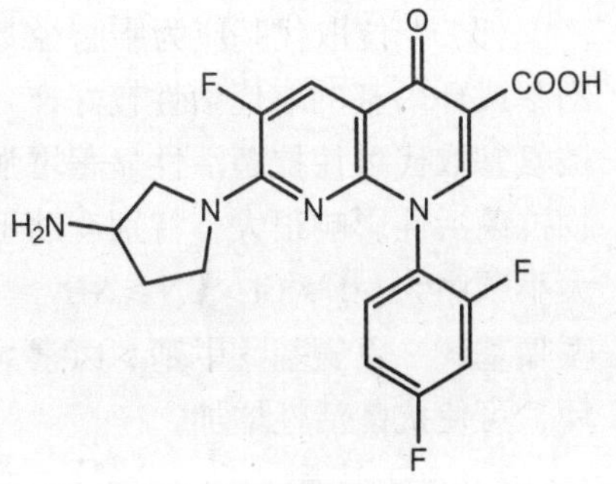

托舒氟沙星

2. 吡啶并嘧啶羧酸类

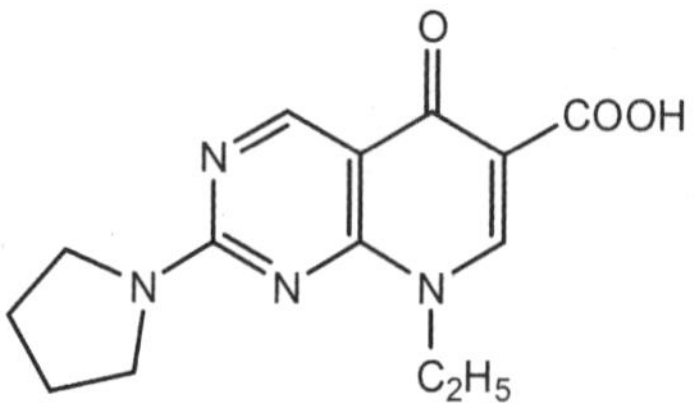

吡咯酸

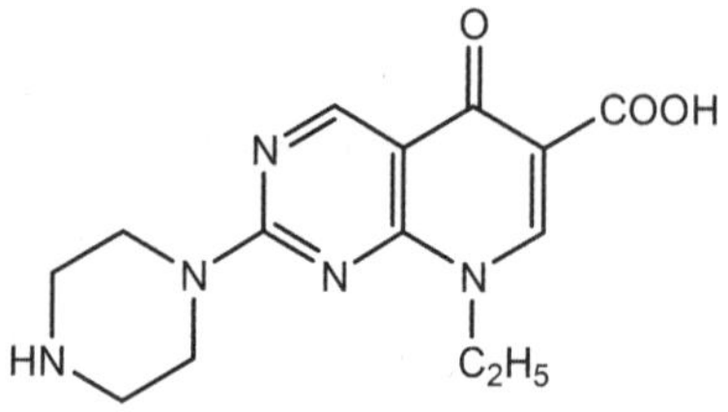

吡哌酸

3. 喹啉羧酸类

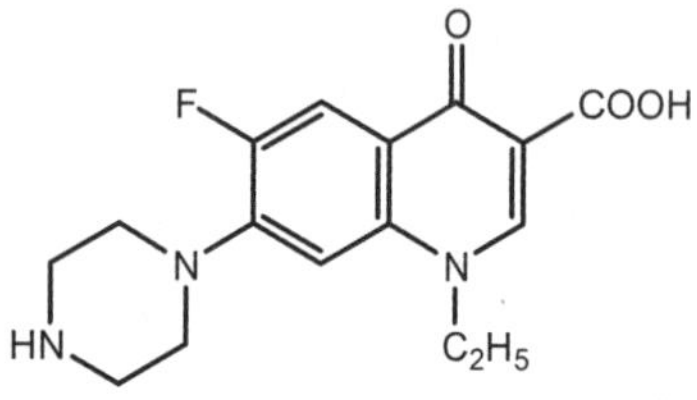

诺氟沙星

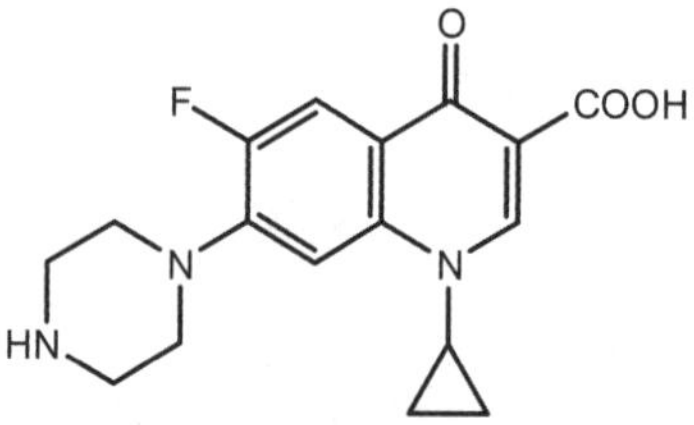

环丙沙星

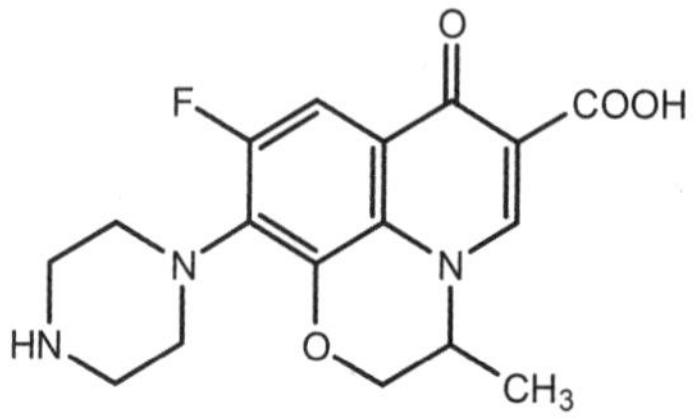

氧氟沙星

二、喹诺酮类抗菌药的构效关系、理化性质与毒性

1. 喹诺酮类抗菌药的构效关系

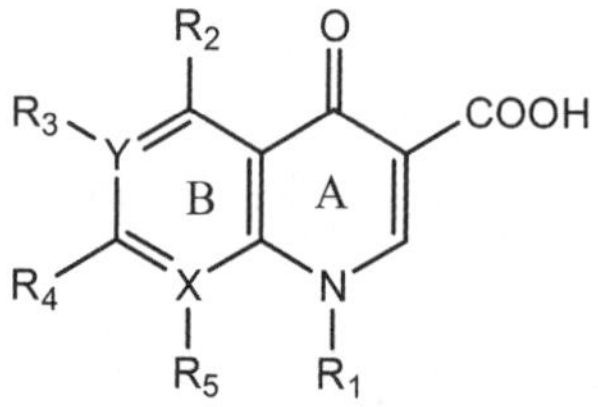

(1) 4 - 吡啶酮 - 3 - 羧酸的 A 环是抗菌作用必需的基本药效基团，变化较小。

(2) B 环可作较大改变，可以是并合的苯环（X = CH，Y = CH）、吡啶环（X = N，Y = CH）、嘧啶环（X = N，Y = N）等。

(3) 1 位取代基应为脂肪烃基或环烃基活性较佳，其中以乙基或与乙基体积相近的氟乙基或环丙基的取代活性较好；3 位羧基和 4 位酮基是抗菌活性不可缺少的药效基团；5 位被氨基取代可使抗菌活性显著增强，可提高吸收能力和组织分布的选择性；6 位取代基对药物抗菌活性影响很大，特别有助于提高对 DNA 回旋酶的亲和性，改善对细胞的通透性，其大小顺序为：$F > Cl > CN \geq NH_2 \geq H$；7 位侧链的引入可明显增强活性，其活性大小顺序为：哌嗪基 > 二甲氨基 > 甲基 > 卤素 > 氢，以哌嗪基为最佳；8 位以氟、甲氧基取代或与 1 位成环，可使抗菌活性增加。

2. 理化性质

(1) 喹诺酮类药物结构中 3、4 位为羧基和羰基，极易和金属离子如钙、镁、铁、锌等形成螯合物。

(2) 喹诺酮类药物在室温下相对稳定，但光照可分解。在酸性下回流可进行脱羧。

(3) 喹诺酮类药物 7 位的含氮杂环在酸性条件下，水溶液光照可发生分解反应。

临床常用喹诺酮类抗菌药见表 9 - 1。

表 9-1 临床常用喹诺酮类抗菌药

化学名称和结构	作用特点与用途
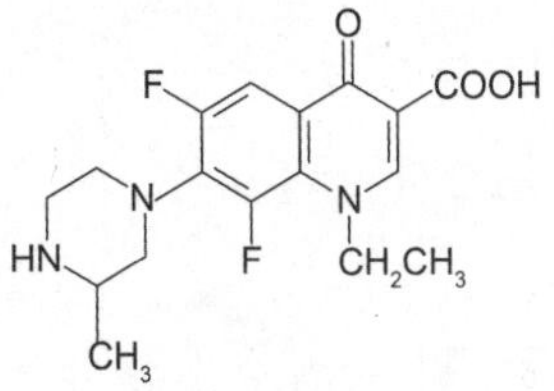 洛美沙星	对革兰氏阴性菌、革兰氏阳性菌及部分厌氧菌均显示有强力的杀菌作用，对金黄色葡萄球菌、流感杆菌及大肠杆菌有较强作用
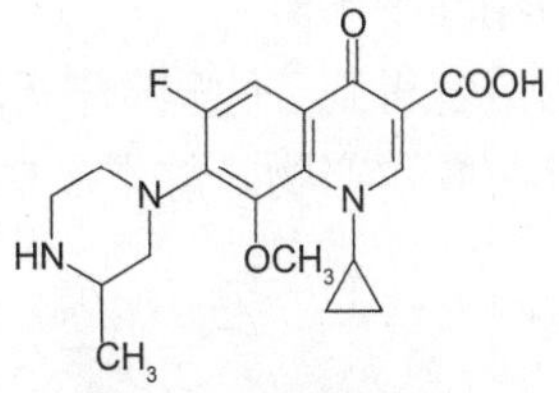 加替沙星	本品是社区获得性呼吸道感染及尿路感染的首选治疗药物之一，临床上还可用于治疗急性鼻窦炎、慢性支气管炎、急性细菌感染、皮肤组织感染、泌尿系统感染和无并发症的淋球菌感染等
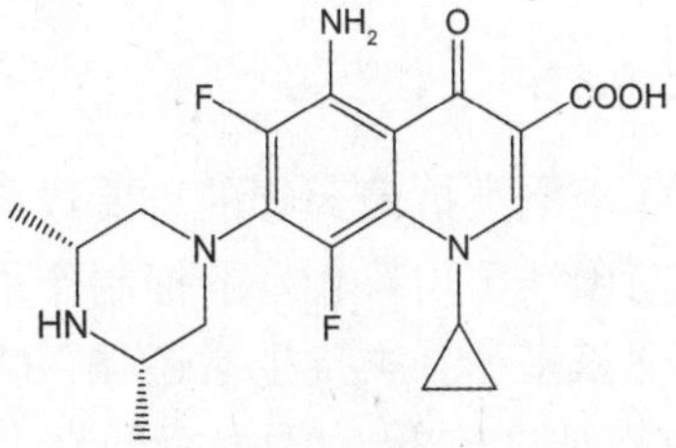 司帕沙星	本品除了保持对革兰氏阴性菌的强大抗菌活性外，对包括多重耐药性肺炎链球菌在内的革兰氏阳性菌也具有良好的活性。是临床上治疗慢性支气管炎急性发作、社区获得性肺炎和急性鼻窦炎的良好药物
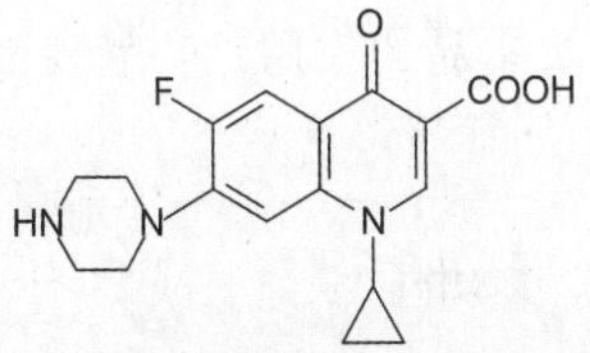 环丙沙星	抗菌药，对金黄色葡萄球菌等所致的呼吸系统、消化系统、泌尿系统、皮肤、软组织、耳鼻喉等部位的感染均有效，可口服

3. 喹诺酮类药物的毒性

（1）易与钙、镁、铁、锌等形成螯合物，不仅降低了药物的抗菌活性，同时使体内的金属离子流失，尤其会对妇女、老人和儿童引起缺钙、贫血、缺锌等副作用。

（2）8 位有氟原子存在，则有光毒性。

（3）可抑制 P450 酶，因而可与某些药物发生相互反应。

（4）少数喹诺酮类药物还有中枢渗透性，增加中枢毒性。

（5）还有胃肠道反应和心脏毒性。

典型药物：

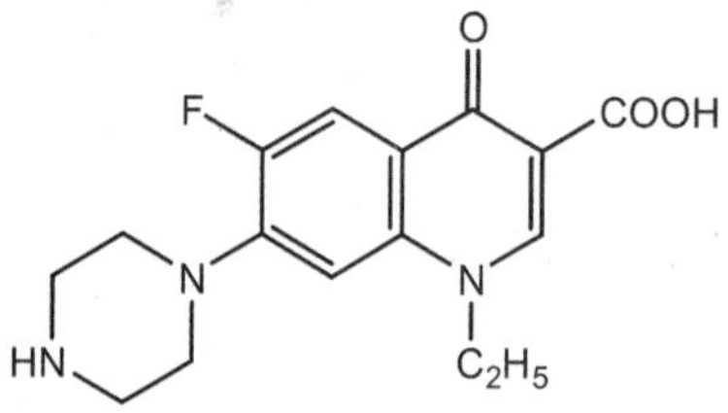

诺氟沙星（Norfloxacin）

化学名为1-乙基-6-氟-1，4-二氢-4-氧代-7-（1-哌嗪基）-3-喹啉羧酸，又名氟哌酸。

本品为淡黄色或类白色粉末，无臭，味微苦。熔点为220℃～228℃，在冰醋酸或氢氧化钠中易溶，在氯仿中微溶，难溶于乙醇，在水、甲醇中几乎不溶。

本品在室温、干燥条件下相对稳定，但在光照下可分解得到7-哌嗪环开环产物。使其颜色变深。本品在酸性条件下回流可发生脱羧，生成3-脱羧产物。故本品应避光、密封，在干燥处保存。

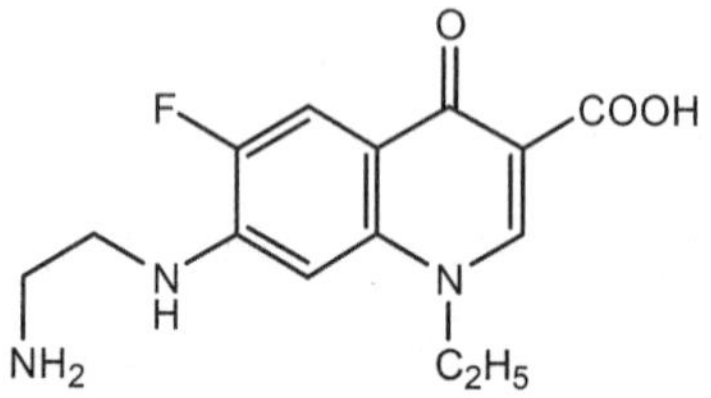

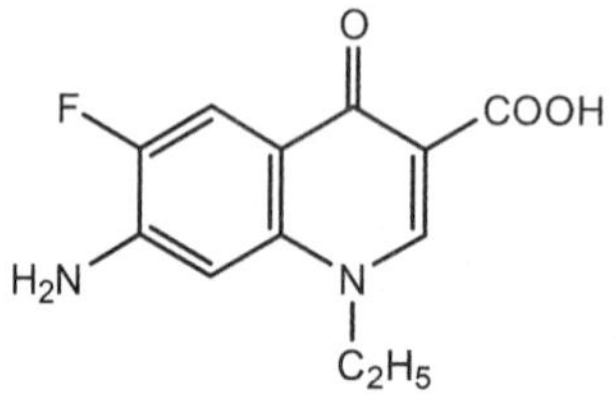

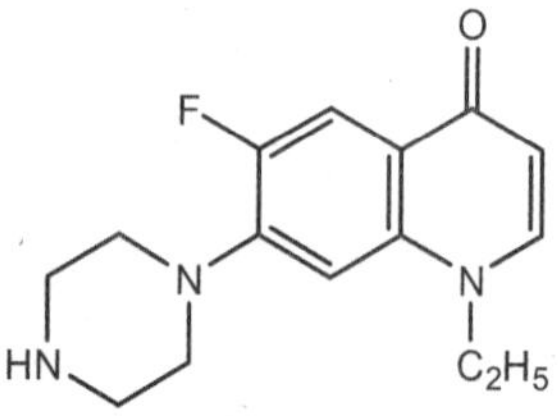

本品为第三代喹诺酮类抗菌药。本品的问世是喹诺酮类抗菌药物的重要进展。本品具有较好的组织渗透性，抗菌谱广，对革兰氏阴性菌与阳性菌均有较好的抑制作用，特别是对绿脓杆菌在内的革兰氏阴性菌的作用比庆大霉素等氨基糖苷类抗生素还强，临床上主要用于治疗敏感菌引起的感染，口服后部分吸收，血药浓度较低，但尿、肠道药物浓度高，广泛用于肠道和尿路感染。

药物相互作用：①与制酸药如氢氧化铝、三硅酸镁等金属离子药物同服时，会影响本品的吸收，应避免一同服用；②青霉素和利福平可拮抗本品的作用，呋喃妥因可对抗本品在泌尿道中的抗菌作用，属配伍禁忌。

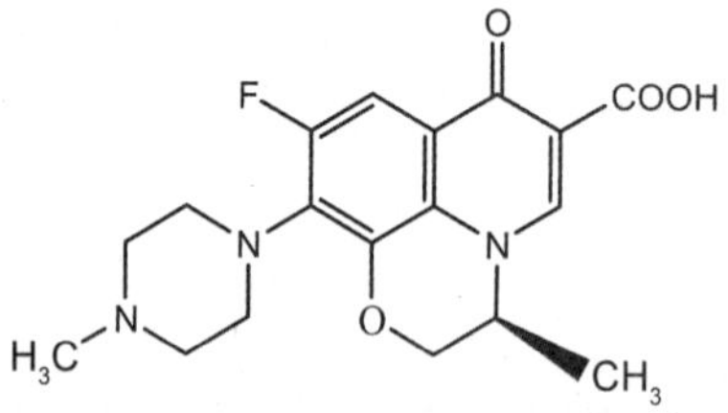

左氧氟沙星（Ofloxacin）

化学名为（-）-3-甲基-9-氟-2，3-二氢-10-（4-甲基-1-哌嗪基）-7-氧代-7H-吡啶并［1，2，3-de］-［1，4］苯并噁嗪-6-羧酸。

本品为黄色或灰黄色结晶性粉末，无臭，味苦，微溶于水、乙醇、丙醇、甲醇，极易溶于冰醋酸中。

3位碳原子为手性碳，其外消旋体为氧氟沙星。左旋体为左氧氟沙星，其抗菌活性为氧氟沙星的2倍。

抗菌药，主要用于革兰氏阴性菌引起的呼吸系统、消化系统、泌尿系统、生殖系统的感染，可也用于免疫损伤的病人预防感染。

第二节　磺胺类药物及抗菌增效剂

磺胺药简称磺胺，是一类具有对氨基苯磺酰胺结构的药物，是一类生产量大、品种多的合成抗感染药，主要作用是抑制细菌繁殖，一般无杀菌作用，抗菌谱较广，对多种球菌如脑膜炎球菌、肺炎球菌及某些杆菌等有抑制作用。可用于治疗流行性脑、脊髓膜炎，上呼吸道、泌尿道、肠道及其他细菌性感染。

一、磺胺类药物的基本结构通式与构效关系

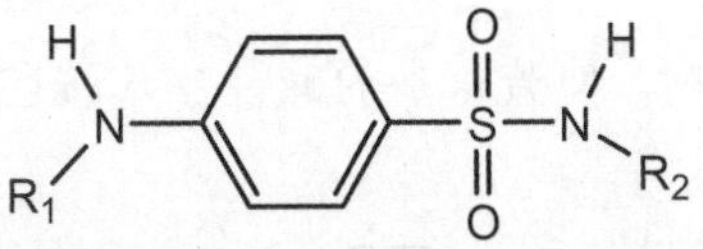

磺胺类药物系以对氨基苯磺酰胺为母体进行命名，磺酰氨基氮上的取代物和芳氨基氮上的取代物分别称为N^1和N^4取代物。当N^1上有杂环时，一般以杂环为基础，并标明对氨基苯磺酰胺基在杂环上的取代位置，杂环的名称则按通常杂环的命名规则命名，如磺胺嘧啶命名为2-（对氨基苯磺酰胺基）嘧啶。

（1）对氨基苯磺酰胺的必需结构，即苯环上两个取代基彼此处在对位，在邻位或间位均无抑菌作用。

（2）苯环若被其他芳环取代或在苯环上引入其他基团，抑菌作用降低或丧失。

（3）磺酰胺上N-单取代化合物多使抑菌作用增强，以杂环取代作用较优；而N,N-双取代物则活性丧失。

（4）芳伯胺为抑菌作用必要基团，若N上有取代基则必须在体内易被酶分解或还原为游离的氨基才有效。

二、磺胺类药物作用机制

磺胺类药物作用的靶点是细菌的二氢叶酸合成酶（DHFAS），使其不能充分利用对氨基苯甲酸（PABA）合成叶酸（见图9-1）。叶酸为细菌生长的必要物质，也是体内主要的辅酶。在二氢叶酸合成酶催化下，PABA、谷氨酸及二氢喋啶焦磷酸酯或对氨基苯甲酸、谷氨酸及二氢喋啶焦磷酸酯合成二氢叶酸。再经二氢叶酸还原酶（DHFAR）还原为四氢叶酸，后者进一步合成叶酸辅酶，该辅酶为细菌DNA合成中所需的核苷酸合成提供一个碳单位。

人体作为微生物的宿主，可以从食物中摄取二氢叶酸，因此，磺胺类药物不影响人体正常叶酸代谢。而微生物靠自身合成二氢叶酸，二氢叶酸代谢受阻，生命不能继续，因此微生物对磺胺类药物较敏感。

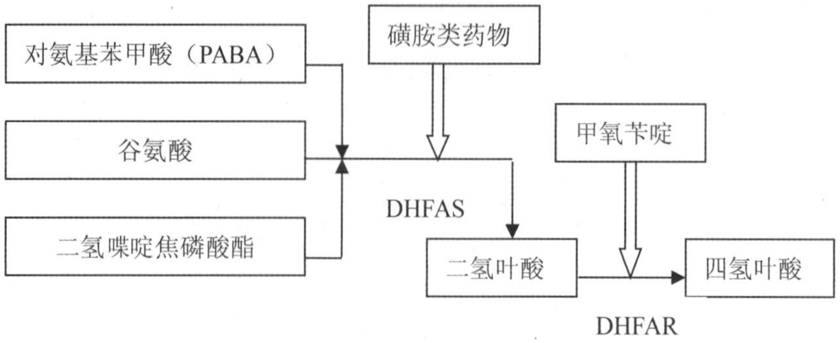

图9－1　磺胺类药物的作用机制

三、磺胺类药物的理化性质

（一）芳伯氨基的性质

1．弱碱性

由于磺酰氨基吸电子的影响，使芳氨基的碱性比苯胺还弱，虽可溶于有机酸中，但不能形成稳定的盐。

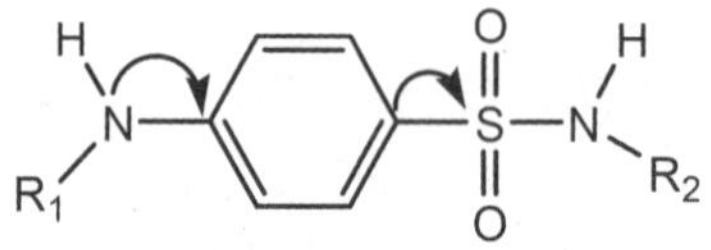

2．重氮化—偶合反应

磺胺类药物多含芳伯氨基，可进行重氮化—偶合反应，利用此性质可测定磺胺类药物的含量，重氮化反应后生成的重氮盐在碱性条件下与β－萘酚偶合，生成橙红色的偶氮化合物，可用于鉴别。

3．自动氧化

一般游离的磺胺类药物不易发生自动氧化，而其钠盐则较易被氧化。在日光及重金属催化下，氧化反应能加速进行，氧化产物多为偶氮化合物及氧化偶氮化合物。

此类药物遇光颜色可逐渐变深，应盛于遮光容器内密闭保存。钠盐注射液需要加硫代硫酸钠溶液作抗氧剂，安瓿内应充氮气。

（二）磺酰氨基的性质

1．酸性

磺酰基具有强的吸电子性，使 N^1 上电子密度降低，易释放出质子而显酸性。酸性较碳酸（pK_a=6.37）弱的磺胺类药物（pK_a=7～8）的钠盐水溶液，易吸收空气中的二氧化碳而析出沉淀。

2．重金属离子取代反应

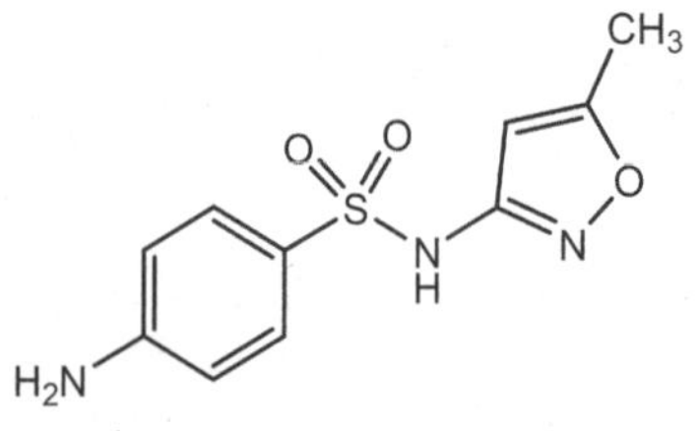

磺酰胺基上的氢原子，可被金属离子（银、铜、钴）取代，并生成不同颜色的难溶性

的金属盐沉淀。

典型药物：

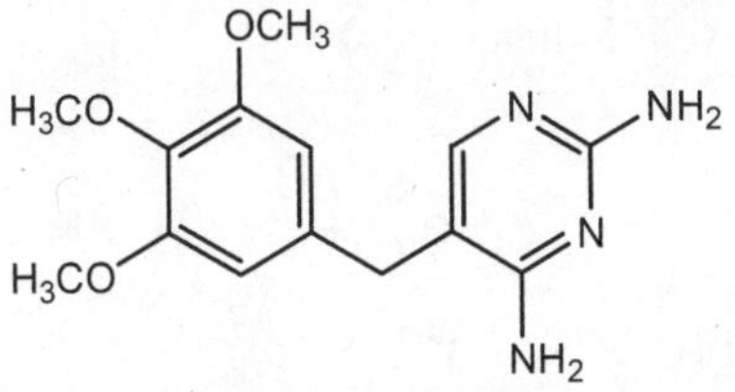

磺胺甲嘧唑（Sulfamethoxazole）

化学名为 N－（5－甲基－3－异噁唑基）－4－氨基苯磺酰胺，又名新诺明，简称 SMZ。

本品为白色结晶性粉末；无臭，味微苦。不溶于水。具有酸碱两性，易溶于稀盐酸、氢氧化钠试液。具有芳伯氨基和磺酰氨基鉴别反应。

本品与其他药物的相互作用：①与甲氧苄啶合用，可产生协同作用而使抑菌作用增强。②本品的钠盐针剂为碱性，与酸性药物如维生素 C 合用可析出结晶，特别是尿路结晶；暴露在空气中时间过长因吸收空气中的二氧化碳气体，也会析出结晶，应予重视。

抗菌药，抑制二氢叶酸合成酶，主要用于尿道感染、呼吸道感染、外伤及软组织感染等。半衰期为 11 小时，抗菌作用较强，常与甲氧苄啶组成复方，名为复方新诺明。

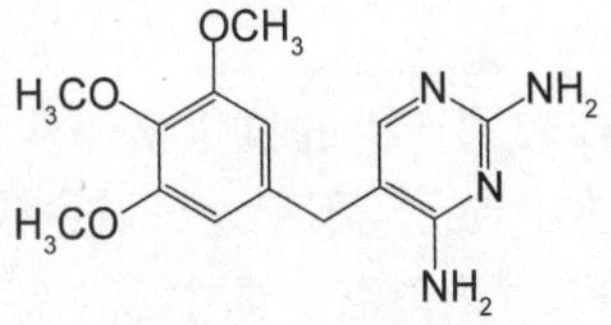

甲氧苄啶（Trimethoprim）

化学名为 5－［（3，4，5－三甲氧苯基）－甲基］－2，4－嘧啶二胺，又名甲氧苄氨嘧啶、磺胺增效剂、广谱增效剂，简称 TMP。

本品为白色或类白色结晶性粉末，无臭，味苦。

本品为广谱抗菌药，为二氢叶酸还原酶抑制剂。与磺胺类药物及四环素、庆大霉素等合用可使抗菌作用增强数十倍，适用于呼吸道、泌尿道感染。

第三节　抗结核病药

抗结核病药依据化学结构可分为两类：抗生素类抗结核病药和合成抗结核病药。临床上将毒性小、抗结核菌作用强、不良反应较易耐受的作为首选药物。如异烟肼、利福平、链霉素和乙胺丁醇。而抗结核分枝杆菌作用较差、毒性较大的药物，如对氨基水杨酸、氨苯硫脲、卡那霉素和卷曲霉素等为常用的辅助用药。

一、抗生素类抗结核药

1. 硫酸链霉素（Streptomycin Sulfate）

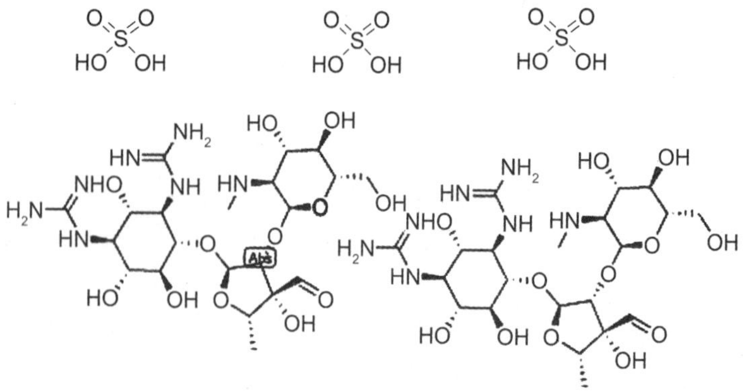

该药品是第一个被发现的氨基糖苷类抗生素，其结构由链霉胍、链霉糖和 N - 甲基葡萄糖三部分组成。在其分子结构中有三个碱性中心，可以和各种酸成盐，但临床上用硫酸盐。链霉素对结合杆菌的抗菌作用很强，临床用于治疗各种结核病，对结核性脑膜炎和急性浸润性肺结核有很好的疗效，对泌尿道感染、败血症等也有效。缺点是易产生耐药性，主要副作用是对第八对脑神经有显著毒害，严重时可产生眩晕、耳聋等，对肾脏也有毒性。

2. 利福霉素

利福霉素类是由地中海拟无枝酸菌产生的抗生素，从发酵液中分离出利福霉素 B、O、S、SV 等多个组分。它们均为碱性物质，较不稳定，其中仅利福霉素 B 被分离得到纯结晶，其化学结构为 27 个碳原子组成的大环内酰胺。环中含一萘核，为一平面芳环与一立体脂肪链相互连接形成桥环的大环抗生素，统称为利福霉素。由利福霉素发酵液中提取，分离得到的四组分利福霉素间可相互转化，如利福霉素 B 经氧化可转化为利福霉素 O，进一步水解为活性较强的利福霉素 S，利福霉素 S 又能被发酵还原成利福霉素 SV。利福霉素 B 的羧基可形成酯、酰胺和酰肼。其中利福酰胺已用于临床。

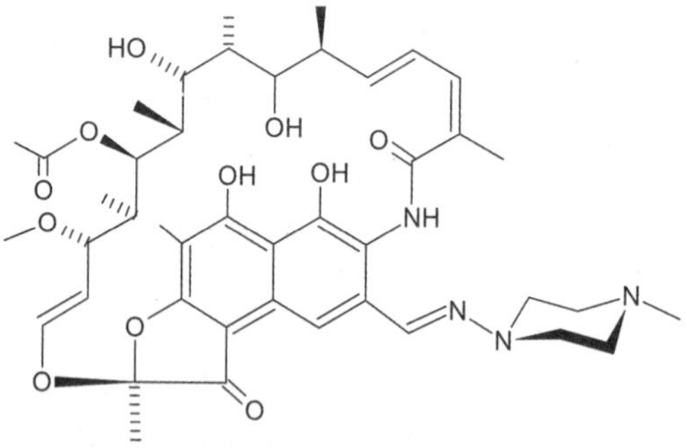

利福平（Rifampicin）

化学名为 3 -[[(4 - 甲基 - 1 - 哌嗪基) 亚氨基] 甲基] 利福霉素，又名甲哌利福霉素。

利福平适用于耐药结核杆菌、耐药金黄色葡萄球菌、链球菌等引起的感染，用于肺结核、泌尿生殖系统感染、肺炎、淋巴结核、麻风病等。其与异烟肼、乙胺丁醇合用有协同作用，可延缓耐药性的产生。

二、合成抗结核病药

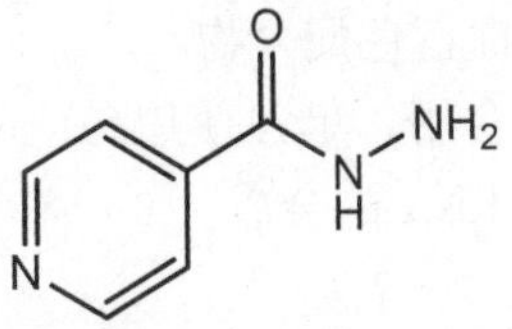

异烟肼（Isonicotinic Acid Hydrazide）

化学名为4-吡啶甲酰肼，又名雷米封。

本品在酸或碱存在下可水解生成异烟酸和肼，后者使毒性增大。

本品分子中肼基具有还原性，在酸性条件下可与溴、碘、硝酸银、溴酸钾等反应，与氨制硝酸银作用即放出氮气并有银镜生成。肼基可与芳醛缩合成腙，析出结晶。

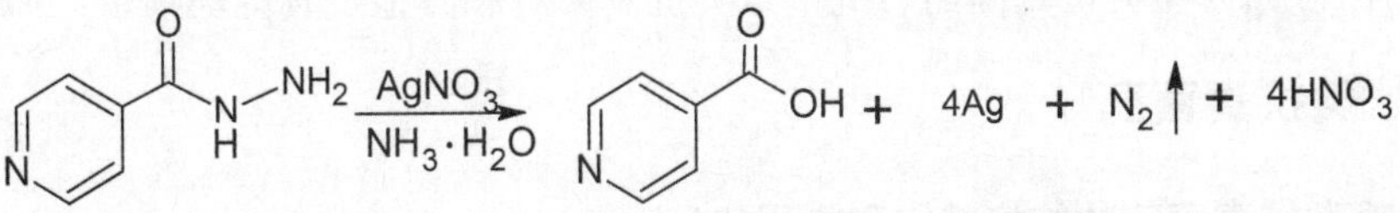

异烟肼可与铜离子、铁离子、锌离子等金属离子发生配位反应，形成有色的配合物，如与铜离子在酸性条件下生成一分子配合物显红色，在pH为7.5时生成两分子配合物。因此微量金属离子的存在可使本品水溶液变色，故配制注射液时应避免与金属器皿接触。

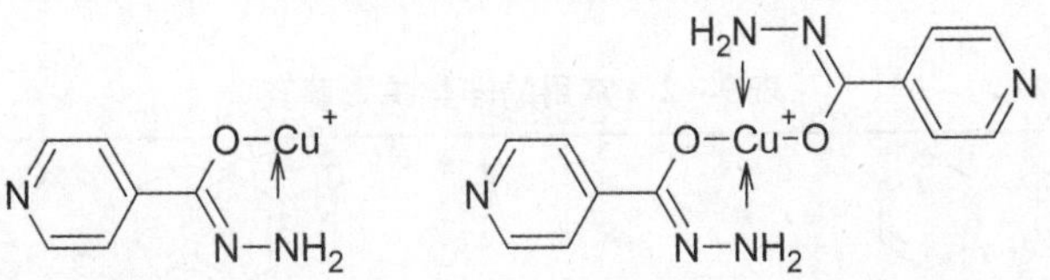

本品含酰肼结构，在酸或碱存在的情况下，水解生成异烟酸和游离的肼，后者毒性较大，故变质后的异烟肼不可供药用。光、重金属离子、温度、pH等因素均可加速本品水解，故常制成片剂或粉剂。

异烟肼的构效关系研究表明，肼基上的质子可以被烷基或芳基取代，但只有N^2取代基的衍生物具有抗结核活性，而N^1取代的衍生物则无抗结核活性。在吡啶环上引入取代基活性降低或消失，所有衍生物的活性均低于异烟肼。

本品与其他药物的相互作用：抗酸药，尤其是氢化铝，可使本品的吸收减少，不宜与食物和各种抗酸药物同服，否则可干扰或延误其吸收。因此，本品应空腹食用，也不宜与哌替啶合用。

抗结核药，疗效好，可口服给药，常与链霉素、卡那霉素和对氨基水杨酸钠合用，减少耐药性的产生。

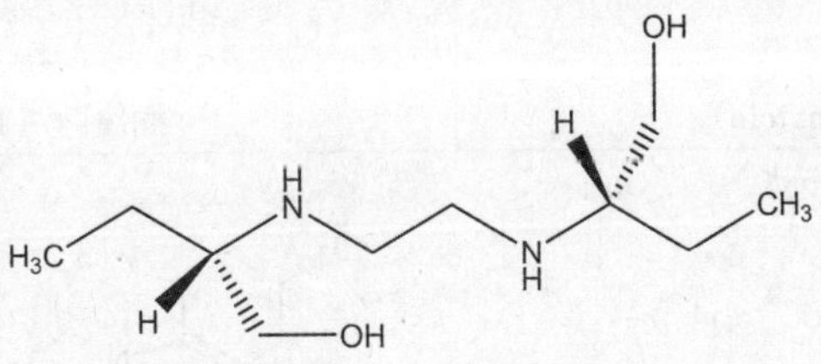

盐酸乙胺丁醇（Ethambutol Hydrochloride）

化学名为［2R, 2［S（R*, R*）］-R］（+）2, 2'-（1, 2-乙二基二亚氨基）-

双-1-丁醇二盐酸盐。

本品为白色结晶性粉末，略有引湿性。

本品水溶液加硫酸铜试液生成深蓝色配合物。

抗结核药，宜与其他抗结核药合用，单独使用易产生耐药性，其作用机制可能是与二价金属离子，如镁离子结合，干扰 RNA 的合成。

第四节　抗真菌药

真菌感染疾病是危害人类健康的重要疾病之一，真菌感染可分为感染表皮、毛发和指甲等部位的浅表真菌感染与感染皮下组织和内脏的深部真菌感染。目前，临床使用的抗真菌药物按结构可分为唑类抗真菌药、抗生素类抗真菌药和其他抗真菌药物。

一、唑类抗真菌药

（一）唑类抗真菌药的结构特点和作用机制

唑类抗真菌药的结构特点为：①分子中至少有一个唑环（咪唑或三氮唑）；②都以唑环 1 位氮原子通过中心碳原子与芳烃基相连，芳烃基一般为一卤或二卤取代苯环。常用的唑类抗真菌药见表 9-2。

表 9-2　常用的唑类抗真菌药

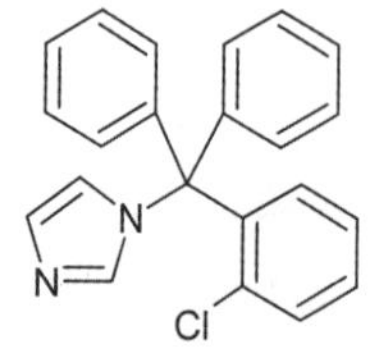 克霉唑	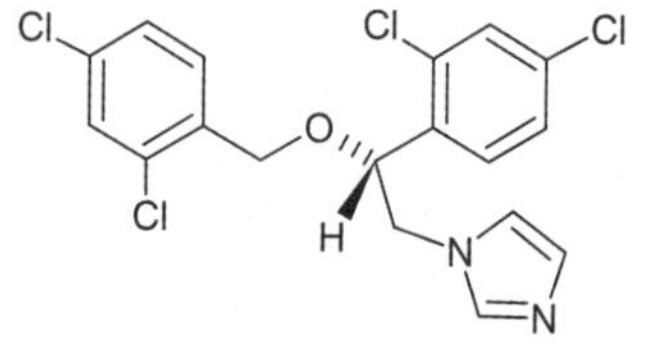 咪康唑
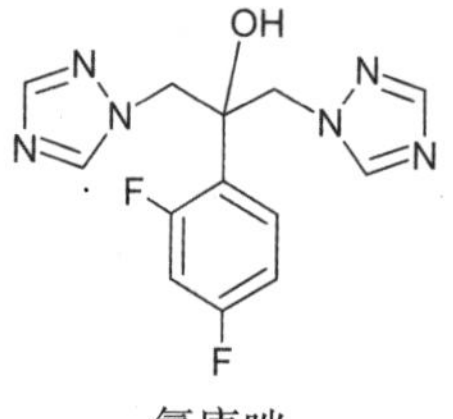 氟康唑	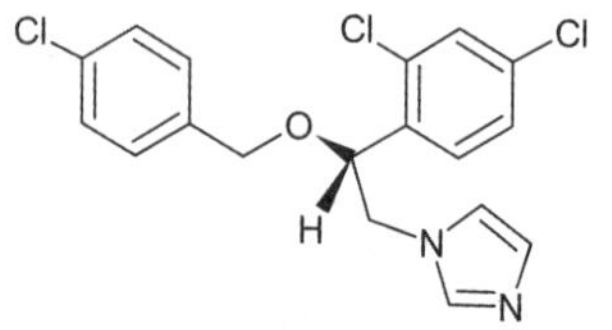 益康唑
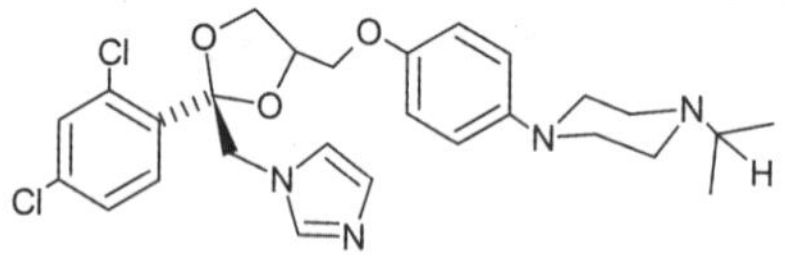 特康唑（Terconazole）	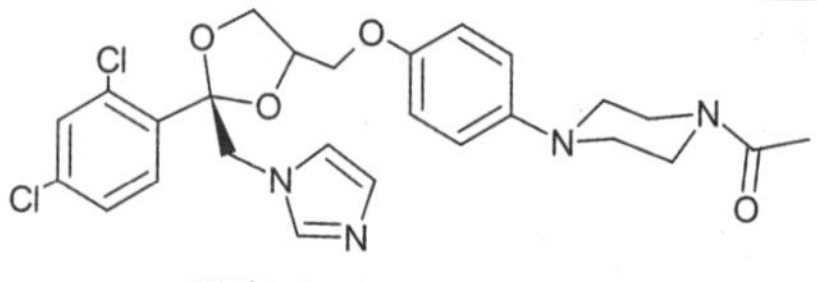 酮康唑（Ketoconazole）
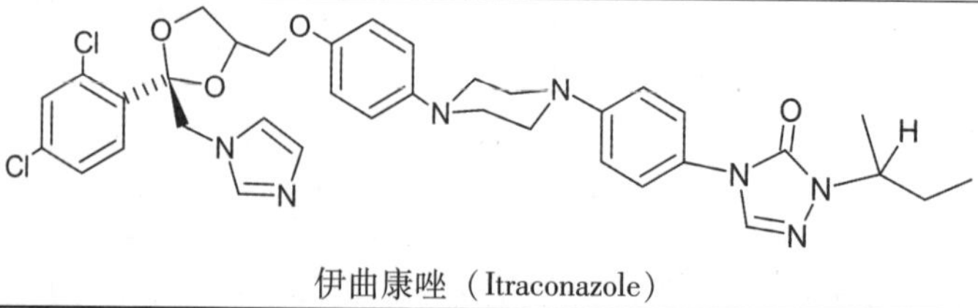 伊曲康唑（Itraconazole）	

唑类抗真菌药的作用机制为可抑制真菌细胞色素 P450。细胞色素 P450 能催化羊毛甾醇 14 位脱 α－甲基而为麦角甾醇，唑类药物抑制甾醇 14α 脱甲基酶，导致 14－甲基化甾醇的积累，诱导细胞通透性发生变化，膜渗透细胞的结构被破坏，继而造成真菌细胞的死亡。唑类抗真菌药环上 3 位氮原子与血红素辅基中 3 价铁离子结合，阻止了用于插入羊毛甾醇的氧活化。鉴于人体内普遍存在细胞色素 P450 酶系，这也是该类药物产生肝和肾毒性的重要原因。

（二）唑类抗真菌药的构效关系

通过对唑类药物结构与活性的研究，将唑类抗真菌药物构效关系总结如下：

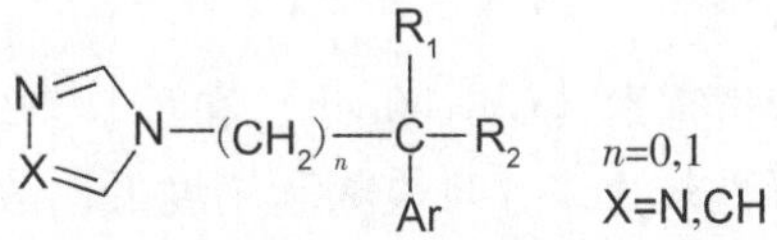

（1）分子中的氮唑环（咪唑或三氮唑）是必需的，当被其他基团取代时，活性丧失。三氮唑类化合物的治疗指数明显优于咪唑类化合物。

（2）Ar 基团为取代苯环时，其 4 位上取代基有一定的体积和电负性以及 2 位有电负性取代基，均对抗真菌活性有利。

（3）氮唑上的取代基必须与氮唑环 1 位的氮原子相连。

（4）氮唑类抗真菌药对立体化学要求十分严格，特别是在 3－三唑基－2－芳基－1－甲基－2－丙醇类化合物中，（1R，2R）立体异构与抗真菌活性有关。

（5）R_1、R_2上取代基结构类型变化较大，其中活性最好的有两大类：R_1、R_2形成取代二氧戊环结构，成为芳乙基氮唑环状所酮类化合物，代表性的药物有酮康唑、伊曲康唑。该类药物的抗真菌活性较强，但由于体内治疗时肝毒性较大，而成为目前临床上首选的外用药；R_1为醇羟基，代表性药物为氟康唑，该类药物体外无活性，但体内活性非常强，是治疗深部真菌病的首选药。

典型药物：

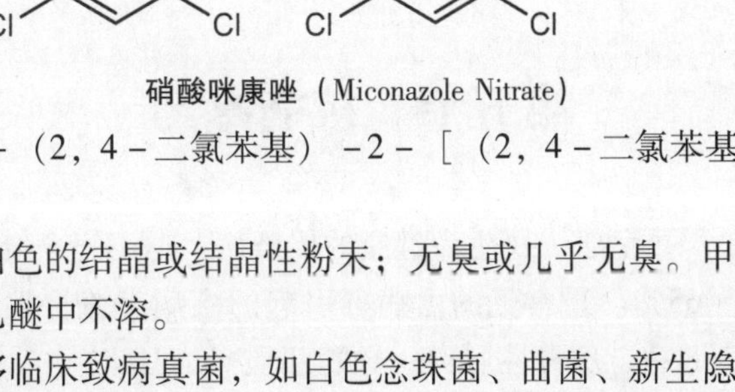

硝酸咪康唑（Miconazole Nitrate）

化学名为 1－［2－（2，4－二氯苯基）－2－［（2，4－二氯苯基）甲氧基］乙基］－1H－咪唑的硝酸盐。

本品为白色或类白色的结晶或结晶性粉末；无臭或几乎无臭。甲醇中略溶，在氯仿或乙醇中微溶，在水或乙醚中不溶。

硝酸咪康唑对许多临床致病真菌，如白色念珠菌、曲菌、新生隐球菌、芽生菌、球孢子菌等深部真菌和一些表皮真菌有良好的抗菌作用。另外对葡萄球菌、链球菌和炭疽杆菌等革兰氏阳性菌有抑制作用。临床上主要用于治疗深部真菌感染，对五官、阴道、皮肤等部位的真菌感染有显效。

二、抗生素类抗真菌药

抗生素类抗真菌药分为多烯和非多烯两类，多烯类主要对深部真菌感染有效，结构特点是含碳数目为 12～14 及 35～37 的大环内酯类，一般含有 4～7 个共轭双键，多烯类抗生素亲脂性较强，在水中的溶解度较小，因结构中含有共轭多烯基团，此类药物性质不稳定，光、热、氧等可迅速使其破坏。主要药物有两性霉素（Amphotericin）B、制霉菌素（Nystatin）、曲古霉素（Trichomycin）等。多烯类药物主要用于深部真菌感染，它们通过与真菌细胞膜上的甾醇结合，损伤细胞膜的通透性，导致真菌细胞内钾离子、核苷酸和氨基酸等外漏，破坏正常代谢而起抑菌作用。

非多烯类抗生素主要有灰黄霉素（Griseofuvin）和西卡宁（Siccanin）。虽然它们对深部真菌感染也有抑制作用，但毒性较大，并且生物利用度低，故主要用于浅表真菌感染。常见的抗真菌抗生素见表 9－3。

表 9－3　常见的抗真菌抗生素

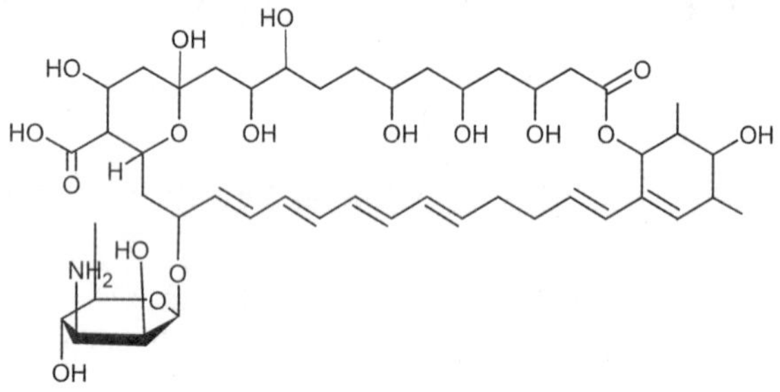
制霉菌素

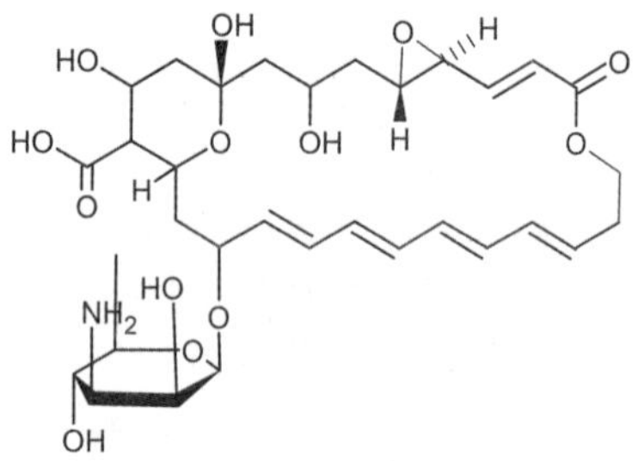
匹马霉素

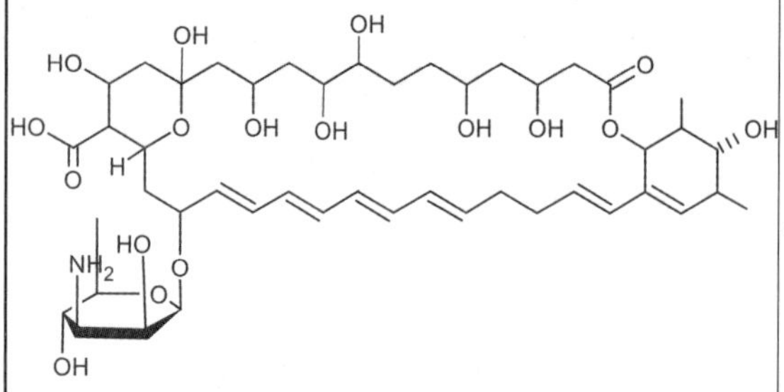
两性霉素 B

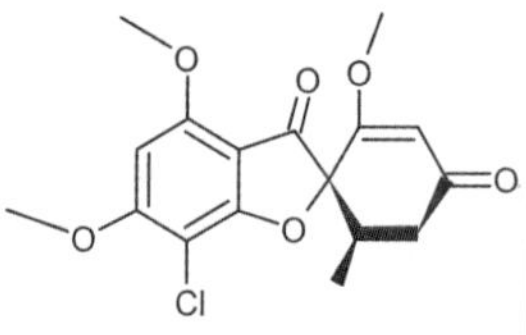
灰黄霉素

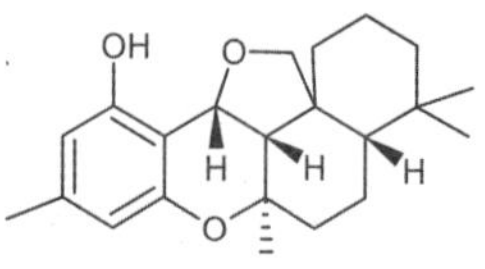
癣可宁

第五节　抗病毒药

病毒性感染疾病是严重危害人民生命健康的传染病，据不完全统计，在人类传染病中，病毒性疾病高达 60%～65%。最常见的由病毒引起的疾病有流行性感冒、麻疹、腮腺炎、水痘、小儿麻痹症、艾滋病、病毒性肝炎、脊髓灰质炎、狂犬病、流行性出血热和疱疹病毒引起的各种疾病。

目前临床上应用的抗病毒药，根据其作用机制可分为以下几类：①阻止病毒吸附于细胞丙种球蛋白或高效免疫球蛋白，通过与病毒结合以阻止其与宿主细胞结合；②阻止病毒进入细胞的药物，如盐酸金刚胺、金刚乙胺等；③抑制病毒核酸复制的药物，如碘苷、阿糖腺苷、利巴韦林、阿昔洛韦等；④抑制病毒蛋白合成的药物，如利福霉素类药物；⑤干扰素，能诱导宿主细胞产生一种抗病毒蛋白，抑制多种病毒繁殖。

根据结构，常用的抗病毒药物可分为三类：三环胺类、核苷类和其他类。

一、三环胺类抗病毒药

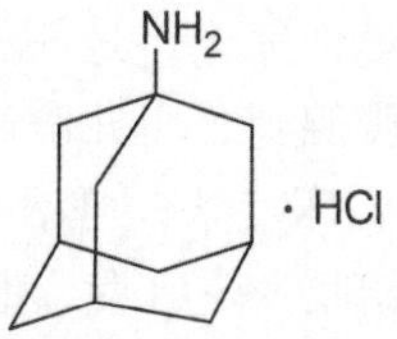

盐酸金刚胺（Amantadine Hydrochloride）

化学名为三环［3，3，1，$1^{3,7}$］癸烷－1－胺盐酸盐。

本品为白色结晶或结晶性粉末，无臭，味苦。本品在水或乙醇中易溶，在氯仿中溶解。本品宜避光、密封保存。

本品的作用机制是抑制病毒颗粒穿入宿主细胞，也可以抑制病毒早期复制和阻断病毒的脱壳及核酸向宿主细胞的侵入。在临床上能预防和治疗所有 A 型流感毒株，尤其是亚洲流感病毒 A_2型毒株，另外对德国水痘病毒、B 型病毒、一般流感病毒、呼吸道合胞病毒和某些 RNA 也具有一定的活性。

二、核苷类及类似物

需在体内转变成三磷酸酯的形式而发挥作用，这是此类药物的共有作用机制。

（一）非开环核苷类抗病毒药

该类药物主要有利巴韦林（Ribavirin）、齐多夫定（Zidovudine）、司他夫定（Stavudine）和拉米夫定（Lamivudine）等。

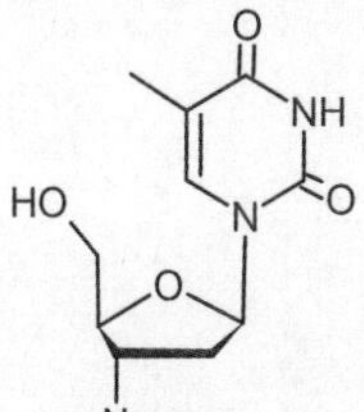

齐多夫定

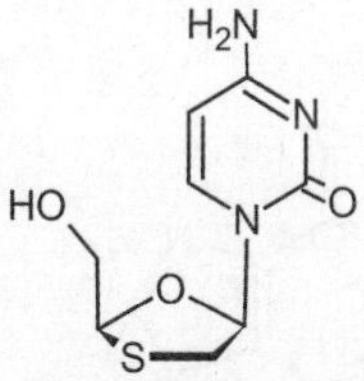

拉米夫定

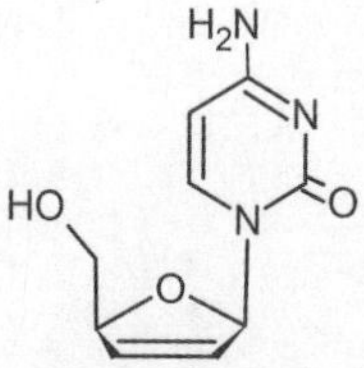

司他夫定

典型药物：

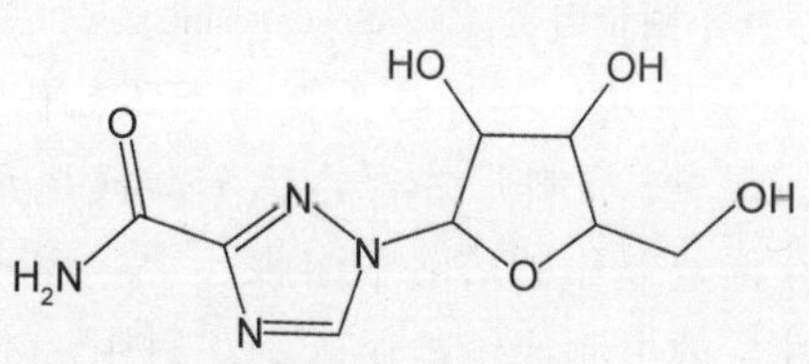

利巴韦林（Ribavirin）

化学名为1－β－D－呋喃核糖基－1H－1，2，4－三氮唑－3－羧酰胺，又三氮唑核苷、病毒唑。

本品为白色结晶性粉末，无臭，无味。在水中易溶，在乙醇中微溶，在乙醚或氯仿中不溶。

本品水溶液氢氧化钠试液，加热至沸，即产生氨气，使湿润的红色石蕊试纸变蓝。

本品常温下稳定，但光照下易变质，宜避光、密封保存。

本品在体内经磷酸化，能抑制病毒的聚合酶和 mRNA，破坏病毒 RNA 和蛋白合成，使病毒复制与传播受到限制。

本品可口服或注射给药，吸收迅速而完全，是一种效果良好的广谱抗病毒药物，不良反应小。它可用于治疗麻疹、水痘、腮腺炎，小儿呼吸道合胞病毒感染；可用于艾滋病治疗，抑制 HIV 感染者出现艾滋病前期临床症状；可治疗甲型、乙型流感病毒所致的严重感染；可治疗疱疹病毒引起的角膜炎、结膜炎、口炎、带状疱疹；可治疗早期流行性出血热、急性甲型肝炎、慢性丙型肝炎，对乙型肝炎的治疗有争议。

（二）开环核苷类抗病毒药

开环核苷类抗病毒药有阿昔洛韦（Acyclovir）、更昔洛韦（Ganciclovir）、喷昔洛韦（Penciclovir）和法昔洛韦（Famciclovir）等。

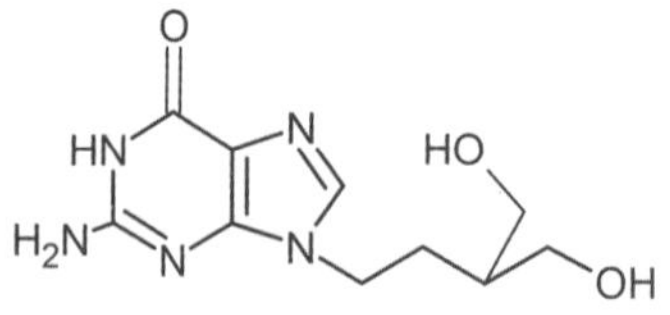

喷昔洛韦

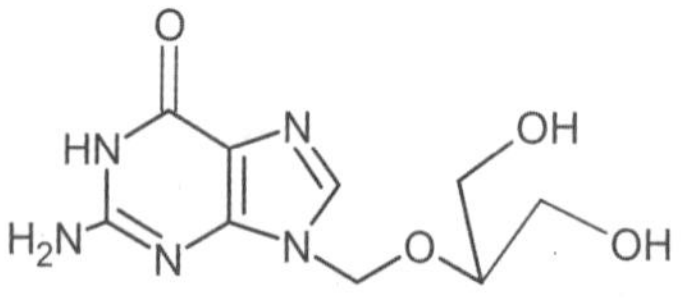

更昔洛韦

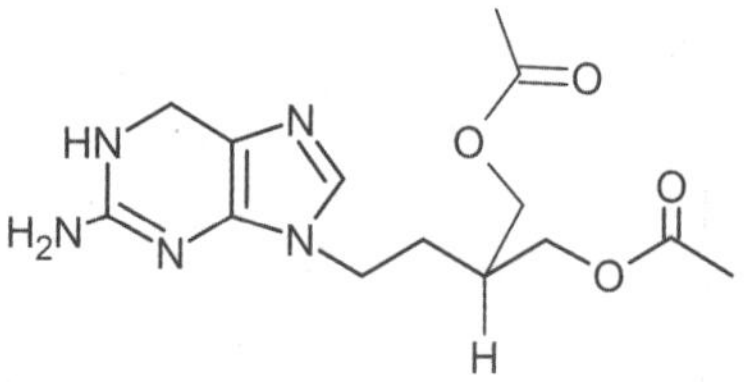

法昔洛韦

典型药物：

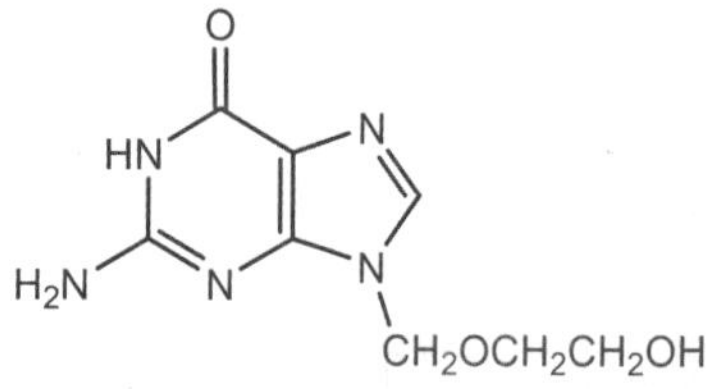

阿昔洛韦（Acycloguanosine）

化学名为9－（2－羟乙氧基甲基）鸟嘌呤，又名无环鸟苷。

本品为白色结晶性粉末，无臭，无味。本品在冰醋酸或热水中溶解，在水中极微溶解，在乙醚或氯仿中几乎不溶，在稀氢氧化钠溶液中溶解。

本品 1 位氮上的氢有酸性，故可制成钠盐供配制注射用。本品宜避光、密封保存。

本品为去氧鸟苷的类似物，由于与其他核苷类抗病毒药物结构不同，因此具有独特的作用机制，本品可选择性地被感染细胞摄取，进入细胞后被病毒的胸苷激酶磷酸化成单磷酸或二磷酸核苷（在正常细胞中不被细胞胸苷激酶磷酸化），而后在细胞酶系中转化为三磷酸形式，进而抑制病毒的DNA多聚酶，并将自身掺入到正在延伸的病毒DNA链中，从而抑制病毒DNA的复制和生长。

本品为开核苷类抗病毒药物，系广谱抗病毒药物，毒性低，几乎无全身毒性。现已作为抗疱疹病毒首选药物，广泛用于治疗疱疹性角膜炎、生殖器疱疹、全身性带状疱疹、疱疹性脑炎及病毒性乙型肝炎。本品除局部给药外，还可口服及静注。

本品与其他药物的相互作用：本品应避免与氨基糖苷类、五孢菌素等肾毒性药物合用。

第六节　抗寄生虫药

抗寄生虫药（antiparasitics）是指可杀灭、驱除或预防寄生在人体或其他牲畜体内的寄生虫的药物。自20世纪80年代以来，由于对寄生虫病的防治工作的重视，我国寄生虫病发病率已经明显下降，抗寄生虫药市场份额也愈来愈小。只要诊断明确，绝大多数寄生虫病患者均可治愈，抗寄生虫病药物在防治寄生虫病的综合措施中起着必不可少的作用。抗寄生虫病药物按寄生虫病的主要种类可分为驱肠虫药、抗血吸虫和血丝虫药、抗疟药、抗滴虫病药和其他抗寄生虫病药。

一、驱肠虫药

寄生于肠道的蠕虫主要有蛔虫、钩虫、绦虫、蛲虫。

按化学结构分为以下几类：哌嗪类、咪唑类、嘧啶类、三萜类及酚类。

哌嗪作用于虫体神经肌肉接头处，具有抗胆碱样作用，能麻痹蛔虫肌肉，使虫体不能附着肠壁而排出体外。常用其磷酸盐、枸橼酸盐及己二酸盐。

寻找新型广谱驱虫药是抗寄生虫病药物研究的方向。咪唑类的左旋咪唑、阿苯哒唑，嘧啶类的噻嘧啶，虽为结构类型不同的药物，但都具有驱蛔虫、钩虫、蛲虫及鞭虫等作用，其中甲苯哒唑对钩虫卵和鞭虫卵的发育有抑制作用，对于控制传播有重要意义；左旋咪唑还有抗血丝虫和增强免疫的作用。

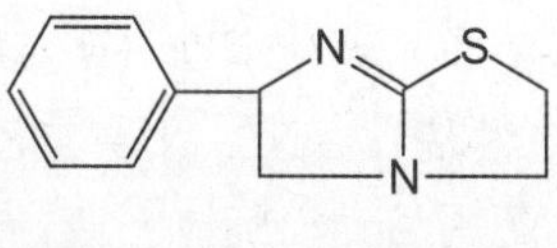

左旋咪唑（Levamisole Hydrochloride）

化学名为（S）-6-苯基-2，3，5，6-四氢-咪唑［2，1-b］噻唑。

本品为白色或微黄白色针状结晶或结晶性粉末，无臭，味苦。在水中极易溶解，易溶于乙醇，微溶于氯仿。

本品水溶液与氢氧化钠溶液共沸，放冷，滴加亚硝基铁氰化钠试液，显红色，放置后颜色逐渐变浅。本品因分子结构中具含氮杂环，可与碘试液、碘化汞钾和苦味酸试液作用分别产生红棕色、淡黄色和黄色沉淀。

本品为广谱驱肠虫药，对蛔虫、钩虫、蛲虫都有效，也能抗丝虫，尤其对蛔虫的效果最佳，比哌嗪的抗蛔虫作用强而快。本品能够抑制蛔虫肌肉中琥珀酸脱氢酶的活性，但对哺乳动物的琥珀酸脱氢酶无影响，故对宿主的毒性很小。本品呈左旋光性，活性为消旋体的1～2倍。此外，本品又是一种非特异性免疫调节剂，有免疫增强功能，增强机体抗感染能力，并可用于癌症的辅助治疗。

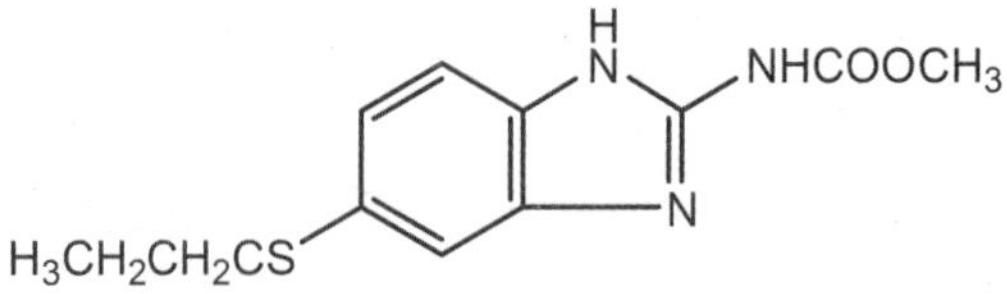

阿苯哒唑（Albendazole）

化学名为［5－（丙基硫代）－1H－苯并咪唑－2－基］氨基甲酸甲酯，药用品的商品名为肠虫清。

本品为苯并咪唑类化合物，在稀硫酸中，滴加碘化铋钾试液产生红棕色沉淀。

本品口服后胃肠道吸收较差，但在体内迅速代谢为亚砜和砜类化合物，仍有驱虫活性。

阿苯哒唑在体内可迅速代谢为亚砜和丙硫唑砜等化合物，抑制虫体对葡萄糖的摄取，导致虫体糖原耗竭，同时抑制延胡索酸还原酶系统，阻碍三磷酸腺苷的生成，导致虫体失去能量供应而不能生存和繁殖。

本品为广谱、高效驱虫药，对蛔虫、蛲虫、钩虫、鞭虫有作用，对成虫和虫卵均能抑制活性，也可用于家畜驱虫，如治疗囊虫和包虫病。但实验发现治疗剂量有致畸作用和胚胎毒性，故2岁以下幼儿及孕妇禁用。

二、抗疟药

疟疾是由疟原虫感染引起的一种传染病，是由按蚊传播的。疟原虫主要有间日疟原虫、三日疟原虫及恶性疟原虫。临床常见的为间日疟及恶性疟。

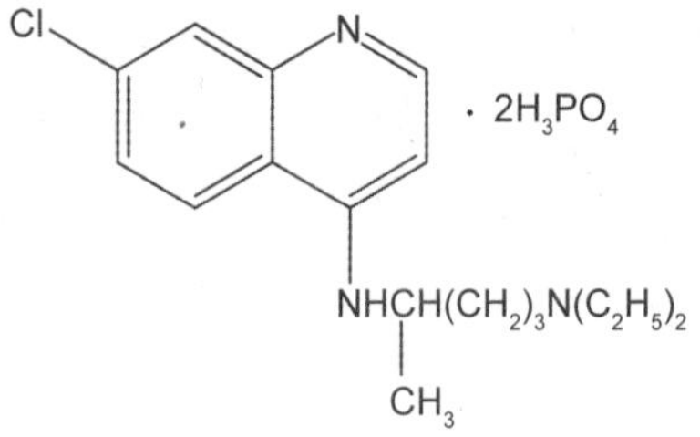

磷酸氯喹［Chloroquine Bis（phosphate）］

化学名为N^4－（7－氯－4－喹啉基）－N^1，N^1－二乙基－1，4戊二胺二磷酸盐。

本品结构中含有手性碳原子，药用品为消旋体。遇日光渐变色，应避光贮存。

本品分子结构中含有碱性的叔氮原子，水溶液与苦味酸试液作用，可生成黄色沉淀。

本品作为抗疟药，主要作用于红细胞内器的裂殖体，有效地控制疟疾症状的发作，其特点是作用快、效力强、作用持久。

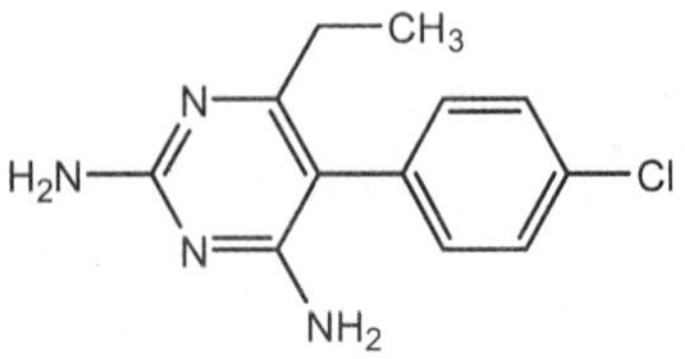

乙胺嘧啶（Pyrimethamine）

化学名为6－乙基－5－（4－氯苯基）－2，4－嘧啶二胺。

本品几乎不溶于水，微溶于乙醇、氯仿和乙醚。有弱碱性，可溶于强酸。

本品溶于稀硫酸后，滴加碘化汞钾试液即生成乳白色沉淀。

本品为抗疟药，通过抑制疟原虫的叶酸代谢而发挥抗疟活性。临床上主要用作病因预防药，作用较持久。另外，本品还可用于抗弓形虫，一般需要与磺胺嘧啶合用治疗弓形虫病。

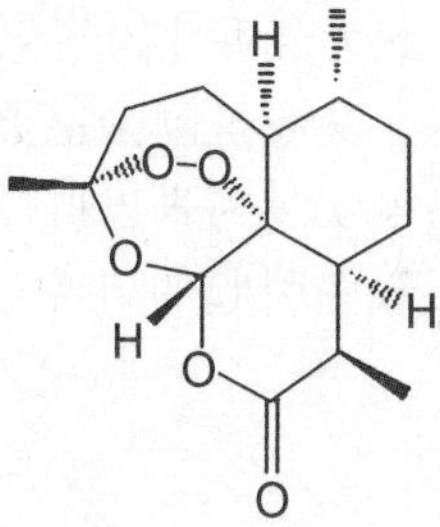

青蒿素（Artemisinin）

化学名为［（3R－（3α，5αβ，6β，8αβ，9α，12β，12αR*）］－八氢－3，6，9－三甲基－3，12－桥氧－12H－吡喃（4，3－j）－1，2－苯并二塞平－10（3H）－酮。

本品是我国首次从菊科植物黄花蒿（Artemisia annua Linn）提取、分离得到的一种高效、低毒的抗疟药。

本品为白色或无色针状结晶，味苦，几乎不溶于水，但可溶于乙醇、甲醇和乙醚，易溶于氯仿、丙酮和乙酸乙酯。分子中含有七个手性碳原子。

本品遇强碱（如碳酸钠），或强酸（如硫酸等）均可将过氧键破坏。

本品具有倍半萜内酯的结构，加氢氧化钠水溶液加热后发生水解，遇盐酸羟胺试液及三氯化铁试液可生成深紫红色的异羟肟酸铁。本品结构中含有过氧键，遇碘化钾试液可氧化析出碘，再加淀粉指示剂即显紫色。

本品为一高效、速效抗疟药，能有效控制恶性疟及间日疟的临床症状，特别是对耐氯喹的恶性疟原虫感染有显著疗效。由于脂溶性较大，易于通过血脑屏障，对脑疟也有效；但在体内的代谢和排泄的速度都很快，有效血药浓度维持时间短，不利于彻底杀灭疟原虫，故复发率较高。

三、抗滴虫病药及抗阿米巴原虫

滴虫病常用的治疗药物有甲硝唑、替硝唑（Tinidazole）、哌硝噻唑（Piperanitrozole）及硝氯丙唑等，而且上述药物均有抗阿米巴原虫的作用。甲硝唑为最常用的抗滴虫病和抗阿米巴病药物，替硝唑是甲硝唑的乙磺酰基衍生物，是继甲硝唑后疗效更高、耐受性更好的抗滴虫及阿米巴原虫药物。目前抗阿米巴药除了甲硝唑、替硝唑外尚无其他更为有效的药物备用。哌硝噻唑对阴道、肠道滴虫和阿米巴原虫均有抑制和杀灭作用。

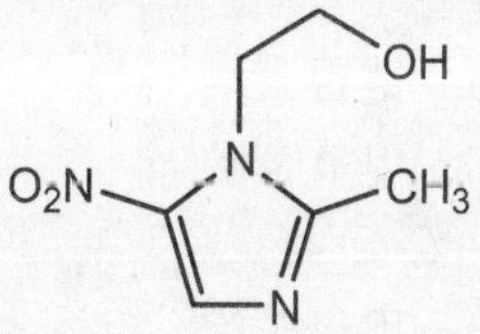

甲硝唑（2－Methyl－5－Nitroimidazole－1－ethanol）

化学名为2－甲基－5－硝基咪唑－1－乙醇。

本品微溶于水，略溶于乙醇。

本品含咪唑环，具弱碱性，加强酸溶解后，与苦味酸试液反应生成黄色沉淀。

本品分子中的硝基，在锌粉和盐酸作用下，可还原生成氨基，继而与亚硝酸钠、盐酸和碱性 β－萘酚可发生重氮化—偶合反应。

本品加氢氧化钠试液，温热后溶液显紫红色，滴加稀盐酸成酸性后变为黄色，再滴加过量的氢氧化钠试液则变成橙红色，此为芳香性硝基化合物的一般反应，可用于鉴别。

本品为治疗阴道滴虫病的特效药，又有抗阿米巴原虫作用。临床用于阴道滴虫病和肠道内、外阿米巴病，如严重的阿米巴痢疾、阿米巴肝脓肿及其他肠外阿米巴病的治疗。本品对厌氧菌感染也有良效，适用于厌氧菌引起的口腔、盆腔或其他部位的感染或败血症的治疗。

练习题

一、单项选择题

1. 喹诺酮类抗菌药抑制（　　）。
A. 二氢叶酸合成酶
B. 二氢叶酸还原酶
C. DNA 聚合酶
D. 依赖于 DNA 的 RNA 多聚酶
E. DNA 螺旋酶

2. 磺胺药抗菌机制是（　　）。
A. 抑制细胞壁合成　B. 抑制 DNA 螺旋酶　C. 抑制二氢叶酸合成酶
D. 抑制分枝菌酸合成　E. 改变膜通透性

3. 甲氧苄啶的抗菌机制是（　　）。
A. 抑制二氢叶酸合成酶　B. 抑制四氢叶酸合成酶　C. 抑制二氢叶酸还原酶
D. 抑制 DNA 螺旋酶　E. 抑制四氢叶酸还原酶

4. 喹诺酮类药物按其母核的结构特征可分为（　　）。
A. 二类　B. 三类　C. 四类
D. 五类　E. 六类

5. 吡啶并嘧啶羧酸类抗菌药的代表性药物是（　　）。
A. 吡哌酸　B. 萘啶酸　C. 哌嗪酸
D. 帕球沙星　E. 利福平

6. 半合成抗生素类抗结核药物是（　　）。
A. 利福平　B. 链霉素　C. 异烟肼
D. 吡哌酸　E. 甲氧苄啶

7. 下列属于抗结核病的药物是（　　）。
A. 吡哌酸　B. 甲氧苄啶　C. 利巴韦林
D. 对氨基水杨酸钠　E. 硝酸咪康唑

8. 下列药物为抗菌增效剂的是（　　）。
A. 呋喃妥因　B. 甲氧苄啶　C. 利巴韦林

D. 诺氟沙星　　E. 氧氟沙星

9. 下列药物具有两个手性碳原子，却只有3个异构体的是（　　）。

A. 麻黄碱　　B. 乙胺丁醇　　C. 维生素C

D. 氯霉素　　E. 氨苄西林

10. 下列选项中，为阿昔洛韦化学名称的是（　　）。

A. 1-β-D-呋喃核糖-1H-1，2，4-三氮唑-3-羧酰胺

B. 1-β-L-呋喃核糖-1H-1，2，4-三氮唑-3-羧酰胺

C. 1-β-D-呋喃核糖-1H-1，2，4-三氮唑-3-酰胺

D. 1-β-L-呋喃核糖-1H-1，2，4-三氮唑-3-磷酰胺

E. 1-α-D-呋喃核糖-1H-1，2，4-三氮唑-3-羧酰胺

二、多项选择题

1. 含有喹啉羧酸的药物是（　　）。

A. 氧氟沙星　　B. 诺氟沙星　　C. 伊诺沙星

D. 加替沙星　　E. 吡哌酸

2. 有关喹诺酮类药物的构效关系，叙述正确的是（　　）。

A. 吡啶酮酸的A环是抗菌作用必需的基本药效基团，变化较小

B. 3-位羧基和4-位羰基是抗菌活性不可缺少的药效基团

C. 5-位被氨基取代可使抗菌活性显著增强

D. 6-位取代基对活性影响很重要，其大小顺序为：$F > Cl > CN \geqslant NH_2 \geqslant H$

E. 8-位以氟、甲氧基取代或与1位成环，可使活性增加

3. 合成抗菌药包括（　　）。

A. 喹诺酮类抗菌药　　B. 磺胺类抗菌药　　C. 抗菌增效剂

D. 抗结核病药　　E. 其他抗真菌药和抗菌药

4. 下列药物中，具有抗结核杆菌作用的是（　　）。

A. 克霉唑　　B. 盐酸乙胺丁醇　　C. 链霉素

D. 异烟肼　　E. 利福平

5. 下列药物具有抗菌作用的是（　　）。

A. 硝酸咪康唑　　B. 双氯芬酸钠　　C. 酮康唑

D. 克霉唑　　E. 氟康唑

6. 下列属于第三代喹诺酮类药物的是（　　）。

A. 异烟肼　　B. 氧氟沙星　　C. 诺氟沙星

D. 萘啶酸　　E. 利福平

7. 抗病毒药物可分为（　　）。

A. 核苷类　　B. 抗生素类　　C. 开环核苷类

D. 蛋白酶抑制剂　　E. 非核苷类

三、配伍选择题

[1~5] A. 半合成抗结核药　　B. 异喹啉类抗菌药　　C. 鲨烯环氧化酶抑制剂

D. 二氢叶酸合成酶抑制剂　　E. 二氢叶酸还原酶抑制剂

1. 利福平（　　）。

2. 甲氧苄啶（　　）。
3. 特比萘芬（　　）。
4. 黄连素（　　）。
5. 磺胺甲噁唑（　　）。

［6～9］A. 阿昔洛韦　B. 齐多夫定　C. 奈韦拉平　D. 茚地那韦　E. 奥司他韦

6. 属于非开环核苷类抗病毒药（　　）。
7. 属于开环核苷类抗病毒药（　　）。
8. 属于非核苷类抗病毒药（　　）。
9. 属于蛋白酶抑制剂（　　）。

［10～13］A.

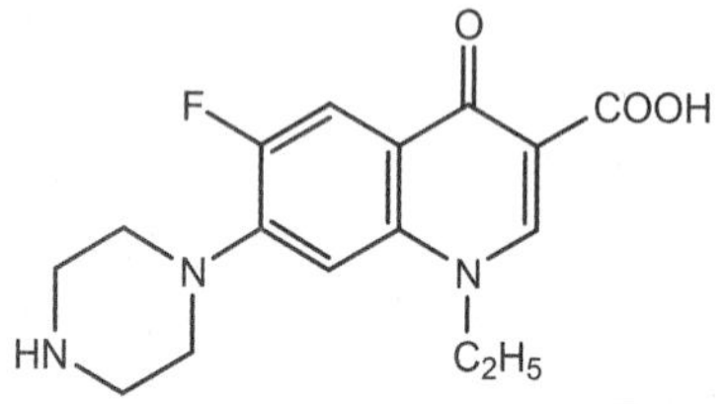

B.

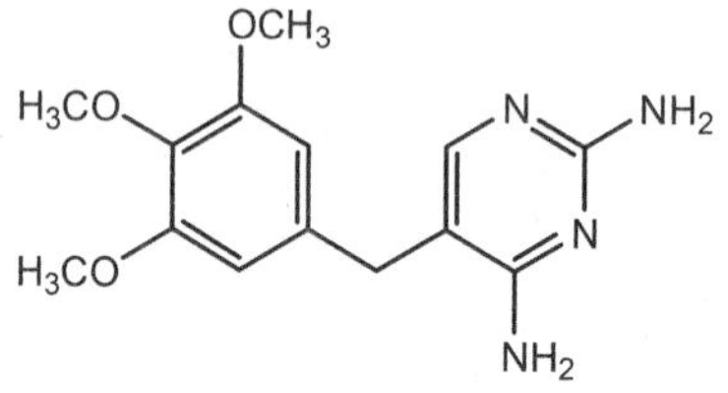

C.

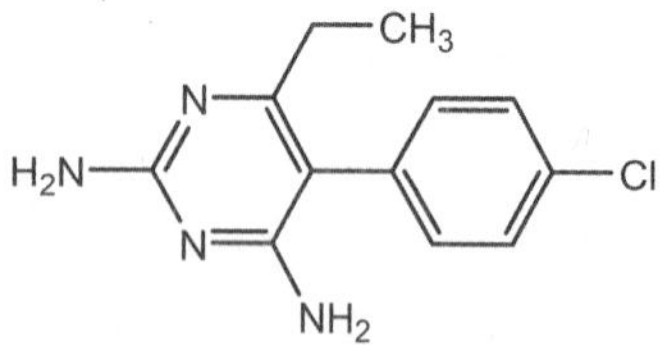

D.

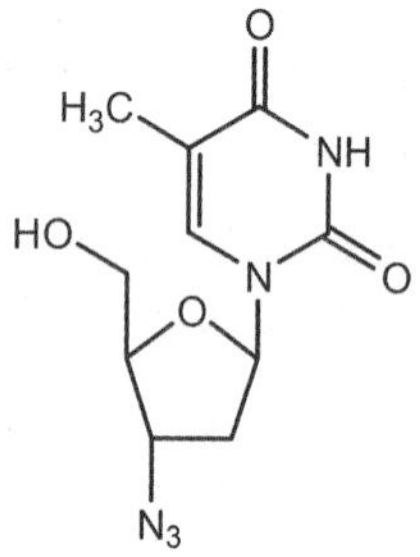

E.

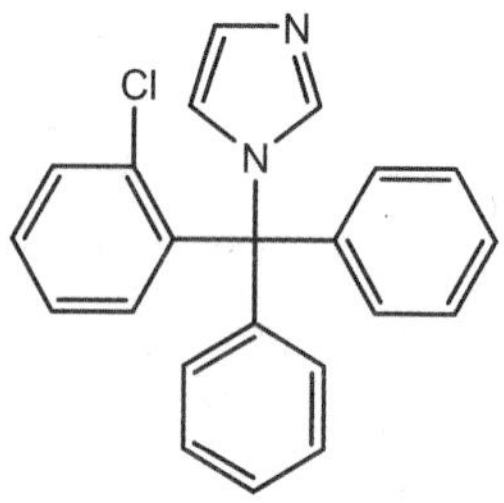

10. 抑制二氢叶酸还原酶的抗菌药物（　　）。
11. 抑制二氢叶酸还原酶的抗疟药物（　　）。
12. 抑制逆转录酶病毒的药物（　　）。
13. 抑制甾醇 14α 脱甲基酶的抗真菌药物（　　）。

［14～17］A. 诺氟沙星　B. 氧氟沙星　C. 奥司他韦　D. 加替沙星　E. 乙胺丁醇

14. 化学结构中含有 2 个手性碳原子，其右旋体的活性高（　　）。
15. 化学结构中含有 1 个手性碳原子，喹诺酮类药物，左旋体活性大，毒性小（　　）。
16. 其 8 位有甲氧基的抗菌药（　　）。
17. 是前药，经酯酶代谢产生活性（　　）。

［18～21］A. 异烟肼　B. 特比萘芬　C. 诺氟沙星　D. 氟胞嘧啶　E. 乙胺丁醇

18. 在醋酸、盐酸或氢氧化钠溶液中均易溶（　　）。
19. 与铜离子形成红色螯合物（　　）。
20. 为烯丙胺类抗真菌药（　　）。
21. 与 $CuSO_4$ 试液反应在碱性条件下呈深蓝色（　　）。

［22～23］A. 阿昔洛韦　B. 利巴韦林　C. 咪康唑　D. 克霉唑　E. 氟康唑

22. 1－β－D－呋喃核糖－1H－1，2，4－三氮唑－3－羧酰胺（　　）。
23. 9－（2－羟乙氧甲基）鸟嘌呤（　　）。

第十章　甾体激素

甾体激素，特指含有甾体母核结构的激素类物质，是具有重要生理作用的化学物质，是维持生命、调节机体物质代谢、细胞发育分化、促进性器官发育、维持生殖的重要的活性物质。

第一节　概述

甾体是一类含环戊烷并多氢菲的四并环母核结构的化合物，可分为性激素（包括雌激素、孕激素和雄激素）和皮质激素。

一、甾体化合物的结构类型与命名

甾体激素的基本母核环戊烷并多氢菲（甾环）中，A、B、C、D 环均为全反式稠合。母核上各个碳都具有固定的编号，如下所示。

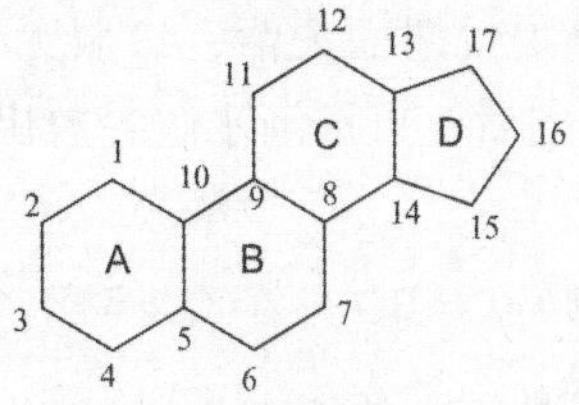

甾环母核

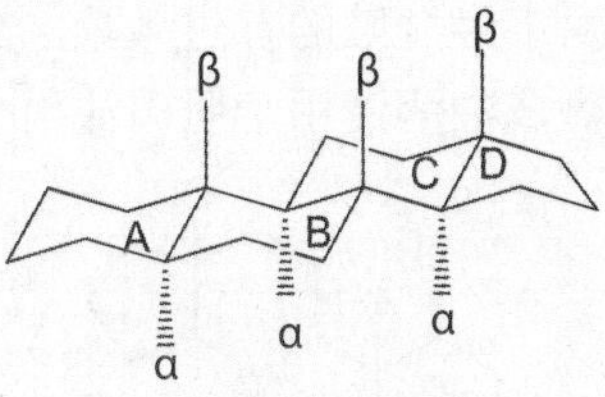

反－反－反稠合

雌甾烷（Estrane）、雄甾烷（Androstane）和孕甾烷（Pregnane）是甾体激素药物的基本母核。其特征为 C_{10}、C_{13}和 C_{17}位上取代情况不同，仅具 18－甲基的是雌甾烷，具 18－、19－甲基的是雄甾烷，具 18－、19－甲基和 20－、21－乙基的为孕甾烷。

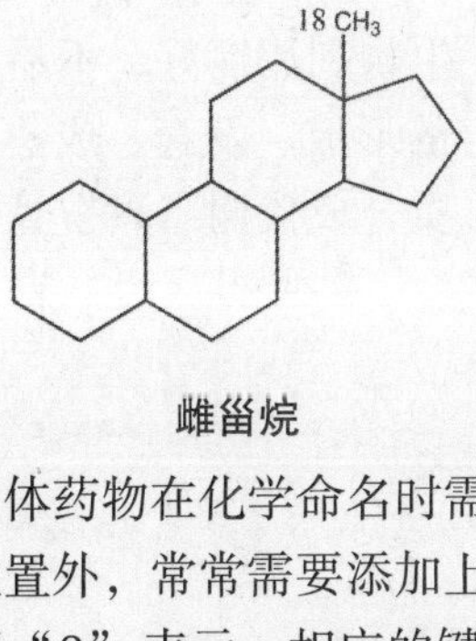

雌甾烷

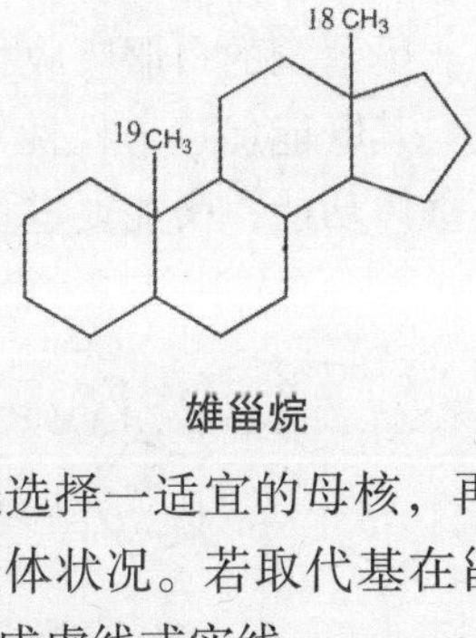

雄甾烷

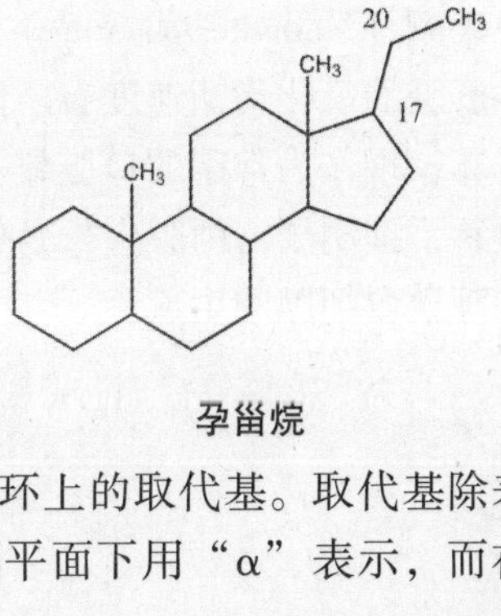

孕甾烷

甾体药物在化学命名时需先选择一适宜的母核，再加环上的取代基。取代基除表明所在的位置外，常常需要添加上立体状况。若取代基在甾环平面下用“α”表示，而在平面上时用“β”表示，相应的键画成虚线或实线。

二、甾体激素的作用机理

甾体激素由血流带至靶细胞，透过细胞膜，一部分在细胞浆中与激素受体结合成复合物，另一部分进入细胞膜与细胞核内的受体结合成复合物，在细胞浆内形成的激素受体复合物也会进入细胞核。在细胞核内，激素受体复合物与 DNA 上特定的核苷酸序列相互作用，诱导 mRNA 的合成，mRNA 再进一步诱导特异蛋白的合成，导致激素效应的产生。

第二节　雄性激素和蛋白同化激素

雄性激素是具有维持雄性生殖器（附睾、前列腺、阴茎、阴囊等男性附性器官）生长、发育及成熟和刺激并维持第二性征（骨骼粗壮、肌肉发达、声音低沉浑厚、喉结突出、长胡须等），还具有蛋白同化作用，即促使体内蛋白质的合成代谢作用（同化作用），使肌肉发达、体重增加。雄性激素及蛋白同化激素多用于治疗病后虚弱、营养不良、消耗性疾病等。

一、雄性激素

1931 年，Butenandt 从 15 吨男子尿中分离出 15mg 雄酮（雄甾酮）结晶，1935 年又从雄仔牛睾丸中提取制得睾酮（睾丸酮、睾丸素）。对结构进行改造得到了睾酮（Testosterone）及其衍生物。

睾酮被口服后，经肝脏的首过效应，绝大部分因代谢而失活，口服无效，故将睾酮制成丙酸酯前药，做成油溶液用于肌肉注射。进入体内后，可逐渐水解释放出睾酮并起作用。

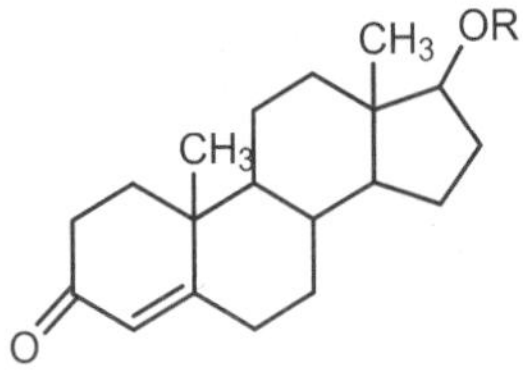

R=H	睾酮
R=$C_6H_5CH_2CO$	苯乙酸睾酮
R= $CH_3(CH_2)_5CO$	庚酸睾酮
R=CH_3CH_2CO	丙酸睾酮

丙酸睾酮（Testosterone Propionate）为 17β－羟基雄甾－4－烯－3－酮丙酸酯，白色或类白色结晶性粉末，在氯仿中易溶，在乙醇中溶解，在植物油中略溶，在水中不溶。熔点为 118℃～123℃，比旋度为 +84°～90°（c = 0.01，乙醇）。

甲睾酮（Methyltestosterone）（甲基睾丸素）是睾酮的 17α－甲基衍生物。由于 17α－的影响，肝脏的氧化代谢速度有所降低。甲睾酮的口服吸收快，生物利用度好，不易在肝脏内被破坏，现作为常用的口服雄激素。其既能促进男性性器官的形成、发育、成熟，并对抗雌激素，抑制子宫内膜生长及卵巢垂体功能，又能促进蛋白质合成代谢、兴奋骨髓造血功能，刺激血细胞的生成。

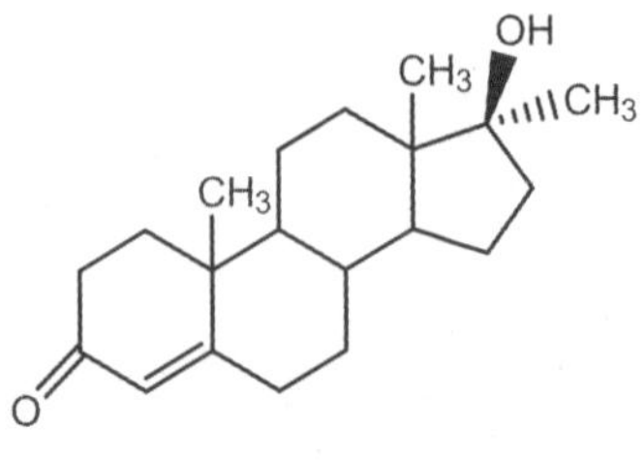

甲睾酮

甲睾酮化学结构式中有 17α－烷基的雄激素，长期大剂量应用易致胆汁郁积性肝炎，出现黄疸。舌下给药可致口腔炎，表现为疼痛、流涎等症状，可引起女性男化、浮肿、肝损害、头晕、痤疮，长期使用可致黄疸和肝功能障碍，有过敏反应者应停药。

二、同化激素

由于蛋白同化作用有较多的适应证，对雄性激素的化学结构改造的主要目的是为了获得蛋白同化激素。雄激素活性的结构特异性很强，对睾酮的结构稍加变动，如 19－去甲基、A 环取代、A 环并环等修饰，均可使雄性活性降低及蛋白同化活性增加。而男性化副反应是本类药物的主要缺点。

它主要用于蛋白质同化或吸收不足，以及蛋白质分解亢进或损失过多等情况，如严重烧伤、手术后慢性消耗性疾病、老年骨质疏松和肿瘤恶液质等病人，服用时应同时增加食物中的蛋白质成分。

药理实验的数据常用于判别雄性作用和蛋白同化作用的大小：一个是以去势雄大鼠提肛肌重量的增加为同化活性或称生肌作用的指标 *M*；另一个是以前列腺或储精囊增重的总和表示雄素活性的指标 *A*，两者比值 *M/A* 称为分化指数。分化指数愈大表示同化活性愈明显。

现有同化激素药物依结构分为四类：睾丸酮及甲睾酮类，氢睾酮及氢甲睾酮类，19－去甲睾酮类，雄甾杂环、扩环类及其他类。它们的名称、活性和使用剂量见表 10－1。

表 10－1　常用同化激素药物

化合物名称	*M*	*A*	*M/A*	剂量（mg）
丙酸睾酮	1	1	1	20～100/周
氯司替勃（醋酸氯睾酮）	0.85	0.1	8.5	50/天
雄诺龙（二氢睾酮）	2.5	1.53	1.6	50/天
屈他雄酮	2	0.5	4	100/月
苯丙酸诺龙	1.5	0.15	10	10～25/月
甲睾酮	1	1	1	10～20/天
美雄酮	2.14	0.57	3.7	5/天
羟甲烯龙（康复龙）	4.09	0.39	10.5	5～10/天
司坦唑醇	30	0.25	120	4～6/天
乙雌烯醇	3	0.2	15	2～16/天

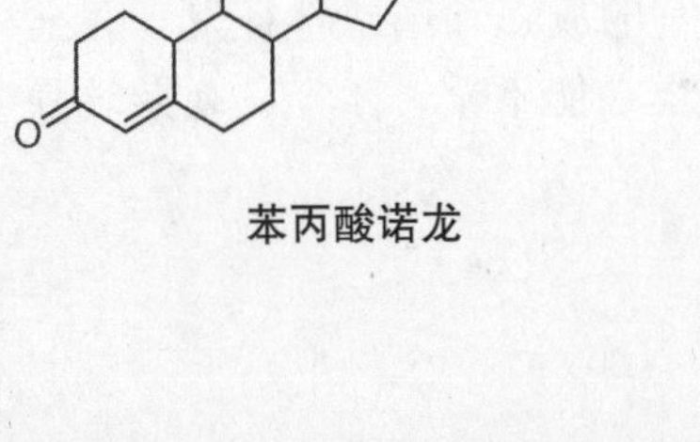

苯丙酸诺龙

苯丙酸诺龙（Nandrolone Phenylpropionate）为（17β）羟基雌甾－4－烯－3－酮苯丙酸酯。白色或乳白色结晶性粉末，有特殊臭味。溶于乙醇和植物油，水中几乎不溶。熔点为93℃～99℃，比旋度为＋48°～＋51°（二氧六环）。

苯丙酸诺龙既能增加氨基酸合成蛋白质，又能抑制氨基酸分解生成尿素，并有促进体内钙质蓄积的功能。其同化作用较其他睾丸素类衍生物强大而持久，而其男性激素作用却较小。主要用于蛋白质缺乏症，如严重灼伤、恶性肿瘤患者手术前后、骨折后不易愈合和严重骨质疏松症、早产儿生长发育显著迟缓等。

苯丙酸诺龙是19位去甲基的雄激素类化合物。19位失碳后雄激素的活性降低，但同化激素的活性仍被保留。苯丙酸诺龙是最早被使用的同化激素类药物，主要的副作用是男性化及对肝脏的毒性。

三、抗雄性激素药物

按作用机制分类，抗雄性激素药物包括两种类型，即雄激素生物合成抑制剂和阻断雄激素受体的药物。

5α－还原酶是使睾酮转化为活性的二氢睾酮的重要酶。选择性地抑制5α－还原酶可降低血浆和前列腺组织中二氢睾酮的浓度，减少雄性激素的作用。例如，非那雄胺（Finasteride）是4－氮甾体激素化合物，为特异性Ⅱ型5α－还原酶抑制剂，抑制外周睾酮转化为二氢睾酮，降低血液和前列腺、皮肤等组织中的二氢睾酮水平。临床上用于治疗良性的前列腺增生。

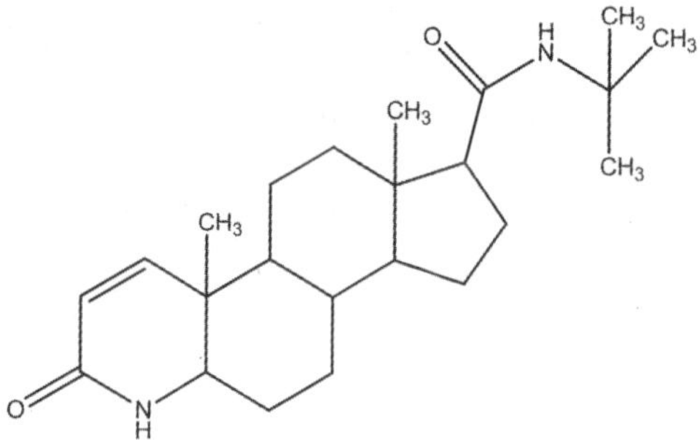

非那雄胺

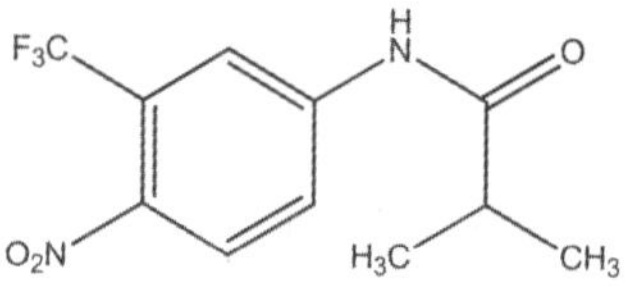

氟他胺

雄性激素受体拮抗剂能与二氢睾酮竞争受体，阻断或减弱雄激素在其敏感组织的效应。临床用于治疗痤疮、前列腺增生和前列腺癌。例如氟他胺（Flutamide），能在靶组织内与雄激素受体结合，阻断二氢睾丸素（雄激素的活性形式）与雄激素受体结合，抑制靶组织摄取睾丸素，从而起到抗雄激素作用。临床用于前列腺癌患者及治疗痤疮。

第三节　雌激素及抗雌激素

雌激素是促进雌性生殖器官的成熟和第二性征发育并维持其正常功能的一类激素。主要用于治疗更年期综合征、卵巢功能不全、闭经、晚期乳腺癌、放射病及骨质疏松症，还用作女性避孕药物的配伍成分。

一、甾体雌激素

天然的雌激素有雌二醇（Estradiol）、雌酮（Estrone）及雌三醇（Estriol）。人们从孕妇尿中分离出雌性激素雌酮、雌二醇及雌三醇的结晶纯品。前两种激素直接从卵巢分泌，雌三醇是它们的代谢产物，三种激素中雌二醇的活性最强。

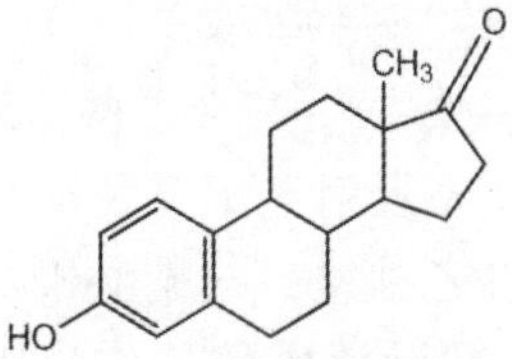

雌酮

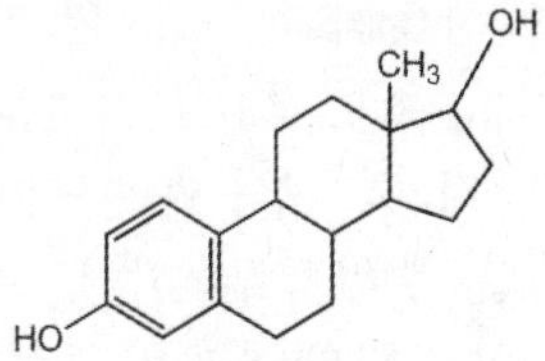

雌二醇

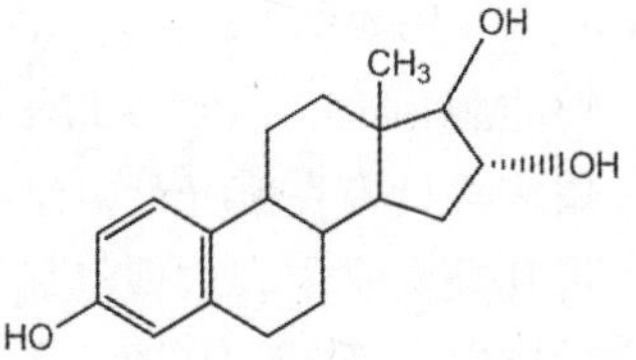

雌三醇

这些天然的雌激素是 A 环芳香化的雌甾烷化合物，3 位有酚羟基，17 位有氧代或 β－羟基，雌三醇在 16 位有 α－羟基。雌激素极具价值，用于治疗女性性功能疾病、更年期综合征、骨质疏松，可作为口服避孕药，对预防放射线、脂质代谢都十分有用。

临床用的雌激素类药物主要是它们的衍生物。

雌二醇为雌甾－1，3，5（10）－三烯－3，17β－二醇。白色或乳白色结晶性粉末，在二氧六环、丙酮中溶解，乙醇中略溶，水中不溶。熔点为 175℃～180℃，比旋度为＋75°～＋82°（二氧六环）。溶于硫酸后显黄绿色荧光，加三氯化铁试液呈草绿色，再加水稀释，则变为红色（甾核的反应）。

雌二醇可从皮肤、黏膜、肌肉和胃肠道等途径吸收，口服后在肝脏内迅速代谢失活。失活的途径主要是 17 位羟基氧化成酮，以及雌二醇的羟基与硫酸盐或葡萄糖醛酸结合，结合产物具有水溶性，可从尿中排出。雌二醇进入体内后主要贮存在脂肪组织中，或与性激素球蛋白或白蛋白结合后再释放起作用。

雌二醇的活性相当高，化学结构修饰的重点为获得使用方便、药效持久、作用专一或副作用少的药物。

雌二醇的活性强，但易被代谢失活，作用维持时间短。根据前药原理将雌二醇 3 位及 17 位羟基酯化制成雌二醇的前药，例如苯甲酸雌二醇（Estradiol Benzoate）、戊酸雌二醇（Estradiol Valerate）、环戊丙酸雌二醇（Estradiol Cypionate）等。这些药物口服无效，肌肉注射后，缓慢水解释放产生雌二醇，产生药理作用，作用时间较长。

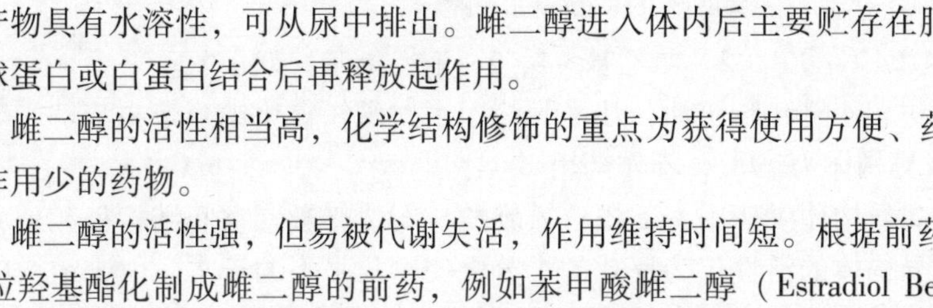

苯甲酸雌二醇
戊酸雌二醇
环戊丙酸雌二醇

天然雌激素及雌二醇酯类口服均无效，在雌二醇 17 位引入 α－乙炔基，使 17β－羟基稳定不易被代谢，得到半合成强效雌激素炔雌醇（Ethinylestradiol），口服有效。将炔雌醇的 3 位羟基制成环戊醚，称为炔雌醚（Quinestrol），活性约为炔雌醇的 4 倍，作用可维持一个月以上，常与孕激素配伍用作长效口服避孕药。尼尔雌醇（Nilestriol）为长效口服雌激素，临床用于治疗雌激素缺乏引起的更年期综合征。

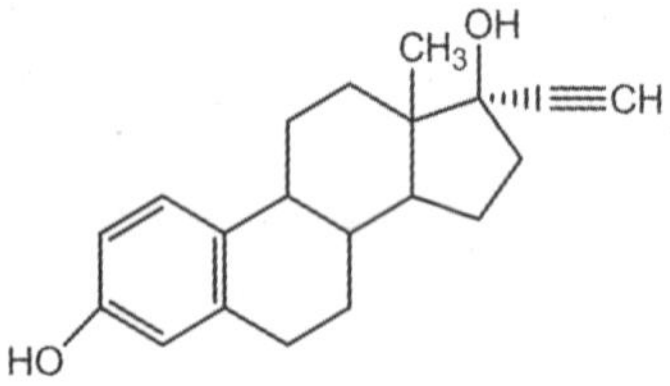

炔雌醇

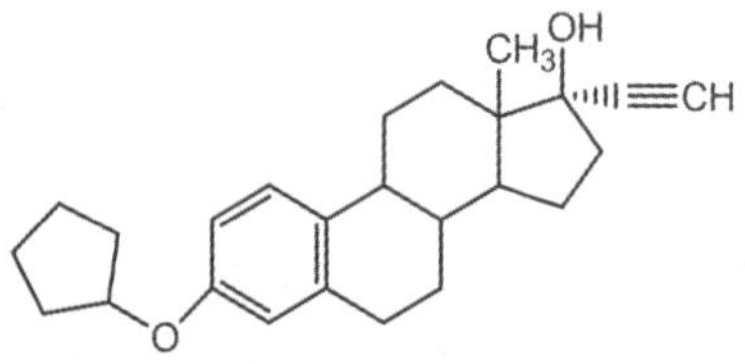

炔雌醚

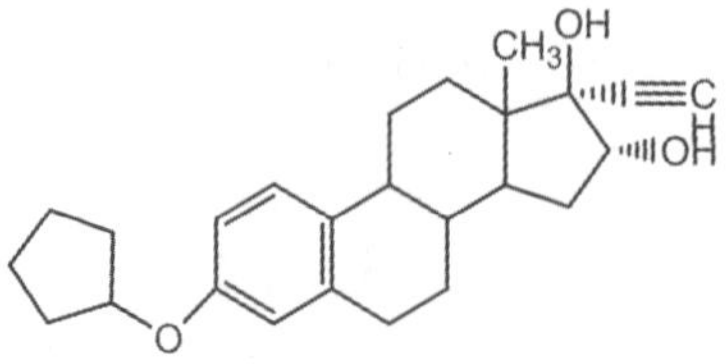

尼尔雌醇

炔雌醇为19－去甲－17α－孕甾－1，3，5（10）－三烯－20－炔－3，17－二醇。

炔雌醇具有左旋光性。结构中含有甾核，溶于硫酸显橙红色，在反射光下有黄绿色荧光。将其倾入水中有玫瑰红色沉淀生成。炔雌醇结构中17位有α－乙炔基，与硝酸银试液反应生成白色沉淀。用途：炔雌醇为可口服的强效雌激素，常与孕激素配伍用作口服避孕药。

二、非甾体雌性激素

反式二苯乙烯衍生物具有很强的雌激素活性，其中用于临床的己烯雌酚（Diethylstilbestrol）为全合成的非甾雌激素。

典型药物：

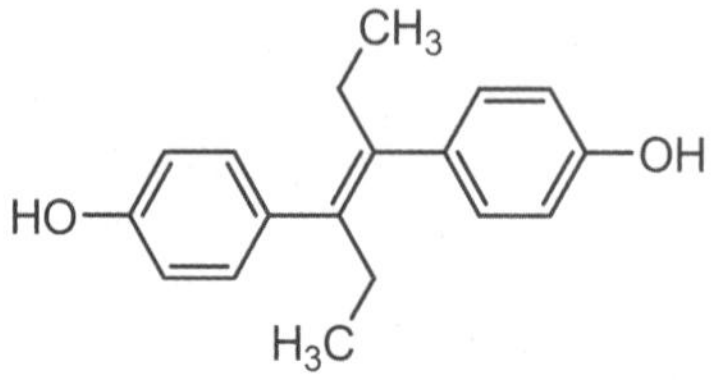

己烯雌酚（Diethylstilbestrol）

化学名为（E）－4，4'－（1，2－二乙基－1，2－亚乙烯基）双苯酚。

本品溶于乙醇、氯仿、乙醚和脂肪油，几乎不溶于水，稀氢氧化钠溶液中溶解，熔点为169℃～172℃（顺式异构体为79℃，不作药用）。

结构中有双键，反式异构体供药用。反式己烯雌酚与天然雌激素空间结构极相似，活性与雌二醇相近，顺式异构体的活性仅为反式的十分之一。几乎不溶于水，由于结构中有酚羟基，可溶于稀氢氧化钠溶液。溶于硫酸后溶液显橙黄色，加水稀释后颜色消失。

药理作用与雌二醇相同，但活性更强。在肝脏中失活很慢，口服有效，临床治疗作用除与雌二醇相同外，也用于前列腺癌，也可作为事后应急避孕药。

己烯雌酚衍生物有很多，如丙酸己烯雌酚（Stilbestrol dipropionate）、磷酸己烯雌酚（Diethylstilbestrol phosphate）等。丙酸己烯雌酚，它的油针剂吸收慢，注射一次可延效2～3天。磷酸己烯雌酚是水溶性化合物，可用于口服，也可供静脉注射，作用快，耐受性好，对前列腺癌具有选择性，进入癌细胞后受磷酸酶的作用，释放出己烯雌酚而显效。

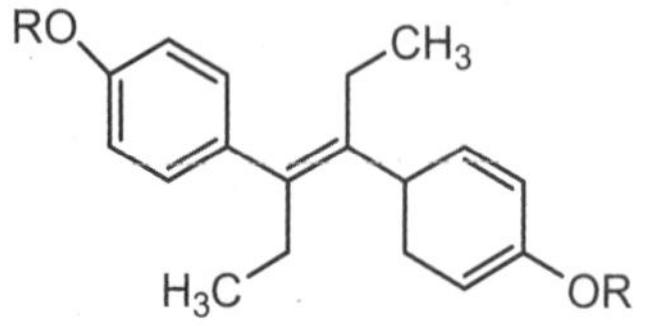

$R=COCH_2CH_3$ 丙酸己烯雌酚

$R=PO_3H_2$ 磷酸己烯雌酚

三、抗雌激素和选择性雌激素受体调节剂

三苯烯类仅有很弱的雌激素活性，却有明显的抗雌激素活性。三苯乙烯类化合物能与雌激素受体产生较强且持久的结合。在靶细胞中竞争性阻断雌激素与细胞浆受体的结合，形成生物活性较低的抗雌激素化合物——雌激素受体复合物。较难进入靶细胞的细胞核，即使少量缓慢地进入细胞核后，也不能够与核染色质的受体部位相互作用而激发出雌激素活性。同时也干扰雌激素受体的循环，使细胞溶质不能及时得到受体的补充，从而表现出抗雌激素作用。

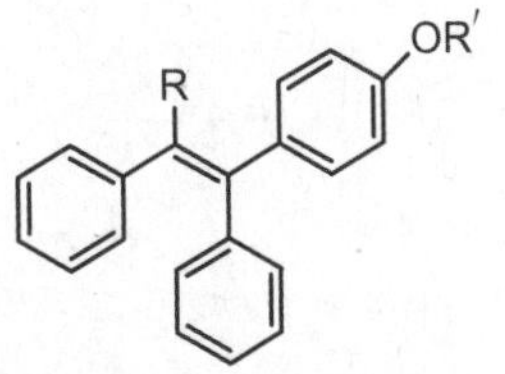

$R=Cl$, $R'=CH_2CH_2N(C_2H_5)_2$　氯米芬

$R=CH_2CH_3$, $R'=CH_2CH_2N(CH_3)_2$　他莫昔芬

典型药物：

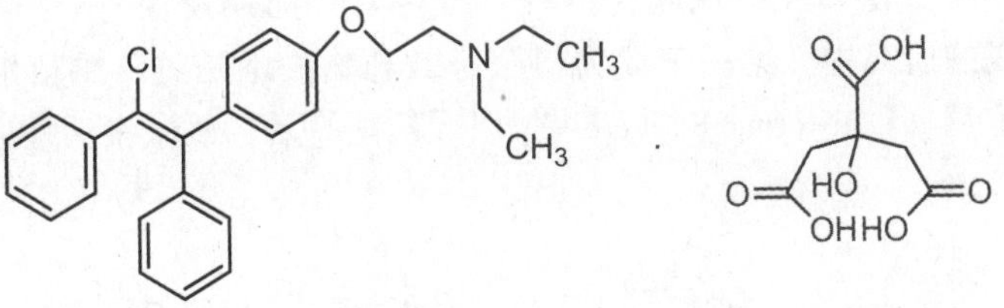

构橼酸氯米芬（Clomifene Citrate）

化学名为N，N－二乙基－2－［4－（1，2－二苯基－2－氯乙烯基）苯氧基］乙胺枸橼酸盐。

本品为白色或类白色粉末，在乙醇中略溶，在水或氯仿中微溶。

本品有顺、反两种立体异构，其Z（cis－异构体）具有雌激素样活性，而E（trans异构体）有抗雌激素活性。药用两种异构体的混合物，反式异构体占30%～50%，为部分激动剂。对卵巢的雌激素受体亲和力较大，诱发排卵成功率高达20%～80%，主要用于不孕症的治疗。

他莫昔芬（Tamoxifen）对乳腺雌激素受体亲和力大，临床上用于乳腺癌的治疗。

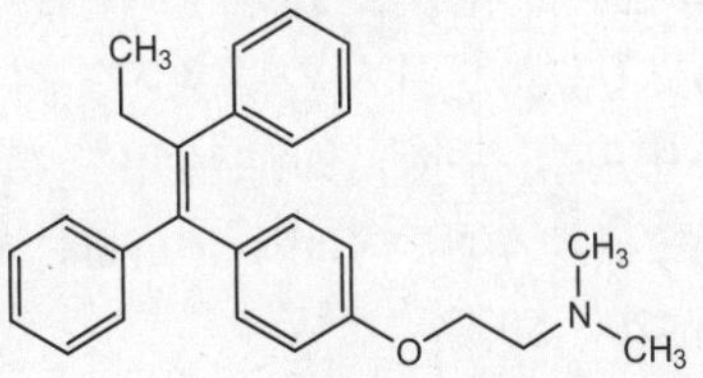

他莫昔芬

雷洛昔芬（Raloxifene）是选择性雌激素受体调节剂，其结构也可看成三苯乙烯化合物，具有更好的刚性，无几何异构体。

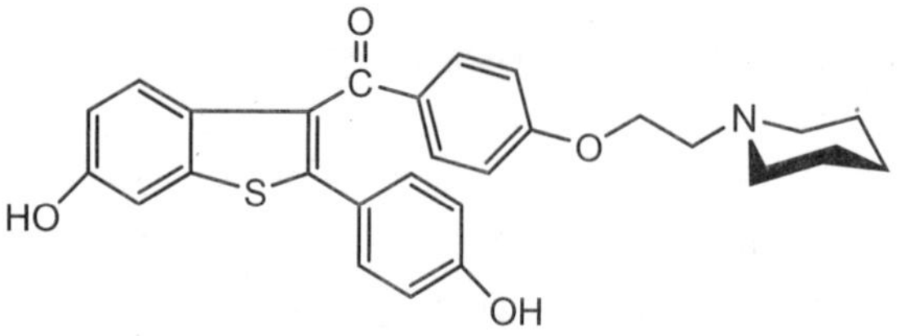

雷洛昔芬

雷洛昔芬对卵巢、乳腺的雌激素受体均有拮抗作用，但对骨骼的雌激素受体却产生激动作用，故用于骨质疏松症的治疗。

第四节 孕激素

孕激素是卵泡排卵后形成的黄体分泌的激素，黄体酮（Progesterone）为天然的孕激素。孕激素对于宫内膜的分泌转化、蜕膜化过程、维持月经周期及保持妊娠等起重要的作用。在寻找口服孕激素的研究中，第一个成为口服有效药物的不是黄体酮衍生物，而是睾丸素的衍生物——炔孕酮（Ethisterone），17α－位引入乙炔基后，雄激素活性减弱而显示出孕激素活性，且口服有效。

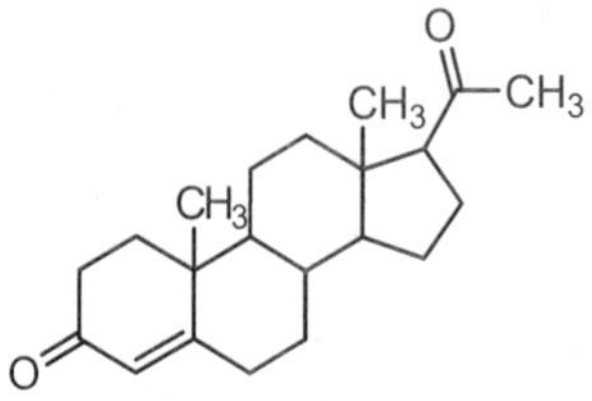

黄体酮

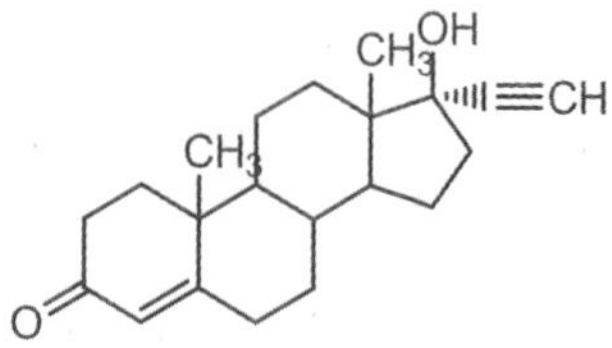

炔孕酮

一、孕酮类孕激素

天然来源的黄体酮因在胃肠道吸收时，易受到4－烯还原酶、20－羟甾脱氢酶等的作用而失活，所以临床常用供注射用油剂。

孕酮类失活的主要途径是6位羟基化、16位和17位氧化，或3，20－二酮被还原成二醇，所以结构修饰主要是在C_6及C_{16}位上引入占位基团，得到了目前最常用的口服避孕药17α－乙酰氧基黄体酮的6α－甲基衍生物，即醋酸甲羟孕酮（Medroxy Progesterone Acetate）；Δ^6－6－氯衍生物，即醋酸氯地孕酮（Chlormadinone Acetate）。它们均为强效的口服孕激素，其活性分别是炔诺酮的20、50倍。

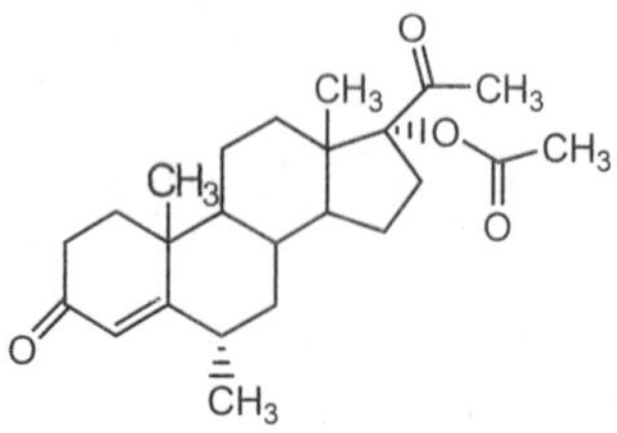

醋酸甲羟孕酮

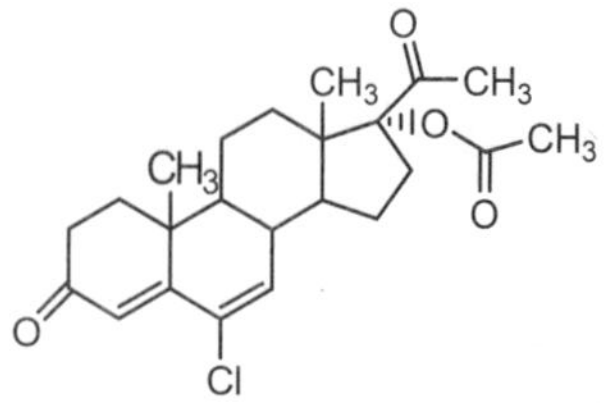

醋酸氯地孕酮

醋酸甲羟孕酮为6α－甲基－17α－羟基－孕甾－4－烯－3，20－二酮醋酸酯，又名甲羟孕酮、安宫黄体酮，具有右旋光性。醋酸甲羟孕酮与醇制氢氧化钾试液一起加热，17α位醋酸酯结构被水解，再与硫酸一起加热即发出醋酸乙酯香味。醋酸甲羟孕酮为孕激素，作用较强，无雌激素活性，可口服或注射给药。临床用于痛经、功能性子宫出血、先兆流产或习惯性流产等。

典型药物：

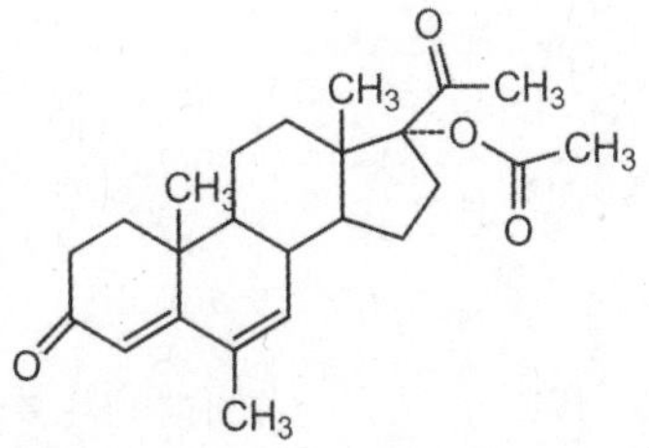

醋酸甲地孕酮（Megestrol Acetate）

化学名为6－甲基－17α－羟基孕甾－4，6－二烯－3，20－二酮－17－醋酸酯。

本品为白色或淡黄色结晶或结晶性粉末，无臭。甲醇、乙醇、苯、丙酮、乙醚、苯甲醇、醋酸乙酯及氯仿中溶解，水中不溶。熔点为216℃～219℃，比旋度为＋5°（$c=1$，氯仿）。

本品具右旋光性。醋酸甲地孕酮与醇制氢氧化钾试液一起加热，17α位醋酸酯结构被水解，再与硫酸一起加热即发生醋酸乙酯香味。

本品为强效口服孕激素，作用较强。临床上主要与雌激素配伍用作口服避孕药。

二、19－去甲睾酮类孕激素

在睾酮的结构中引入17α－乙炔基得到具有孕激素活性的炔孕酮（Ethisterone，妊娠素），为发展新的一类孕激素开辟了途径。在炔孕酮（妊娠素）结构中去除19－甲基得到炔诺酮（Norethisterone），其孕激素活性较妊娠素强5倍。将炔诺酮结构中18位的甲基换成乙基得到炔诺孕酮（Norgestrel），为消旋体，其中仅左旋体即左炔诺孕酮有活性，右旋体无活性。左炔诺孕酮（Levonorgestrel）的孕激素活性为炔诺酮的5～10倍，临床用作口服避孕药。

典型药物：

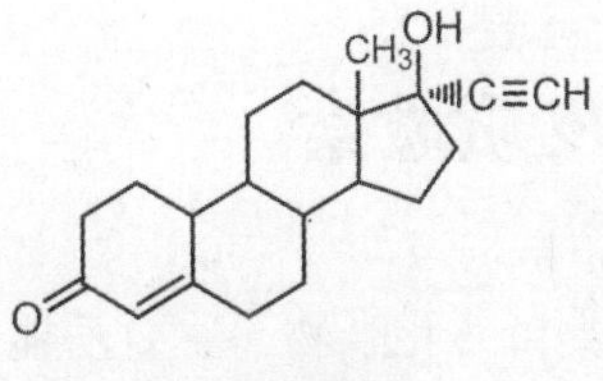

炔诺酮

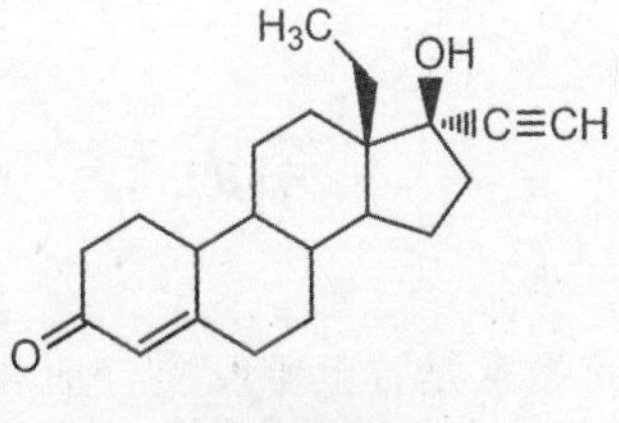

左炔诺孕酮

化学名为17β－羟基－19－去甲－17α－孕甾－4－烯－20－炔－3－酮。

本品为白色或类白色结晶性粉末，无臭、无味，在氯仿中溶解，微溶于甲醇，不溶于水。具有光学活性的炔诺孕酮，即D－18－甲基炔诺酮（C_{13}β构型），比旋度为－30.8°（$c=1$，氯仿），熔点为232℃～236℃；右旋体的比旋度为＋40.7°（$c=1$，氯仿），熔点为238℃～242℃。

炔诺酮具有左旋光性，炔诺酮结构中有乙炔基，溶于乙醇后可与硝酸银试液反应，生成白色炔诺酮银盐沉淀。为白色或乳白色结晶性粉末，无臭，味微苦。氯仿中溶解，乙醇中微溶，丙酮中略溶，水中不溶。熔点为202℃～208℃，比旋度为－28°～－22°（c＝1，氯仿）。

炔诺酮为口服有效的孕激素，能抑制垂体释放黄体化激素和促卵泡成熟性素，抑制排卵作用比黄体酮强。临床上用于功能性子宫出血、痛经、子宫内膜异位等孕激素适应证。与雌激素配伍用作口服避孕药。

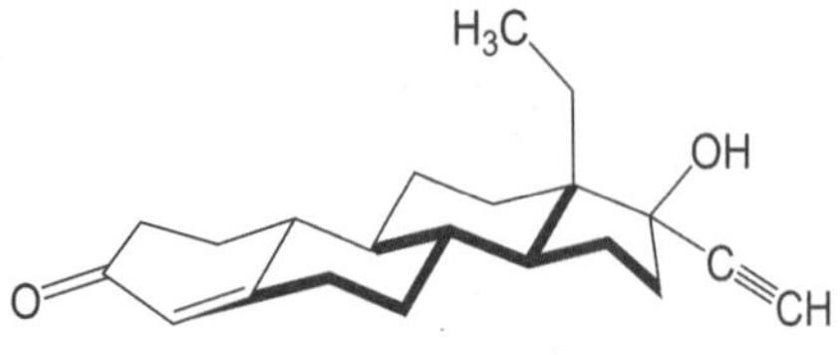

左旋 D－甲基炔诺酮

立体构型：8R，9S，10R，13S，14S，17R

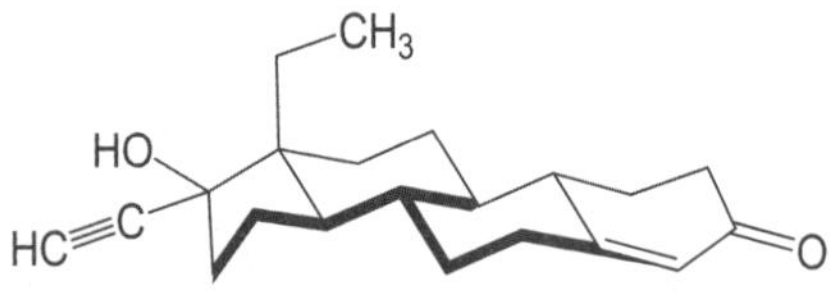

右旋 L－甲基炔诺酮

立体构型：8S，9R，10S，13R，14R，17S

三、孕激素拮抗剂

典型药物：

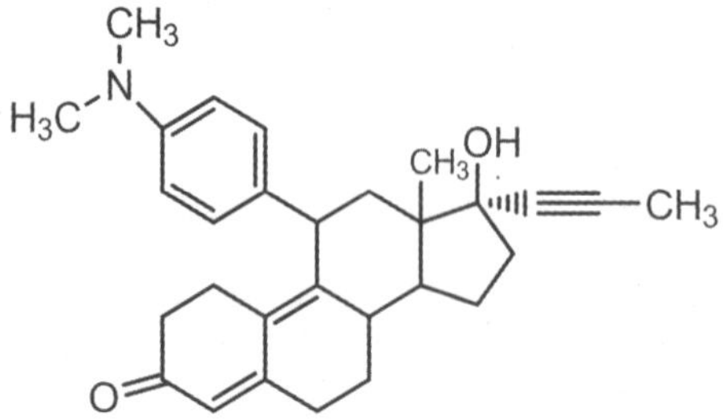

米非司酮（Mifepristone）

化学名为11β－（4－二甲氨基苯基）－17β－羟基－17－（α－丙炔基）－雌甾－4，9－二烯－3－酮。

本品为白色或类白色结晶。熔点为150℃，比旋度为＋138.5°（氯仿）。

本品是孕激素受体拮抗剂。本身无孕激素活性，与子宫内膜孕激素受体的亲和力比孕酮高出5倍左右，体内作用的部位在子宫，不影响垂体—下丘脑的分泌调节。在妊娠早期使用可诱发流产，为非手术性抗早孕药。

第五节　肾上腺皮质激素

肾上腺皮质激素是肾上腺皮质合成和分泌的一类甾体化合物，主要功能是调节动物体内的盐代谢和糖代谢。皮质激素进入血液循环后，一般与血中特异的蛋白质—皮质激素运载蛋白形成可逆的非共价键复合物，使激素免受破坏，并可调节血中游离甾体的浓度，从而调控作用于靶细胞的激素的有效浓度。

一、肾上腺皮质激素的种类及生物活性

从肾上腺皮质分离出近50种化合物，其中7种生理活性强，其中以可的松（Cortisone）、氢化可的松（Hydrocortisone）、（11－去氢）皮质酮（Corticosterone）、17α－羟基－11－脱氧皮质酮（17α－Hydroxy－11－deoxycortricosterone）的生物活性较高，统称为天然

皮质激素。17位含有羟基的化合物命名为可的松类，无羟基的化合物为皮质酮类化合物。它又可分离出醛固酮（Aldosterone）。

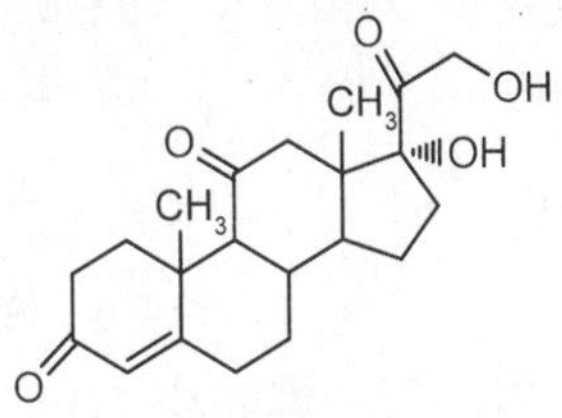

可的松

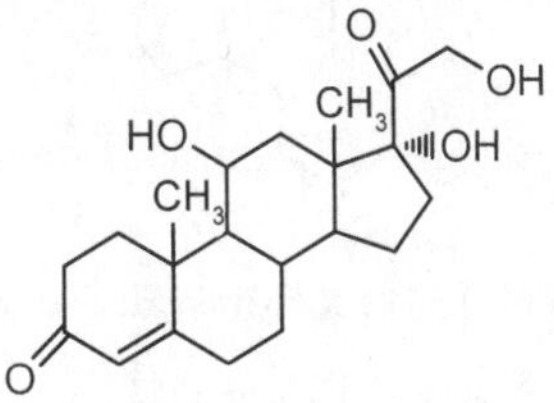

氢化可的松

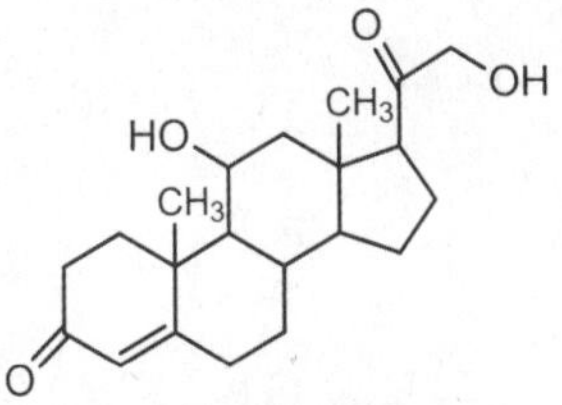

皮质酮

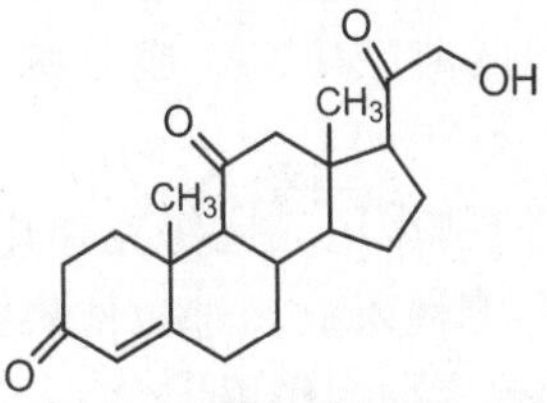

（11－去氢）皮质酮

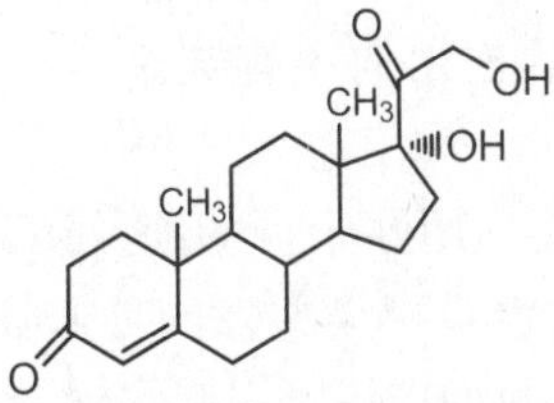

17α－羟基－11－脱氧皮质酮

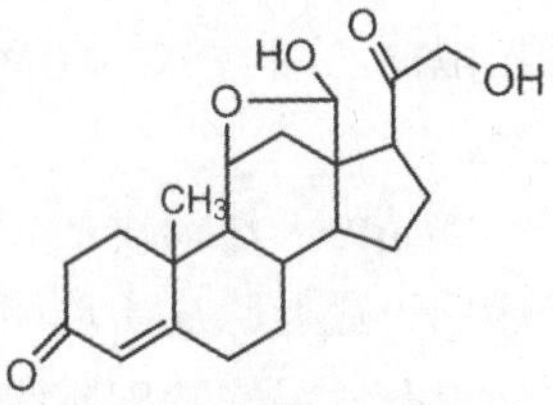

醛固酮

为了表示两种皮质激素活性的大小，药理学以钠潴留活力作为盐皮质激素活性大小的指标；以肝糖原沉积作用及抗炎作用大小作为糖皮质激素的活性指标。一些天然皮质激素的活性见表10－2。

表10－2　天然皮质激素类化合物的相对生物活性

化合物	相对生物活性			
	生命维持	肝糖原沉积	抗炎	钠潴留
可的松	1.00	1.00	1.00	1.00
皮质酮	0.75	0.54	0.03	2.55
11－去氢皮质酮	0.58	0.45	—	0
11－去氢皮质醇	4.00	0	0	30
醛固酮	80.0	0.3	0	600

二、皮质激素类药物

可的松、氢化可的松主要调节糖、脂肪和蛋白质的生物合成及代谢，能促进蛋白质转化为糖的过程，增加肝糖原，增强机体抵抗力，具有抗炎、抗风湿作用，称为抗炎皮质激素，由于主要影响糖代谢，对水盐代谢影响小，也称糖皮质激素。糖皮质激素有极广泛的、效果非常明显的临床用途。糖皮质激素化学结构改造的主要目标集中在将糖、盐皮质激素的两种活性分开，以减少副作用。

糖皮质激素的结构特征：具有孕甾烷骨架；均具有Δ^4－3－酮结构；C_{17}上有17β－酮醇侧链和17α－羟基；C_{11}上有11β－羟基或酮基。

醛固酮主要调节机体水盐代谢，维持电解质平衡，促进体内保留钠离子、排出钾离子，主要影响体内水盐平衡，称为盐皮质激素。

典型药物：

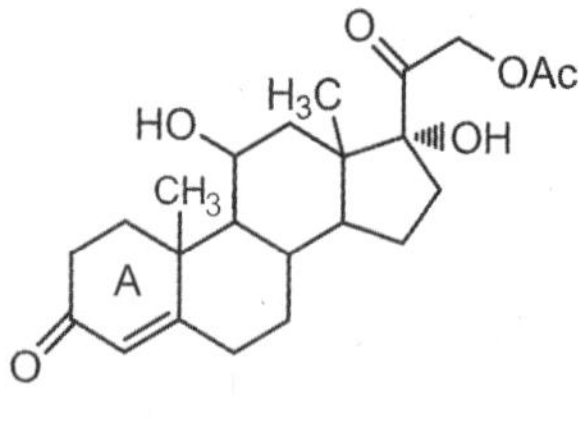

醋酸氢化可的松（Hydrocortisone acetate）

化学名为11β，17α，21－三羟基－孕甾－4－烯－3，20－二酮－21－醋酸酯。

本品溶于硫酸后即显黄至棕黄色并带绿色荧光，具有右旋光性。

本品与乙醇制氢氧化钾试液一起加热，21位醋酸酯结构被水解，再与硫酸一起加热即发出醋酸乙酯香味。醋酸氢化可的松结构中有羰基，与硫酸苯肼试液反应，生成苯腙显黄色。

本品为天然糖皮质激素，抗炎作用强于可的松，还具有免疫抑制作用、抗休克作用，临床用于肾上腺皮质功能减退症、严重感染并发的毒血症、自身免疫性疾病、过敏性疾病等。也有一定的盐皮质激素活性，长期应用可引起水钠潴留、水肿等多种副作用。

本品与硫酸苯肼反应，呈黄色；与硫酸反应，呈黄至棕黄色并带绿色荧光；与乙醇制氢氧化钾反应，呈醋酸乙酯香气；与斐林试剂反应，生成橙红色沉淀。

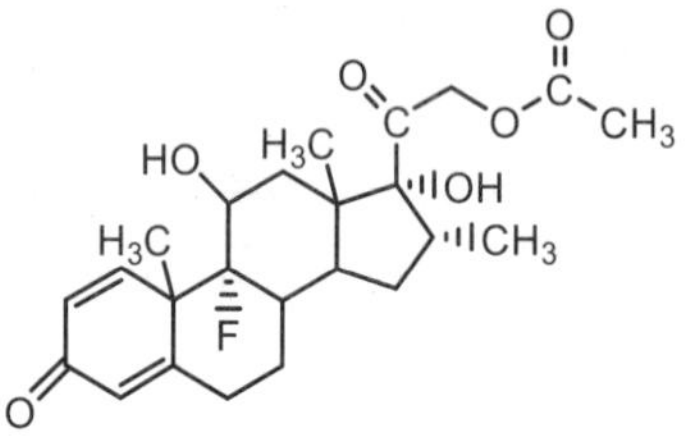

醋酸地塞米松（Dexamethasone Acetate）

化学名为16α－甲基－11β，17α，21－三羟基－9α－氟－孕甾－1，4－二烯－3，20－二酮－21－醋酸酯，又名醋酸氟美松。

本品为白色或类白色结晶或结晶性粉末，无臭，味微苦。易溶于丙酮，可溶于甲醇和无水乙醇，略溶于乙醇和氯仿，乙醚中溶解极微，不溶于水。熔点为223℃～233℃（分解），比旋度为＋82°～＋88°（$c=1$，二氧六环）。

本品具有右旋光性，与乙醇制氢氧化钾试液一起加热，21位醋酸酯结构被水解，再与硫酸一起加热即发出醋酸乙酯香味。结构中17位有还原性的α－羟基酮结构，在甲醇溶液中与碱性酒石酸铜试液反应，生成橙红色氧化亚铜（Cu_2O）沉淀。

用氧瓶燃烧法进行有机破坏后，显氟离子鉴别反应（有机破坏后吸收在氢氧化钠液中，生成氟化钠，加茜素氟蓝试液、12%醋酸钠的稀醋酸溶液及硝酸亚铈试液即显蓝紫色）。与醋酸氢化可的松相同，抗炎作用增强约25倍，几乎无钠潴留作用。

本品本身的抗炎活性不强，但C_{21}羟基酯化后，由于亲脂性增加，在软膏基质中的药物固体微粒或药物分子接触到皮肤后，容易溶解在角质层中，很快渗过表皮到达皮下血管而发挥作用。

本品外用抗炎活性比氢化可的松强80倍。地塞米松磷酸钠（Dexamethasone Sodium Phosphate）为水溶性衍生物，其作用与地塞米松相同。静注或肌注后作用迅速，适用于危急病人的抢救，也可作为滴眼药液。

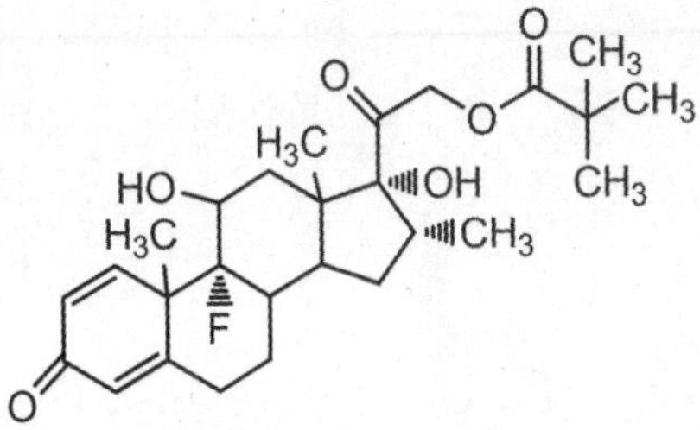
地塞米松三甲醋酸酯

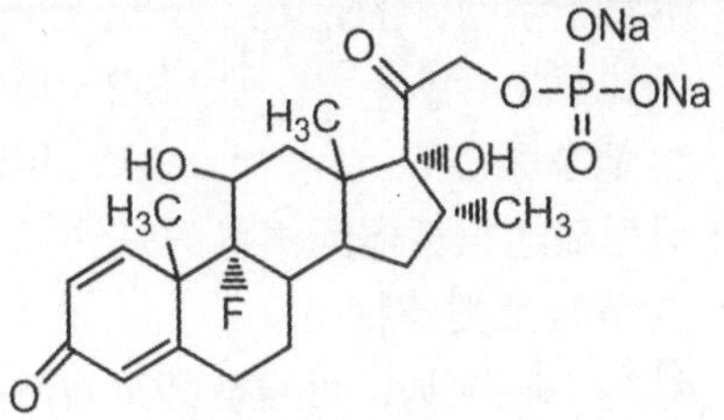
地塞米松磷酸钠

练习题

一、单项选择题

1. 能促进促红细胞生成素分泌的性激素是（　　）。

A. 雌激素　B. 孕激素　C. 雄激素

D. 同化激素　E. 糖皮质激素

2. 下列描述中符合米非司酮的化学结构特征的是（　　）。

A. 11 位为羟基，17α 位为丙炔基

B. 11 位为羰基，17α 位为并炔基

C. 11β 位为 4－二甲氨基苯基，17α－乙炔基

D. 11β－羟基，17α－乙炔基

E. 11β－4－二甲氨基苯基，17α－丙炔基

3. 睾酮口服无效，结构修饰后口服有效，其方法为（　　）。

A. 将 17β 羟基酯化　B. 将 17β 羟基氧化为羰基　C. 引入 17α－甲基

D. 将 17β 羟基修饰为醚　E. 引入 17α－乙炔基

4. 化学结构中有 11β－（4－二甲氨基苯基）的药物是（　　）。

A. 醋酸氢化可的松　B. 炔诺酮　C. 米非司酮

D. 丙酸睾酮　E. 醋酸甲地孕酮

5. 睾丸功能不全宜选用的是（　　）。

A. 黄体酮　B. 炔诺酮　C. 甲基睾酮

D. 美雄酮　E. 甲地孕酮

6. 以下药物中能与碱性酒石酸作用生成氧化亚铜红色沉淀的是（　　）。

A. 苯丙酸诺龙　B. 醋酸地塞米松　C. 黄体酮

D. 雌二醇　E. 达那唑

7. 黄体酮必须注射给药的主要原因是（　　）。

A. 注射用药能维持较高体内浓度

B. 注射用药吸收快

C. 口服后在胃肠道和肝脏被迅速破坏

D. 口服用药吸收缓慢

E. 口服用药排泄快

8. 不属于孕激素的是（　　）。
A. 炔诺酮　　B. 甲睾酮　　C. 黄体酮
D. 氯地孕酮　　E. 甲地孕酮
9. 下列叙述与黄体酮不符的是（　　）。
A. 为孕激素类药物
B. 结构中有羰基，可与盐酸羟胺反应生成肟
C. 结构中有乙炔基，遇硝酸银生成白色沉淀
D. 有甲基酮结构，可与高铁离子络合显色
E. 用于先兆性流产和习惯性流产
10. 以下叙述与左炔诺酮不符的是（　　）。
A. 结构中 C－17 位有 α－乙炔基
B. 结构中 13 位为甲基
C. 结构中 13 位为乙基
D. 结构中 13 位有羰基
E. 结构中 4 位和 5 位间有双键
11. 人工合成的雌二醇衍生物是（　　）。
A. 雌酮　　B. 炔雌醇　　C. 炔诺酮
D. 司坦唑醇　　E. 雌三醇

二、多项选择题

1. 有关雌激素作用的表述，正确的有（　　）。
A. 使子宫内膜增殖
B. 抑制子宫平滑肌对催产素的敏感性
C. 抑制催乳素的分泌
D. 抑制促性腺激素释放激素的分泌
E. 促进水钠排泄
2. 黄体酮保胎作用机制，错误的是（　　）。
A. 促进子宫内膜由分泌期转为增殖期
B. 降低子宫对缩宫素的敏感性
C. 抗醛固酮作用
D. 抑制子宫收缩
E. 抗雌激素作用
3. 孕激素类药临床可用于（　　）。
A. 避孕　　B. 先兆流产　　C. 子宫内膜腺癌
D. 前列腺癌　　E. 痛经
4. 雄激素类药物临床可用于（　　）。
A. 避孕　　B. 再生障碍性贫血　　C. 月经不调
D. 晚期乳腺癌　　E. 睾丸功能不全
5. 具有水钠潴留作用的药物有（　　）。
A. 雌激素　　B. 孕激素　　C. 雄激素
D. 同化激素　　E. 糖皮质激素

三、配伍选择题

[1～4] A. 醋酸氟轻松　B. 醋酸甲羟孕酮　C. 非那雄胺　D. 醋酸甲地孕酮　E. 达那唑

1. 结构中含有6α，9α－二氟的是（　　）。

2. A环并有异噁唑环，17位有α－乙炔基的是（　　）。

3. A环含氮，同时17－位是叔丁基羰酰胺的是（　　）。

4. 有6α－甲基，17α－乙酰氧基的是（　　）。

[5～8] A. 醋酸氢化可的松　B. 醋酸羟胺孕酮　C. 氟他胺　D. 苯丙诺龙　E. 雌二醇

5. 又名安宫黄体酮的是（　　）。

6. 抗雄性激素，能治疗前列腺癌的是（　　）。

7. 天然糖皮质激素的醋酸酯，可视为前体药物的是（　　）。

8. 化学名为雌甾－1，35（10）－三烯－3，17β－二醇的是（　　）。

[9～12] A. 己烯雌酚　B. 炔诺酮　C. 黄体酮　D. 地塞米松　E. 氟他胺

9. 醇溶液遇硝酸银试液产生白色沉淀的药物的是（　　）。

10. 具有α－羟基酮结构，甲醇溶液与碱性酒石酸铜共热生成橙红色沉淀的药物的是（　　）。

11. 与三氯化铁试液能产生颜色反应的药物的是（　　）。

12. 与亚硝基铁氰化钠反应生成蓝紫色的药物的是（　　）。

[13～15] A. 醋酸氢化可的松　B. 醋酸甲羟孕酮　C. 雷洛昔芬　D. 苯丙酸诺龙　E. 炔雌醇

13. 黄体酮的6α－甲基，17α－乙酰氧基的衍生物（　　）。

14. 抗雌激素药物，用于治疗骨质疏松（　　）。

15. 化学名为3－羟基－19－去甲－17α孕甾－1，3，5（10）－三烯－20－炔－17－醇（　　）。

[16～19] A. 丙酸睾酮　B. 米非司酮　C. 炔雌醇　D. 氯米芬　E. 醋酸氢化可的松

16. 化学名为11β，17α，21－三羟基孕甾－4－烯－3，20－二酮－21－醋酸酯(　　)。

17. 雌激素类药物，与孕激素配伍为口服避孕药（　　）。

18. 抗孕激素，用于抗早孕（　　）。

19. 三苯乙烯类雌激素抑制剂(　　)。

[20～21] A. 非那雄胺　B. 醋酸泼尼松龙　C. 醋酸甲羟孕酮　D. 甲睾酮　E. 达那唑

20. 甾核2，3－与异噁唑骈合的药物，用于治疗子宫内膜异位症（　　）。

21. 为5α－还原酶抑制剂，用于良性前列腺增生（　　）。

[22～25] A. 17α－甲基－17β－羟基雄甾－4－烯－3－酮

B. 雌甾－1，3，5（10）－三烯－3，17β－醇

C. 17β－羟基－19－去甲－17α－孕甾－4－烯－20－炔3－酮

D. 16α－甲基－llβ，1 7α，21－三羟基－9α－氟孕甾－1，4－烯－3，20－酮－21－

醋酸酯

E. 17α－羟基－19－去甲－17α－孕甾－4－烯－20－炔3－酮

22. 醋酸地塞米松的化学名（　　）。

23. 雌二醇的化学名（　　）。

24. 炔诺酮的化学名（　　）。

25. 甲睾酮的化学名（　　）。

第十一章　降血糖药及利尿药

第一节　降血糖药

糖尿病是一种碳水化合物、蛋白质和脂肪代谢障碍性疾病，其发病率高，危害性较大。临床早期无症状，发展到症状期可出现多尿、多饮、多食、疲乏及消瘦等症状，严重时可导致酮症酸中毒与高渗性非酮症昏迷，并发急性感染、肺结核、动脉粥样硬化、肾脏和视网膜等微血管病变及神经病变等，成为继心血管疾病和肿瘤之后的第三位“健康杀手”。

1980 年，世界卫生组织（WHO）将糖尿病分为两大类：胰岛素依赖型（IDDM，即Ⅰ型糖尿病）和非胰岛素依赖型（NIDDM，即Ⅱ型糖尿病）。胰岛素依赖型常起病于幼年，也称少年发病型，病人体内胰岛细胞受损，致使血浆中的胰岛素水平远低于正常值，该类疾病主要用胰岛素及其类似物制剂进行治疗。非胰岛素依赖型多起病于 40 岁后，又称成年发病型，病人体内胰岛素分泌障碍较轻，血浆中的胰岛素水平正常或稍低，机体内靶组织对胰岛素反应不敏感，因胰岛素量相对不足，导致高血糖症状。非胰岛素依赖型病人约占病人总数的 90%，治疗使用的主要药物是胰岛素分泌促进剂、胰岛素增敏剂和 α－葡萄糖苷酶抑制剂。除主要采用注射方式给药的胰岛素外，其他用于Ⅱ型糖尿病的各类药物均可口服，故又称为口服降糖药。

一、胰岛素及其类似物

胰岛素属多肽类激素，分子较大，一般认为它不易进入靶细胞，只作用于膜受体。胰岛素受体是一种存在于各种细胞膜上的跨膜受体，它的基本化学结构是由 α、β 亚基组成的杂二聚体，杂二聚体进一步聚合产生杂四聚体 $\alpha_2\beta_2$，四个亚基用二硫键形成具有 α－S－S－β 构型的对称复合物。α 亚基由 719 或 713 个氨基酸组成。α 亚基在细胞外时，它的富半胱氨酸区域可与胰岛素结合。β 亚基由 620 个氨基酸组成，此亚基中的 194 个氨基酸在细胞外与 α 亚基连接，23 个氨基酸固定在膜上，403 个氨基酸在胞浆内。其胞内部分含酪氨酸蛋白激酶，所以胰岛素受体是酪氨酸激酶家族的一员，在功能上是一种经典的变构酶，具有调节亚基（α 亚基）和催化亚基（β 亚基）的功能。胰岛素与 α 亚基结合后受体结构改变，引起 β 亚基多个酪氨酸分子自身快速磷酸化，β 亚基的酪氨酸激酶被激活，并相继激活一系列激酶级联反应和信号转导通路，最终引起葡萄糖转运系统从细胞内转运到浆膜上，从而有利于葡萄糖的吸收和分解。

典型药物：

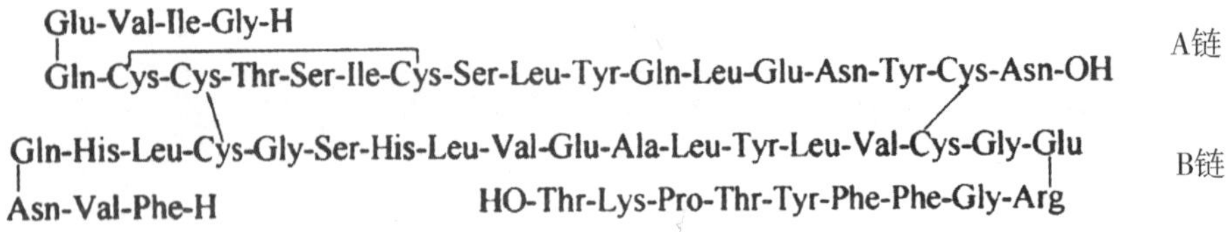

胰岛素（Insulin）

本品为白色或类白色结晶粉末，直径通常小于 10μm。当它与氯化锌共存时，形成胰岛素锌结晶，结晶随 pH 变化得到不同晶型。在水、乙醇、氯仿或乙醚中几乎不溶，在无机酸或氢氧化钠溶液中易溶。有蛋白质的典型性质。

人胰岛素由 51 个氨基酸组成。分成两个肽链：A 链含 21 个氨基酸，B 链含 30 个氨基酸。两链的 A_7 和 B_7、A_{20} 和 B_{19} 以两个半胱氨酸的二硫键连接。另外，A_6 和 A_{11} 也以两个半胱氨酸的二硫键连接成环。相对分子质量为 5 807.69，药品中每毫克不少于 27.5 单位。中性 pH 条件下胰岛素结晶由六个胰岛素分子组成三个二聚体，三个二聚体与两个锌原子都结合在 B 链 10 位组氨酸咪唑环的 N 上，故可推，胰岛素在 β 细胞中以六聚物颗粒形式存在，但其生物活性形式是胰岛素单体。

胰岛素是治疗 I 型糖尿病的有效药物。临床应用的各种胰岛素制剂根据其作用时间长短，可分为短、中、长效三类。短效类包括胰岛素、中性胰岛素等。前者从家畜胰脏内提取，具有酸性；后者是经色谱分离的高纯度猪或牛胰岛素的中性溶液，它可更好地保持活性，疗效更确切，局部组织反应及其他不良反应较前者少。中效类包括低精蛋白胰岛素、珠蛋白锌胰岛素等。低精蛋白胰岛素是由胰岛素和适量鱼精蛋白、氯化锌结合而成的中性灭菌白色混悬液，含锌量折合氯化锌不超过 0.04mg，适合血糖波动较大、不易控制的病人使用。长效类主要有精蛋白锌胰岛素和慢胰岛素锌混悬液。前者为含鱼精蛋白与氯化锌的胰岛素灭菌混悬液，吸收缓慢而均匀，适用于轻型和中型糖尿病；后者为由 30% 无定型半慢胰岛素锌和 70% 结晶性极慢性胰岛素锌粒子组成的混悬液。

用基因工程方法制备人胰岛素，现已成为生产胰岛素的重要手段。

此外还有一些胰岛素的类似物，这些胰岛素类似物可利用基因重组技术得到，其作用相似，但吸收速度有变化，适用于特殊患者。胰岛素及上市的主要类似物的化学结构和作用特点见表 11－1。

表 11－1　胰岛素及上市的主要类似物的化学结构和作用特点

药物名称	化学结构特点	作用特点
普通胰岛素（Regular Insulin）	未作特别处理的动物或人的胰岛素，注射后形成六聚体，解聚后产生作用	短效，皮下注射，且可静脉注射
门冬胰岛素（Insulin Aspart）	B28 脯氨酸换为天冬氨酸，注射后形成六聚体的倾向减少	起效快，作用时间短
赖脯胰岛素（Insulin Lispro）	将人胰岛素的 B28 脯氨酸和 B29 赖氨酸的顺序进行交换	超短效，吸收较人胰岛素快 3 倍
甘精胰岛素（Insulin Glargine）	将人胰岛素的 A21 天冬酰胺换成甘氨酸和 B30 苏氨酸后加两个精氨酸	可一日一次的超长效制剂

二、胰岛素分泌促进剂

胰岛素分泌促进剂可促进胰岛分泌胰岛素，原特指磺酰脲类降糖药，后发现一些结构类似于磺酰脲但并无磺酰脲结构的药物也具有相应作用，这些药物被称为非磺酰脲类降糖药。

第一个应用于临床的磺酰脲类降血糖药是氨磺丁脲（Carbutamide），它具有更强的降血糖作用，但副作用很多，特别对骨髓的毒性较大，后被停用。

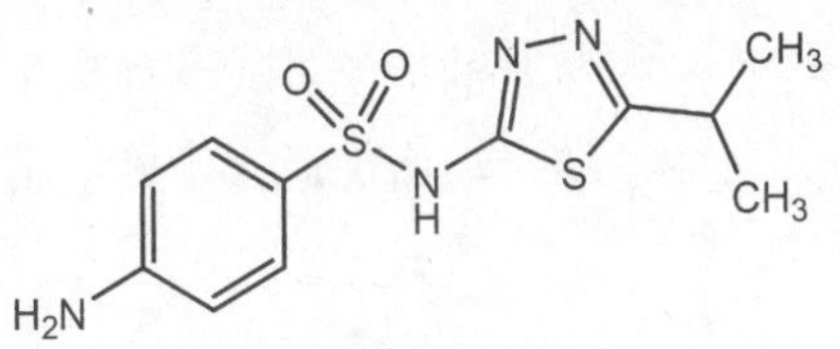

磺胺异丙噻哒唑

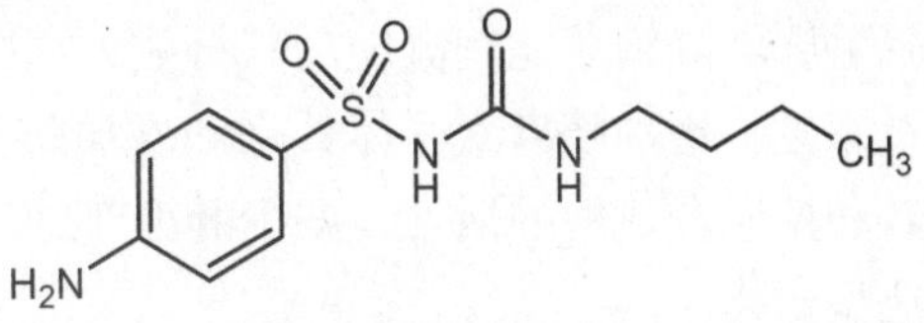

氨磺丁脲

后来对磺胺的这一作用进行较深入研究，合成了约 12 000 个磺酰脲类化合物，其中有 10 个被开发成为口服降糖药，通称为口服磺酰脲类降糖药。现常把该类药物分成三代。第一代指 20 世纪 50 年代发现的，以甲苯磺丁脲（Tolbutamide）、氯磺丙脲（Chlopropamide）为代表。第二代磺酰脲类降糖药是 70 年代发现的，代表药物有格列本脲（Glibenclamide）、格列吡嗪（Glipizide）等。后者的降血糖活性较前者大数十至数百倍，口服吸收快，作用强，且引发低血糖、粒细胞减少以及心血管不良反应的概率较小。第二代磺酰脲类降糖药在结构上比第一代复杂，第二代口服降血糖药的特点是吸收迅速，与血浆蛋白结合率高，作用强，长效，毒性低。其中格列本脲比甲苯磺丁脲强 100 倍。第三代磺酰脲类降糖药是 90 年代中期上市的格列美脲（Glimepiride），它的活性更大，使用剂量极小。

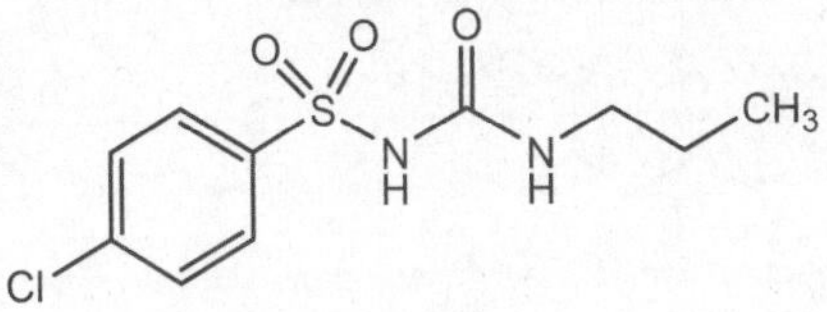

氯磺丙脲

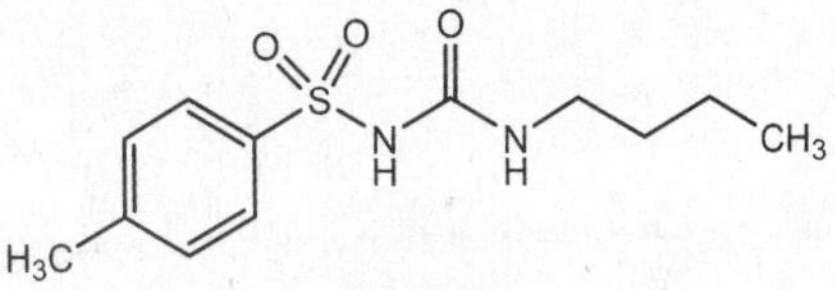

甲苯磺丁脲

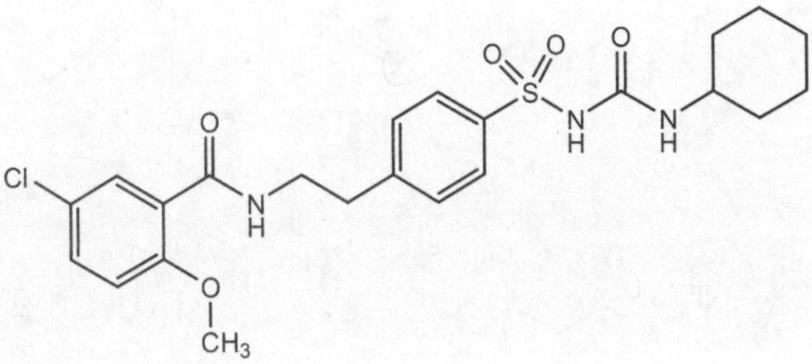

格列本脲

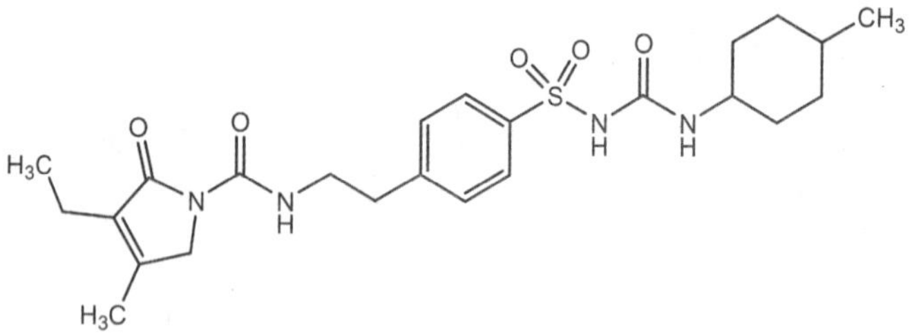

格列美脲

磺酰脲类降糖药能刺激胰岛素分泌，同时减少肝脏对胰岛素的清除；改善外周组织胰岛素敏感性，增加胰岛素受体数量和增加胰岛素与其受体的结合；增加肌肉细胞内葡萄糖的运转和糖原合成酶的活性，减少肝糖产生。

典型药物：

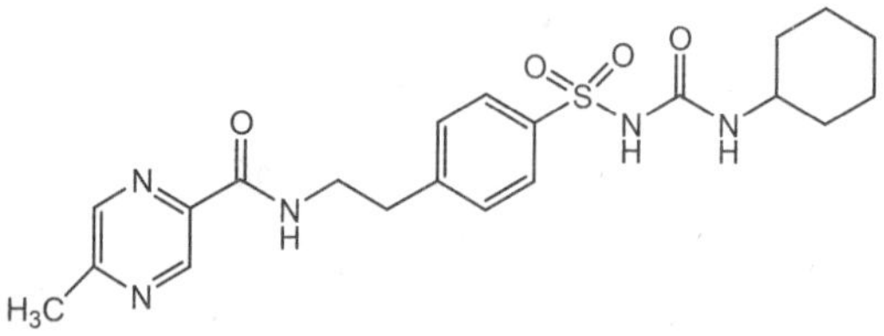

格列吡嗪（Glipizide）

化学名为5－甲基－N－［2－［4－［［［［环己氨基］羰基］氨基］磺酰基］苯基］乙基］－吡嗪甲酰胺。

本品为白色或类白色结晶性粉末，无臭，几乎无味。不溶于水，略溶于乙醚和氯仿。

本品代谢为环己烷环上的氧代和吡嗪环的裂解，代谢产物无治疗活性。

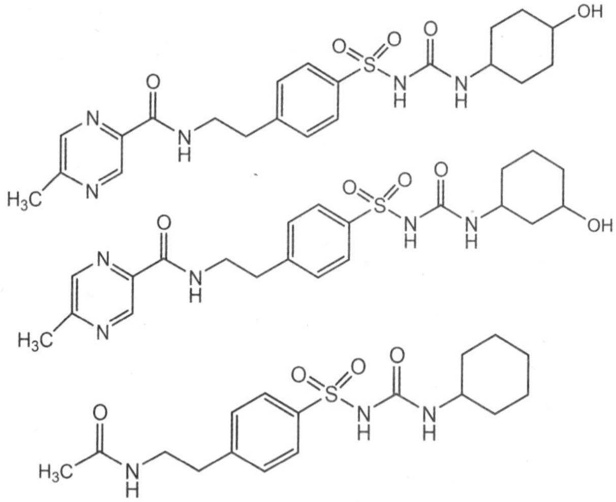

本品系第二代磺酰脲类口服降糖药，主要作用于胰岛细胞，促进内源性胰岛素分泌，抑制肝糖原分解并促进肌肉利用葡萄糖。此外，还可能改变胰岛素靶组织对胰岛素的敏感性，增强胰岛素的作用，主要用于非胰岛素依赖型糖尿病。

三、胰岛素增敏剂

近年研究表明，胰岛素抵抗在Ⅱ型糖尿病的发生、发展中起着极为重要的作用。因此，开发和使用能提高患者胰岛素敏感性的药物，改善胰岛素抵抗状态，对糖尿病治疗有非常重要的意义。

胰岛素增敏剂按照化学结构可分为两类：双胍类和噻唑烷二酮类。

1. 双胍类降糖药

该类药物从东欧传统药物山羊豆衍生而来。20 世纪 50 年代二甲双胍（Metformin）和苯乙双胍（Phenformin）已用于临床，治疗糖尿病。苯乙双胍伴发乳酸中毒，很多国家已停用；二甲双胍乳酸中毒并发症发生率很小，是现在经常使用的药物。

二甲双胍本身无直接降血糖作用，不能促进胰腺释放胰岛素；主要靠增加肌肉和脂肪中胰岛素的作用来降低血糖。一般不发生低血糖症状。

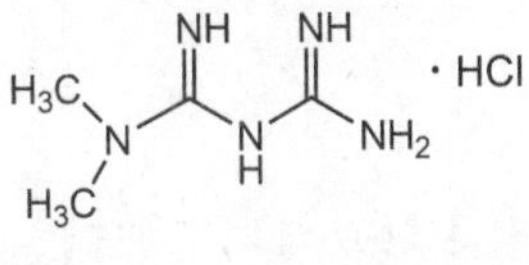

盐酸二甲双胍（Metformin Hydrochloride）

化学名为 1，1－二甲双胍盐酸盐。

本品为白色结晶或结晶性粉末，无臭。易溶于水，溶于甲醇，微溶于乙醇，不溶于丙酮、乙醚和氯仿。

二甲双胍具有高于一般脂肪胺的强碱性，pK_a为 12.4。其盐酸盐的 1% 水溶液的 pH 为 6.68，呈近中性。

本品水溶液有显氯化物的鉴别反应；水溶液加 10% 亚硝基铁氰化钠溶液—铁氰化钾试液—10% 氢氧化钠溶液，3 分钟内溶液呈红色。

本品吸收快，半衰期短（1.5～2.8h），很少在肝脏代谢，也不与血浆蛋白结合，几乎全部以原形由尿排出，因此肾功能损害者禁用，老年人慎用。盐酸二甲双胍的降糖作用虽弱于苯乙双胍，但其副作用小，仅约 20% 的人有轻度胃肠反应，使用安全。美国糖尿病协会和欧洲糖尿病研究协会于 2006 年共同提出建议，Ⅱ型糖尿病患者一经确诊应尽早开始使用盐酸二甲双胍。

本品应为抗高血糖药，对正常人无降糖作用。盐酸二甲双胍还具有降低血脂和血压、控制体重的作用，成为肥胖伴胰岛素抵抗的Ⅱ型糖尿病患者的首选药。近年来，盐酸二甲双胍还用于多囊卵巢综合征和非酒精性脂肪肝的治疗。主要不良反应有食欲不振、恶心、呕吐、口内金属味、体重减轻、乳酸中毒及低血糖等。

2. 噻唑烷二酮类降糖药

代表药物有罗格列酮（Rosiglitazone）、吡格列酮（Pioglitazone）等。

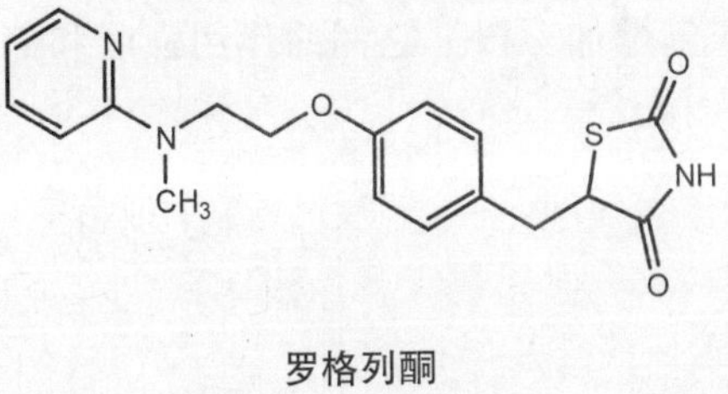

罗格列酮

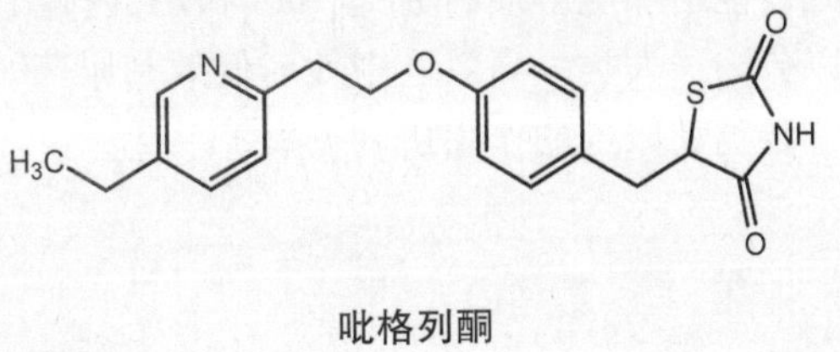

吡格列酮

3. α－葡萄糖苷酶抑制剂

α－葡萄糖苷酶抑制剂是一类新型的口服降糖药，可用于Ⅰ型和Ⅱ型糖尿病。其作用机制为抑制小肠刷状缘上各种 OL－葡萄糖苷酶，减慢淀粉类分解为麦芽糖进而分解为葡萄糖的速度，以及蔗糖分解为葡萄糖的速度，减缓了糖的吸收，降低餐后血糖，但并不增加胰岛素分泌。常见药物如下：

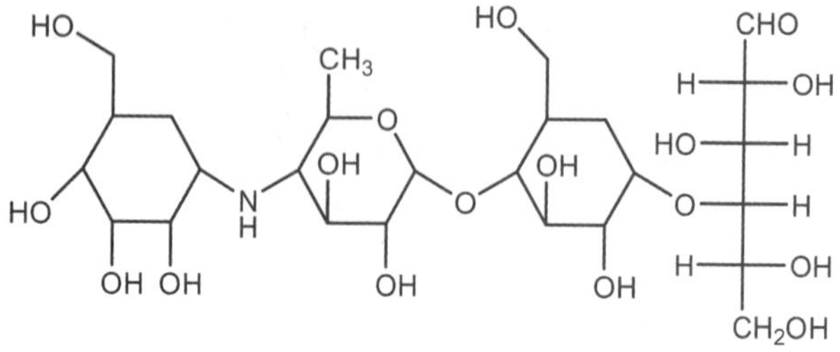

阿卡波糖（Acarbose）

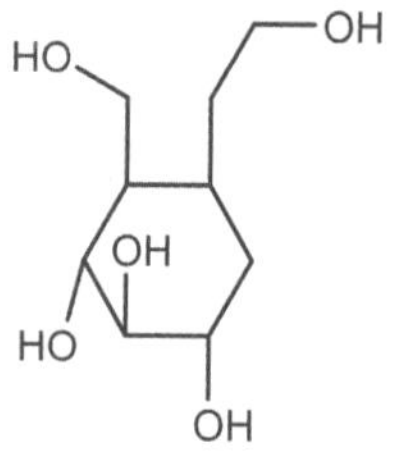

米格列醇（Miglitol）

四、糖尿病药物的选用

Ⅰ型糖尿病患者：可选用胰岛素注射或与阿卡波糖、二甲双胍联合使用。

其他应选用胰岛素注射者：①糖尿病合并酮症酸中毒、高渗性昏迷、乳酸性酸中毒、各种应激状况；②妊娠和哺乳期妇女、患有急性疾病如心肌梗死、大手术、严重创伤、烧伤者可短期改用胰岛素治疗；③初发糖尿病患者、青年发病者、有酮症倾向者。

Ⅱ型肥胖型糖尿病患者（体重超10%）、经饮食和运动治疗尚未达标者，尤其是伴有高脂血症、高密度脂蛋白偏低者可首选二甲双胍。

餐后血糖高：①空腹和餐前血糖不高首选 α－葡萄糖苷酶抑制剂；②伴餐前轻度增高者首选胰岛素增敏剂；③空腹和餐前血糖高应用磺酰脲类、双胍类或胰岛素增敏剂；④Ⅰ型糖尿病可选阿卡波糖与胰岛素联合应用，控制餐后血糖。

瑞格列奈、那格列奈：诱发胰岛素分泌，其快速释放又快速关闭，降糖作用快，可控制餐时、餐后血糖，主餐前半小时或餐前即服。

老年患者对低血糖的耐受力差，不宜选用长效、强力降糖药，可选温和的瑞格列奈。

儿童患者：Ⅰ型用胰岛素，Ⅱ型仅二甲双胍准用。

并发症患者：①确诊为冠状动脉疾病，合用 HMG－CoA 还原酶抑制剂（他汀类）；②合并肾病，合用格列喹酮；③合并高血压，合用血管紧张素转化酶抑制剂，如赖诺普利。

第二节　利尿药

利尿药是直接抑制肾小管对水、钠的重吸收及促进它们排泄的药物。此类药物作用于肾脏，能增加电解质特别是 Na^+ 和水的排出，使尿量增加。根据它们的作用强度和部位，可以分为三大类：高效、中效、低效利尿药。

各类利尿药的作用机制见表 11－2。

表 11-2 各类利尿药的作用机制

分类	作用机制
高效	抑制髓袢升支粗段的髓质部和皮质部对 Na^+/Cl^- 的再吸收，干扰肾脏的稀释功能和浓缩功能，如呋塞米
中效	抑制髓袢升支粗段皮质部和远曲小管前段对 Na^+/Cl^- 的再吸收，只影响肾脏的稀释功能，对浓缩功能无影响，如氧氯噻嗪
低效	作用于近曲小管的碳酸酐酶抑制剂，作用于远曲小管后段和皮质集合管，干扰 Na^+ 再吸收、K^+ 分泌的保钾利尿药，如乙酰唑胺、螺内酯

一、高效利尿药

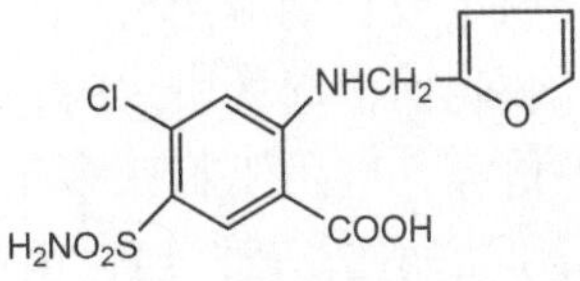

呋塞米（Furosemide）

化学名为2-［(2-呋喃甲基）氨基］-5-（氨磺酰基）-4-氯苯甲酸，又名速尿、利尿磺酸，呋喃苯胺酸。

本品为白色或类白色结晶粉末，无臭无味。可溶于丙酮、乙醇、甲醇及碱性溶液中，不溶于水，略溶于乙醚、氯仿。因有一个游离的羧基显弱酸性，pK_a为 3.9，可溶于氢氧化钠溶液。

本品钠盐水溶液与硫酸铜试液反应，生成绿色沉淀。本品醇溶液滴加对二甲基氨基苯甲醛即显绿色，渐变深红色。

本品在体内多以原药排泄，17.8%～21.3%与葡萄糖醛酸结合，大约有 1.9%代谢为5-磺酰胺基-4-氯-邻氨基苯甲酸。

本品为强效利尿药，作用强而快，但作用时间短，价格低廉，是临床最常用的利尿药之一。主要用于心脏性水肿、肾性水肿、肺水肿、肝硬化腹水，多用于其他利尿药无效的严重病例，同时具有温和降压作用，还可用于预防急性肾衰竭和药物中毒时加速药物排泄。

二、中效利尿药

效价从弱到强依次为氢氯噻嗪（Hydrochlorothiazide)、氢氟噻嗪（Hydroflumethiazide)、苄氟噻嗪（Bendroflumethiazide)、环戊噻嗪（Cyclopenthiazide)。

典型药物：

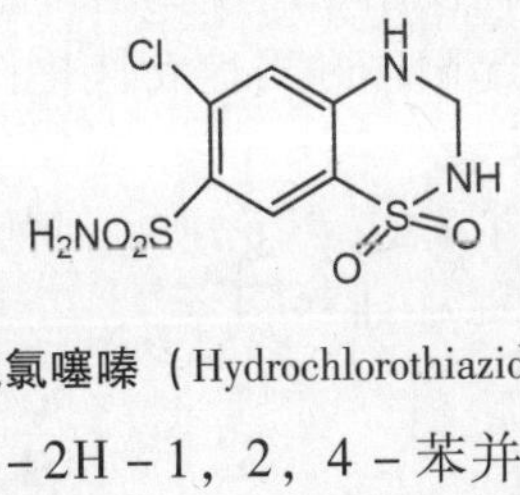

氢氯噻嗪（Hydrochlorothiazide)

化学名为6-氯-3，4-二氢-2H-1，2，4-苯并噻二嗪-7-磺酰胺-1，1-二氧化物，又名双氢克尿塞。

本品为白色结晶，无臭，略带苦味。本品易溶于无机碱水溶液，在中性、酸性水溶液中溶解度较小，难溶于醋酸、氯仿、乙酸乙酯，略溶于甲醇、乙醇，易溶于丙酮。含磺酰氨基，显弱酸性。

本品固体室温放置 5 年，未见显著降解。但水溶液可发生水解，加热和加碱会加速水解。

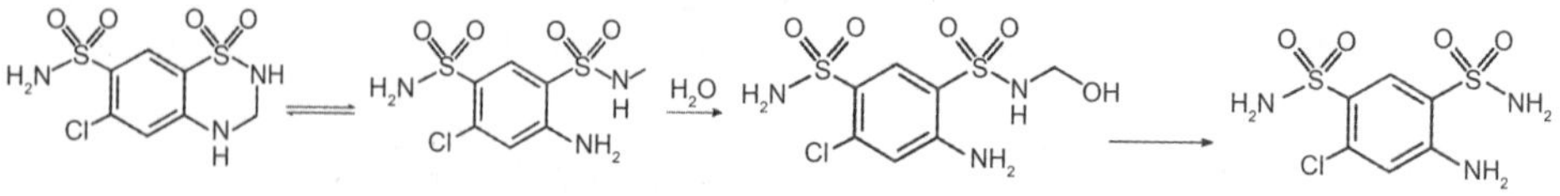

水解产物为芳香胺化合物，经重氮化后再与变色酸、硫酸反应，生成红色偶氮化合物；甲醛与变色酸、硫酸反应，生成蓝紫色化合物，可用于鉴别。

本品很少经肝脏代谢，主要以原型从肾小管排泄，具有利尿降压作用，临床上用于多种类型的水肿及高血压的治疗，大剂量或长期应用时应补充氯化钾。本品还有抗利尿的作用，可用于治疗尿崩症。在治疗肝硬化而引起的腹水时，最好与螺内酯合用，以防止发生肝昏迷。本品因服用方便、安全、价廉，应用于临床多年。目前不仅是最受患者欢迎、最常用的利尿药，而且也广泛用于高血压病的基础降压，销售量较大。

三、低效利尿药及其他

典型药物：

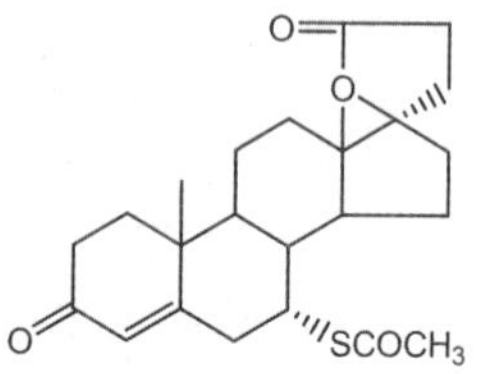

螺内酯（Spironolactone）

化学名为17β－羟基－3－氧－7α（乙酰硫基）－17α－孕甾－4－烯－21－羧酸－γ－内酯，又名安体舒通。

本品为略黄白色结晶粉末，有旋光性。不溶于水，易溶于氯仿、乙醇。

本品在空气中稳定，室温放置 7 天未见变色，其制剂很少发生降解。本品含有甾环，具甾环特殊反应。本品加入一定量的浓硫酸，可呈现红色，并有硫化氢臭气体产生；和异烟肼在甲酸溶液中反应生成可溶性黄色产物；在甲酸中和羟胺盐酸盐、三氯化铁反应产生红色络合物。

本品口服迅速吸收，在肝中转为活性代谢物坎利酮。

本品利尿作用不强，但缓慢持久。一般用于醛固醇增多的顽固性水肿，属保钾利尿药，常与氢氯噻嗪合用，增加疗效。单独使用可产生高血钾症，故肾功能不全和高血钾患者慎用。本品还有抗雄激素作用，可引起阳痿和男性女性化；同时还有微弱的孕激素活性，可导致月经不调。

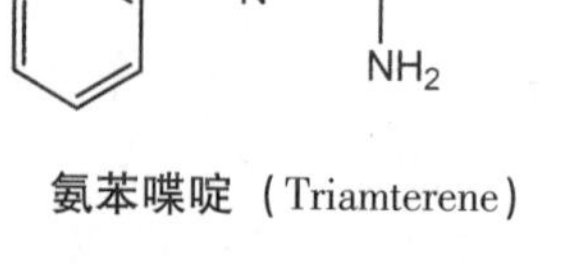

氨苯喋啶（Triamterene）

化学名为2，4，7－三氨基－6－苯基喋啶，又名三氨喋啶。

本品为淡黄色结晶性粉末，无臭无味，呈弱碱性，pK_a为6.2。略溶于水、乙醇、氯仿，不溶于乙醚，溶于甲酸，酸溶液显蓝色荧光。

本品作用比安体舒通强，常与中效、高效利尿药合用于肝硬化腹水及其他顽固性水肿。本品代谢产物也有利尿活性，有高血钾的副作用。

练习题

一、单项选择题

1. 下列不符合盐酸二甲双胍的是（　　）。

A. 易溶于水

B. 其分子呈强碱性

C. 其分子的水溶液近中性

D. 属于胰岛素增敏剂类降糖药

E. 肝功能损害者禁用

2. 关于口服降糖药的构效关系不正确的是（　　）。

A. 阿卡波糖的活性部位包括取代的环己烷和4，6脱氧－4氨基－D－葡萄糖

B. 二甲双胍具有高于一般脂肪胺的强碱性

C. 在第二代磺酰胺类口服降糖药的结构中，苯环上磺胺基的邻位引入较大结构的侧链

D. 在第二代磺酰胺类口服降糖药的结构中，脲基末端都带有脂环或含氮脂环

E. 在第二代磺酰胺类口服降糖药的结构中，苯环上磺胺基的对位引入较大结构的侧链

3. 下列与胰岛素的结构特点不符合的是（　　）。

A. 其结构由A、B两个肽链组成

B. 由于结构不稳定，需要冷冻保存

C. 临床使用的是偏酸性水溶液

D. 在中性条件下，胰岛素结晶由六个胰岛素分子组成三个二聚体，与两个锌原子结合形成复合物

E. 其性质是两性，具等电点

4. 具有噻唑烷二酮结构的药物有（　　）。

A. 马来酸罗格列酮　　B. 格列美脲　　C. 米格列醇

D. 瑞格列奈　　E. 二甲双胍

二、多项选择题

1. 呋塞米与下列内容相符合的是（　　）。

A. 低效利尿药

B. 酸性药物

C. 中枢兴奋药

D. 强效利尿药，利尿作用迅速而强

E. 钠盐水溶液与硫酸铜反应，生成绿色沉淀

2．临床上将糖尿病分为（　　）。

A．胰岛素依赖型糖尿病

B．胰岛素抵抗型糖尿病

C．非胰岛素依赖型糖尿病

D．高血糖型糖尿病

3．对胰岛素的描述正确的是（　　）。

A．由 21 个氨基酸的 A 肽链与 30 个氨基酸的 B 肽链以两个二硫键联结而成

B．对酸或碱较稳定

C．通常为白色结晶粉末，结晶时随 pH 变化可得到不同的晶型

D．具有典型的蛋白质性质，具两性

4．下列叙述中与双胍类降血糖药不相符的是（　　）。

A．直接刺激胰岛素分泌

B．促进外周胰岛素靶组织对葡萄糖的摄取和利用，但不改善机体对胰岛素的敏感性

C．主要不良反应是消化道症状

D．不降低血浆游离脂肪酸（FFA）和血浆甘油三酯水平

5．口服降糖药按作用机制可分为（　　）。

A．胰岛素　　B．胰岛素分泌促进剂　　C．胰岛素增敏剂

D．醛糖还原酶抑制剂　　E．α－葡萄糖苷酶抑制剂

三、配伍选择题

A．格列本脲　B．马来酸罗格列酮　C．扎鲁司特　D．伏格列波糖　E．色甘酸钠

1．胰岛素分泌促进剂（　　）。

2．α－葡萄糖苷酶抑制剂（　　）。

3．胰岛素增敏剂（　　）。

第十二章　维生素

维生素是一类参与机体多种代谢过程所必需的微量有机物。它们在体内含量很少，虽然不是构成机体组织的基础物质，也不能为机体提供能量，但可参与机体的能量转移和代谢，绝大多数维生素以辅酶或辅基的形式参与各种酶促反应。

目前已经发现的维生素有60多种，通常人们根据发现的先后顺序，将它们命名为维生素A、维生素B、维生素C、维生素D、维生素E、维生素K等，后来随着分离测试技术的进步，发现有些维生素实际上是几种成分的混合物，如维生素B可分出维生素B_1、维生素B_2等。

维生素在结构上基本没有相似性，来源也各异，其分类方式与其他药物不同，按溶解性分为脂溶性和水溶性两类。常用的脂溶性维生素有维生素A、D、E、K等。水溶性维生素有维生素B族（B_1、B_2、B_6、B_{12}等）、维生素C、烟酸、烟酰胺、肌醇、叶酸及生物素（维生素H）等。

在正常饮食的情况下，人们一般不会缺乏维生素。但在不均衡的饮食中，或处于某些疾病，或在怀孕等特殊生理情况下，则需补充维生素或用维生素进行治疗，维生素已成为一类常用药物。

餐后服用维生素的益处：避免水溶性维生素B_1、维生素B_2、维生素C等较快地通过胃肠道；有利于油脂性维生素A、D、E、K等在油脂性食物促进下被溶解吸收。

第一节　脂溶性维生素

脂溶性维生素易溶于大多数有机溶剂而不溶于水，它们在食物中与脂类共存，并随脂类物质一同被吸收，可贮存于脂肪组织及肝脏中。当脂类吸收不良时（如肠道梗阻或长期腹泻），脂溶性维生素的吸收也随之减少，甚至会引起维生素缺乏。长期使用广谱抗生素会使肠道内的细菌不能合成维生素，也会导致维生素缺乏。由于脂溶性维生素排泄比较慢，易在体内积蓄，故摄取过多会引起中毒。

一、维生素A类

1. 来源

维生素A存在于动物来源的食物中，如肝、奶、蛋黄，尤以海洋鱼类肝油中含量最丰富，植物中仅含有维生素A原，如β-胡萝卜素、玉米黄色素等，它们进入体内能转化成维生素A。许多水果、蔬菜也含有维生素A原，可作为人体补充维生素A的来源。维生素A是一类维生素的总称，主要有维生素A_1、维生素A_2和新维生素A等。现在临床使用的维生素A主要是维生素A_1，中国药典中收载的维生素A是维生素A_1的醋酸酯油溶液，所以维生素A_1通常代表维生素A。

2. 典型药物

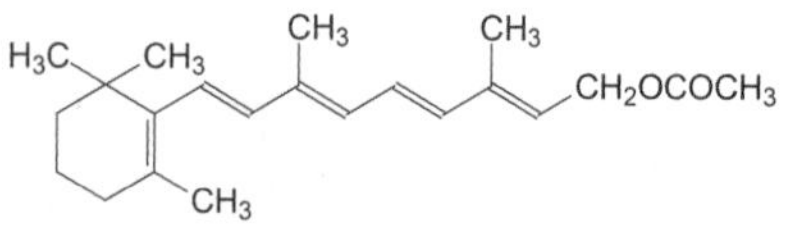

维生素 A 醋酸酯（Vitamin A Acetate）

化学名为全反式-3，7-二甲基-9-（2，6，6-三甲基-1-环己-1-烯基）-2，4，6，8-壬四烯-1-醇乙酸酯。

本品为淡黄色油状液体。不溶于水，易溶于乙醇、氯仿和乙醚，可溶于植物油。

本品为酯类化合物，稳定性强于维生素 A 醇。维生素 A 醇对紫外线不稳定，且易被空气中的氧所氧化，生成环氧化物。

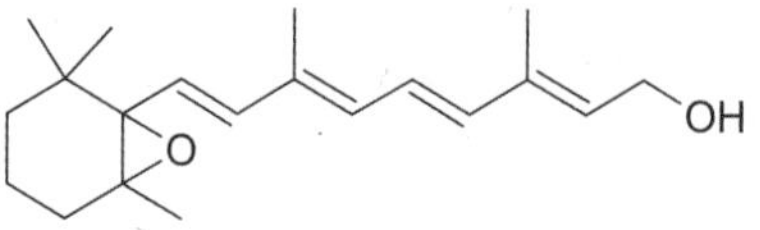

环氧化物

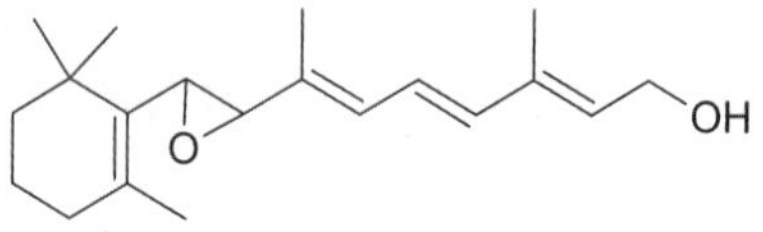

环氧化物

本品在体内可被脱氢酶（或遇氧化剂）氧化，生成与维生素 A 活性相同的第一步代谢物视黄醛，接着还可被脱氢酶氧化生成视黄酸即维生素 A 酸（活性大大降低）。

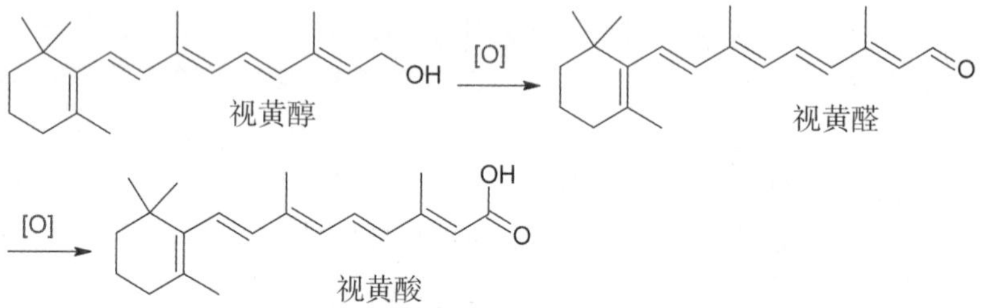

本品为酯类化合物，在酸或碱的催化作用下，易发生水解反应。

维生素 A 与铝不发生作用，因此将其贮存于铝制容器中，充氮气驱除空气后密封置阴凉干燥处保存。也常将维生素 A 溶于油中，或加入稳定剂，如对羟基叔丁基茴香醚（BHA）、叔丁基对苯甲酸（BHT）等，以防止其氧化。维生素 A 在长期贮存中，即使放在暗处或氮气中，也可部分发生顺反异构化，生成的异构体使维生素 A 活性下降。维生素 A 对紫外线不稳定。

另外，路易斯（Lewis）酸或无氯化氢乙醇溶液可使维生素 A 分子结构中对酸不稳定的烯丙醇脱水，生成脱水维生素 A。

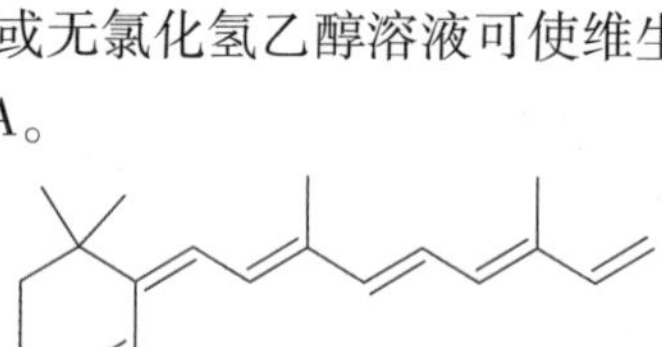

维生素 A 醇的无水氯仿液与三氯化锑的无水氯仿液作用显不稳定的蓝色，可用于鉴别。

维生素 A 构效关系：①维生素 A 的 1-环己烯是必要基团，环内增加双键，如维生素 A_2，活性下降。②1-环己烯环上双键发生位移，则活性消失，共轭双键若氢化，活性也消失。③维生素 A 环己烯双键必须共轭，否则活性消失；共轭双键若氢化，活性也消失。④顺反式异构体对活性也有影响，全反式构型活性最强，其他异构体活性均下降。⑤将侧键链端的伯醇基酯化或将羟甲基换为醛基，活性保持不变，换为羧基时活性仅为维生素 A

的1/10。

本品用于防治维生素A缺乏症，如角膜软化症、眼干症、夜盲症、皮肤干燥及皮肤硬化症等。维生素A还具有预防和治疗癌症的作用。维生素A一般无毒性，长期大剂量服用可引起皮肤发痒、食欲不振、脱发、骨痛等。

二、维生素D类

维生素D种类很多，目前有十余种，均系类固醇衍生物，其中以维生素D_2和D_3较为重要。

维生素D主要来源于鱼肝油，并常与维生素A共存，在牛乳、奶油、蛋黄中含量也较高。都是甾醇开环衍生物，含有一个醇羟基，有旋光性，右旋体有效，均含有不饱和键。

典型药物：

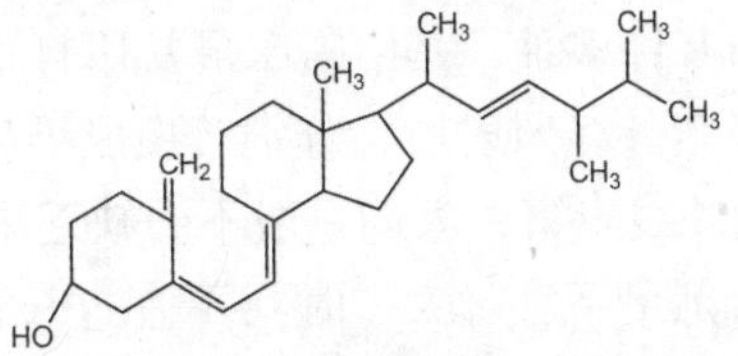

维生素D_2（Vitamin D_2）

化学名为（5Z，7E，22E）-9，10-开环麦角甾-5，7，10（19），22-四烯-3β-醇，又名骨化醇、麦角骨化醇。

本品纯品为白色结晶性粉末，不溶于水，可溶于植物油，植物油对其有稳定作用。本品分子因含有较多双键，遇光或空气均易氧化变质，使生物活性降低，毒性增加。需避光、密闭于阴冷处保存。

本品无水氯仿液与三氯化锑无水氯仿液作用显黄色，本品氯仿溶液遇醋酐硫酸试液，初显黄色，最终显绿色（为甾类化合物的共有性质），可用于鉴别。

本品遇酸不稳定，生成异变速甾醇，在光照下，异变速甾醇遇碘吡啶生成5，6-反式麦角骨化醇。

本品与滑石粉和磷酸氢钙作用，可发生异构化，生成异骨化醇和5，6-顺异骨化醇。

本品能促进钙、磷的代谢，临床用于防治佝偻病及骨质软化病。

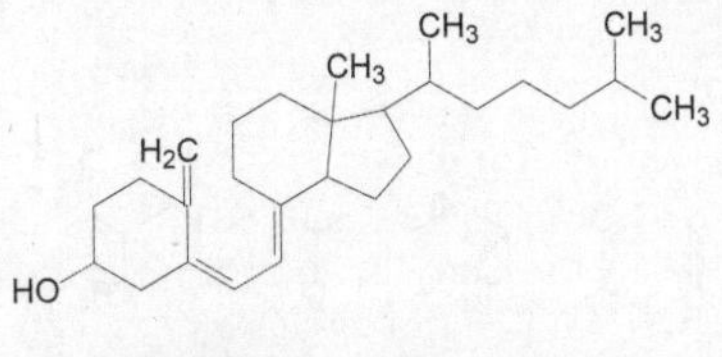

维生素D_3（Vitamin D_3）

化学名为（5Z，7E）-9，10-开环胆甾-5，7，10（19），22-三烯-3β-醇，又名胆骨化醇。

本品性状、稳定性与维生素D_2相似，但由于在结构上维生素D_3比D_2少一个双键和甲基，所以化学稳定性高于维生素D_2。

本品本身不具有生物活性，进入体内被肝、肾代谢形成1α，25-二羟基维生素D_3，即活性维生素D，才能发挥作用。维生素D_2亦如此。

本品主要维持血钙、血磷平衡。临床主要用于抗佝偻病，常与钙制剂合用。

机体钙、磷代谢与维生素 D 的应用：20 世纪 60 年代后期，发现维生素 D 在体内经肝、肾代谢为 1，25 - 二羟维生素 D，即骨化三醇。骨化三醇是维生素 D 的活化形式，在肠、骨、肾和甲状腺等靶器官中发挥作用，促进对钙、磷的吸收及骨代谢，维持血钙、血磷平衡。代谢过程如下：

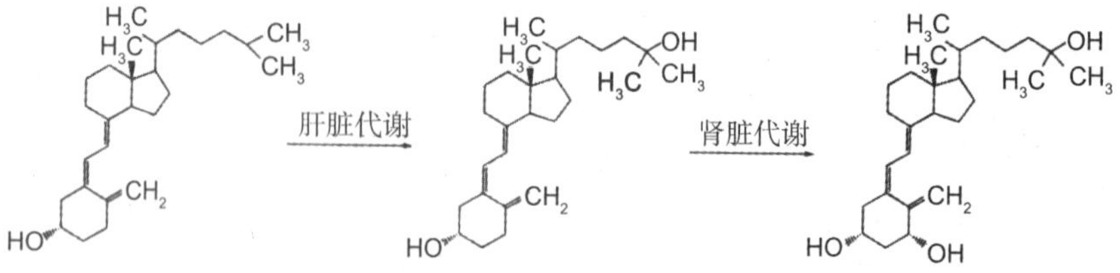

骨化二醇　　骨化三醇

当维生素 D 缺乏时，可导致儿童患佝偻病，老年人患骨质疏松。维生素 D 常与维生素 A 共存于鱼肝油中，维生素 D 有许多种，其中临床最常用且最有效的是维生素 D_2 和 D_3。人体皮肤内含有维生素 D 原，经紫外线照射后，分别转换成维生素 D_2 和 D_3。因此，在夏秋季节尤其是夏季，阳光充足，紫外线丰富，人们一般不会缺乏维生素 D。

专家指出，服用维生素 D 剂量不宜过大，时间不宜过长，否则可引起血钙过高、软组织异位钙化。滥用会导致低热、烦躁、厌食、肝脏肿大、肾脏损害、骨骼硬化等，比佝偻病的危害更大。

三、维生素 E 类

20 世纪 20 年代，人们用当时知道的所有营养成分配制人工食品饲养小鼠，发现小鼠出现生育方面的障碍；后在该食物中添加谷物、蔬菜等，就不出现类似疾病。1922 年人们发现有一类脂溶性物质具有抗不孕作用，将其命名为维生素 E，又称生育酚，是一类与动物生殖功能有关的维生素的总称。它广泛存在于绿色蔬菜和植物油中，尤以小麦胚芽中含量最丰富，药用主要从小麦胚芽和大豆油中提取。

维生素 E 是一类有一个 16 碳侧链的苯并二氢吡喃衍生物，均含有一个酚羟基，由于苯并二氢吡喃环上取代基的数目和位置不同，16 碳侧链上双键数目不同，维生素 E 被分为 α、β、γ、δ 等 8 种，其中 α - 生育酚活性最强，天然的维生素 E 均为右旋体。中国药典收载的即为 α - 生育酚的醋酸酯。

典型药物：

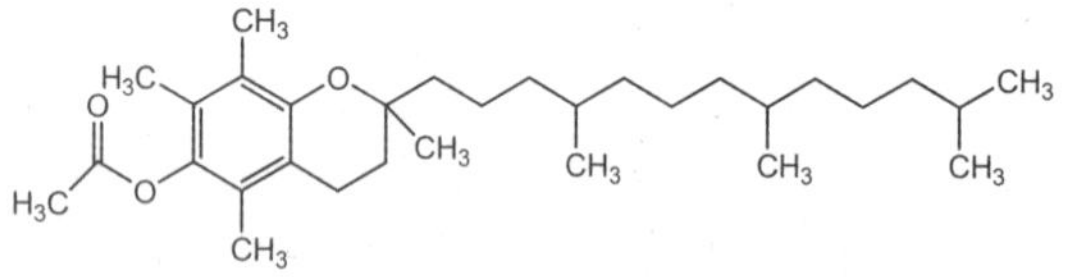

维生素 E 醋酸酯（Vitamin E Acetate）

化学名为（±）-2，5，7，8 - 四甲基 -2 -（4，8，12 - 三甲基 - 十三烷基）-6 - 苯并二氢吡喃醇乙酸酯，又名 α - 生育酚醋酸酯。

本品为微黄色或黄色黏稠透明液体，几乎无臭。易溶于无水乙醇、丙酮、乙醚或石油醚，不溶于水。

本品为酯类化合物，与氢氧化钾溶液共热发生水解反应，生成 α - 生育酚（具有还原性，容易被氧化，故维生素 E 可以作为脂溶性的抗氧化剂）。

本品游离的α－生育酚与氯化铁反应，生成对生育醌和二价铁离子，后者与2，2'－联吡啶作用生成血红色络离子，可用于鉴别本品。

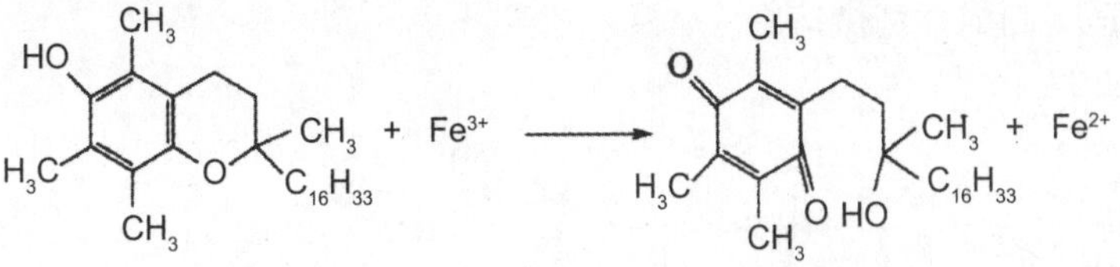

对生育醌

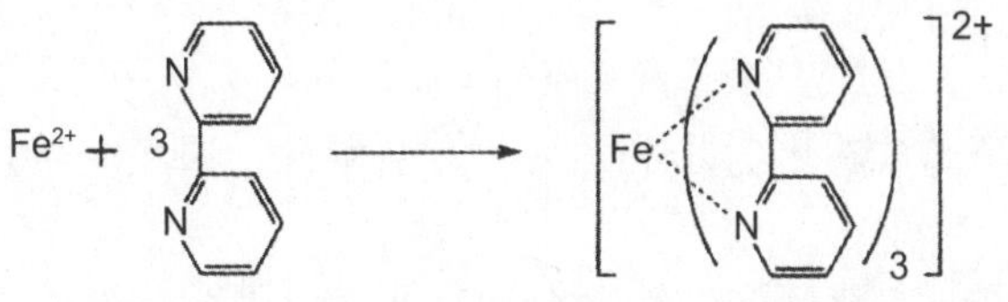

（红色）

本品游离体α－生育酚遇光或空气易变质，需避光、密闭保存。遇强氧化剂（如硝酸），微热可被氧化成生育红，其溶液呈现鲜红色，渐变为橙红色。

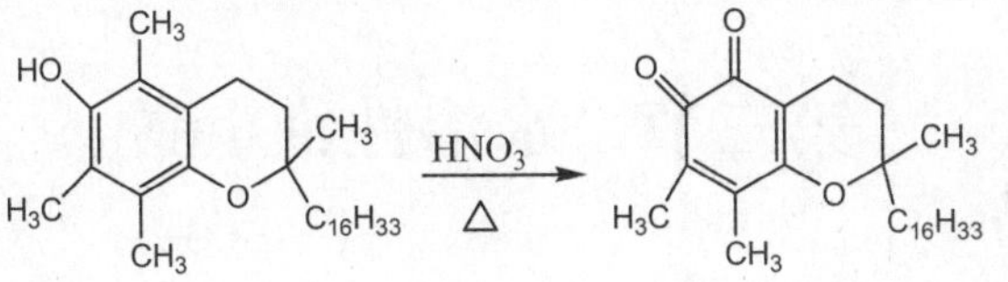

生育酚对氧十分敏感，在空气中发生自氧化反应。其侧链上的叔碳原子（$C_{4'}$、$C_{8'}$、$C_{12'}$）氧化生成$C_{4'}$—OH、$C_{8'}$—OH和$C_{12'}$—OH化合物。环状结构部位，氧化产物为α－生育醌及α－生育酚二聚体。遇光促进氧化进行。

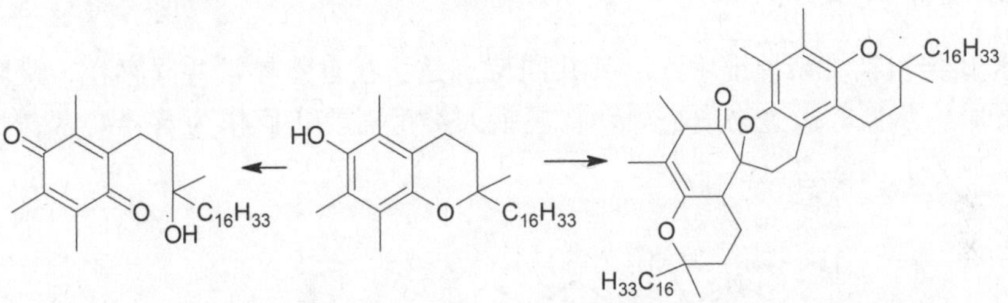

本品临床主要用于习惯性流产、不育症、进行性肌营养不良，以及动脉粥样硬化的防治等，对抗衰老亦有作用。长期过量使用可产生眩晕、视力模糊等毒副作用。

四、维生素K类

维生素K是一类具有凝血作用的维生素的总称，常见的维生素K有K_1～K_7，其中维生素K_1～K_4均属于2－甲基－1－4－萘醌衍生物，维生素K_5～K_7均为萘胺类衍生物。维生素K_3的生物活性最强，而维生素K_1的作用快而持久。临床上常用的维生素K制剂有维生素K_1、K_3注射剂，主要用于凝血酶过低症、新生儿出血症等的防治。

维生素K在肝脏内参与合成凝血酶原，还促进血浆凝血因子Ⅷ、Ⅸ和Ⅹ的合成。当维生素K缺乏时，将导致凝血酶原和上述凝血因子减少而出血。

维生素K广泛存在于绿色植物界，多数微生物均能合成维生素K。维生素K_1、K_2主要存在于绿色植物中，尤以苜蓿、菠菜中含量最为丰富。维生素K_2也可由人体肠道细菌产生，并被机体吸收利用，故长期服用抗菌药会使肠道细菌合成维生素K_2减少。新生儿的肠道无细菌，或长期使用广谱抗菌药导致肠内菌群失调时，需要补充维生素 K。维生素 K_3、K_4为化学合成品，维生素 K_3的生物活性最强，维生素 K_1的作用同维生素 K_3，但作用迅速、持久。维生素 K_4适于制成片剂供口服。

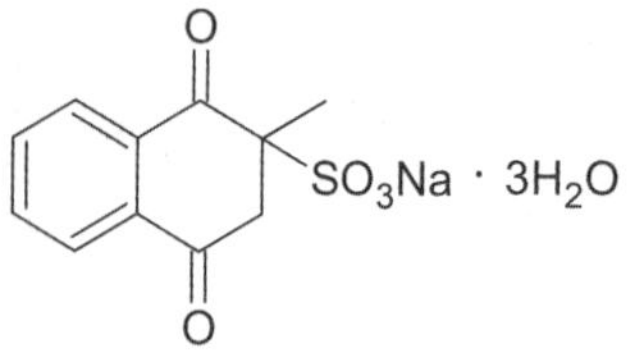

维生素 K_3 （Vitamin K_3）

本品为白色结晶或结晶性粉末，几乎无臭。有引湿性，遇光变色。易溶于水，微溶于乙醇，不溶于苯和乙醚。

本品的水溶液与甲萘醌、亚硫酸氢钠存在动态平衡。遇酸、碱或空气中的氧作用，平衡被破坏，分解析出甲萘醌沉淀，光和热加速上述反应。加入 NaCl 或焦亚硫酸钠可增加稳定性。

第二节 水溶性维生素

水溶性维生素包括维生素 B 类及维生素 C 等。水溶性维生素在体内代谢快、易排泄，过量摄取不易积蓄中毒，如营养不良则极易缺乏，产生多种疾病，故应给予相应补充。

一、维生素 B 类

维生素 B 类包括十余种维生素。其共同特点是：在自然界常共同存在，最丰富的来源是酵母和肝脏；从低等微生物到高等动物包括人类都需要它们作为营养要素；从化学结构看，除个别例外，大多含氮。

典型药物：

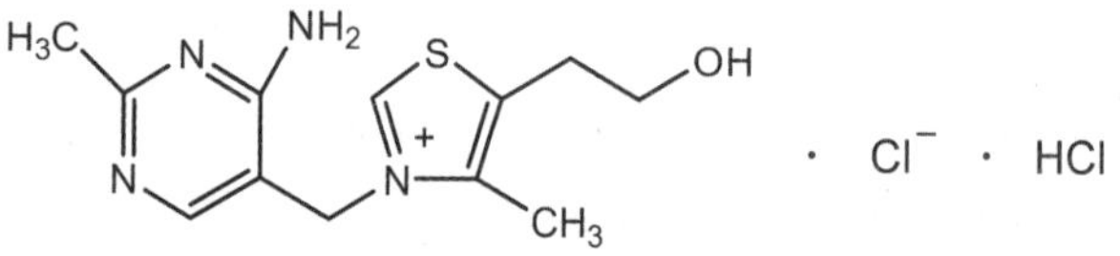

维生素 B_1 （Vitamin B_1）

化学名为氯化 4－甲基－3－［（2－甲基－4－氨基－5－嘧啶基）甲基］－5－（2－羟基乙基）噻唑 盐酸盐，又名盐酸硫胺。

本品为白色细小结晶或结晶性粉末。有微弱特异臭，味苦。易溶于水，略溶于乙醇。广泛存在于各种食物中，如谷物、蔬菜、牛乳、鸡蛋等。

本品遇光易变色。固体状态稳定，水溶液在碱性条件下很快分解，发生噻唑环的开环，生成硫醇型化合物，与空气长时间接触或遇氧化剂，可被氧化成具荧光的硫色素而失效。所以本品在临床上要避免与碱性药物配伍使用，本品不能用亚硫酸钠做抗氧剂。

本品与氢氧化钠、铁氰化钾作用产生硫色素，显蓝绿色荧光的反应称为硫色素反应，利用此反应可将本品与其他药物相区别。本品分子中含有嘧啶环和噻唑环，可与某些生物碱沉淀剂作用生成沉淀，如与碘化汞钾反应生成淡黄色沉淀。

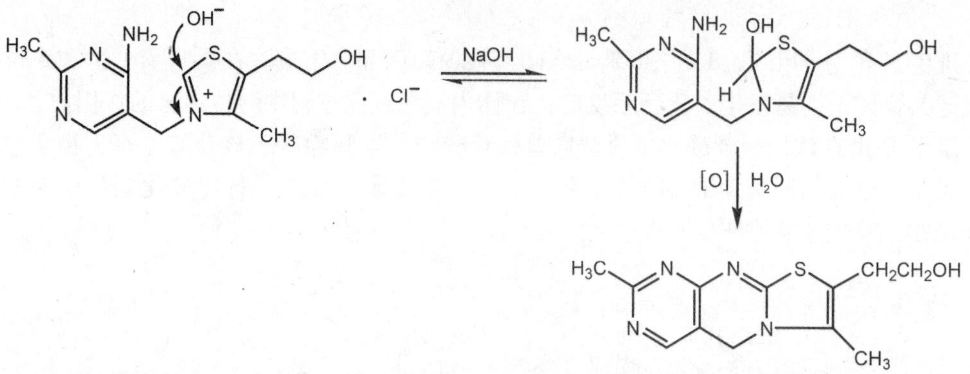

硫色素

本品水溶液在 pH 为 5.0～6.0 时，与碳酸氢钠或亚硫酸氢钠可发生分解反应，故本品制剂不能用上述两种物质作稳定剂。

本品与糖代谢关系密切，具有维持神经传导和消化系统功能的作用，临床可用于治疗脚气病、多发性神经炎、消化不良等疾病。缺乏维生素 B_1 可导致神经系统、心血管系统生理紊乱。

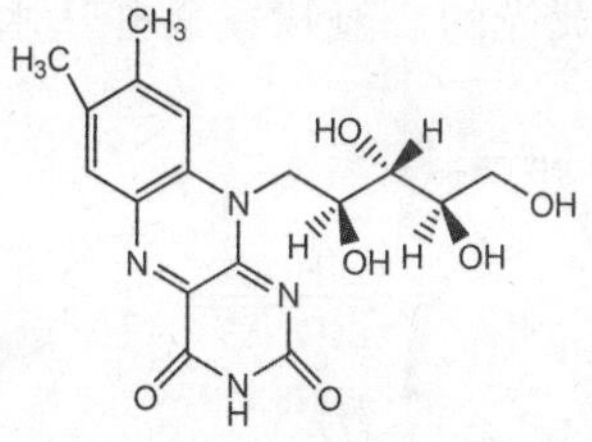

维生素 B_2（Vitamin B_2）

化学名为7，8-二甲基-10［（2S，3S，4R）-2，3，4，5-四羟基戊基］-3，10-二氢苯并喋啶-2，4-二酮，称卵黄素，又名核黄素。

维生素 B_2广泛存在于动植物中，其中以酵母、绿色植物、谷物、动物肝脏、蛋黄、乳类中含量最为丰富。但药用维生素 B_2多为人工合成品，常用制剂有维生素 B_2片剂及注射液。为延长其作用时间，可将其酯化制成月桂酸酯。动物不能自身合成维生素 B_2，但昆虫体内及哺乳动物肠道内寄生的微生物能合成维生素 B_2，并被动物所吸收。

本品为橙黄色结晶粉末，微臭，味微苦。极易溶于稀氢氧化钠溶液，不溶于水、乙醇、氯仿或乙醚。本品水溶液呈黄绿色荧光，pH 为 6～7 时荧光最强，但加入酸或碱，荧光立即消失。

本品含有酰亚胺和叔胺结构，因此维生素 B_2为两性化合物，可溶于酸或碱，饱和溶液 pH 为 6。

本品干燥固体性质稳定，但对光极不稳定，其分解速度随温度升高和 pH 改变而加速。在碱性溶液中分解为感光黄素，在酸性和中性溶液中分解为光化色素。故维生素 B_2宜避光保存。

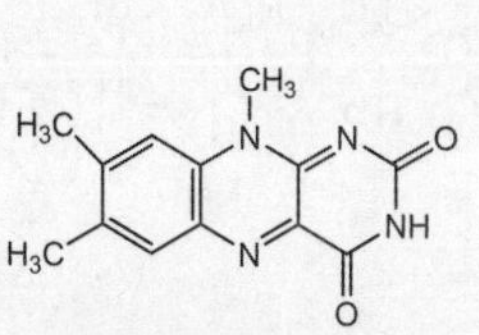

感光黄素化学结构

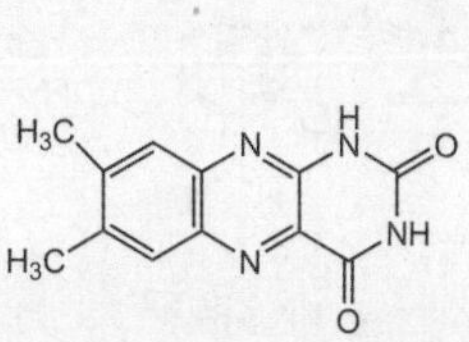

光化色素化学结构

维生素 B_2分子由7，8－二甲基异咯嗪及核糖醇两部分组成。在异咯嗪1位和5位间形成双键共轭体系，易发生氧化还原反应，在体内氧化还原过程中起传递氢的作用。

维生素 B_2在体内经磷酸化生成黄素单核苷酸和黄素腺嘌呤二核苷酸才有生物活性，其作为氧化还原酶的辅基，维持机体正常代谢。二者与维生素 B_2一样以氧化型和还原型两种形式存在，有传递氢的作用。

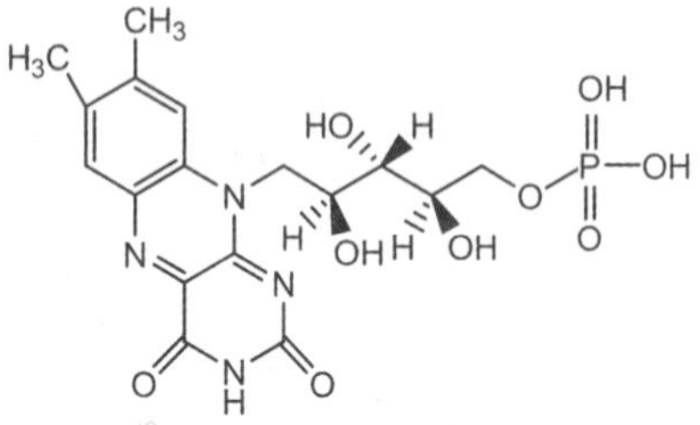

黄素单核苷酸

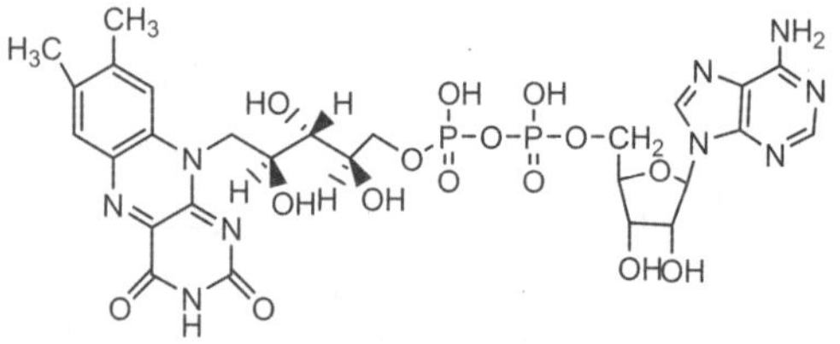

黄素腺嘌呤二核苷酸

本品对一般氧化剂稳定，遇强氧化剂如铬酸和高锰酸钾则被氧化；遇还原剂如连二亚硫酸钠、维生素C等被还原成无荧光的二氢核黄素并从水中析出。但在空气中二氢核黄素又可氧化成核黄素，又现荧光。

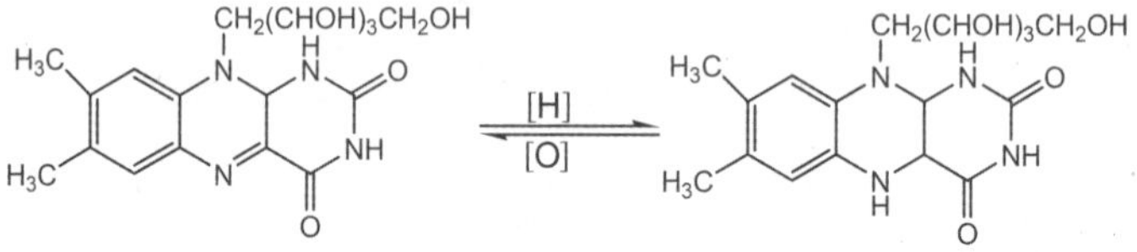

二氢核黄素

本品用于治疗维生素 B_2缺乏引起的各种黏膜及皮肤炎症，如口角炎、唇炎、舌炎、眼结膜炎和阴囊炎等。

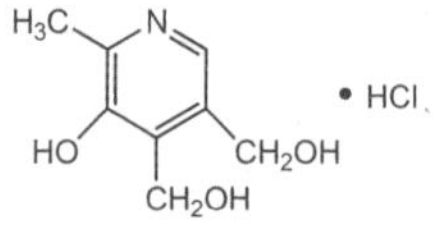

维生素 B_6（Vitamin B_6）

化学名为4，5－二羟甲基－2－甲基吡啶－3－醇盐酸盐，又名吡多辛、吡多醇、抗皮炎维生素。

本品易溶于水，水溶液显酸性。加热能升华。

维生素 B_6在动植物中分布很广，谷类外皮含量尤为丰富。缺乏维生素 B_6可产生呕吐、中枢神经兴奋等。维生素 B_6是3种结构类似化合物的总称，即吡多醇、吡多醛和吡多胺，三者可在体内相互转化。一般以吡多醇作为维生素 B_6的代表。

吡多醇、吡多醛和吡多胺在体内的相互转化及作用特点如下：

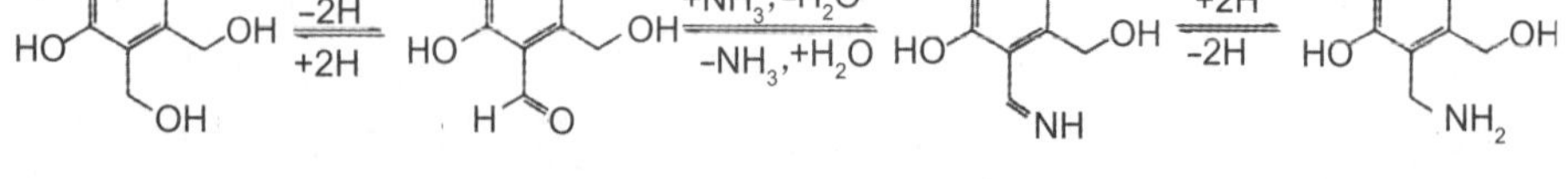

吡多醇　吡多醛　吡多胺

以上三者在生物体内可互相转化，参与代谢的主要是吡多醛及吡多胺，作为药物则专指吡哆醇。吡多醛及吡多胺在体内以辅酶形式参与氨基酸的转氨基、脱羧和消旋过程。

本品干燥品对空气和光稳定；水溶液可被空气氧化变色，但其酸性溶液较稳定，在中性或碱性溶液中遇光分解，氧化加速。在中性溶液中加热发生聚合，颜色变黄而失效。

本品与2，6－二氯对苯醌氯亚胺试液作用，生成蓝色化合物，几分钟后蓝色消失，变为红色。区别本品与吡多醛和吡多胺时可先加硼酸，后加2，6－二氯对苯醌氯亚胺试液，本品不变色，后二者仍变色。

长期服用异烟肼者易缺乏维生素 B_6，维生素 B_6会消除左旋多巴的治疗作用。本品临床用于治疗妊娠呕吐、脂溢性皮炎、糙皮病等。

维生素 B_{12}（Vitamin B_{12}）是一类含钴的咕啉衍生物，又称钴胺素（Cobalamine）、抗恶性贫血维生素、动物蛋白因子和LLD因子等，是对人和动物有生物活性类咕啉（Corrinoid）同功维生素的总称，是维生素中结构最为复杂的环系化合物。

本品在中性或弱酸性条件下稳定，在强酸或强碱中易分解，日光和氧化剂可将其破坏，但耐热性较好。

本品与叶酸的作用相互关联，当机体缺乏维生素 B_{12}时，由于核酸和蛋白质合成受阻，会导致恶性贫血（巨幼红细胞性贫血）、神经病变（精神障碍、痴呆）、幼儿和幼小动物生长发育迟缓、脂类代谢异常等。研究还发现维生素 B_{12}能刺激某些微生物［如乳酸乳杆菌（Lactobacillus Lactis Dorner）］生长、防治病毒感染、保护机体免受放射线伤害、止痛、治疗自身免疫病和某些皮肤病、调节睡眠节律等。临床上主要用于治疗恶性贫血。

二、维生素C类

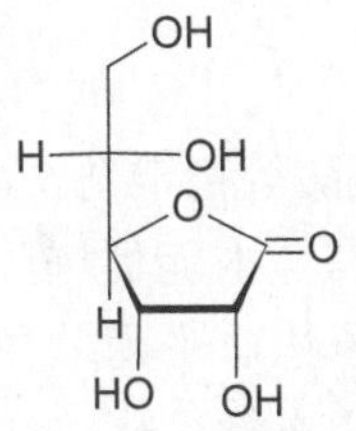

维生素C（Vitamin C）

化学名为L（+）－苏阿糖型－2，3，4，5，6－五羟基－2－己烯酸－4－内酯，又名抗坏血酸。

本品为白色或略带淡黄色的结晶性粉末，无臭，味酸，易溶于水，水溶液显酸性。略溶于乙醇，不溶于氯仿或乙醚。固体干燥维生素C较稳定，遇光及少量水分，颜色渐变微黄。故本品应避光、密闭保存。

本品分子中有2个手性碳原子，有4个光学异构体，其中L（+）－抗坏血酸效力最强。由于本品含有2个烯醇式羟基，显弱酸性。C_2上的羟基可与C_1上的羰基形成分子内氢键，故C_2羟基的酸性较C_3羟基的弱。因此，当维生素C与碳酸氢钠或稀氢氧化钠溶液反应时，可生成C_3烯醇钠盐；与强碱反应时，则内酯环水解，生成酮酸钠盐。

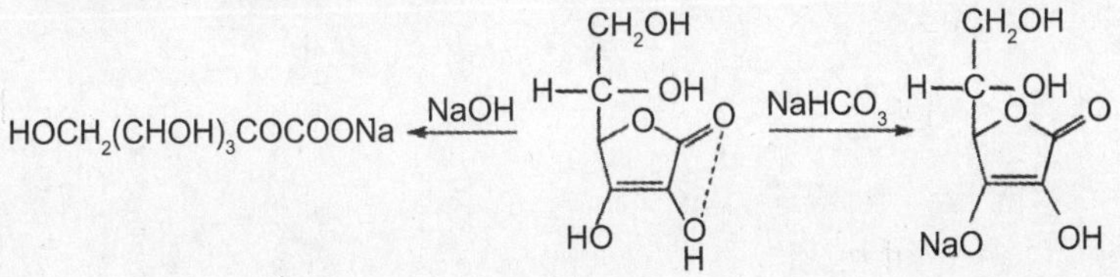

连二烯醇结构具有很强的还原性，弱氧化剂，如硝酸银、氯化铁、碱性酒石酸铜、碘和碘酸盐及2，6－二氯靛酚也能氧化维生素C成为脱氢抗坏血酸。本品水溶液与2，6－二氯靛酚试液作用，溶液由红色变成无色。

脱氢抗坏血酸在氢碘酸、硫化氢等还原剂的作用下，可被还原生成维生素C。

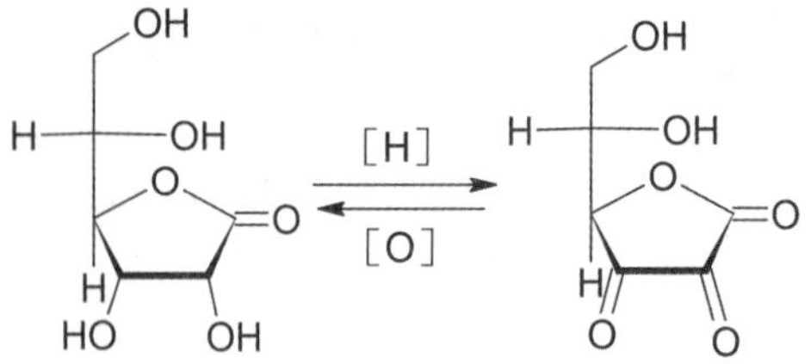

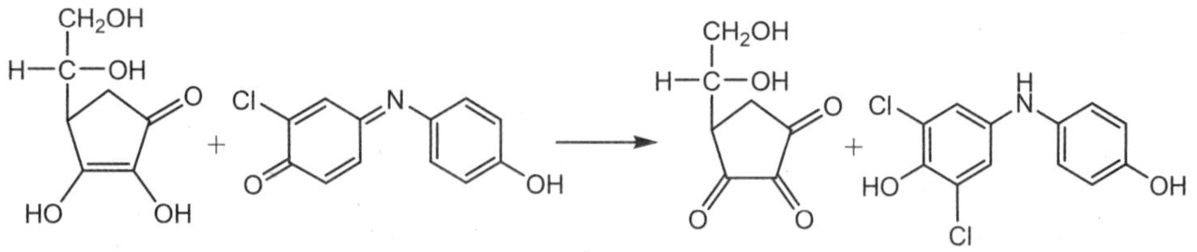

本品水溶液在pH为5.0～6.0时稳定。在空气、光和热的影响下，维生素C分子中的内酯环可水解，并可进一步脱羧而生成糠醛，以致氧化聚合而呈色，这也正是维生素C在贮存过程中变色的主要原因。

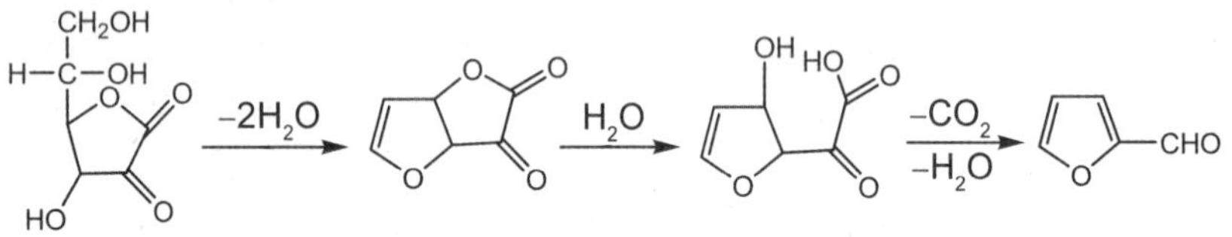

因此，除密闭避光贮存外，溶液应使用饱和二氧化碳水，并将pH控制在5.0～6.0，还可加入EDTA、焦亚硫酸钠或半胱氨酸等稳定剂。

维生素C具有广泛的生理作用。在体内能促进胶原蛋白和黏多糖的合成，使微血管致密，降低其通透性和脆性，帮助铁离子从血浆到贮存的运输，增强机体抵抗力，促进伤口和骨折愈合。还能作为一些疾病（如心血管疾病、性疾病等）的辅助治疗药物，缓解某些药物的毒性作用等。此外，维生素C还可作为一种副作用极小的营养保健药物，用于激活T细胞，增加机体干扰素合成，限制肿瘤发展。

本品临床用于防治坏血病，增加机体抵抗力，预防冠心病和感冒，大量静脉注射可用于治疗克山病。

维生素C不仅是世界卫生组织和联合国工业发展组织共同确定的人类26种基本药物之一，也是一种重要的食品添加剂。可补足某些食品维生素C的不足，还可利用它的强还原性用作食品的抗氧化剂，大量用于脂肪、油、冷藏食品、啤酒、葡萄酒、饮料等的保藏，在腌制食品中减少亚硝酸的形成。此外，维生素C还可作为冷冻食品的保鲜剂、烘焙食品的烘焙剂以及饲料添加剂和催熟剂等。维生素C的商品形式有L－抗坏血酸、L－抗坏血酸钠和L－抗坏血酸钙。维生素C会破坏维生素B_{12}，增加铁剂的吸收。

三、叶酸

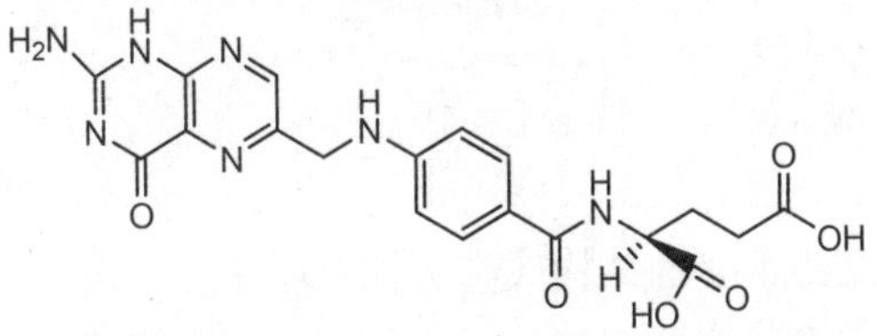

叶酸（Folic Acid）

化学名为N－［4－［（2－氨基－4－氧代－1，4－二氢－6－喋啶）甲氨基］苯甲酰基］－L－谷氨酸，又名维生素B_C，或维生素M、蝶酰谷氨酸。

叶酸为黄色或橙黄色结晶性粉末，无臭，无味，不溶于冷水，溶于沸水，可溶于氢氧化钠和硫酸钾中，为红细胞发育生长必需因子。广泛存在于绿叶、酵母、蘑菇以及动物肝脏中，最初从菠菜叶中分离提取，现用化学合成方法制备。

叶酸族维生素包括6－羟基蝶呤、蝶酸，p－甲酰蝶酸等许多喋啶衍生物，但有药用价值的是本品。

本品分子由三部分构成，分别为2－氨基－4－羟基－6－甲基喋啶、对氨基苯甲酸和L－谷氨酸，其中前两部分合在一起被称作蝶酸。

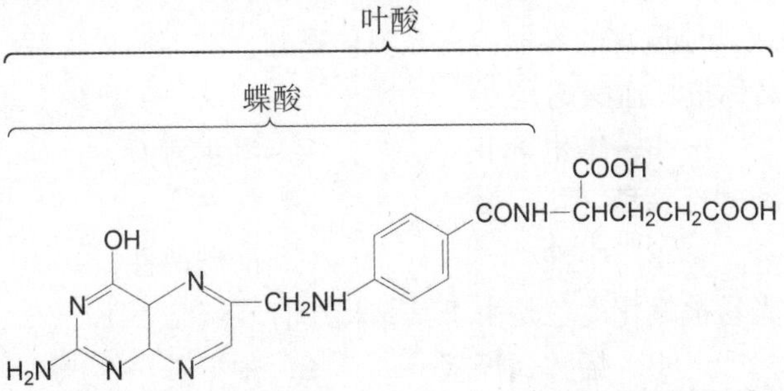

叶酸是物质代谢过程中催化“一碳基团”转移反应的辅酶的构成部分。叶酸在叶酸还原酶催化下，以还原型磷酸烟酰胺腺嘌呤二核苷酸（NADPH）为供氢体，经还原反应，形成四氢叶酸（FH_4）。四氢叶酸在各种生物合成反应中，以四氢叶酸辅酶的形式转移和利用“一碳基团”（如甲基、亚甲基、甲酰基等）。许多重要物质如嘌呤、嘧啶、核苷酸等的合成过程中，必须有四氢叶酸作为“一碳基团”的供体来参与。叶酸是骨髓红细胞成熟和分裂必需的物质。

临床用于治疗巨幼细胞性贫血、白血病，与维生素B_{12}合用治疗恶性贫血。叶酸与维生素C合用会减弱各自的作用。若因治疗贫血必须使用时，不得同时服用，应间隔至少半小时。叶酸最丰富的食物来源是动物肝脏、肾脏，其次是绿叶蔬菜、酵母等。同时，肠道细菌又能合成叶酸，故一般人类不易发生叶酸缺乏。但是，怀孕时由于对叶酸需求量增加，可能导致叶酸缺乏；肠道吸收不好，可导致继发性叶酸缺乏；几乎所有治疗癫痫病的抗惊厥剂都能使血清中的叶酸浓度下降而导致叶酸缺乏。

练习题

一、单项选择题

1. 使维生素 A 活性保持不变的结构改造方法是（　　）。

A. 延长侧链　　B. 缩短侧链　　C. 增加环内双键　　D. 环内双键饱和

2. 维生素 A 进入机体后与维生素 A 活性相同的第一步代谢产物是（　　）。

A. 维生素 A 醇　　B. 维生素 A 醛　　C. 维甲酸　　D. 维生素 A 酸

3. 能与三氯化锑的三氯甲烷溶液作用显蓝色后渐变为红色的维生素是（　　）。

A. 维生素 A　　B. 维生素 B　　C. 维生素 C　　D. 维生素 D

4. 可用于抗佝偻病的维生素是（　　）。

A. 维生素 A　　B. 维生素 B　　C. 维生素 C　　D. 维生素 D

5. 下列关于维生素 A 叙述错误的是（　　）。

A. 极易溶于三氯甲烷、乙醚

B. 含共轭多烯醇侧链易被氧化为环氧化物

C. 与维生素 E 共存时更易被氧化

D. 应装于铝制或其他适宜的容器内，充氮气密封，在凉暗处保存

6. 下列维生素又称抗坏血酸的是（　　）。

A. 维生素 A　　B. 维生素 B　　C. 维生素 C　　D. 维生素 D

7. 维生素 C 的酸碱性是显（　　）。

A. 弱酸性　　B. 中性　　C. 酸碱两性　　D. 强碱性

8. 维生素 C 遇光易被氧化变色是由于其结构中存在（　　）。

A. 异咯嗪环　　B. 烯醇式羟基　　C. 酚羟基　　D. 芳伯氨基

9. 下列药物中与 2，6－二氯对苯醌氯亚胺作用，生成蓝色后又变为红色的药物是(　　)。

A. 维生素 B_6　　B. 维生素 B_2　　C. 维生素 A　　D. 维生素 C

10. 维生素 A 立体异构体中活性最强的异构体为（　　）。

A. 全反式　　B. 9－顺式　　C. 13－顺式　　D. 9，13－顺式

11. 在维生素 E 异构体中活性最强的是（　　）。

A. α－生育酚　　B. β－生育酚　　C. γ－生育酚　　D. δ－生育酚

12. 被称为盐酸硫胺的维生素是（　　）。

A. 维生素 B_1　　B. 维生素 B_2　　C. 维生素 B_6　　D. 维生素 B_4

13. 维生素 C 的化学结构为（　　）。

A.
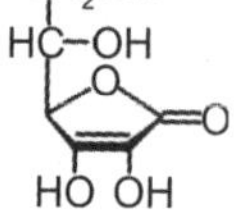

B.
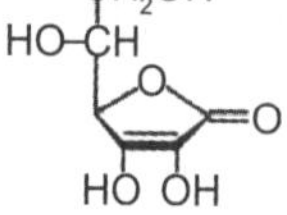

C.
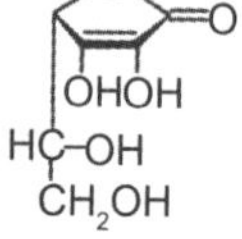

D.
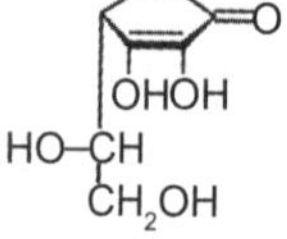

14. 在水溶液中维生素 C 以（　　）形式稳定。

A. 2－酮式　　B. 3－酮式　　C. 4－酮式　　D. 烯醇式

15. 维生素 B_1 在碱性水溶液中可被氧化成为具有荧光的化合物称为（　　）。

A. 核黄素　　B. 感光黄素　　C. 光化色素　　D. 硫色素

16. 维生素 B_1 是以硫胺焦磷酸酯形式参与体内（　　）代谢。

A. 氨基酸　　B. 糖　　C. 脂肪　　D. 电解质

17. 下列与维生素 B_2 性质不符的是（　　）。

A. 对光不稳定，在酸性或中性溶液中分解产物为光化色素

B. 对光不稳定，在碱性溶液中分解产物为感光黄素

C. 易溶于水

D. 维生素 B_2 在体内必须磷酸化，以黄素单核苷酸和黄素腺嘌呤二核苷酸成为氢化还原酶的辅基，才具有生物活性

E. 宜饭后服用，尿液呈黄绿色

18. 某一种维生素的溶液与含有微量铁盐的砂芯过滤后溶液呈红色，这种维生素是（　　）。

A. 维生素 C　　B. 维生素 A_1　　C. 维生素 B_1

D. 维生素 B_6　　E. 维生素 B_2

19. 维生素 B_6 不具有的性质是（　　）。

A. 水溶液易被空气氧化变色

B. 水溶液显碱性

C. 易溶于水

D. 用于放射治疗可引起恶心和妊娠呕吐

E. 中性水溶液加热可发生聚合而失去活性

20. 在临床上用于治疗妊娠呕吐的药物是（　　）。

A. 维生素 C　　B. 维生素 B_6　　C. 维生素 B_1

D. 维生素 D_3　　E. 维生素 B_2

二、多项选择题

1. 以下叙述与维生素 D 类相符的是（　　）。

A. 均是甾醇的衍生物

B. 主要包括维生素 D_2 与 D_3，有十余种

C. 是水溶性维生素

D. 临床主要用于抗佝偻病

E. 进入体内代谢活化

2. 下列描述与维生素 C 相符的是（　　）。

A. 水溶液 pH 大约为 8.2

B. 水溶液显弱酸性

C. 水溶液易被氧化

D. 临床用于防治坏血病、预防冠心病

E. 属于脂溶性维生素

3. 下列维生素中光照易被氧化的是（　　）。

A. 维生素 A　　B. 维生素 C　　C. 维生素 E

D. 维生素 D_3　　E. 维生素 D_2

4. 有关维生素 B_1 的描述正确的是（　　）。
A. 两性化合物
B. 可与盐酸成盐
C. 具有嘧啶环和噻唑环
D. 具有核糖结构
E. 是水溶性维生素
5. 维生素 B_2 具有（　　）。
A. 旋光性　　B. 酸碱两性　　C. 还原性
D. 水溶液显荧光性　　E. 氧化性
6. 贮存时应遮光、密封的维生素是（　　）。
A. 维生素 A　　B. 维生素 D_3　　C. 维生素 B_1
D. 维生素 C　　E. 维生素 E

三、配伍选择题

[1~4] A. 维生素 B_1　B. 维生素 D_2　C. 维生素 K_3　D. 维生素 C　E. 维生素 E
1. 结构的 2 位有一个 16 碳侧链的苯并二氢吡喃醇衍生物（　　）。
2. 与空气长期接触，可被氧化成为具有荧光的硫色素（　　）。
3. 在体内转变为有活性的硫胺焦磷酸酯（　　）。
4. 含甲萘醌结构，具有凝血作用（　　）。
[5~7] A. 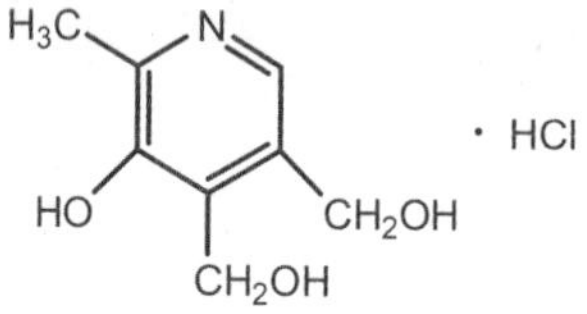

B. 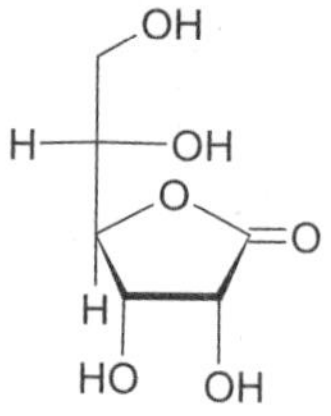

C. 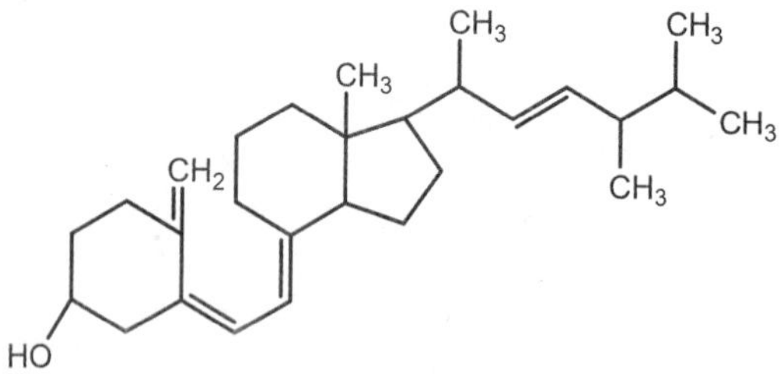

D. 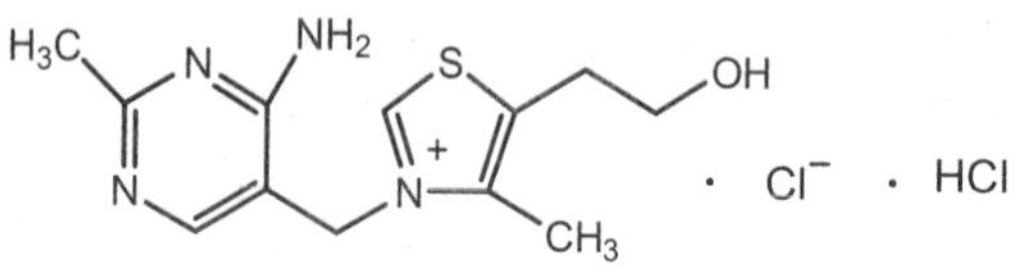

E. 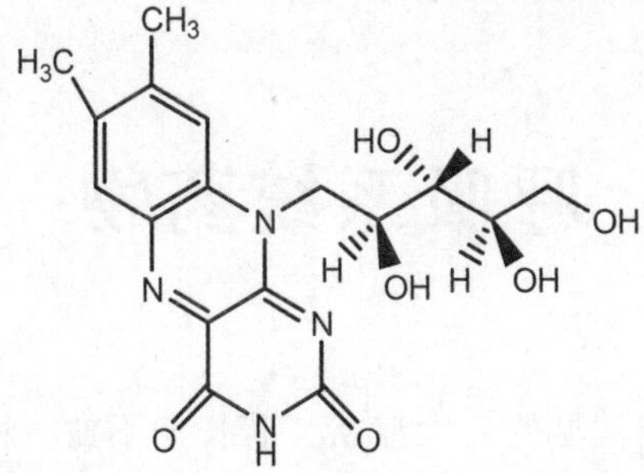

5. 维生素 B_1（　　）。

6. 维生素 B_2（　　）。

7. 维生素 D_2（　　）。

［8～10］A. 维生素 D_3　B. 维生素 B_6　C. 维生素 B_2　D. 维生素 C　E. 维生素 A

8. 是三个结构类似的化合物（　　）。

9. 水溶液呈右旋光性，且显酸性（　　）。

10. 水溶液可发生互变异构，主要以烯醇式存在（　　）。

［11～14］A. 维生素 A　B. 维生素 B_1　C. 维生素 K_3　D. 维生素 B_2
E. 维生素 B_6

11. 治疗舌炎、唇炎、脂溢性皮炎等（　　）。

12. 治疗干眼症、夜盲症、皮肤干燥、角膜软化症等（　　）。

13. 治疗新生儿出血症、凝血酶原过低症（　　）。

14. 治疗脚气病及多发性神经炎等（　　）。

［15～17］A. 维生素 B_1　B. 阿法骨化醇　C. 维生素 D_3　D. 维生素 D_2
E. 维生素 K_3

15. 在肝脏代谢生成骨化三醇，有活性，适合老年人改善骨质疏松（　　）。

16. 用于凝血酶原过低症（　　）。

17. 化学稳定性低，对光敏感，日光下可生成超甾醇，失去活性（　　）。

第十三章　呼吸系统药物

咳嗽、咯痰和气喘为呼吸系统疾病最常见的三大症状，若长期不愈，将进一步发展成为肺气肿、肺源性心脏病等，严重危害患者的健康。对此，临床上在针对病因积极进行治疗的同时，还须及时应用镇咳药、祛痰药或平喘药。

第一节　镇咳药

咳嗽是呼吸道受到刺激后引起的一种保护性反射活动，有助于清除积痰或异物，以保持呼吸道的清洁和通畅。一般轻度咳嗽不需用镇咳药，但是剧烈的咳嗽，除影响患者的睡眠、增加患者的痛苦以外，还能引起肺气肿及其他多种并发症，此时需要使用镇咳药使之缓解。

镇咳药（Antitussives）能抑制咳嗽的反射活动，其作用部位主要在延髓咳嗽中枢，也有少数在感觉神经末梢（如局麻作用）。按照作用部位，它可分为中枢性镇咳药和外周性镇咳药两大类。

中枢性镇咳药指能选择性地抑制延髓咳嗽中枢而产生镇咳作用的一类药。此类药多为吗啡类生物碱或通过结构修饰而得的衍生物，如可待因（Codeine）、右美沙芬（Dextromethorphan）、二甲啡烷（Dimemorfan）等。外周性镇咳药对呼吸道黏膜有局部麻醉作用，从而抑制咳嗽反射。如苯佐那酯（Benzonatate）是局麻药丁卡因的衍生物。

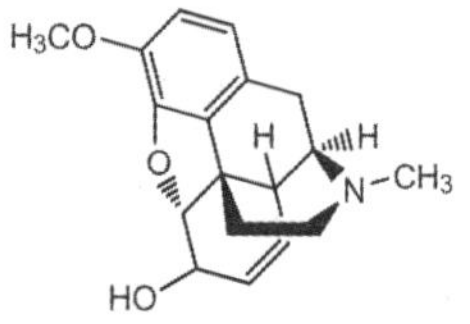

可待因

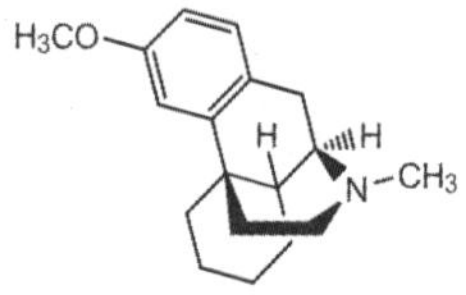

右美沙芬

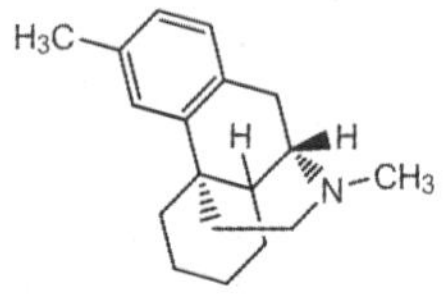

二甲啡烷

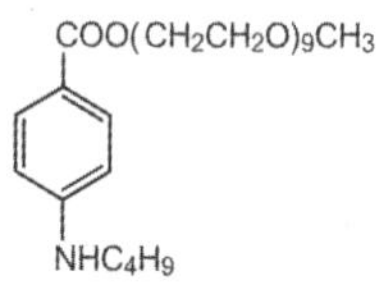

苯佐那酯

典型药物：

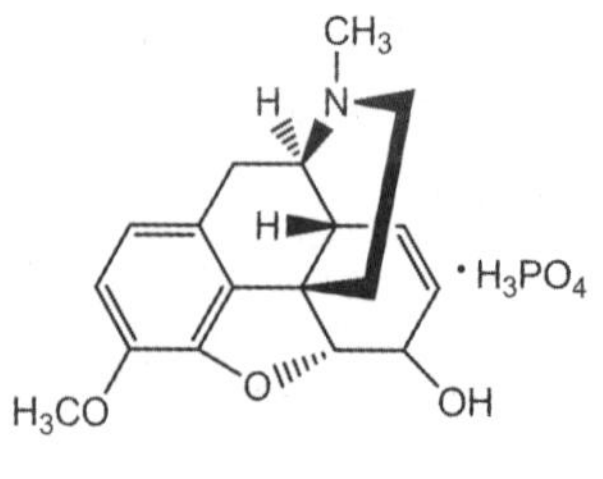

磷酸可待因（Codeine Phosphate）

化学名为7，8－去氧－4，5－桥氧－3－甲氧基－6－羟基－N－甲基吗啡烷磷酸盐。

可待因为白色结晶，熔点为154℃～156℃。易溶于沸水、乙醇、氯仿、乙醚，可溶于水。17位叔氮呈弱碱性，饱和水溶液pH为9.8，可与酸成盐。临床上常用其磷酸盐。

本品为白色细微针状结晶或白色结晶性粉末；无臭，味苦；露置空气中易风化，遇光易变质。熔点为235℃（分解）。易溶于水，微溶于乙醇，难溶于乙醚、氯仿。2%水溶液pH为4.6，加入氢氧化钠试液，则析出游离可待因的结晶性沉淀。

比较吗啡与可待因的结构，区别仅在于可待因3位酚羟基被醚化，故无明显还原性，在空气中较吗啡稳定，但仍需避光保存。

本品与吗啡有一些相似的呈色反应，如与甲醛硫酸试液作用呈红紫色（Marquis反应）。也有一些与吗啡不同的反应，可用于与吗啡相区别，如与三氯化铁试液反应不显色；在酸性溶液中不与亚硝酸钠作用，可用于检查本品中微量的吗啡杂质。

本品作为中枢麻醉性镇咳药，是临床上最有效的镇咳药之一，适用于各种干咳；多痰者不宜服用；本品有轻度成瘾性；口服或肌肉注射均吸收良好，主要在肝脏代谢，代谢物主要以葡萄糖醛酸结合物形式经肾脏排出，少部分以原形排出。

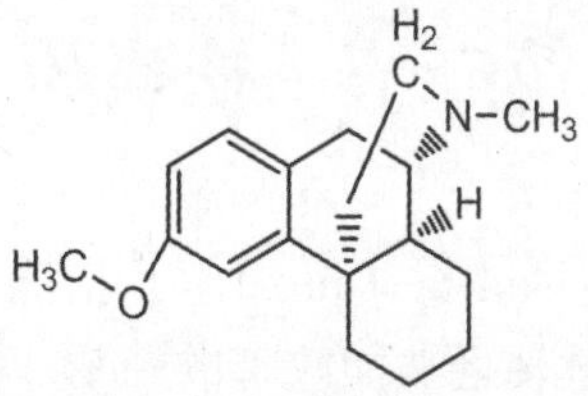

氢溴酸右美沙芬（Dextromethorphan Hydrobromide）

右美沙芬为合成镇痛药吗啡烃衍生物那洛啡尔的右旋体的甲醚衍生物，但有与可待因相似或稍强的镇咳作用。无明显的镇痛作用及镇静作用，属于非麻醉性镇咳药。长期服用未发现耐受性及成瘾性。

氢溴酸右美沙芬为白色结晶性粉末，无臭或微臭，味苦。熔点为124℃～126℃，略溶于水，易溶于乙醇。其1%水溶液的pH为5.2～6.5。

本品口服后15～30min起效，作用持续3～6h。主要在肝脏代谢，代谢产物由肾脏排出。

本品适用于感冒、急慢性支气管炎等上呼吸道感染引起的少痰咳嗽。

咳嗽药的选用见表13－1。

表13－1　咳嗽药的选择

类别	药品名称	作用机制、适应证	用药健康提示
非处方药	苯丙哌林	比可待因强2～4倍；剧咳首选；白天咳嗽、刺激性干咳或阵咳症	对口腔黏膜有麻醉作用，须整片吞服，不可嚼碎
	喷托维林	直接抑制咳嗽中枢；咳嗽较弱者选用；刺激性干咳或阵咳症状为主宜选	青光眼、肺部瘀血、心功能不全及妊娠与哺乳期妇女慎用
	右美沙芬	效力与可待因相同；夜间咳嗽宜选；感冒所伴随的咳嗽常选用复方制剂；剧咳者（次选）	引起嗜睡，驾驶、高空作业等人慎用；严重高血压、有精神病史、妊娠妇女禁用

（续上表）

类别	药品名称	作用机制、适应证	用药健康提示
处方药	可待因	直接抑制咳嗽中枢；用于频繁、剧烈无痰干咳及刺激性咳嗽（胸膜炎伴胸痛患者）	
	羧甲司坦	祛痰药	干咳可单用止咳药；痰液较多以祛痰为主；支气管哮喘咳嗽宜用平喘药
	氨溴索		
	抗感染药	控制感染	
	抗过敏药	抗过敏原治疗	

第二节　祛痰药

祛痰药又称黏液促动药（Mucokinetic Drugs），是指能使痰液变稀，黏稠度降低，并能加速呼吸道黏膜纤毛运动，使痰液转运功能改善的药物。祛痰药可分为两类：恶心性祛痰药，如桉叶油、愈创木酚等；黏痰溶解药，如溴己新、乙酰半胱氨酸、羧甲司坦等。

典型药物：

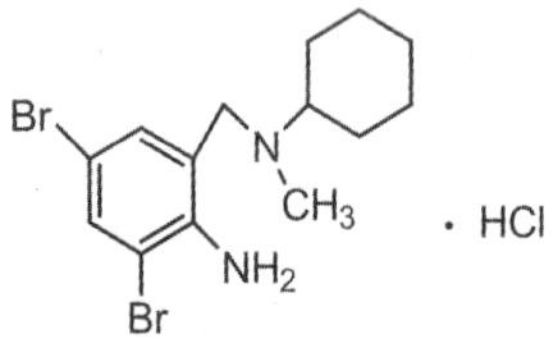

盐酸溴己新（Bromhexine Hydrochloride）

化学名为N－（2－氨基－3，5－二溴苄基）－N－环己甲胺盐酸盐。

本品为白色或类白色结晶性粉末，无臭或几乎无臭。溶于乙醇，微溶于水，不溶于氯仿。

本品为印度民间祛痰止咳药鸭嘴花有效成分鸭嘴花碱的人工合成类似物，是黏痰溶解药，能使痰液中的酸性黏多糖纤维分解，降低痰液黏度。

临床用于急慢性支气管炎、哮喘、肺气肿、矽肺、支气管扩张等有白色黏痰又不易咳出的病人。

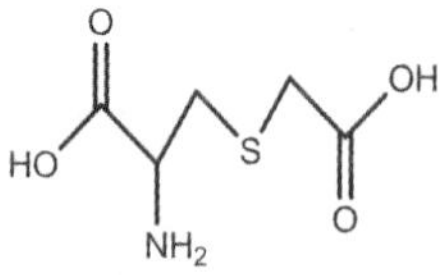

羧甲司坦（Carbocisteine）

化学名为S－（羧甲基）－L－半胱氨酸，曾用名为羧甲半胱氨酸。

本品为半胱氨酸的巯基取代衍生物，能影响支气管腺体的分泌，能裂解痰液中主要成分黏蛋白的二硫键，使痰液黏稠度下降而易于咳出。

本品为白色结晶性粉末，无臭，不溶于冷水及乙醇、丙酮，易溶于酸性和碱性水溶液。呈酸性。宜置阴凉干燥处密闭保存。

本品起效较快，口服4h后可见明显疗效，并且有促进受损支气管黏膜修复的作用。其糖浆剂临床常用于婴幼儿支气管哮喘及支气管炎的治疗。

练习题

一、单项选择题

1. 分子中含有巯基的祛痰药是（　　）。

A. 盐酸溴己新　B. 羧甲司坦　C. 盐酸氨溴索

D. 硫酸苯丙哌林　E. 乙酰半胱氨酸

2. 以下与可待因不符的是（　　）。

A. 吗啡的3-甲醚衍生物

B. 吗啡的6-甲醚衍生物

C. 在肝脏被代谢，约8%转化为吗啡

D. 用作中枢性镇咳药

E. 具成瘾性，作为麻醉药品管理

3. 对右美沙芬的描述错误的是（　　）。

A. 分子中有手性中心

B. 右旋体用作镇咳药，未见成瘾性

C. 左旋体用作镇咳药，未见成瘾性

D. 消旋体具成瘾性

E. 左旋体及消旋体均具成瘾性

4. 分子中含有巯基的祛痰药是（　　）。

A. 盐酸溴己新　B. 硫酸苯丙哌林　C. 羧甲司坦

D. 盐酸氨溴索　E. 乙酰半胱氨酸

5. 祛痰药溴己新分子中环己烷羟基化、N-去甲基的活性代谢物是（　　）。

A. 羧甲司坦　B. 苯丙哌林　C. 右美沙芬

D. 氨溴索　E. 乙酰半胱氨酸

6. 盐酸溴己新分子中含有的基团是（　　）。

A. 醇羟基　B. 酚羟基　C. 3，5-二溴苯甲氨基

D. 哌啶基　E. 环戊基

二、多项选择题

1. 通过使痰液中黏蛋白的二硫键断裂，降低痰液黏滞性的祛痰药物有（　　）。

A. 磷酸苯丙哌林　B. 乙酰半胱氨酸　C. 羧甲司坦

D. 右美沙芬　E. 盐酸氨溴索

2. 以下与盐酸溴己新相符的是（　　）。

A. 临床用作祛痰药

B. 化学名为N-甲基-N-环己基-2-氨基-3，5-二溴苯甲胺盐酸盐

C. 代谢产物是氨溴索

D. 化学名为4－［（2－氨基－3，5－二溴苯基）甲基］氨基］环己醇盐酸盐

E. 临床用作镇咳药

3. 对具有如下化学结构的药物的描述正确的是（　　）。

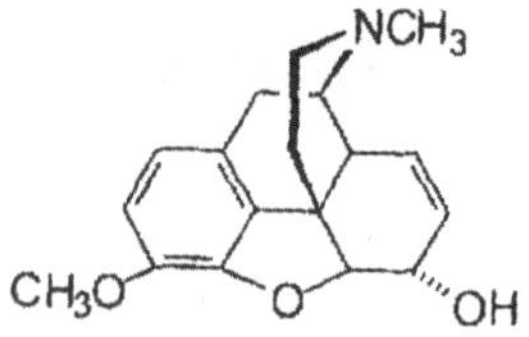

A. 是中枢性镇咳药

B. 应按麻醉药品管理

C. 在体内代谢，有N脱甲基产物

D. 是中枢性祛痰药

E. 在肝脏代谢，约有8%代谢生成吗啡，故有成瘾性

4. 下列表述正确的有（　　）。

A. 氨溴索是溴己新的体内活性代谢物

B. 乙酰半胱氨酸分子中不含游离的巯基

C. 苯丙哌林结构中有哌啶环和苄基

D. 羧甲司坦分子中有游离的巯基

E. 右美沙芬的右旋异构体未见成瘾性，用作镇咳药

5. 对化学结构如下的药物的描述，正确的是（　　）。

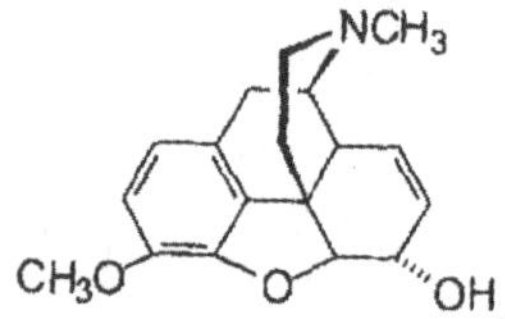

A. 吗啡　　B. 可待因　　C. 作用于阿片受体

D. 外周性止咳药　　E. 有成瘾性

6. 与乙酰半胱氨酸相符的是（　　）。

A. 化学结构与溴己新类似

B. 分子中有巯基，易被氧化

C. 有类似蒜的臭味

D. 与两性霉素、氨苄西林等有配伍禁忌

E. 祛痰药，还可用于对乙酰氨基酚过量中毒的解毒

7. 下列化学名为反式－4－［（2－氨基－3，5－二溴苄基）氨基］环己醇盐酸盐的药物的是（　　）。

A. 盐酸氨溴索

B. 镇咳药

C. 黏痰溶解剂，用作祛痰药

D. 分子中有两个手性中心

E. 有顺反异构体

三、配伍选择题

［1～4］

A. 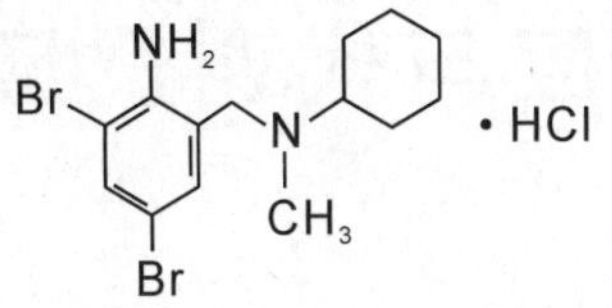

B. 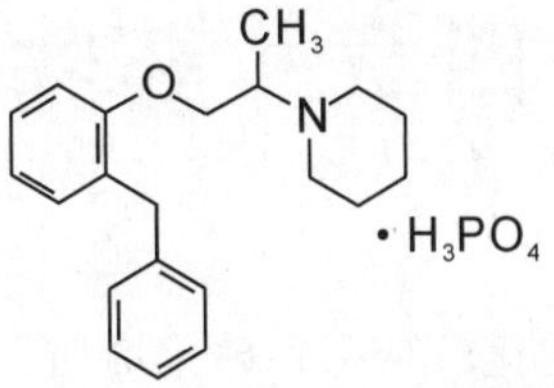

C. 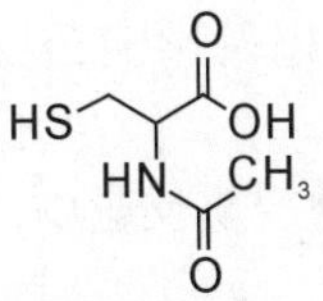

D. 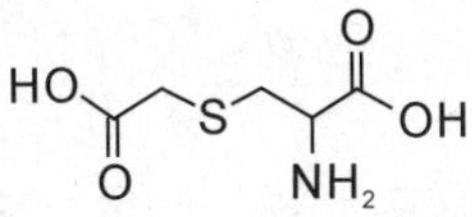

E. 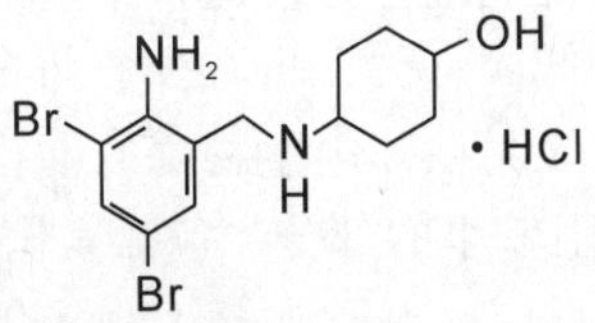

1. 乙酰半胱氨酸（　　）。
2. 羧甲司坦（　　）。
3. 盐酸溴已新（　　）。
4. 盐酸氨溴索（　　）。

［5～8］A. 化学名为 N－乙酰基－2－半胱氨酸的祛氮药

B. 以反式的两个异构体作为祛痰药

C. 分子中不含游离巯基的祛痰药，为半胱氨酸类似物

D. 化学名为 17－甲基－3－甲氧基－4，5α－环氧－7，8－二去氢吗啡喃－6α－醇磷酸盐倍半水合物

E. 化学名为 1－［2－（2－苄基苯氧基）－1－甲基乙基］哌啶磷酸盐

5. 盐酸氨溴索（　　）。
6. 乙酰半胱氨酸（　　）。
7. 羧甲司坦（　　）。
8. 磷酸苯丙哌林（　　）。

［9～10］A. 代谢拮抗物　B. 生物电子等排体　C. 前药　D. 硬药　E. 软药

9. 本身具有活性，在体内代谢后转化为无活性和无毒性的化合物的药物（　　）。
10. 本身具有活性，在体内不发生代谢或化学转化的药物（　　）。

第十四章　药物的变质反应与代谢反应

研究药物的化学结构和理化性质，在药品的生产、制剂、贮存、调配和使用等环节控制药物的质量，保证药物的质量和药物的疗效，防止药物变质引起的副作用和其他不良反应，保证药物的安全、有效。了解和掌握药物的化学结构、稳定性以及影响药物疗效的因素。

药物的变质反应有水解、氧化、异构化、脱羧及聚合等。在药物变质反应中，水解反应和氧化反应是较为常见的反应。

药物在进入人体内的转运过程（吸收、分布、代谢和排泄统称为转运）中可发生代谢反应，使药物的化学结构发生变化，大多数引起药效的降低或丧失，也有少数药物的活性增强，药理作用发生改变，或使药物产生毒副作用。药物代谢在体内生物酶的催化下发生化学变化，主要发生在药物分子的官能团和活性较高、位阻较小的部分，包括氧化、还原、水解等以官能团转化为主的生物转化反应，称为官能团化反应（又称Ⅰ相生物转化反应），例如羟基、羧基、巯基和氨基等。药物与内源性物质（如葡萄糖醛酸、硫酸盐、某些氨基酸等）缩合，称为结合反应（又称Ⅱ相生物转化反应）。其中，氧化、水解和结合反应为药物发生较多的代谢反应，这些反应会使药物的药效下降或丧失。这些反应都和药物的化学结构稳定性密切相关。代谢和排泄控制着药物的作用过程和持效时间。

大部分的药物代谢都发生在肝脏，也有在肾脏、肺和胃肠道里发生，这主要与相关的酶分布和血流量有关。

药物代谢对药物的作用、副作用、毒性、给药剂量、给药方式、药物作用的时间、药物的相互作用等有较大的甚至决定性的影响。药物代谢的研究对现有药物的合理使用有重大的意义，在新药研究和开发中有着重要的指导作用。

第一节　药物的变质反应

一、药物的水解反应

水的广泛存在和药物分子较多含有易水解基团，使水解成为药物变质的主要问题。

（一）容易发生水解的药物

发生水解的药物有酯、酰胺、酰脲、酰肼、苷等结构类型。以下列举酯、酰胺和苷类药物。

1. 酯类

（1）无机酸酯，有硝酸酯、硫酸酯、磷酸酯和碳酸酯等。例如硝酸甘油、氢化可的松磷酸钠、亚硝酸异戊酯等。

（2）脂肪酸酯，如阿托品、阿司匹林、氯化琥珀胆碱等。

（3）芳香酸酯，如盐酸普鲁卡因、贝诺酯等。

（4）内酯类药物，如毛果芸香碱、大环内酯类抗生素等。

2. 酰胺及其类似物

（1）酰胺（CONH—），如尼可刹米、对乙酰氨基酚等。

（2）内酰胺，如β-内酰胺类抗生素、黄嘌呤类等。

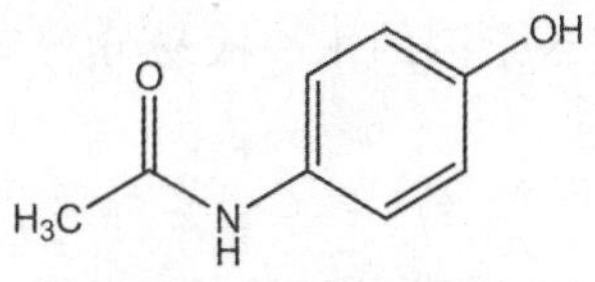

对乙酰氨基酚

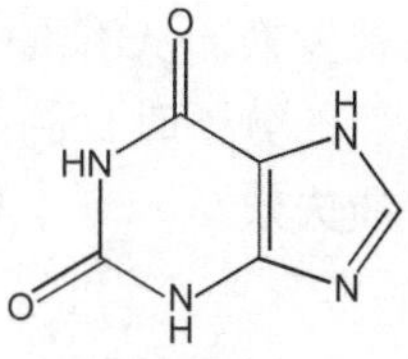

黄嘌呤

（3）酰脲（—CONHCONH—），如巴比妥类、苯妥英钠等。

（4）酰肼（—CONHNH—），如异烟肼等。

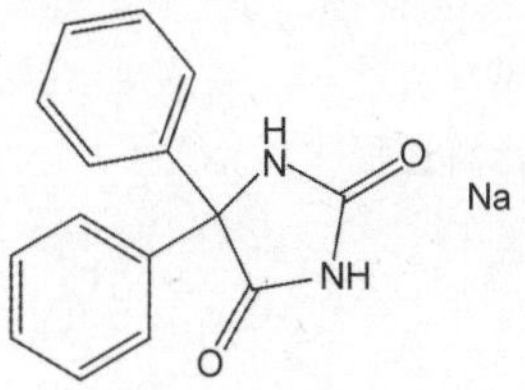

苯妥英钠

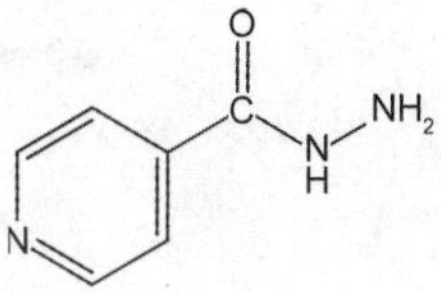

异烟肼

（5）磷酰胺（$—PO_2NH—$），如环磷酰胺等。

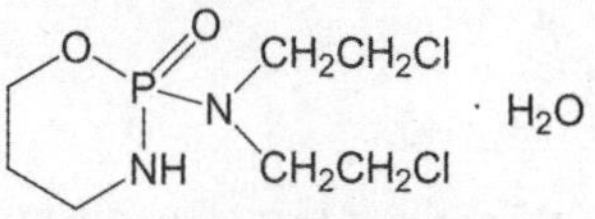

环磷酰胺

3. 苷类

此类药物有氨基苷类抗生素、强心苷类等，如洋地黄毒苷。

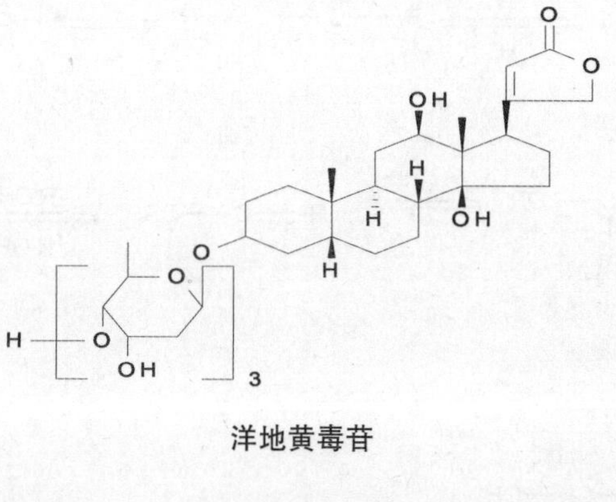

洋地黄毒苷

（二）水解的过程

1. 盐类药物的水解

盐类药物在水中，离子键打开，形成溶液，如强碱弱酸盐产生碱性溶液，强酸弱碱盐产生酸性溶液，达到平衡，不发生变质，影响药效。

例如磺胺嘧啶钠水溶液呈碱性，但在吸收空气中的二氧化碳后，溶液中的氢氧化钠遇碳酸形成碳酸氢钠，磺胺嘧啶的磺酰胺基的酸度尚不足以与之成盐，平衡被破坏，析出分子型磺胺嘧啶的沉淀。

苯巴比妥钠和苯妥英钠的水溶液也发生类似反应。这一溶液稳定性的破坏只影响制剂的使用，未发生药物本质的改变。这类酸性比碳酸还弱的弱酸强碱盐的注射液必须密闭保存，宜制成粉针剂，临用新鲜配制。弱酸强碱盐类药物水溶液也不应与碱性较强的药物配伍，以免弱碱性药物被置换而从溶液中游离析出。

当药物水解产生新的分子时，例如盐酸普鲁卡因的水溶液易分解成氨基苯甲酸和盐酸二乙氨基乙醇，则变质失效。

2. 羧酸衍生物的水解

亲和剂 Y^-（如 OH^-）进攻缺电子的酰基碳，形成新的 C—Y 键，C—X 断裂，X^- 离去。酰基脱离 X 基团，转换成与 Y 基团成键，也称酰基转换反应。如下式所示：

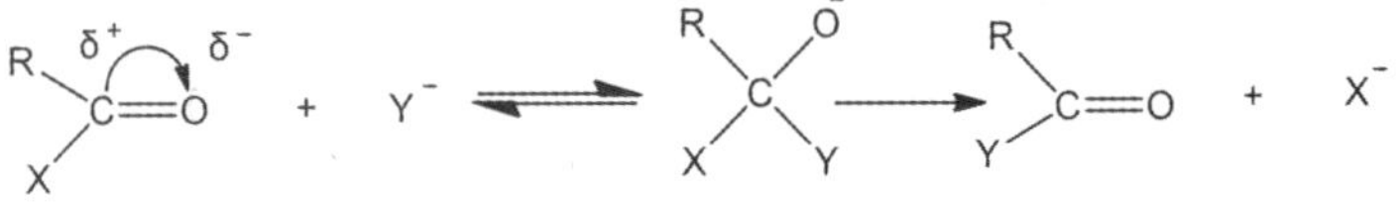

羧酸衍生物的水解过程

3. 酯的碱水解

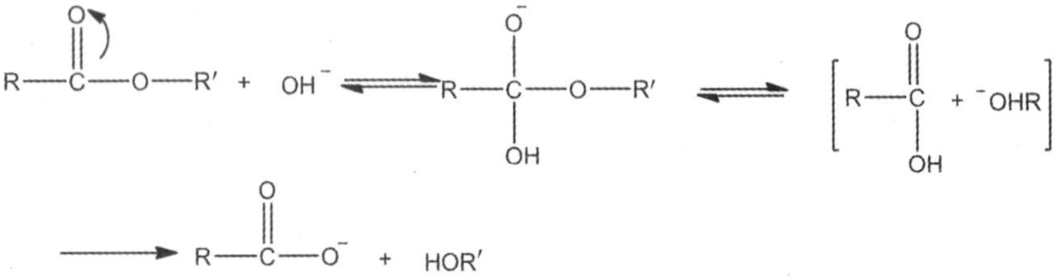

酯在碱性条件下的水解过程

酯也可在酸性条件下水解，但反应是可逆的：

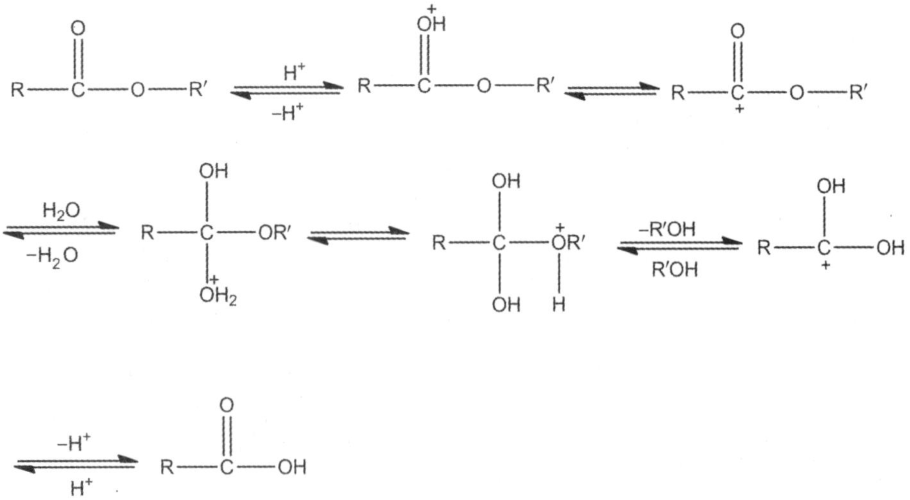

酯在酸性条件下的水解过程

碱催化水解为不可逆反应，反应速度比酸催化的快得多，且水解完全。

4．酰胺的水解

酰胺的水解过程与酯相似，只是酯水解成羧酸和醇，酰胺水解成羧酸和胺。

药物中酯和酰胺较多，如局麻药、巴比妥和β－内酰胺类抗生素等，易发生水解反应，C—O 键或 C—N 键断裂常致失效。

（三）影响药物水解的因素

1．内因

（1）结构类型。

不同结构类型的水解速率是由其结构的类型所决定的。在羧酸衍生物中，离去酸度酸性强的药物较易水解。在 RCOX 水解时，C—Y 键断裂，X^- 成为离去基团，X^- 和质子形成 HX，称离去酸。

羧酸衍生物的水解速度：

酰卤 > 酸酐 > 酚酯 > 醇酯 > 酰脲 > 酰胺

相应的酸性按下述顺序递减：

$$HX > RCOOH > ArOH > ROH > H_2NCOONH_2 > NH_3$$

酯的水解：

无机酸酯 > 有机酸酯

无机酸酯极性较大，容易与水分子水合，易受 H^+ 或 OH^- 攻击而水解。

（2）电性因素。

电性因素包括诱导效应和共轭效应。易水解基团周围结构的吸电子效应和供电子效应都会使其水解性能发生改变：使酯化羰基碳原子正电荷增加，则水解容易；使正电荷降低，则水解困难。

例如，苯甲酸乙酯的对位引入不同电性效应的取代基，各取代苯甲酸的 pK_a 值不同，各取代苯甲酸乙酯的相对水解速度也产生了很大的差异，见表 14－1。

表 14－1　取代基对苯甲酸乙酯水解的影响（60% 丙酮水溶液，碱性，25℃）

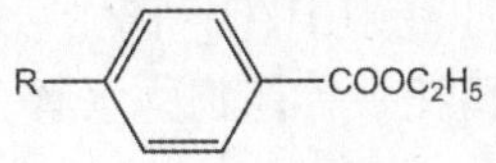

R	相对水解速度	酸的 pK_a
H	1	4.17
NH_2	0.029	4.92
CH_3	0.403	4.35
NO_2	85.1	3.40

（3）空间位阻效应。

当易水解基团周围有较大体积基团时，由于其空间位阻效应，药物不易水解，见表14－2。

表 14－2　甲基取代对普鲁卡因水解的影响

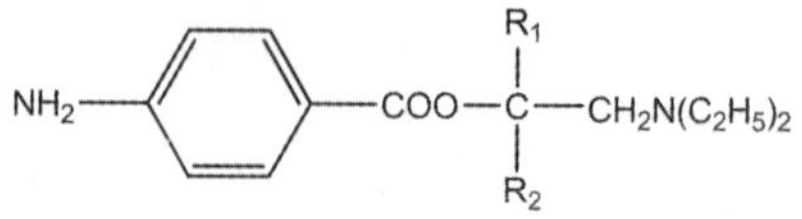

R_1	R_2	相对水解速度
H	H	500
CH_3	H	15
CH_3	CH_3	0

局部麻醉药利多卡因，由于间二甲苯基的空间位阻效应，酰胺基团不易水解。

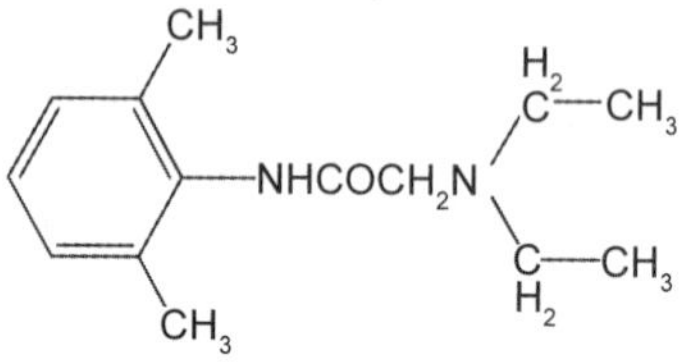

利多卡因

2. 外因

（1）水分。

水的存在是水解的必要条件。易水解的药物在生产、贮存和使用中应注意防潮防水，尤其在升温时更应注意。青霉素、环磷酰胺等极易水解的药物须制成粉针剂，并控制含水量。青霉素钾盐粉针剂含水不得超过 1.0%。用塑料或金属膜片包装易水解的药片是防水解的有效方法。

（2）酸碱度。

水解速度和溶液 pH 有关。将药液调节至水解速度最小时的 pH 值，是延缓水解的常用有效方法。控制药液 pH 的主要方法是加缓冲剂。选用缓冲剂时应考虑其对药物的稳定性、溶解度和疗效等的影响。磷酸盐缓冲液中 HPO_4^{2-} 离子可夺取水中质子，产生氢氧离子，可加速青霉素、红霉素、氯霉素和后马托平等药物的水解。

（3）温度。

水解速率随温度升高而加快，在药物的生产和贮存中要注意控制温度。一般温度每升高 10℃，水解反应速率增加 2～4 倍。

制备半合成青霉素的酰化反应宜在低温进行，以防止 β－内酰胺环水解。注射剂的灭菌温度应考虑水溶液的稳定性。

温度对水解反应速率影响很大，呈指数级变化，所以在生产和贮存过程中应注意防范。在灭菌时，宜采用流通蒸汽灭菌法，而不宜采用高压灭菌法。在贮存时，应置于阴凉处或冷处贮存。

（4）溶剂。

多数药物为弱酸或弱碱与相应碱或酸所形成的盐，在水溶液中解离成离子，再被溶液中的氢离子或氢氧离子催化水解。当药物离子和溶液中的离子电荷相同时，溶剂的介电常数对解离和水解有一定影响。苯巴比妥钠在碱性溶液中先解离成负离子，与溶液中丰富的氢氧离子电荷相同。当一介电常数比水小的 60% 丙二醇为溶剂时，苯巴比妥解离减少，水解变慢，故其稳定性较以水为溶剂时高。氯化琥珀胆碱在酸性溶液中解离成正离子，与氢电荷相同。其在水溶液中放置220天，含量下降11.71%，改用介电常数小的丙二醇为溶剂，含量只下降2.4%。但在用醇代替水时，也要注意发生醇解的可能。

（5）金属离子的影响。

游离金属离子，特别是过渡金属离子，如Cu^{2+}、Fe^{3+}、Mn^{2+}、Pb^{2+}等能催化加速水解。加入EDTA（乙二胺四乙酸二钠），游离金属离子形成稳定的配合物，防止水解的发生。

二、药物的氧化

有机药物可在氧化剂存在下发生氧化反应。氧化反应一般分为化学氧化反应和自动氧化反应。化学氧化发生在药物的制备反应和药物的质量分析反应过程中，自动氧化则发生在药物贮存过程中遇空气中氧气引起的变质反应。药物变质过程中的氧化反应主要是自氧化反应。

（一）容易发生氧化的基团及药物

（1）酚羟基（Ar—OH），如吗啡、维生素E、肾上腺素等。

（2）芳伯氨基（$Ar—NH_2$），如普鲁卡因、磺胺类药物等。

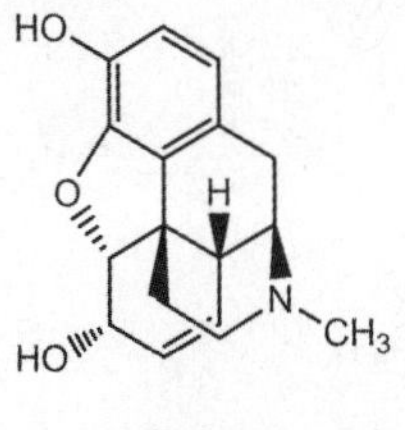

吗啡

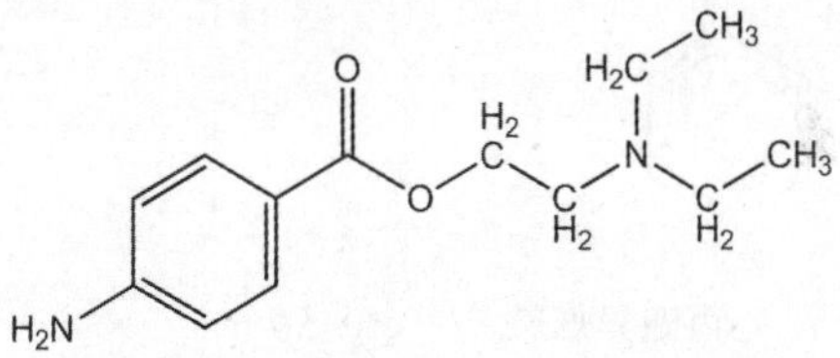

普鲁卡因

（3）巯基（—SH），如卡托普利、巯基嘌呤等。

（4）醛基（—CHO）及α-羟酮基<（$—COCH_2OH$）。常见药物有链霉素、地塞米松等。

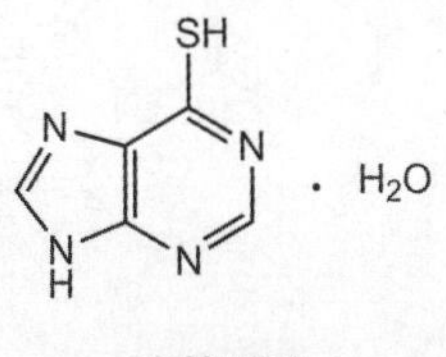

巯基嘌呤

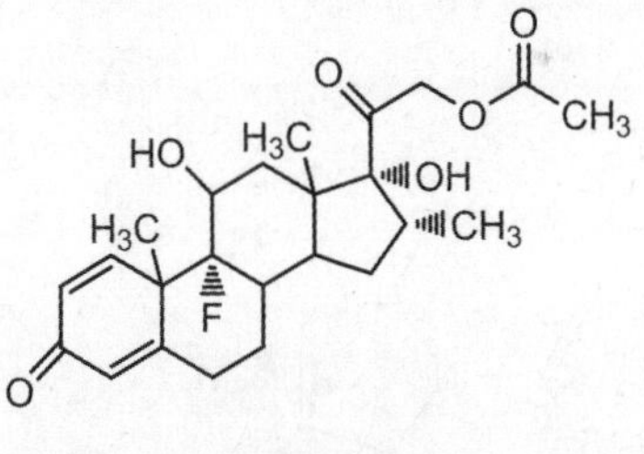

地塞米松

（5）烯醇基（═C—OH），如维生素C等。

（6）肼基（$—NH—NH_2$），如异烟肼、肼苯哒嗪等。

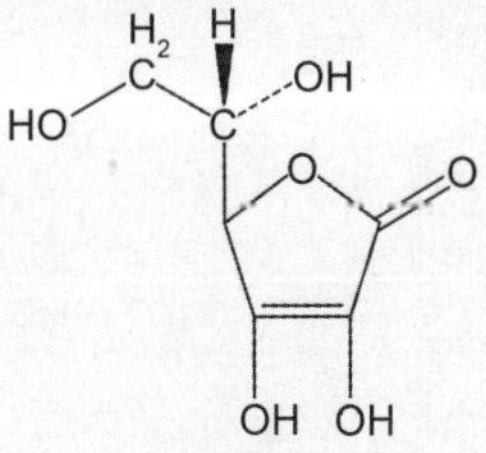

维生素C

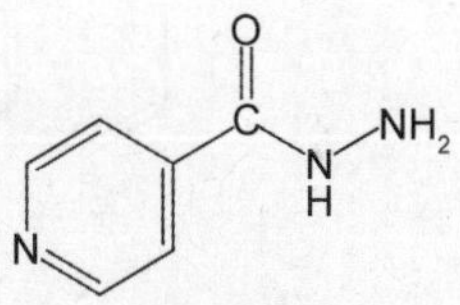

异烟肼

（7）双键（—C ═C—），如维生素 A 等。

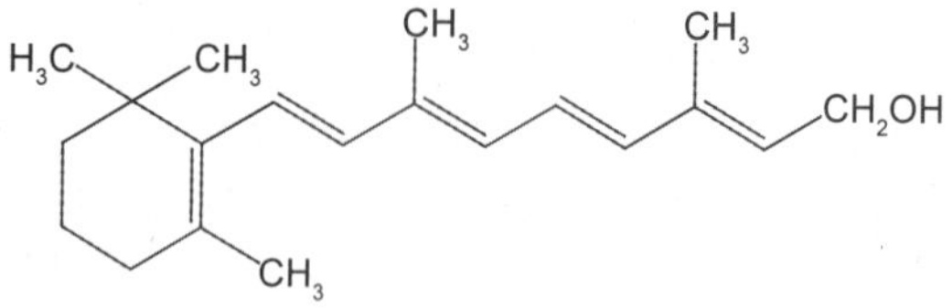

维生素 A

（8）杂环，由于杂环种类及环上取代基团种类的不同，氧化反应比较复杂，主要包括：

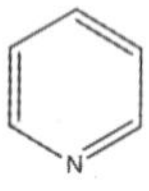

吡啶环

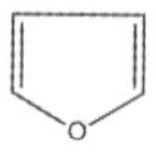

呋喃环

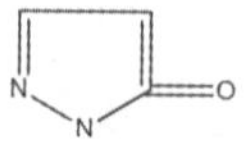

吡唑酮环

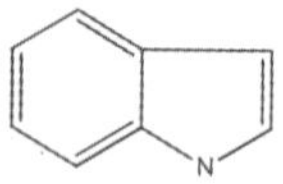

吲哚环

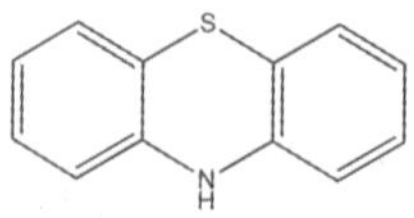

吩噻嗪环

①吡啶环，如尼可刹米、丙硫异烟胺等。

②呋喃环，如硝基呋喃类抗菌药呋喃西林。

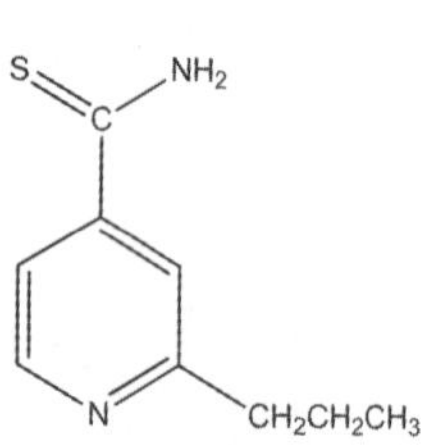

丙硫异烟胺

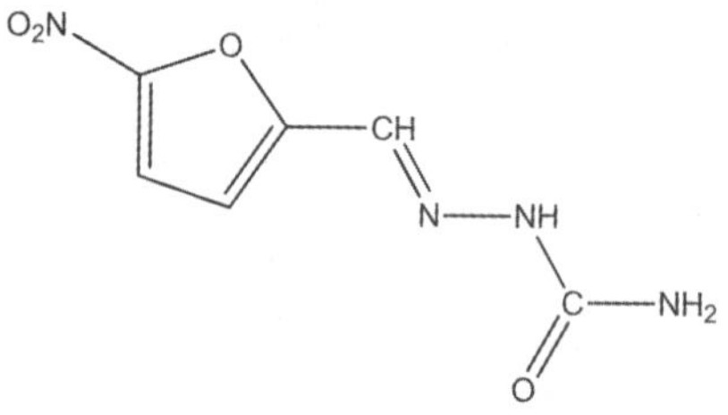

呋喃西林

③吡唑酮环，如氨基比林、安乃近等。

④吲哚环，如吲哚美辛、利血平等。

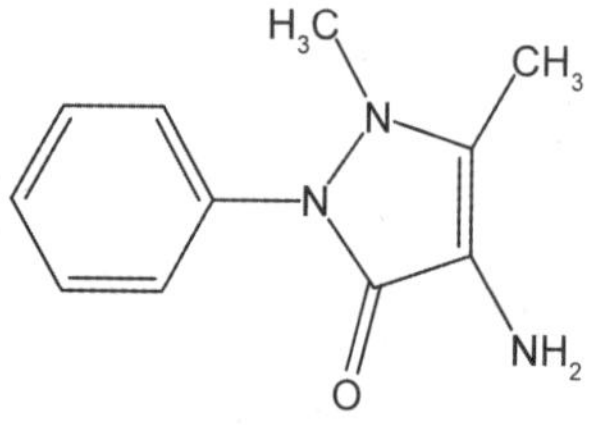

氨基比林

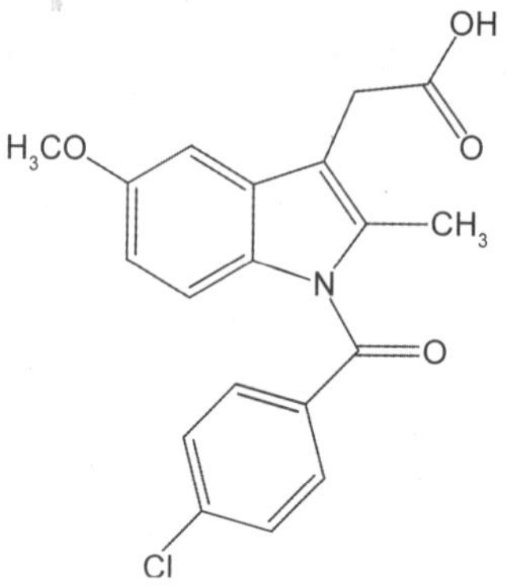

吲哚美辛

⑤吩噻嗪环，如氯丙嗪、异丙嗪等。

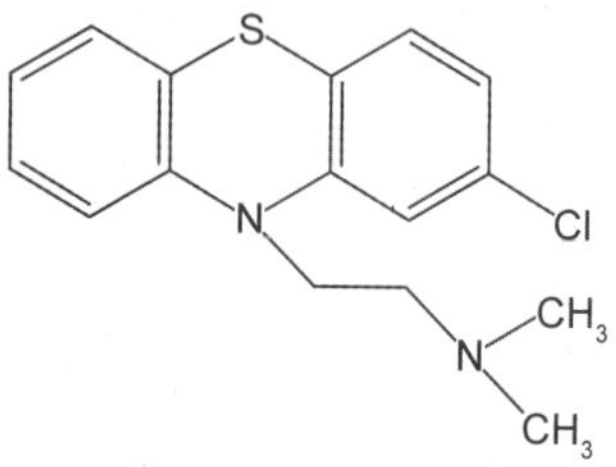

氯丙嗪

（二）氧化的过程

药物自动氧化的第一步常为C—H、O—H、N—H、S—H键的断裂。一般认为C—H键易发生均裂，生成氢自由基和烃基自由基；而O—H、N—H和S—H键常发生异裂，生成氢正离子和分别含O、N、S的负离子。

1. 醇的氧化

仲醇类药物，羟基α位的C—H均裂，生成氢自由基和烃基自由基（Ⅰ），再和经紫外光照射的激发态氧分子（为双自由基，有两个单电子）结合成烃过氧自由基（Ⅱ），Ⅱ再与另一个药物分子反应，引起碳氢键均裂，生成氢过氧化物（Ⅲ）和新的烃基自由基，如此不断和新的药物分子反应，形成链反应。

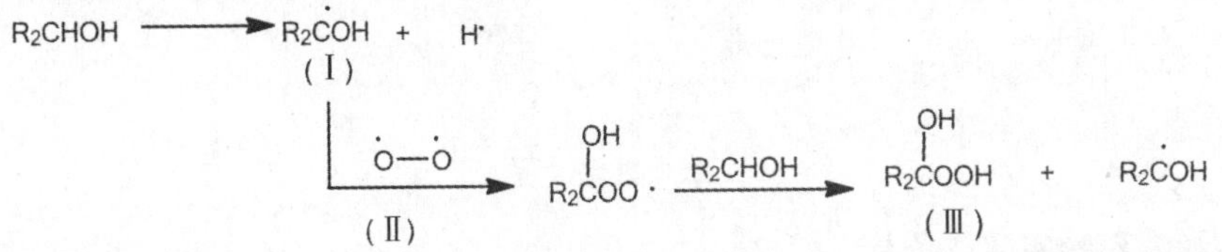

自动氧化链式反应

Ⅲ又能分解产生新的自由基和各种氧化产物。主要的反应为分解成酮和过氧化氢。

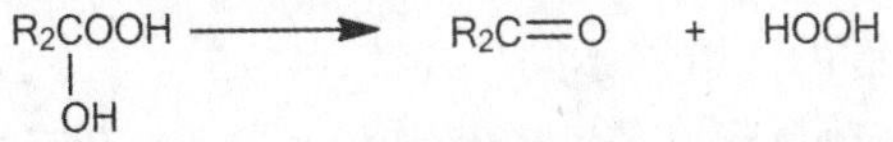

自氧化产物进一步分解成酮和过氧化氢

2. 酚的氧化

苯酚在水溶液中可解离出质子和苯氧负离子，遇空气中的氧易失去一个电子而成苯氧自由基。碱性有利于苯氧负离子的形成，使自动氧化加速。金属离子可催化苯氧负离子形成苯氧自由基，并再氧化成醌类有色物质。

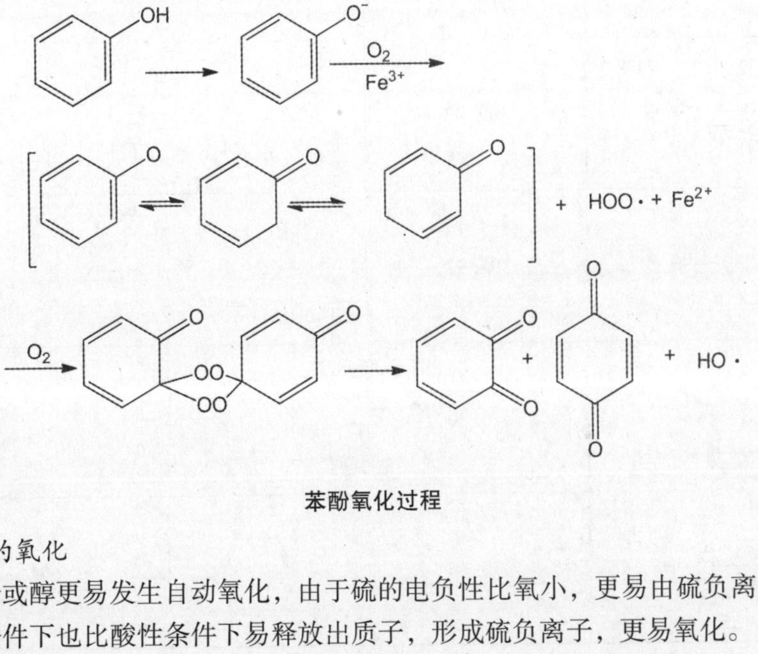

苯酚氧化过程

3. 硫醇的氧化

硫醇比酚或醇更易发生自动氧化，由于硫的电负性比氧小，更易由硫负离子失去电子。硫醇在碱性条件下也比酸性条件下易释放出质子，形成硫负离子，更易氧化。

$$R-SH \longrightarrow RS^- \xrightarrow{O_2} RS\cdot \xrightarrow{RS\cdot} RSSR$$

硫醇碱性条件下氧化

4. 芳胺的氧化

芳胺比脂胺更易发生自动氧化。苯胺也先发生 N—H 键断裂，释出一个质子，再失电子形成自由基，自由基再氧化偶合，生成各种产物。

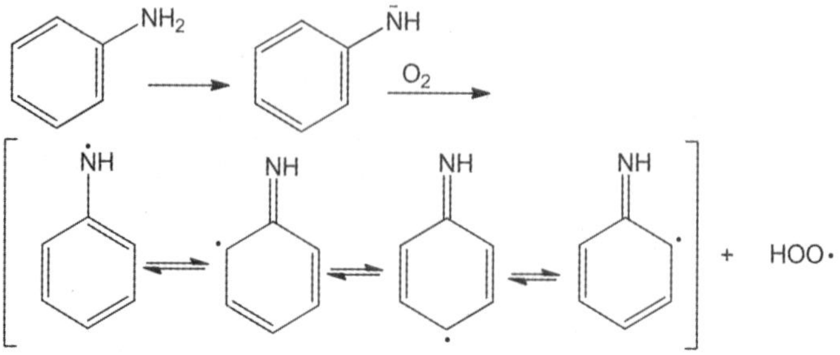

苯胺氧化过程

（三）影响药物氧化的因素

1. 内因

（1）药物的化学结构。

在不同结构中，C—H 键的离解能不同（见表 14－3）。C—H 键的离解能愈小，愈易裂解成自由基，也愈易发生自动氧化。各种碳氢键发生自动氧化反应的活性顺序依次为：

醛基 C—H 键 ≥α－C—H 键 ＞ 叔 C—H 键＞仲 C—H 键＞伯 C—H 键

表 14－3 各种碳氢键的解离能 单位：kJ/mol

C—H 键	解离能	C—H 键	解离能
RH_2C-H	405.46	$H_3CHC=CHCH_2-H$	334.40
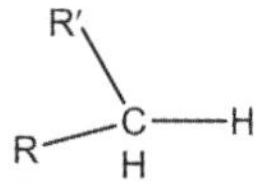	392.92	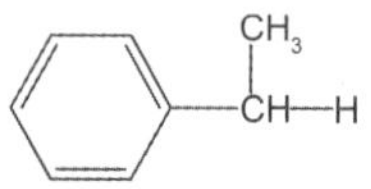	313.15
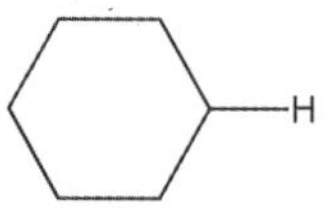	392.92	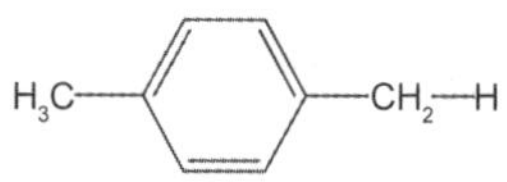	309.32
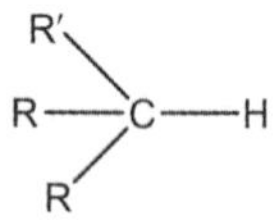	376.20	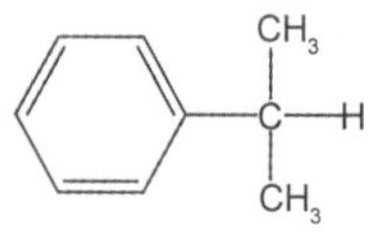	309.32
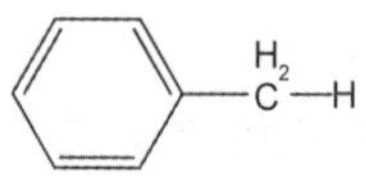	355.30	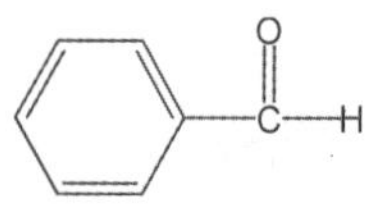	309.32

（2）电性效应。

酚类药物由于苯氧间 P－π 共轭，苯环的电子密度增高，易于形成苯氧负离子，易于发生自动氧化。在苯酚环上引入供电子基氨基、羟基、烷氧基和烷基时，环上电子云密度增大，还原性增强，易发生自动氧化；反之，如引入吸电子基羧基、硝基、磺酸基和电负性较大的卤素时，环上的电子云密度减小，还原性减小，较难发生自动氧化。

如对氨基水杨酸分子中，有供电子的氨基，又有吸电子的羧基，还原性不如氨基酚。当其在酸性溶液中脱羧成氨基酚时，还原性增强，特别在金属离子存在时迅速氧化。

肾上腺素、去甲肾上腺素、异丙肾上腺素、多巴、甲基多巴、多巴胺等都是邻苯二酚衍生物，由于多一供电子的羟基，均比苯酚容易自动氧化而产生有色物质。

吗啡和维生素 E 均有酚羟基，又各在其邻对位有一与苯环共轭的氧，使苯环上的电子云密度增大，还原性比苯酚强，均易发生自动氧化。后者苯环上还有数个供电子甲基，使其更易发生氧化。

烯醇与酚类相似，其自动氧化也以 O—H 键异裂，失去一个质子，生成烯氧负离子开始，也是在 pH 值增大时，自动氧化的反应活性增高。如维生素 C 为烯二醇，在铜、铁盐催化下易自动氧化。

胺类是自动氧化，芳胺比脂胺容易。磺胺类药物具有芳伯氨基，能发生自动氧化。但因磺酰胺基的吸电子效应，自动氧化不如苯胺强。磺胺噻唑钠在日光下自动氧化生成偶氮化合物及其氧化物。

（3）空间位阻效应。

醇的氧化先发生 α－C—H 键的均裂，而不是 O—H 键的异裂或均裂，因后者需要更大能量。叔醇无 α－C—H 键，难以氧化。仲醇比伯醇易氧化，因前者为叔 C—H，后者为仲 C—H，前者解离能较低之故。睾丸素的 17—羟基为仲醇，较易氧化变质，甲基睾丸素为叔醇，受甲基位阻影响，难以氧化。

2．外因

（1）氧气。

氧气的存在会引发药物的氧化反应，应尽量避免发生氧化的药物与氧气接触。如药物盛器宜充惰性气体（常用的有 N_2 和 CO_2 等），装满，排除残留空气，配制水剂要驱除水中的氧或在制剂中添加适当抗氧化剂。

抗氧化剂是通过自身与氧气反应而起到保护药物的作用，抗氧化剂的还原性比药物强；抗氧化剂及氧化产物对人体无害，不影响药物的稳定性。

常用的水溶性抗氧化剂有硫酸氢钠、焦亚硫酸氢钠、亚硫酸钠、硫代硫酸钠、硫脲、半胱氨酸和维生素 C 等。常用的油溶性抗氧化剂有没食子酸丙酯、氢醌、维生素 E 和二叔丁基对甲基苯酚等。

（2）光。

光能催化氧化反应，因此对于见光容易氧化的药物应避光贮存，有效措施之一为用棕色容器避光贮存。

可见光和紫外光都能催化自动氧化，但不同波长的光的催化能力不同。一般情况下，波长越短，能量越大，催化能力越强。所以紫外光的催化能力最强，红光的催化能力最弱。

光对药物的催化能力还与药物结构有关。一般情况下，分子结构中含有酚羟基、共轭双键、吩噻嗪环等，均对光催化敏感。例如肾上腺素见光后可由无色氧化成粉红色，最后变成棕黑色。氯丙嗪见光后也会渐氧化变成红棕色。

（3）温度。

药物氧化反应随温度升高而加快，温度每升高10℃，氧化反应速率增加2～4倍。因此易氧化药物的制剂要选择不加热或较低温度的灭菌条件，宜采用流通蒸汽灭菌法，有的甚至采用间歇灭菌法。药品宜贮存在阴凉处，易氧化变质的药品宜低温保存。

（4）金属离子。

过渡金属离子，如 Cu^{2+}、Fe^{3+}、Pb^{2+} 和 Mn^{2+} 等，微量存在即对某些药物的氧化起催化作用，能催化氧化反应。如 Cu^{2+} 在0.06ppm时可催化维生素C的氧化。

微量金属离子可从原料、辅料、溶剂、制药器具和容器等引入。如用普通蒸馏水器制的蒸馏水，含铜离子量可达0.2ppm，足以使维生素C和肾上腺素等氧化变色。未精制的活性炭中可能含有铁离子，须加注意。一般药液中加入依地酸钙钠（EDTA）等络合剂，与金属离子络合，以消除或减弱其催化作用。

（5）溶液的酸碱度。

溶液在酸性时，H^+ 浓度大，对O—H、S—H、N—H等的自动氧化起抑制作用，而易在pH值增大时发生氧化。如维生素C在酸性时，既可被氧化成去氢抗坏血酸，去氢抗坏血酸又可被还原成维生素C，为可逆反应。在碱性时，为不可逆反应，氧化产物又进一步水解，故易变质失效。

CO_2 对药物的影响。二氧化碳在某些情形下是惰性气体，不会影响药物的稳定性，反而能增加药物的稳定性，如在肾上腺素等注射剂中充入 CO_2 做稳定剂，但对有些药物却能使其变质。

CO_2 在空气中含量较低，仅为0.03%，易溶于水，其溶解度随水的温度升高而下降。

CO_2 可以使酚类钠盐、部分磺胺类的钠盐、巴比妥类（包括含硫巴比妥类）的钠盐、苯妥英钠、氨茶碱等药物析出沉淀。同时还可以降低溶液的pH，催化药物发生变质。

某些金属离子吸收 CO_2，产生沉淀而使得药物变质。

（6）溶剂极性。

溶剂极性的大小对一些药物的异裂自动氧化有一定影响。如维生素C在 Cu^{2+} 催化下的自动氧化速度常数与溶剂极性之间成线性关系，极性增大，氧化速度加快。

第二节 药物的代谢反应

药物在体内发生化学变化的过程，称代谢反应或称为生物转化反应。代谢反应需要在体内各种酶的催化下才能发生，主要的酶有氧化还原酶、水解酶和结合酶等。代谢反应类型主要为氧化、还原、水解和结合反应。

一、氧化反应

在药物的环系结构或脂链结构的碳上形成羟基或羧基，在氮、氧、硫原子上脱烃基或生成氮氧化物、硫氧化物，是药物代谢反应中常见的反应，属于氧化反应。

1．芳环的氧化

含芳环的药物发生氧化代谢，芳环上引入羟基，转化成酚。羟基化反应主要发生在芳环已有取代基的对位。

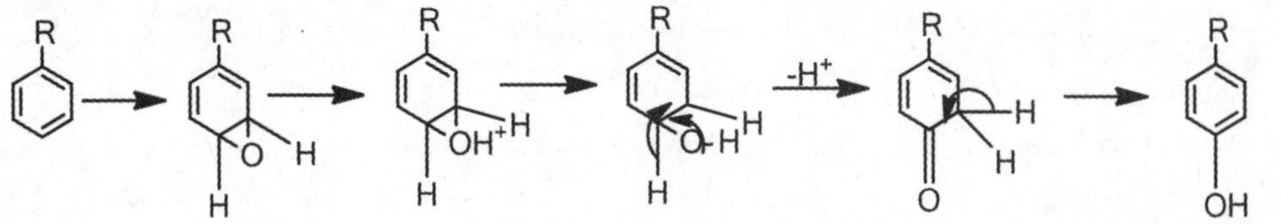

芳环氧化成酚的过程

如β－受体阻滞剂普萘洛尔和降血糖药苯乙双胍的氧化代谢产物，主要为芳环对位羟基化的产物。

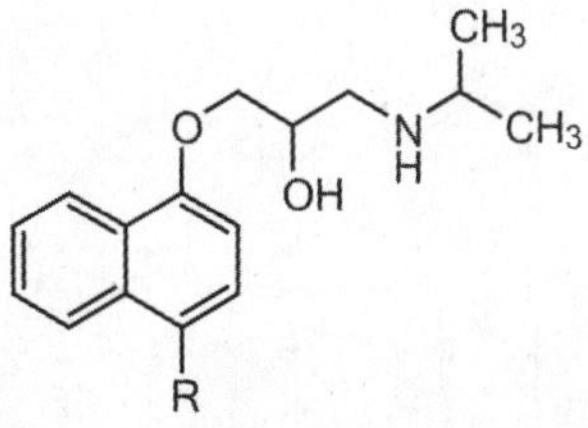

普萘洛尔

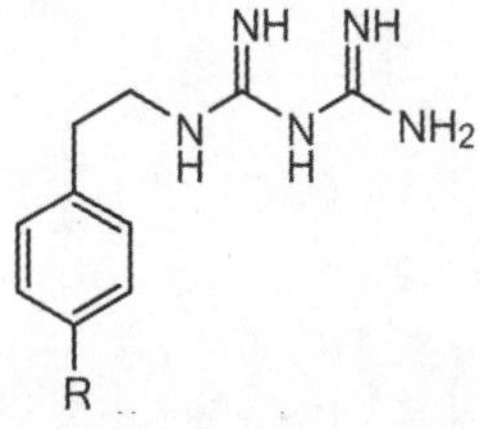

苯乙双胍

R=H　原形药物

R=OH　代谢产物

普萘洛尔和苯乙双胍及氧化代谢的产物

含羧基的丙磺舒的苯环不被氧化。当药物结构中同时有两个芳环存在时，氧化代谢多发生在电子云密度较大的芳环上。如地西泮的氧化代谢发生在5位的苯环上，产物为4－羟基地西泮，而不发生在含氯取代的苯环上。

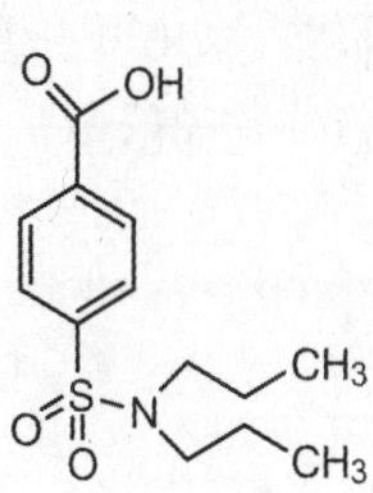

丙磺舒

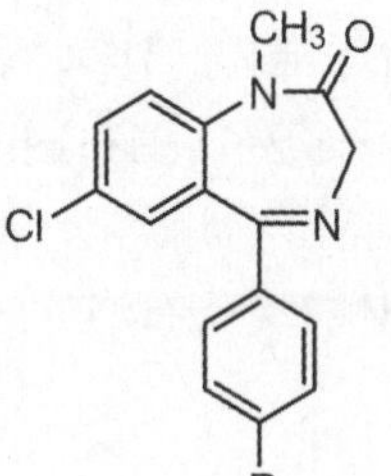

R＝H　地西泮

R＝OH　4－羟基地西泮

含芳杂环的药物，也容易在环上发生羟基化。如6－巯基嘌呤的代谢产物是2，8－二羟基－6－巯基嘌呤。

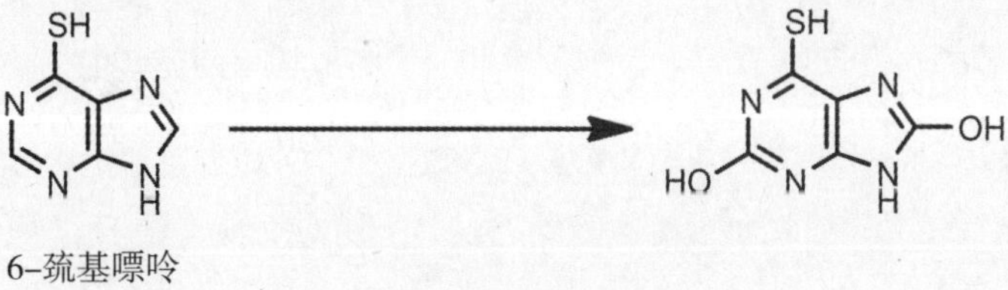

6–巯基嘌呤

6－巯基嘌呤体内代谢过程

2．烯烃的氧化

烯烃的氧化代谢与芳环类似，也生成环氧化物中间体。但该中间体的反应性较小，进一步水解代谢生成反式二醇化合物，而不会与生物大分子结合。如抗惊厥药卡马西平和激素类药物己烯雌酚的代谢过程如下：

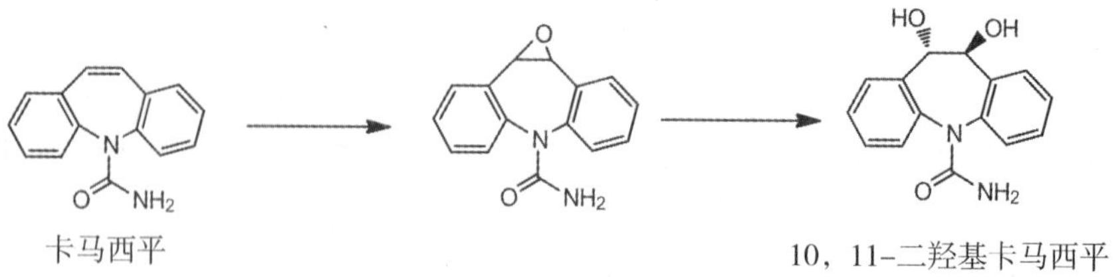

卡马西平体内氧化过程

卡马西平的环氧化代谢产物有一定的副作用和毒性，进一步生成的10，11－二羟基代谢产物，无活性。

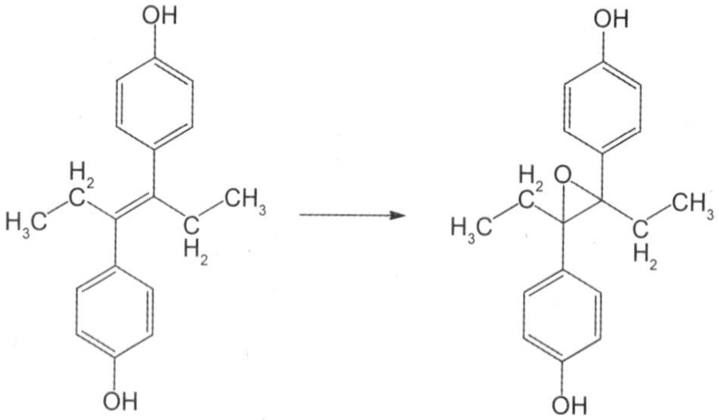

己烯雌酚体内氧化过程

3．脂烃的氧化

药物如含有芳环或脂环结构，作为侧链的烃基可发生氧化。氧化可在侧链上引入羟基，羟基引入后还可进一步氧化成醛、酮和羧酸，或药物，直接与葡萄糖醛酸生成结合物。氧化反应常发生在烃链的末端碳上（ω氧化）或末端前一个碳原子上（ω－1氧化），以及连有支链的叔碳原子上。如非甾体抗炎药布洛芬的异丁基上可发生ω氧化、ω－1氧化和苄位氧化。

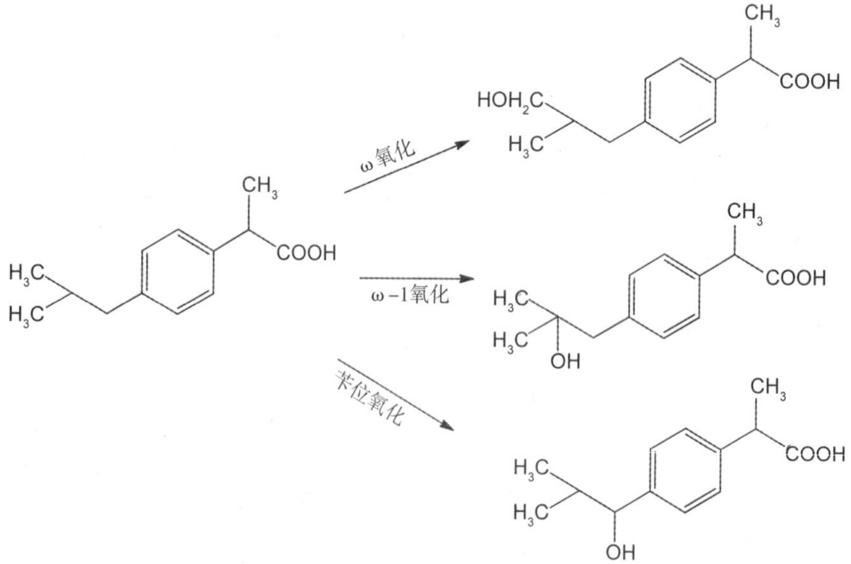

布洛芬体内氧化过程

脂烃链直接与芳环相连的苄位碳原子易于氧化，产物为醇。醇还可进一步氧化成醛、酮或羧酸。如口服降糖药甲苯磺丁脲的代谢即发生在苄位上。

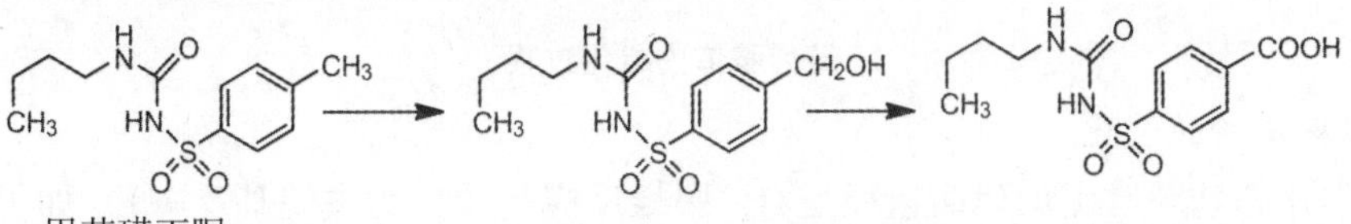

甲苯磺丁脲

甲苯磺丁脲体内氧化过程

4．脂环的氧化

含有脂环和杂环的药物，容易在环上发生羟基化。如口服降糖药醋酸己脲（醋磺己脲）的主要代谢产物是反式 4 - 羟基醋酸己脲。

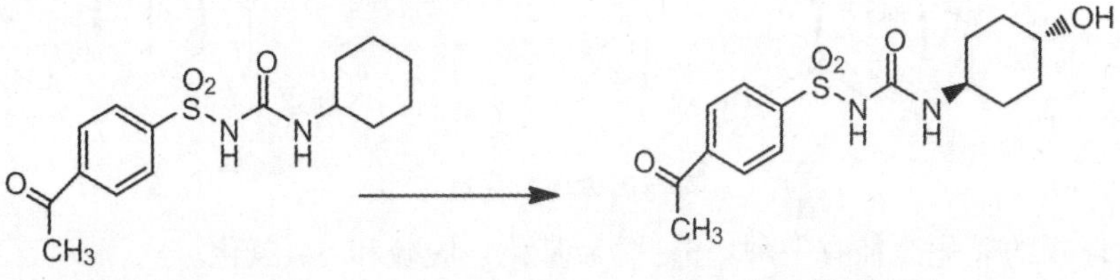

醋酸己脲　　4-羟基醋酸己脲

醋酸己脲体内氧化过程

5．胺的氧化

含有脂肪胺、芳胺、脂环胺结构的药物的体内代谢方式复杂，产物较多，主要以 N - 脱烃基化、N - 氧化、N - 羟化和脱氨基等途径代谢。叔胺易发生 N - 氧化，生成 N - 氧化物，如氯丙嗪代谢为 N - 氧化物。

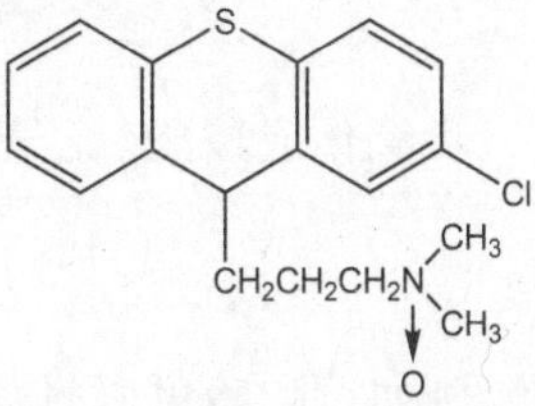

氯丙嗪代谢为 N - 氧化物

仲胺、叔胺的脱烃基反应生成相应的伯胺和仲胺，是药物代谢的主要途径。叔胺脱烃基的速度较快，一般得到的仲胺也具有母体药物的生物活性。代谢产生的仲胺和伯胺的代谢物对中枢神经系统的毒副作用较大。

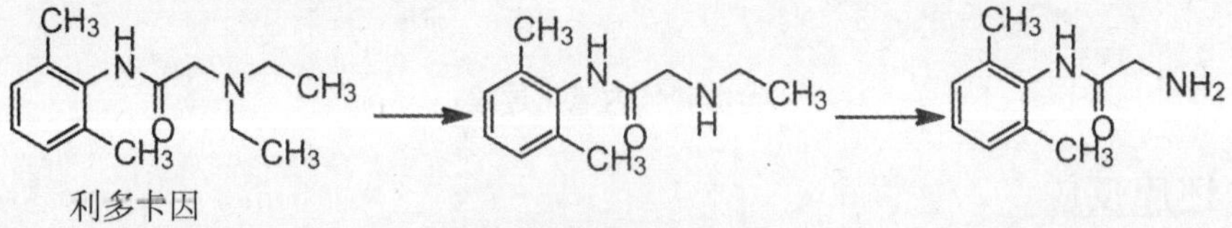

利多卡因

利多卡因体内氧化过程

含氨基的化合物容易进行脱氨基反应，如苯丙胺在体内发生氧化脱氨。

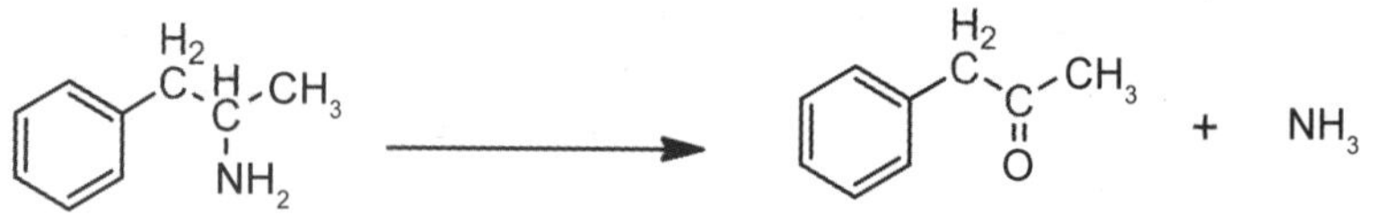

苯丙胺体内氧化过程

6．醚及硫醚的氧化

芳醚类化合物较常见的代谢途径是 O－脱烃反应（也称为去烷基反应），如可待因在体内发生 O－去甲基化，生成吗啡。

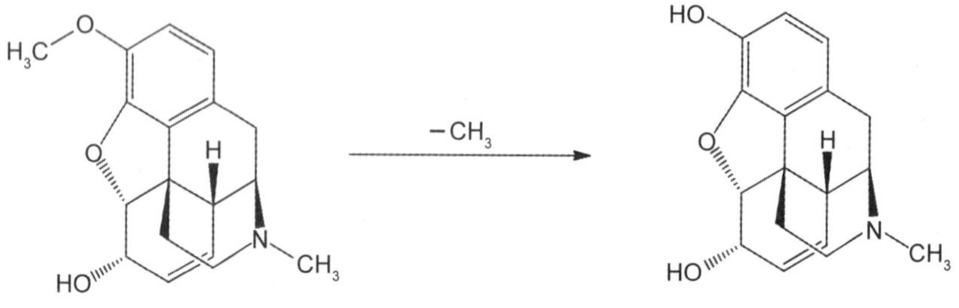

可待因体内氧化过程

硫醚化合物的氧化途径有三种：S－脱氢基化、脱硫和 S－氧化。

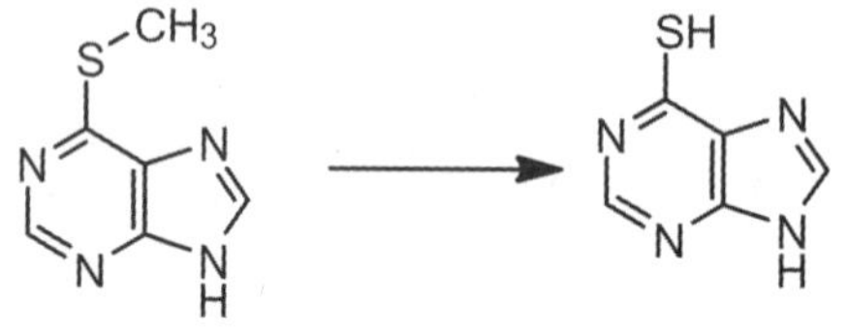

6－甲硫嘌呤体内氧化过程

7．醇和醛的氧化

醇可以氧化成醛，醛又可以进一步氧化成羧酸。乙醇能造成肝中毒，主要就是由乙醇氧化生成了乙醛所致。

8．嘌呤的氧化

嘌呤氧化成尿酸或其他衍生物，例如黄嘌呤可以氧化成尿酸，所以中风的病人应该少食用含嘌呤丰富的食物。

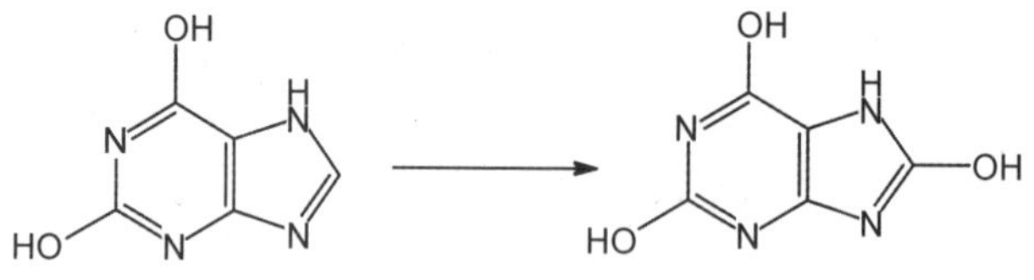

黄嘌呤体内氧化过程

二、还原反应

药物的氧化代谢是主要的代谢反应，对于羰基、硝基、偶氮、叠氮化合物等结构，还原代谢是重要的代谢反应。药物中的羰基（醛或酮）还原成醇，芳香硝基和偶氮化合物还原为芳伯氨基，卤代化合物可还原脱卤。还原代谢后往往引入羟基和氨基，可与内源性物质结合成水溶性更大的代谢物，使药效降低或丧失，并有利于排泄。同时也有一些药物经过还原而活化，从而产生一定的药理作用。

无抗菌作用的偶氮类化合物百浪多息，其中偶氮键经还原成具抗菌活性的对氨基苯磺酰胺，从而合成了一系列磺胺药物。

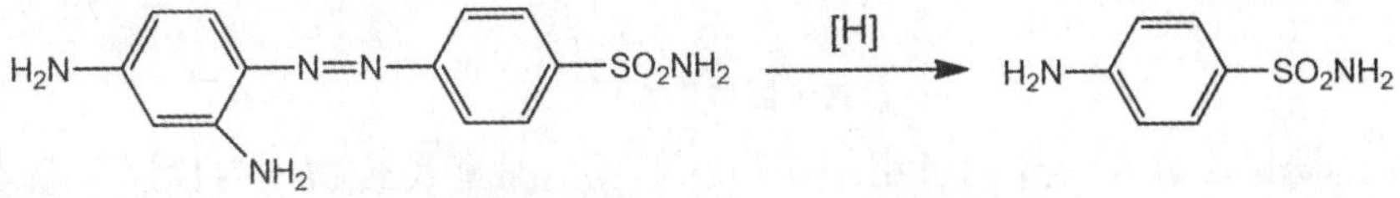

百浪多息还原成对氨基苯磺酰胺的过程

硝基在还原的过程中经过了亚硝基、羟胺等过程，最后转化硝基。还原得到的羟胺毒性大，可致癌和产生细胞毒性。例如，安定（硝西泮）中的硝基可被还原形成伯胺化合物。又如长期接触硝基苯会引起正铁血红蛋白症，就是由体内还原代谢产物的苯羟胺所致。

$$R—NO_2 \longrightarrow R—NO \longrightarrow R—NHOH \longrightarrow R—NH_2$$

硝基化合物还原

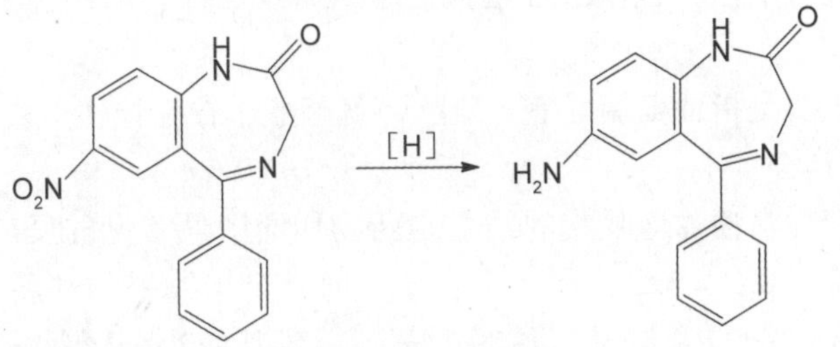

硝基安定还原过程

卤化物可以还原脱卤，只有碳氟键对还原反应稳定，不容易脱除，例如氟烷和甲氧氟烷的还原代谢。

$$CF_3CHBrCl \xrightarrow{[H]} CF_3CH_3$$

氟烷

$$CHCl_2CF_2OCH_3 \xrightarrow{[H]} CH_3CF_2OCH_3$$

甲氧氟烷

卤化物还原脱卤

其他基团在体内也会发生还原反应，双键氢化后饱和，双硫键还原成巯基等。

三、水解反应

在人机体内，药物随同水和脂质而转运，水解反应是药物代谢较为常见的反应。羧酸酯水解酶广泛存在于血浆、肝、肾和消化系统中，可以催化大多数酯类药物水解。酰胺和酰肼则由蛋白水解酶催化水解，各种结构类型药物的水解过程与体外水解过程基本相似。

例如，普鲁卡因在体内水解过程如下：

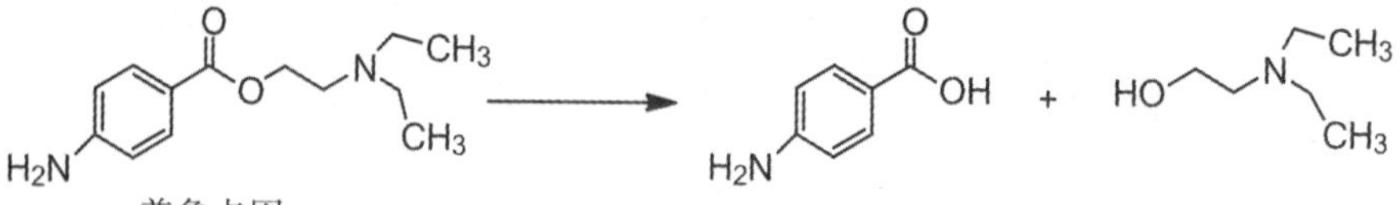

普鲁卡因体内水解过程

由于水解酶广泛分布于体内各组织中，水解反应是酯类药物体内代谢最基本的途径。利用这一性质，可以把一些含有羧基、醇（酚）羟基的药物修饰成酯。通过改变药物的极性，使吸收、分布、作用时间和稳定性等药代动力学性质得到改善。

四、结合反应

药物在代谢过程中，经过水解、氧化和还原反应等生物转化后的药物分子，如果不能排出体外，还会有一些内源性化合物（由糖、脂质或蛋白质衍生的结合剂）与之结合，经结合后的代谢物多失去活性，且水溶性增大，易从尿或胆汁中排出体外，这一过程称为结合反应。

内源性化合物主要是指葡萄糖醛酸、硫酸、氨基酸、谷胱甘肽、巯基尿酸等。

1．葡萄糖醛酸结合

药物或其代谢产物与葡萄糖醛酸的结合是药物代谢中最常见的反应，原因是葡萄糖醛酸具有可离解的羧基（$pK_a=3.2$）和多个羟基，通常呈半缩醛的环状形式，无生物活性，易溶于水。葡萄糖醛酸能与含羟基、羧基、氨基、巯基的小分子结合，形成 O－、N－、S－葡萄糖醛酸苷结合物。

含有羟基的药物（如吗啡）可形成醚型的 O－葡萄糖醛酸苷结合物；含羧酸的药物（如吲哚美辛）可生成酯型葡萄糖醛酸苷结合物。

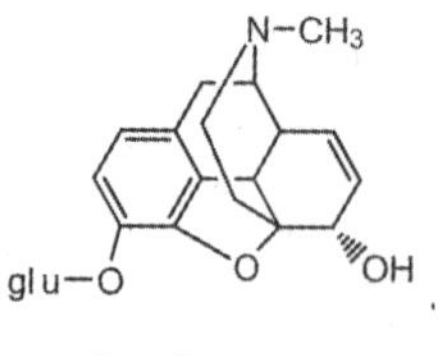

吗啡葡萄糖醛酸苷

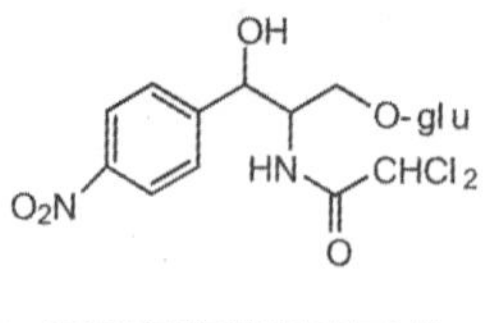

氯霉素葡萄糖醛酸苷

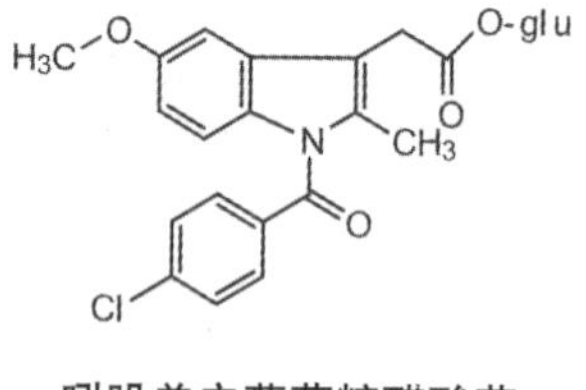

吲哚美辛葡萄糖醛酸苷

由于含羟基、羧基的药物及可通过官能团代谢（氧化、还原、水解）反应得到羟基和羧基的代谢产物的药物较多，且体内的葡萄糖醛酸的来源丰富，故与葡萄糖醛酸结合形成 O－葡萄糖醛酸苷的结合物是这些药物的主要代谢途径。

含氨基、硫基的药物也可与葡萄糖醛酸结合形成 N－葡萄糖醛酸苷和 S－葡萄糖醛酸苷，如磺胺和丙基硫氧嘧啶。

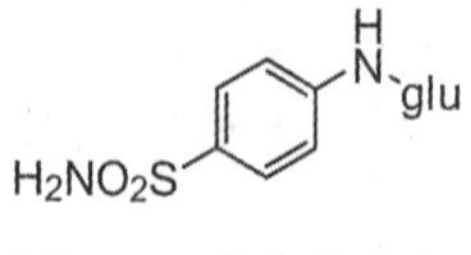

磺胺－N－葡萄糖醛酸苷

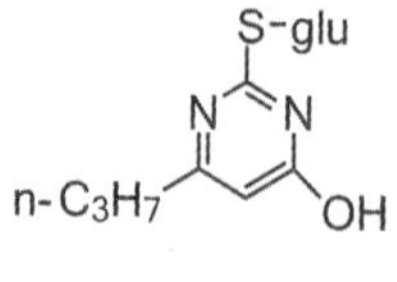

丙基硫氧嘧啶－S－葡萄糖醛酸苷

这些药物的主要代谢途径不是与葡萄糖醛酸结合。

2．硫酸结合

具有羟基（酚羟基、醇羟基、N－羟基等）和氨基（芳香胺等）的药物及代谢物，在磺基转移酶的催化下，结合成硫酸酯和氨基磺酸酯而排出体外。例如含酚羟基化合物、甾类激素、儿茶酚胺（肾上腺素）、甲状腺素等与硫酸结合。

3. 氨基酸结合

芳基烷酸、芳基羧酸和杂环羧酸的代谢，常以羧基与氨基酸的氨基，在辅酶 A（CoA）的参与下，缩合成酰胺而失去活性。

含有羧基的药物或代谢物可与体内氨基酸，如甘氨酸（Glycine）、谷氨酰胺等形成结合代谢物。参加反应的氨基酸主要是内源性的氨基酸，以甘氨酸的结合反应最为常见。

$$RCOOH + ATP + CoA \xrightarrow{\text{乙酰合成酶}} RCO{-}S{-}CoA + AMP$$

$$RCO{-}SCoA + R'NH_2 \xrightarrow{\text{N－酰基转移酶}} RCO{-}NHR' + CoASH$$

$R'=-CH_2COOH$　　甘氨酸

$R'=-CH(CH_2CH_2CONH_2)COOH$　　谷氨酰胺

羧酸的氨基酸结合反应

抗组胺药溴苯那敏可与甘氨酸结合后从肾脏排出。

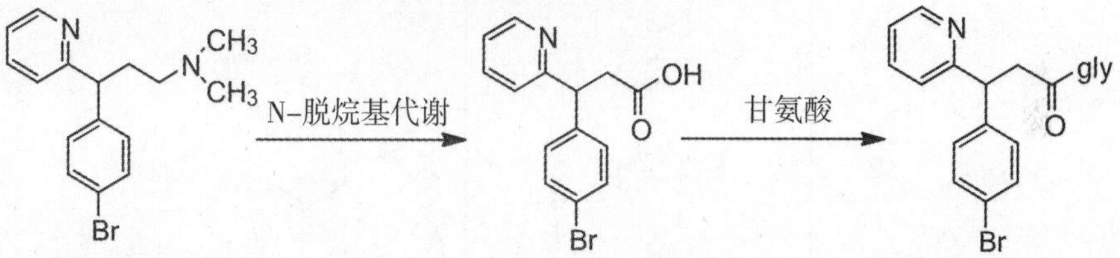

溴苯那敏

溴苯那敏氨基酸结合反应

4. 谷胱甘肽或巯基尿酸结合

具有较强亲电性的外源性化合物与谷胱甘肽结合，排出体外。环氧化物和卤代烃均对人体有害，其在代谢过程中与谷胱甘肽结合并形成硫醚氨酸而排出体外，为一重要的解毒途径。谷胱苷肽和酰卤的结合就是药物的解毒反应。

谷胱甘肽（GSH）是由谷氨酸、半胱氨酸和甘氨酸组成的三肽，在哺乳动物的组织中广泛存在。

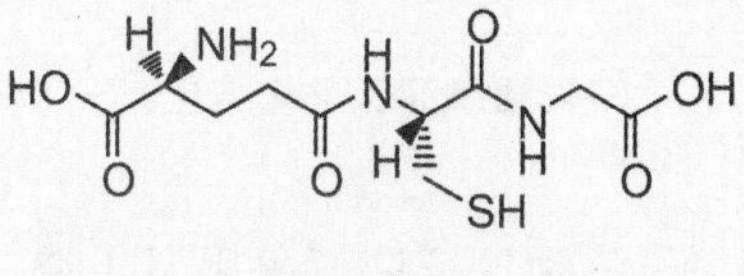

谷胱甘肽

苯基环氧乙烷和氯苯可以形成硫醚氨酸。

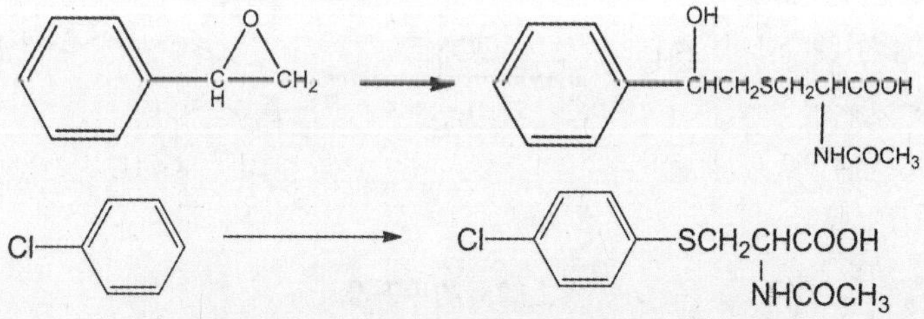

苯基环氧乙烷和氯苯与谷胱甘肽的结合过程

利尿酸（依地尼酸）的双键受与双键碳相连羰基的影响，与谷胱甘肽的巯基加成，生成硫醚氨酸。

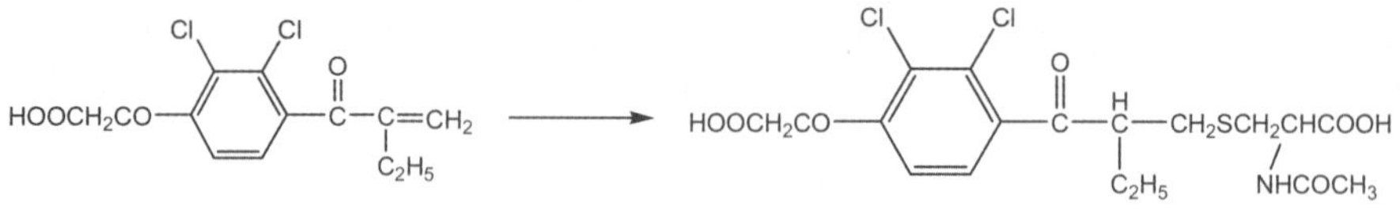

利尿酸与谷胱甘肽的结合过程

5. 乙酰化结合

芳伯胺药物在代谢时大都被乙酰化结合。酰胺类药物在水解后以及芳硝基类药物在还原后形成的氨基，都可能进行乙酰化结合。乙酰化反应在体内酰基转移酶的催化下进行，以乙酰辅酶A作辅酶，进行乙酰基的转移。药物经N－乙酰化代谢后，大都生成无活性或活性较小的产物，因而是一条有效的解毒途径，例如氨苯磺胺和异烟肼发生的乙酰化。

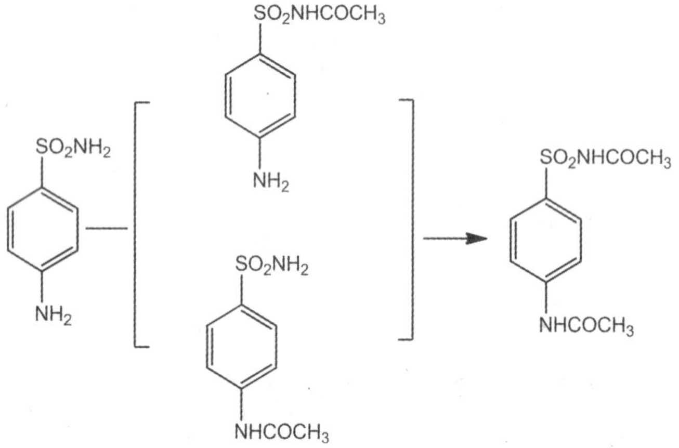

氨苯磺胺的乙酰化结合

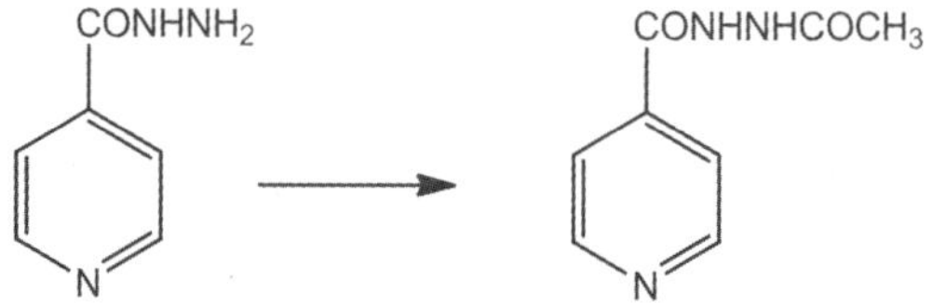

异烟肼的乙酰化结合

6. 甲基化结合

甲基化结合反应是内源性物质的常见反应。去甲肾上腺素经甲基化形成肾上腺素，活性保持并有些增强。但当去甲肾上腺素的3－羟基经代谢甲基化时，则丧失其药物活性。

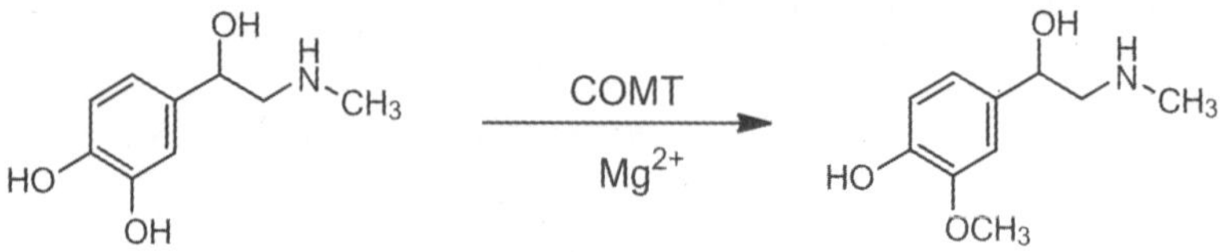

肾上腺素

肾上腺素的甲基化

甲基化结合对药物的代谢较为少见。除对叔胺生成季铵盐的代谢物增大其水溶性外，甲基化结合代谢物的极性都减小，不能促进药物的排泄作用。

药物分子中含氮、氧、硫的基团都能进行甲基化反应，反应大多需在特异性或非特异性的甲基化转移酶催化下进行。

药物的结合反应，对于同一种药物含有多个结合基团，可能发生多种结合反应，例如对氨基水杨酸的结合反应。

练习题

一、单项选择题

1. 阿司匹林与对乙酰氨基酚利用拼合方法形成贝诺酯的目的是（　　）。

A. 提高药物的稳定性　B. 延长药物的作用时间　C. 降低药物的毒副作用

D. 改善药物的吸收　E. 消除不适宜的制剂性质

2. 巴比妥类药物的药效主要受（　　）因素影响。

A. 水中溶解度　B. 电子云密度分布　C. 官能团

D. 立体因素　E. 体内的解离度

3. 利用癌组织中磷酸酯活性较高的生化特点，将治疗前列腺癌的药物己烯雌酚进行结构修饰，制成其前药己烯雌酚磷酸酯的目的是（　　）。

A. 提高药物的稳定性　B. 延长药物作用时间　C. 改善药物的溶解性

D. 改善药物的吸收性能　E. 提高药物对特定部位的选择性

4. 将抗精神病药物氟奋乃静进行结构修饰制成其前药氟奋乃静庚酸酯和癸酸酯的目的是（　　）。

A. 改善药物的吸收性能　B. 延长药物作用时间　C. 改善药物的溶解性

D. 降低药物的毒副作用　E. 提高药物的稳定性

5. 布洛芬（Ⅰ）对胃肠道有刺激性，将其进行结构修饰得到化合物（Ⅱ），对胃肠道刺激性小，这种结构修饰方法为（　　）。

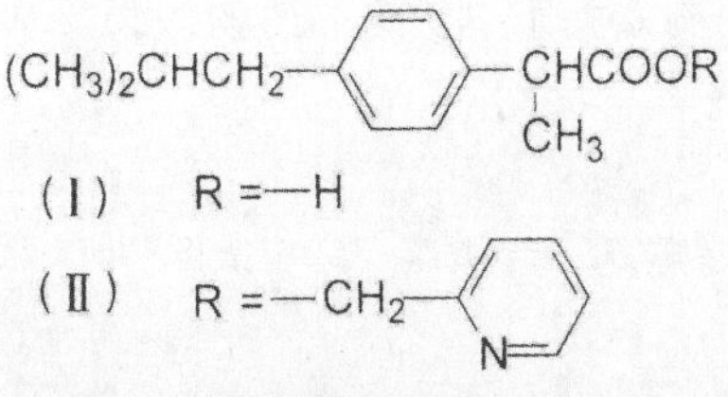

A. 成盐修饰　B. 酰胺化修饰　C. 酯化修饰

D. 开环修饰　E. 醚化修饰

6. 克林霉素注射时易引起疼痛，制成其磷酸酯，解决了注射疼痛问题，修饰的目的是（　　）。

A. 提高药物的稳定性　B. 改善药物的溶解性质　C. 降低毒副作用

D. 消除不适宜的制剂性质　E. 延长药物作用时间

7. 维生素 B_1（Ⅰ）极性大、口服吸收差，对其进行结构修饰制成优硫胺（Ⅱ），脂溶性增强，口服吸收改善，在体内可迅速转化为维生素 B_1 并发挥作用，此种修饰方法为（　　）。

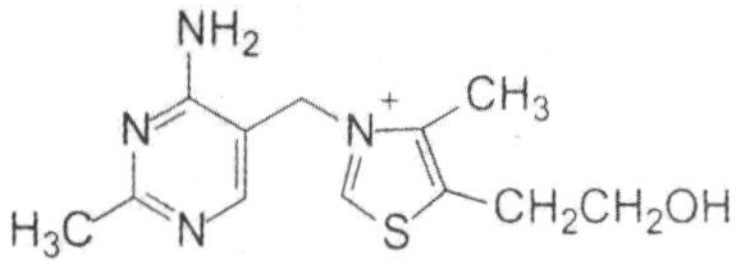

（Ⅰ）

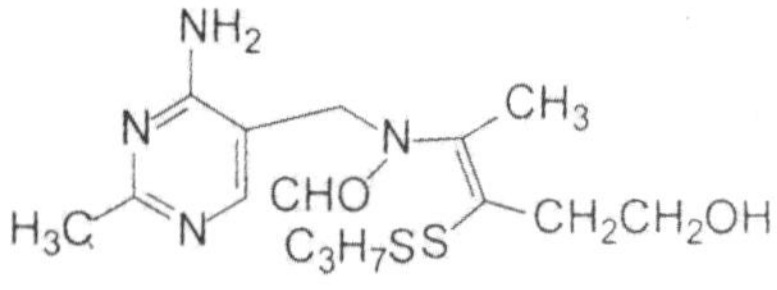

（Ⅱ）

A. 成盐修饰　　B. 酰胺化修饰　　C. 酯化修饰
D. 开环修饰　　E. 成环修饰

8. 巴比妥类药物的药效主要受下列（　　）因素影响。
A. 体内的解离度　　B. 水中的溶解度　　C. 电子密度分布
D. 官能团　　E. 立体因素

9. 下列与前药的概念相符合的是（　　）。
A. 用酯化法做出的药物
B. 用酰胺化方法做出的药物
C. 在体内经简单代谢而活化的药物
D. 药效潜伏化的药物
E. 经结构改造降低了毒性的药物

10. 对药物结构中氨基进行成酰胺修饰不能达到的目的是（　　）。
A. 增加药物的组织选择性
B. 降低毒副作用
C. 延长药物的作用时间
D. 降低脂溶性
E. 增加药物的稳定性

11. 在喹诺酮类抗菌药的构效关系中，这类药物的必要基团中要求（　　）。
A. 1 位氮原子无取代
B. 5 位有氨基
C. 3 位上有羧基和 4 位是羰基
D. 8 位氟原子取代

12. 下列不属于药物化学结构修饰方法的是（　　）。
A. 成酯　　B. 成酰胺　　C. 成盐
D. 成环和开环　　E. 成酰氯

13. 用氟原子置换尿嘧啶 5 位上的氢原子，其设计思想是（　　）。
A. 生物电子等排体置换
B. 起生物烷化剂作用
C. 立体位阻增大
D. 改变药物的理化性质，有利于进入肿瘤细胞
E. 增大水溶性

二、多项选择题

1. 下列可能影响药效的是（　　）。
A. 药物的脂水分配系数　B. 药物与受体的亲和力　C. 药物的解离度
D. 药物的电子云分布　E. 药物形成氢键的能力
2. 下列可进行成酯修饰的药物有（　　）。
A. 具有氨基的药物　B. 具有羧基的药物　C. 具有羟基的药物
D. 具有双键的药物　E. 具有卤素的药物
3. 药物进行化学结构修饰常用的方法为（　　）。
A. 酯化修饰　B. 酰胺化修饰　C. 成盐修饰
D. 开环修饰　E. 成环修饰
4. 制成前药对药物进行化学结构修饰的目的有（　　）。
A. 改善药物的吸收　B. 改善药物的溶解性　C. 延长药物的作用时间
D. 提高药物的稳定性　E. 改变药物的作用机理
5. 可进行成盐修饰与碱成盐的药物有（　　）。
A. 具酰亚胺基及酰脲基的药物
B. 具羧基的药物
C. 具脂肪氨基的药物
D. 具醇羟基的药物
E. 具磺酸基、磺酰胺基或磺酰亚胺基的药物
6. 可进行成盐修饰与酸成盐的药物有（　　）。
A. 具脂肪氨基的药物　B. 具有含氮芳杂环的药物　C. 具有酰氨基的药物
D. 具有氮杂环的药物　E. 具有酰亚胺基的药物
7. 可能影响药效的因素有（　　）。
A. 药物的脂水分配系数
B. 药物与受体的亲和力
C. 药物的解离度
D. 药物的电子密度分布
E. 药物形成氢键的能力
8. 药物成盐修饰的作用有（　　）。
A. 产生较理想的药理作用　B. 调节适当的 pH 值　C. 有良好的溶解性
D. 降低对机体的刺激性　E. 提高药物的脂溶性
9. 从药物化学角度看，新药设计主要包括（　　）。
A. 药物剂型的设计
B. 剂量范围的确定
C. 先导化合物的发掘和设计
D. 先导化合物的结构修饰
E. 先导化合物的结构改造
10. 先导化合物发现的方法有（　　）。
A. 随机发现　B. 从植物中发现　C. 从中间体中发现
D. 从药物代谢物中发现　E. 研究药物副作用时发现

三、配伍选择题

［1～3］A. 成酰胺修饰　B. 成环修饰　C. 开环修饰　D. 成酯修饰　E. 成酯或酰胺

1. 对药物氨基的修饰通常用（　　）。
2. 对药物羧基的修饰通常用（　　）。
3. 对药物羟基的修饰通常用（　　）。

［4～5］A. 解离度　B. 分配系数　C. 立体构型　D. 空间构象　E. 电子云密度分布

4. 影响手性药物对映体之间活性差异的因素是（　　）。
5. 影响结构非特异性全身麻醉药活性的因素是（　　）。

［6～8］A. 延长药物作用时间　B. 增加药物对特定部位的选择性　C. 降低药物的毒副作用　D. 提高药物的稳定性　E. 改善药物的溶解性

6. 将双氢青蒿素制成青蒿琥酯（　　）。
7. 将前列腺素 E_2 结构中的酮制成二乙醇缩酮（　　）。
8. 将氟奋乃静制成庚酸酯（　　）。

［9～10］A. 代谢抗物　B. 生物电子等排体　C. 前药　D. 硬药　E. 软药

9. 本身具有活性，在体内代谢后转化为无活性和无毒性的化合物的药物是（　　）。
10. 本身具有活性，在体内不发生代谢或化学转化的药物是（　　）。

参考文献

1. 庞国明，府军. 常用药物新用途临床大全. 北京：中医药出版社，2002.

2. 楼风昌，张鸣皋. 国家执业药师手册. 北京：清华大学出版社，2004.

3. 李仁利. 药物构效关系. 北京：中国医药科技出版社，2004.

4. David A. Williams，Thomas L. Lemke. 药物化学原理. 赵建，蒋兴凯主译. 北京：中国医药科技出版社，2005.

5. 国家药典委员会. 中华人民共和国药典（2005 年版）. 北京：化学工业出版社，2005.

6. 张彦文. 药物化学. 北京：高等教育出版社，2006.

7. 李瑞芳. 药物化学教程. 北京：化学工业出版社，2006.

8. 雷小平，仉文升. 药物化学应试指南. 北京：北京大学医学出版社，2006.

9. 王厚全. 药物化学图表解. 北京：人民卫生出版社，2007.

10. 金学平. 药物化学. 北京：化学工业出版社，2007.

11. 郑虎. 药物化学（第 6 版）. 北京：人民卫生出版社，2007.

12. 陈新谦，金有豫，汤光. 新编药物学（第 16 版）. 北京：人民卫生出版社，2007.

13. 尤启冬. 药物化学（第 2 版）. 北京：化学工业出版社，2008.

14. 曹观坤. 药物化学实验技术. 北京：化学工业出版社，2008.

15. 杨群华. 实用药物商品知识. 北京：化学工业出版社，2008.

16. 葛淑兰. 药物化学. 北京：人民卫生出版社，2009.